血细胞化学染色

——理论与病例分析

名誉主编　王建中

主　　编　高海燕　张艳芬　伍　平　田　欣

中国协和医科大学出版社

北　京

图书在版编目（CIP）数据

血细胞化学染色：理论与病例分析 / 高海燕等主编. —北京：中国协和医科大学出版社，2023.10
ISBN 978-7-5679-2224-2

Ⅰ.①血… Ⅱ.①高… Ⅲ.①血细胞－血液检查－病案－分析 Ⅳ.①R446.11

中国国家版本馆CIP数据核字（2023）第125253号

血细胞化学染色——理论与病例分析

主　　编：	高海燕　张艳芬　伍　平　田　欣
责任编辑：	杨小杰
封面设计：	邱晓俐
责任校对：	张　麓
责任印制：	张　岱

出版发行　中国协和医科大学出版社
　　　　　（北京市东城区东单三条9号　邮编100730　电话010-65260431）
网　　址：www.pumcp.com
经　　销：新华书店总店北京发行所
印　　刷：北京联兴盛业印刷股份有限公司

开　　本：889mm×1194mm　　1/16
印　　张：26
字　　数：720千字
版　　次：2023年10月第1版
印　　次：2023年10月第1次印刷
定　　价：220.00元

ISBN 978-7-5679-2224-2

编 者 名 单

名誉主编　王建中　北京大学第一医院/第一临床医学院

主　　编　高海燕　张艳芬　伍　平　田　欣

副 主 编　茹进伟　墙　星　王占龙　夏万宝　崔丽芬　何　昕

编　　者 （按姓氏笔画排序）

　　　　　万　丹　牡丹江市第二人民医院
　　　　　王占龙　天津见康华美医学检验实验室
　　　　　王海荣　吉林大学第一医院
　　　　　田　欣　天津见康华美医学检验实验室
　　　　　冯　一　绍兴市人民医院
　　　　　伍　平　河北燕达陆道培医院
　　　　　任朝翔　东阳市人民医院
　　　　　华　星　安康市中心医院
　　　　　刘　宇　哈尔滨市血液病肿瘤研究所
　　　　　闫　磊　哈尔滨医科大学附属第六医院
　　　　　闫晓琳　黑龙江省中医药科学院
　　　　　孙　莉　襄阳职业技术学院医学院
　　　　　孙　琦　中国医学科学院血液病医院（中国医学科学院血液学研究所）
　　　　　孙慧鹏　河北燕达陆道培医院
　　　　　李　佳　陆军军医大学第二附属医院
　　　　　李　强　哈尔滨医科大学附属第二医院
　　　　　李桂英　内蒙古兴安盟人民医院
　　　　　何　昕　哈尔滨医科大学附属第六医院
　　　　　宋国良　佳木斯大学宏大医院
　　　　　张艳芬　哈尔滨医科大学附属第二医院
　　　　　陈雪艳　深圳市龙华区人民医院

林慧君　浙江省人民医院
周玉利　杭州市第一人民医院
周春雨　河北燕达陆道培医院
茹进伟　乐昌市人民医院
侯云龙　周口骨科医院
贺　飞　哈尔滨医科大学附属第六医院
班宁溥　中国医学科学院血液病医院（中国医学科学院血液学研究所）
夏万宝　上海市松江区中心医院
高　杰　哈尔滨医科大学附属第六医院
高庆峰　北大荒集团总医院
高海燕　哈尔滨医科大学附属第六医院
陶　媛　中国医学科学院血液病医院（中国医学科学院血液学研究所）
曹　辉　上海市松江区中心医院
崔丽芬　中国医科大学附属盛京医院
童　伟　张家港澳洋医院
窦心灵　酒泉市人民医院
墙　星　陆军军医大学第二附属医院

前　言

细胞化学染色技术的发展已有150多年的历史。细胞化学染色与瑞特-吉姆萨染色等细胞形态学观察的方法和原理相似，都属于传统形态学范畴。细胞形态学以其独特的魅力吸引了大批志同道合的人来钻研和探究！

在过去的几十年里，血液病的诊断发生了翻天覆地的转变。从完全依赖形态的诊断体系过渡到以精准分子诊断为核心的个体化诊断体系，形态学在疾病诊断中的作用逐渐减弱。尽管如此，形态学仍然不可取代，占据着基础地位，尤其是一些传统的细胞化学染色技术在疾病的分类和快速诊断中起着无可比拟的作用。

结合日常工作经历，我们通过大量的调查发现，迄今还没有一本专门详述细胞化学染色的专著问世，往往这一内容都是附带出现于形态学专著的结尾部分，未能深入讨论和描述细胞化学染色的精髓，内容相对简单，比较单薄。尽管细胞化学染色与细胞形态学检验二者之间呈现你中有我、我中有你的关系，但在某些方面也表现出一定相对独立性。除此以外，由于我国还有相当数量的基层医院，它们在快速诊断某些血液肿瘤时对细胞化学染色的依赖度比较高。基于以上原因，我们便有了编写一本专门介绍细胞化学染色专著的想法。

本书主要分为两个部分。第一部分着重介绍骨髓涂片、骨髓活检常用的细胞化学染色技术；第二部分介绍各种疾病细胞化学染色的临床应用病例。从理论到实践，同时配以大量的图片，方便读者以非常直观的形式快速学习和掌握。本书除主要介绍细胞化学染色外，还把形态学、分子生物学、遗传学等血液病精准诊断所需的内容与具体病例结合起来，力求达到拓宽思路的目的。

各位专家、同道在本书的编写过程中提出了很多宝贵意见，并提供了大量有价值的病例，在此表示诚挚的谢意！尽管我们查证了许多文献，但书中仍难免存在不足之处，敬请读者批评指正。

编　者
2023年5月

目 录

第一部分

细胞化学染色

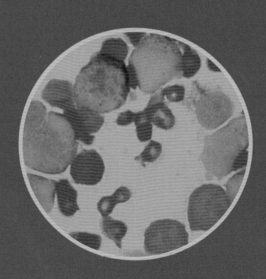

第1章　概　述

细胞化学（cytochemistry）是在血细胞学飞速发展的基础上，结合化学和生物化学的研究成果发展起来的学科。

细胞化学染色是以细胞形态学为基础，运用化学反应原理对血细胞内的蛋白质、核酸、酶类、糖类、脂类及无机盐类进行定性、定位、半定量分析的方法。细胞化学染色可视为细胞一般染色法（如瑞特－吉姆萨染色）的延续和补充，又称特殊染色。

细胞化学染色的种类很多，临床常用的包括酶类染色（如中性粒细胞碱性磷酸酶染色、髓过氧化物酶染色、氯乙酸 AS-D 萘酚酯酶染色、α醋酸萘酚酯酶染色＋氟化钠抑制试验、α丁酸萘酚酯酶染色、酸性磷酸酶染色＋抗酒石酸酸性磷酸酶染色）、糖类染色（过碘酸希夫染色、甲苯胺蓝染色）、脂类染色（苏丹黑B染色）、铁染色及酯酶双染色技术。另外，免疫细胞化学染色中的巨核细胞酶标染色等也属于细胞化学染色。

一、发展历史

细胞化学染色技术的发展已有150多年的历史。细胞化学染色与细胞一般染色的细胞形态学观察的方法和原理相似，都属于传统形态学范畴，鼎盛时期为20世纪50—70年代。细胞化学染色技术在历史上的重要事件如下。

1. 1867年，Perls介绍了显示铁的普鲁士蓝方法，后应用于骨髓铁染色。

2. 1909年Schultze和1910年Kreiblich发现了过氧化物酶染色技术，自此过氧化物酶成为粒细胞系统的特异性标记，细胞化学染色技术被广泛地应用于临床诊断。

3. 1924年，比利时科学家Feulgen和Rossenbeck建立了Feulgen反应的脱氧核糖核酸（DNA）染色法。

4. 1939年，Sheehan将苏丹黑B用于白细胞染色，在急性白血病的诊断中占有重要地位。

5. 1939年，Gomori和Takamatsu建立了白细胞碱性磷酸酶染色。

6. 1942年，Brracher建立了甲基绿－派洛宁染色，显示血细胞内的核糖核酸（RNA）。

7. 1949年，Nachlas和Seligman介绍了偶氮染料酯酶方法。

8. 1952年，Gomori设计了酸性磷酸酶染色等细胞化学染色方法。

9. 1953年，Gomori应用以α萘脂和AS萘脂为底物的脂酶反应建立了氯乙酸酯酶染色方法，用于肥大细胞和各阶段粒细胞与单核细胞的区分。

10. 1954年Naidoo和Pratt及1957年Wachstin和Meisel建立了5'-核苷酸酶染色法，作为急性淋巴细胞白血病尤其是慢性髓细胞性白血病急淋变的生化标记进行鉴别诊断。

11. 1955年，Scheldon和1956年Brandes将电子显微镜与酶组织化学技术相结合，开创了电镜细胞化学染色。

12．1955年和1958年，Kaplow和Hayhoev建立了白细胞碱性磷酸酶的偶氮偶联法。

13．1959年和1960年，Moloney发现氯乙酸AS-D萘酚可以更灵敏地显示阳性反应，证实氯乙酸酯酶为粒细胞系统和肥大细胞的特异性酯酶。

14．1959年Braunstein和1964年Fisher等用α乙酸萘酯作底物和用AS萘酯作底物作用于单核细胞时得到同样结果，称这类酯酶为非特异性酯酶（nonspecific esterase，NSE），主要应用于单核细胞的鉴别。

15．1960年，Quaglino和Hayhoe用过碘酸希夫染色法分析血细胞糖原成分。20世纪80年代前，过碘酸希夫染色法成为红白血病主要的鉴别诊断手段。

16．1964年，Fischer和Schmalzl建立了氟化钠酯酶抑制反应。

17．1970年Li CY和1971年Yam等用抗酒石酸酸性磷酸酶染色法鉴定多毛细胞白血病。

18．1977年，Higgy、Burns、Hayhoe识别丁酸萘酯酶为单核细胞性酯酶。

19．1977年，Hanker在急性粒细胞白血病患者的原幼细胞中发现氢过氧化物酶阳性的Phi小体，建立了Phi小体染色。

20．1985年和1995年，国际血液学标准化委员会推荐急性白血病的鉴定项目为髓过氧化物酶染色或苏丹黑B染色、非特异性酯酶染色和氯乙酸AS-D萘酚酯酶染色，血细胞和骨髓细胞的鉴定正在向多种染色互补的方向发展。

21．1997年，卢兴国用甲苯胺蓝染色法识别不典型嗜碱性粒细胞和肥大细胞，把CD41染色法用于骨髓细胞学常规检查来识别微小巨核细胞和原巨核细胞。

22．2001年和2005年，李顺义分别用碱性蓝染色法鉴别T细胞和用新的染料染色法鉴定巨核细胞等。

二、临床作用

细胞化学染色因具有实验技术条件要求低、操作简便、成本低、结果判读直观等特点，在国内依然较为常用，为血细胞的生理、病理，血液病的鉴别诊断、疗效及预后观察提供重要依据。

1．研究血细胞的正常代谢与生理功能　在原始细胞逐渐发育成熟的过程中，RNA及琥珀酸脱氢酶由丰富到减少，这与细胞增殖规律有关。而糖原与过氧化物酶在粒细胞发育成熟过程中从无到有，并逐渐增多，这与成熟粒细胞的功能有关。

2．辅助判断急性白血病的细胞类型　不同系列细胞所含的化学物质成分、分布及含量各有不同，且随着细胞的逐渐成熟，化学物质的成分、含量等发生相应的变化。根据细胞化学染色结果的不同，可推断细胞所属系列。因此，临床上急性白血病细胞类型的判断需要结合细胞化学染色。

3．辅助血液系统疾病等的诊断和鉴别诊断　在病理情况下，血细胞的化学物质成分及含量会发生改变，细胞化学染色如中性粒细胞碱性磷酸酶染色、铁染色等，可辅助诊断疾病。

4．帮助观察治疗效果及判断预后　例如，慢性髓细胞性白血病在治疗过程中，中性粒细胞碱性磷酸酶积分恢复正常，提示预后良好。

三、各种正常血细胞在发育过程中细胞化学染色的特点

DNA主要定位于细胞核，增殖活跃的细胞DNA含量多，S期和GS/M期细胞比G0期细胞DNA含量高。RAN定位于细胞质及核仁，原始细胞中含量一般较少，但随着细胞的分化而增多。糖原定位于细胞质，粒细胞系统的糖原含量或活性随细胞发育成熟而递增，巨核细胞及血小板含有丰富的糖原。脂类定位于特殊颗粒，也出现于线粒体，在粒细胞系随细胞发育成熟其含量递增。髓过氧化物酶定位于特殊颗粒，在粒细胞系其含量随细胞发育成熟而逐渐增多。碱性磷酸酶（alkaline phosphatase，ALP）主要存在于成熟中性粒细胞胞质中。各种正常血细胞在发育过程中细胞化学染色的特点见表1-1。

表1-1　各种正常血细胞在发育过程中细胞化学染色的特点

细胞种类	NAS-DCE染色	α-NAE		ACP染色	NAP染色	MPO染色	SBB染色	PAS染色	铁染色
		NaF−	NaF＋						
原粒细胞	−~+	−~+	−~+	−~+	−	−~+	−~+	−~+	−
早、中、晚幼中性粒细胞	++~+++	−~+	−~+	−~++	−~++	+++	+++	++	−
成熟中性粒细胞	+++~++++	−~±	−~±	−~++	−~+++	+++~++++	+++~++++	+++~++++	−
嗜酸性粒细胞	−	−	−	++	−	+++	+++	+++	−
嗜碱性粒细胞	−~±	++~+++	−~±	−~+	−	−~+	−~+	−~+	−
单核细胞	−~±	+++~++++	−~±	−~++	−	−~+	−~+	−~+	−
淋巴细胞	−	−	−	+++	−	−	−	−~+	−
浆细胞	−	−~+	−	+++	−	−	−	−	−
早幼红细胞	−	−	−	+~++	−	−	−	−	−
晚幼红细胞	−	−	−	+~++	−	−	−	−	−~++
成熟红细胞	−	−	−	−	−	−	−	−	−
巨核细胞	−	−~+	−~+	+++~+++++	−	−	−	+++~+++++	−

注：NAS-DCE，氯乙酸AS-D萘酚酯酶；α-NAE，α醋酸萘酚酯酶；ACP，酸性磷酸酶；NaF，氟化钠；NAP，中性粒细胞碱性磷酸酶；MPO，髓过氧化物酶；SBB，苏丹黑B，PAS，过碘酸希夫。

四、细胞化学染色的基本步骤

不同细胞化学染色的染色步骤不同，但基本步骤为固定、有色沉淀反应显示（显色）及复染。

1. 固定 为了防止组织细胞死亡后发生变化，将细胞生前的结构和化学物质保存下来，使细胞内的蛋白质、脂类、糖、酶等成分转变为不溶性物质；使涂片上的细胞成分在染色、冲洗、复染过程中不易损坏，使细胞成分对染料有良好的亲和力，易于观察。固定的方法有物理法和化学法，临床上常用化学法固定。物理法包括干燥固定和火焰固定；化学法包括蒸汽固定和液体固定，如甲醛、乙醇、甲醇、丙酮等。

（1）蒸汽固定：甲醛是一种常用的固定剂，极易挥发、氧化，故常用40%甲醛进行蒸汽固定，即在较封闭的玻璃器皿（带盖染色缸）中加入少许40%甲醛，底部放滤纸铺平，放置涂片（血液或骨髓），固定5～10分钟，用自来水冲洗5分钟。

（2）液体固定：有单纯固定液和混合固定液两种。单纯固定液有乙醇、甲醇、丙酮及甲醛。混合固定液一般由2种及以上成分组成，目前配方很多，可根据染色内容不同而选用适当的固定液。

2. 有色沉淀反应显示（显色） 通过不同化学反应，被检测的化学物质最终形成稳定的有色沉淀物显示出来。显示的方法分为纯化学方法、类化学方法和物理学方法。纯化学方法有金属沉淀法、偶氮偶联法、四唑盐法、联苯胺色素法、普鲁士蓝反应、希夫反应等；类化学方法有阿利新兰染色，可显示酸性黏多糖；物理学方法如苏丹黑B染色，可显示脂质。以下介绍3种常见的纯化学方法。

（1）偶氮偶联法：含萘酚的底物在相应酶的作用下释放出萘酚，萘酚与重氮盐（如坚固紫酱GBC、坚固蓝B、六偶氮副品红等）结合，偶氮偶联形成相应颜色的沉淀物显示，如中性粒细胞碱性磷酸酶染色、氯乙酸AS-D萘酚酯酶染色、非特异性酯酶染色、酸性磷酸酶染色等。

（2）普鲁士蓝反应：细胞内铁、细胞外铁与酸性亚铁氰化钾作用，形成亚铁氰化钾蓝色沉淀物，如铁染色。

（3）希夫反应：过碘酸氧化细胞内糖类中的乙二醇基形成醛基，醛基与希夫试剂作用，使无色品红形成红色沉淀物，如过碘酸希夫染色。

3. 复染 复染是细胞化学染色的重要步骤之一。细胞内的化学成分显色后，为了便于观察，常需要对比染色。由于大多数细胞的化学物质定位于细胞质，复染常用来使细胞核着色，只有少数染色是使细胞质着色。一般根据化学成分显色的不同，来选择对比度较强的复染染料。例如，铁染色复染常用中性红，过碘酸希夫染色复染常用甲基绿。对细胞核着色效果较好的有中性红、甲基绿、苏木精、核固红、沙黄等，对胞质着色较好的有伊红、刚果红、光绿等。复染后，首先要通过显微镜观察染色是否成功（如髓过氧化物酶染色、过碘酸希夫染色等可观察涂片中的成熟中性粒细胞是否呈强阳性，其他项目可观察阳性对照片），然后观察染色结果并出具报告。结果报告一般包括阳性率、阳性积分（又称阳性指数）或阳性分布情况。

（高海燕 高 杰 孙 莉）

思 维 导 图

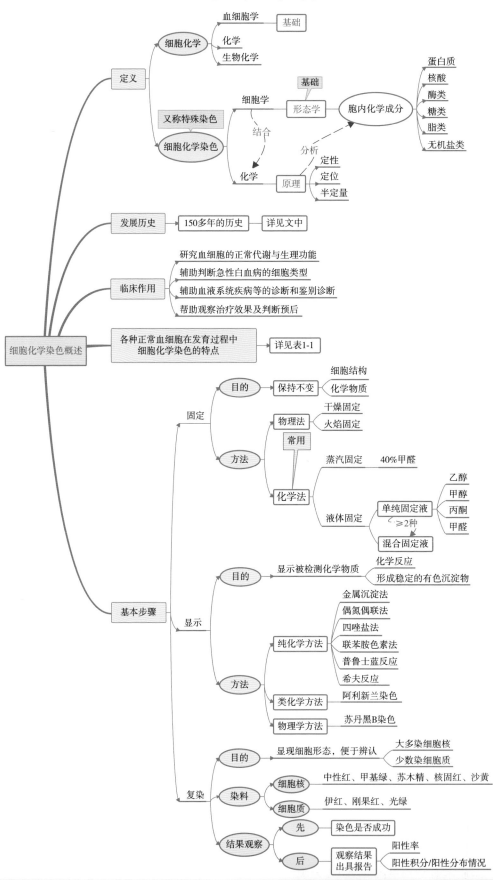

第2章 中性粒细胞碱性磷酸酶染色

中性粒细胞碱性磷酸酶（neutrophil alkaline phosphatase，NAP）是一种主要存在于成熟中性粒细胞胞质的酶，常见于中性杆状核粒细胞和中性分叶核粒细胞，可通过特殊染色证明NAP存在于中性杆状核粒细胞和中性分叶核粒细胞。部分网状细胞及巨噬细胞可呈现阳性反应，其他细胞均为阴性。临床上常应用于外周血中白细胞增多的类白血病反应、骨髓增殖性肿瘤的辅助鉴别诊断等。

一、染色原理

NAP在pH 9.5条件下能水解α磷酸萘酚钠，释放出α萘酚，后者与重氮盐偶联形成不溶性有色沉淀物，定位于胞质内酶所在部位，沉淀物显色的程度与NAP的活性成正比。

二、试剂配制

1. 固定液　95%乙醇。

2. 基质液　30g/L β甘油磷酸钠7.5ml，20g/L巴比妥钠7.5ml，蒸馏水15ml，20g/L氯化钙（干燥）15ml，20g/L硫酸镁1.5ml。应新鲜配制。

3. 其他　20g/L硝酸钴、20g/L硫化氨（10ml蒸馏水中加硫化铵4滴混合，新鲜配制）及10g/L伊红溶液。

三、染色方法

1. 血涂片用95%乙醇固定10分钟。

2. 用蒸馏水轻轻冲洗，待干。

3. 放入基质液37℃孵4小时，用蒸馏水轻轻冲洗，待干。

4. 放入20g/L硝酸钴溶液染色3～5分钟，用蒸馏水轻轻冲洗，待干。

5. 放入20g/L硫化氨溶液染色2分钟，用蒸馏水轻轻冲洗，待干。

6. 放入10g/L伊红溶液染色15分钟（＜20分钟）。

7. 用流水冲洗后干燥，油镜镜检。

四、染色结果

1. 计算阳性率和积分　①阳性率：油镜下，连续观察100个成熟中性粒细胞，记录阳性细胞所占百分比。②积分：对所有阳性细胞逐个按其反应强度分级，将各级所占的百分比乘以级数，然后相加，得出积分。

阳性程度分级标准（图2-1）：

（－）：胞质内无阳性沉淀物（0分）。

（＋）：胞质内有灰褐色沉淀物（1分）。

（＋＋）：胞质内有灰黑色至棕黑色沉淀物（2分）。

（＋＋＋）：胞质内基本充满棕黑色至黑色颗粒状沉淀物（3分）。

（＋＋＋＋）：胞质内充满深黑色团块沉淀物，甚至遮盖胞核（4分）。

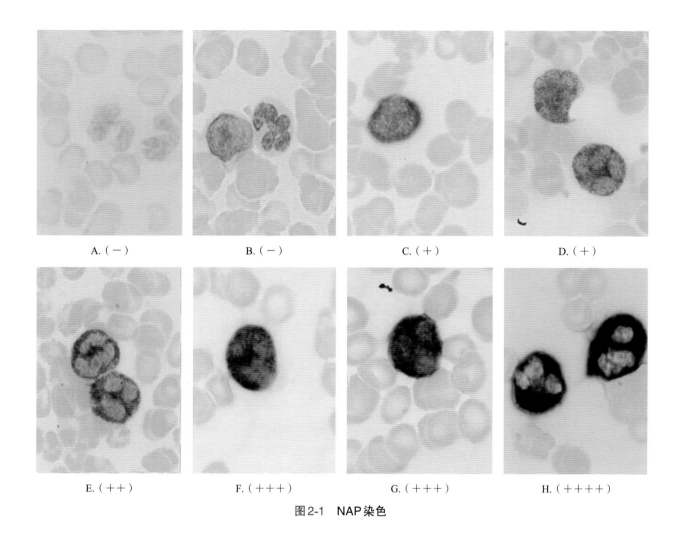

A.（－）　　　　　B.（－）　　　　　C.（＋）　　　　　D.（＋）

E.（＋＋）　　　　F.（＋＋＋）　　　　G.（＋＋＋）　　　　H.（＋＋＋＋）

图2-1　NAP染色

2. 参考区间　阳性率为30%～70%，阳性细胞积分为35～100分。因各个实验室条件各异，各实验室应有自己的参考值。

五、注意事项

1. 基质液配制后须立刻使用，且显示阳性的色泽因重氮盐种类的不同而不同。

2. 涂片的厚薄对结果有影响，通常涂片薄处的阳性细胞及其积分低于涂片厚处。

3. 应采用新鲜血涂片进行NAP染色，放置过久则酶的活性会降低；采用抗凝血涂片进行NAP染色，阳性结果不稳定。

4. 染色中，同时选择前1～2天骨髓检查无明显改变和无临床可疑血液病的标本作为质控对照，也可选择骨髓网状细胞、网状纤维及骨髓小粒内支架成分作为监控对象，若这些细胞或反应物呈阴性反应或阳性反应强度明显减弱时，可考虑失控现象。

5. 做好个人卫生防护，染色后应按医院或环保部门要求处置废弃物。

六、临床应用

1. 正常血细胞的染色反应。碱性磷酸酶主要存在于成熟中性粒细胞（中性分叶核粒细胞和中性杆状核粒细胞）中，除巨噬细胞和部分网状细胞NAP染色也可呈阳性反应外，其他血细胞均呈阴性反应。

2. 细菌感染引起的类白血病反应积分明显升高，而未经治疗慢性髓细胞性白血病慢性期积分降低或不升高。

3. 细菌感染积分升高，病毒感染积分多正常或降低。

4. 再生障碍性贫血（aplastic anemia，AA）积分常升高，阵发性睡眠性血红蛋白尿症（paroxysmal nocturnal hemoglobinuria，PNH）和骨髓增生异常综合征（myelodysplastic syndrome，MDS）积分常降低。

5. 辅助白血病的类型鉴别，淋系肿瘤NAP活性可以升高，急性髓系白血病（acute myeloid leukemia，AML）积分常不升高，髓系肉瘤积分降低；辅助鉴别间变性大细胞淋巴瘤骨髓浸润与反应性组织细胞增多症，前者NAP积分降低，后者积分一般升高。

七、典型病例

各种疾病的NAP染色见图2-2～图2-5。

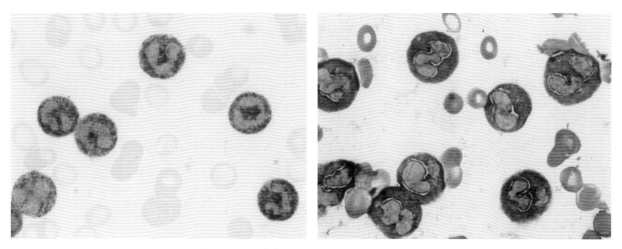

图2-2 外周血NAP染色（×1000），慢性中性粒细胞白血病

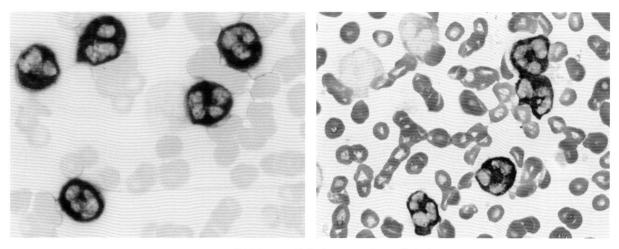

图2-3 外周血NAP染色（×1000），细菌感染

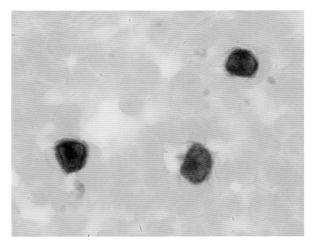

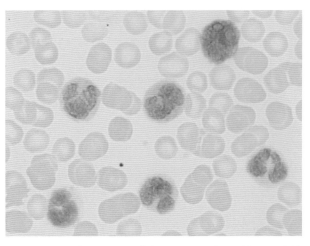

图2-4　外周血NAP染色（×1000），真性红细胞增多症

图2-5　外周血NAP染色（×1000），慢性髓细胞性白血病

（夏万宝　孙　莉　伍　平）

思 维 导 图

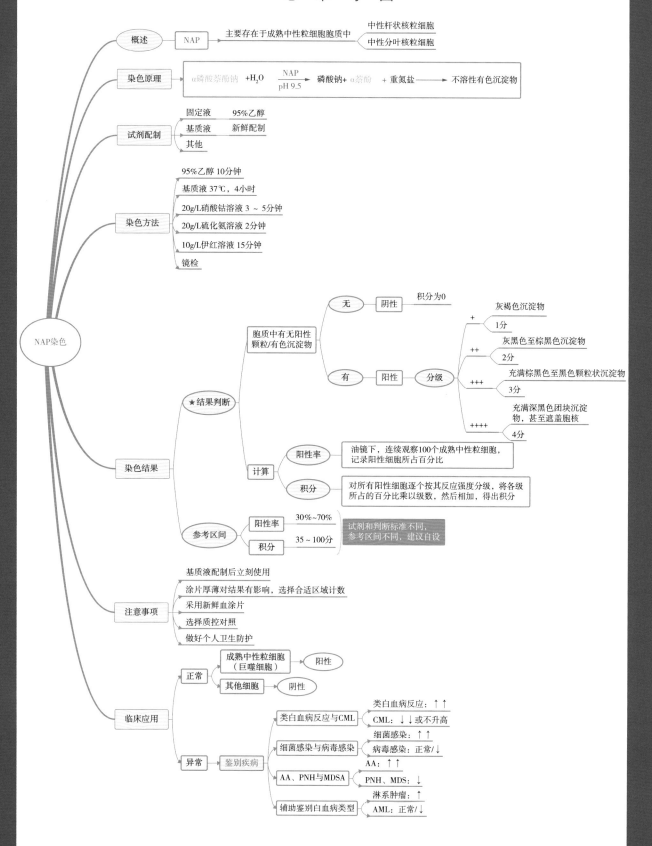

第**3**章　过碘酸希夫染色

不同阶段血细胞内的糖类含量不同，可通过细胞化学染色间接地反映糖类含量的多少。目前实验室最常用的糖类染色方法为过碘酸希夫染色（periodic acid-Schiff stain，PAS stain），即糖原染色。PAS染色在鉴别不同类型急性白血病、脂质贮积症等疾病中具有一定的临床应用价值。

一、染色原理

细胞内的糖类可用PAS染色显示。过碘酸是一种强氧化剂，含有乙二醇基的糖类在过碘酸的氧化作用下产生醛基，醛基与希夫试剂中的无色品红结合形成红色或紫红色沉淀物，定位于含有多糖成分的部位。标本上可显示红色、紫红色的糖类主要包括糖原、糖蛋白、黏蛋白、黏多糖和糖脂等。

二、试剂配制

1. 1%过碘酸溶液（PAS Ⅰ液）　1g过碘酸加入100ml蒸馏水，完全溶解后盖紧放入冰箱备用，一般可用3个月。

2. 希夫试剂（PAS Ⅱ液）

（1）1g碱性品红加入200ml沸水中，混匀待冷却至60℃时过滤。过滤后加入20ml的1mol/L盐酸。

（2）加入2g亚硫酸氢钠，混合后放入棕色瓶，避光保存24小时，待呈无色。

（3）如果24小时后呈微红色，加入1～2g活性炭，吸附过滤呈无色液体，放入冰箱保存。若溶液呈红色则不能再使用。

3. 2%甲基绿染液

（1）2g甲基绿加入100ml蒸馏水，混合均匀使之完全溶解。

（2）用500ml三氯甲烷分多次萃取，萃取物颜色为墨绿色时保存备用。

三、染色方法

1. 放入95%乙醇固定10分钟，用蒸馏水冲洗数次，待干。

2. 放入PAS Ⅰ液20分钟，用蒸馏水冲洗，待干。

3. 放入PAS Ⅱ液37℃温箱保存1小时，用自来水冲洗约5分钟。

4. 放入2%甲基绿染液复染4小时，水洗，晾干，镜检。

四、染色结果

细胞质中出现红色或紫红色颗粒沉积或弥散为阳性。

1. 粒细胞系统　原粒细胞PAS染色呈阴性或弱阳性反应，早幼粒细胞至成熟中性粒细胞均呈阳性反应，并随细胞的成熟，阳性反应程度逐渐增强。嗜酸性粒细胞（EOS）的颗粒本身不着色，而颗粒之间的胞质呈红色。嗜碱性粒细胞（BASO）PAS染色呈阳性反应，阳性反应物质为大小不一的紫红色颗粒。

2. **单核细胞系统**　原单核细胞PAS染色呈阴性或弱阳性反应，幼单核细胞多呈（＋），成熟单核细胞多呈（＋）～（＋＋），有时在胞质边缘处出现较粗大阳性颗粒。

粒细胞及单核细胞阳性程度分级标准：

（－）：胞质内无红色颗粒。

（＋）：胞质呈粉红色，有少数分散的阳性颗粒。

（＋＋）：胞质呈中等弥散红色，有1个或2个浓的颗粒环。

（＋＋＋）：胞质呈暗红色，有较多粗颗粒。

（＋＋＋＋）：胞质呈紫红色，颗粒极密。

3. **红细胞系统**　正常幼红细胞和成熟红细胞PAS染色多数呈阴性反应。MDS、红血病、红白血病及其他伴有红系发育异常的髓系肿瘤的幼红细胞，甚至成熟红细胞可出现阳性反应，早期红细胞（原、早幼、部分中幼红细胞）呈粗颗粒状阳性，不盖核；部分中幼红细胞和晚幼红细胞呈弥散状阳性。

红细胞阳性程度分级标准：

（－）：胞质内无红色颗粒或胞质无反应。

（＋）：胞质呈浅红色或有少量红色颗粒。

（＋＋）：胞质呈弥散红色或有较粗大红色颗粒。

（＋＋＋）：胞质呈深红色或有粗大红色颗粒。

（＋＋＋＋）：胞质呈紫红色或有粗大块状红色颗粒。

4. **淋巴细胞系统**　大多数淋巴细胞PAS染色呈阴性反应，少数淋巴细胞胞质内可出现阳性颗粒。

淋巴细胞阳性程度分级标准：

（－）：胞质内无红色颗粒。

（＋）：胞质内有少数红色颗粒。

（＋＋）：胞质内有较多红色颗粒。

（＋＋＋）：胞质内有粗大红色颗粒或少数红色珠状、块状物质。

（＋＋＋＋）：胞质内有多数粗大红色颗粒，并有红色大块状物质。

5. **巨核细胞系统**　巨核细胞PAS染色呈阳性反应，阳性反应物质呈红色颗粒状，有时呈红色块状。血小板PAS染色呈阳性反应，阳性反应物质呈细颗粒状，有时呈红色小块状。

巨核细胞阳性程度分级标准：

（－）：胞质内无糖原，但胞质可有弥散性着色，此为其他多糖类物质。

（＋）：胞质内有少量糖原，即含数小块或一大块红色物质，常位于近核处。

（＋＋）：胞质内有中等量糖原，定位于核膜处或分散于胞质中，占胞质的1/3，即含许多小块或数大块红色物质。

（＋＋＋）：大量糖原分散于胞质的1/2，即含许多大块红色物质。

（＋＋＋＋）：糖原充满整个胞质。

6. **其他细胞系统**　浆细胞PAS染色一般呈阴性反应，少数可呈阳性反应，阳性反应物质呈红色细颗粒状。巨噬细胞PAS染色可呈阳性反应，阳性反应物质呈红色细颗粒状。

五、注意事项

1. 标本和使用的器材应避免被带醛基和还原性的物质污染，以免出现假阳性。

2. 滴加PAS I 液后水洗应充分，待涂片完全干燥后才能放入PAS II 液。

3. PAS II 液应置暗处，保存不当或时间过久会变红，并使阳性强度降低，且不能反复使用。

4. 每次操作时均应设阴、阳性对照，以正常人新鲜血涂片或骨髓涂片中的成熟红细胞作为阴性标准细胞，中性粒细胞作为阳性标准细胞。

六、临床应用

PAS染色可用于：①辅助MDS及贫血类疾病的鉴别诊断。MDS的幼红细胞可出现均匀、珠状或块状阳性，有时幼红细胞出现强阳性且阳性率高，甚至红细胞也出现阳性；某些红系增生良性疾病，如缺铁性贫血、地中海贫血、巨幼细胞贫血（megaloblastic anemia，MA）、再生障碍性贫血及部分溶血性贫血的幼红细胞常出现阴性，少数幼红细胞可出现弱阳性。②联合髓过氧化物酶染色及酯酶双染色用于急性淋巴细胞白血病（acute lymphoblastic leukemia，ALL）及急性髓系白血病的鉴别诊断。目前ALL的诊断基本上依靠免疫学技术，如流式细胞学、病理学免疫组化技术。临床常见类型急性白血病的PAS染色特征见表3-1，但不具有特异性。

表3-1　临床常见类型急性白血病的PAS染色特征

急性白血病类型	PAS染色特征
ALL	原幼淋巴细胞呈阴性或阳性，可见红色细颗粒、粗颗粒，部分可见珠状、大块状红色物质
AML-M0	原始细胞可见弥散状细颗粒，在此阳性基础上可见粗颗粒、珠状红色物质
AML-M1/2a	原粒细胞呈阴性或弱阳性，可见弥散状细颗粒
AML-M2b	异常中幼粒细胞呈阳性，可见弥散状细颗粒
AML-M3	异常早幼粒细胞呈较强阳性，可见密集的弥散状细颗粒，胞质边缘及细胞外质可见粗大颗粒及珠状红色物质，部分细胞质存在"柴捆样"阳性物质
AML-M4Eo	异常嗜酸性粒细胞的异常嗜酸颗粒呈深粉红色
AML-M5	原幼单核细胞可见弥散状细颗粒，部分细胞质边缘处可见粗大红色颗粒或珠状红色物质
AML-M6	幼红细胞呈阴性或阳性，阳性特征为出现珠状、块状或均匀红色物质
AML-M7	原巨核细胞呈阴性或阳性，阳性时胞质可弥散着色，亦可颗粒状分布，部分可见珠状或块状红色物质

注：AML-M0，急性髓系白血病微分化型；AML-M1，急性粒细胞白血病未分化型；AML-M2，急性粒细胞白血病部分分化型；AML-M3，急性早幼粒细胞白血病；AML-M4Eo，AML伴嗜酸性粒细胞增多；AML-M5，急性单核细胞白血病；AML-M6，红白血病；AML-M7，急性巨核细胞白血病。

七、典型病例

各种疾病的PAS染色见图3-1～图3-19。

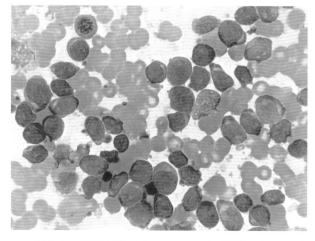

图3-1　骨髓PAS染色（×1000），原淋巴细胞呈珠状、块状阳性

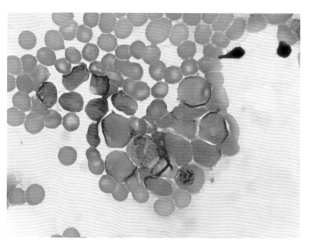

图3-2　骨髓PAS染色（×1000），原淋巴细胞呈阴性

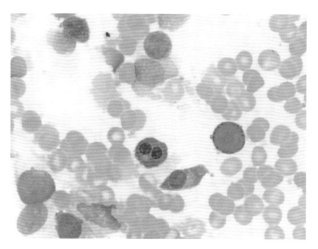

图3-3　骨髓PAS染色（×1000），有核红（双核红）细胞呈均匀阳性

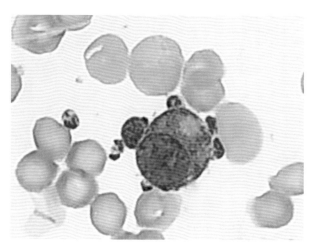

图3-4　骨髓PAS染色（×1000），原巨核细胞呈颗粒状阳性

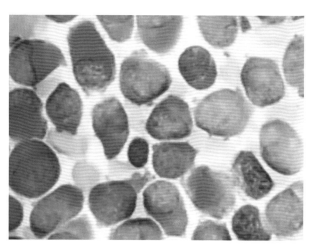

图3-5　骨髓PAS染色（×1000），异常早幼粒细胞呈弥散阳性

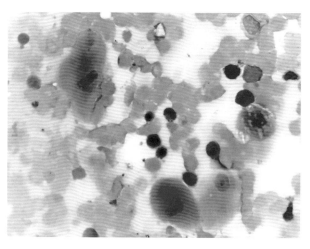

图3-6　骨髓PAS染色（×1000），戈谢细胞呈强阳性

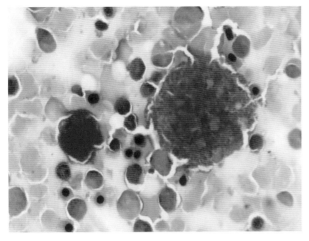

图3-7　骨髓PAS染色（×1000），海蓝组织细胞呈强阳性

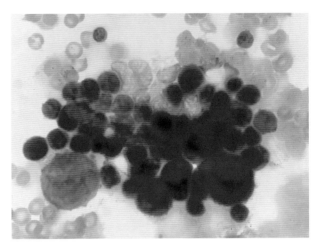

图3-8　骨髓PAS染色（×1000），腺癌细胞呈阳性

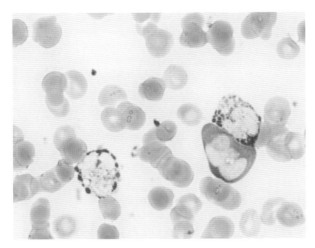

图3-9　骨髓PAS染色（×1000），嗜碱性粒细胞可见粗颗粒

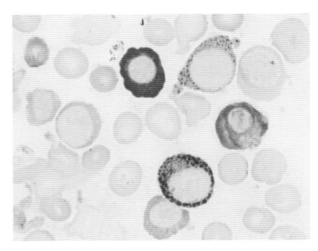

图3-10　骨髓PAS染色（×1000），早幼红细胞、中幼红细胞可见粗颗粒，晚幼红细胞呈弥散强阳性

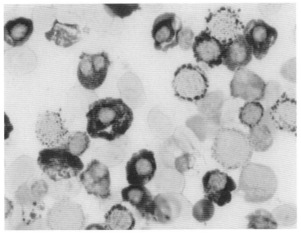

图3-11　骨髓PAS染色（×1000），中幼红细胞可见粗颗粒，晚幼红细胞呈弥散强阳性

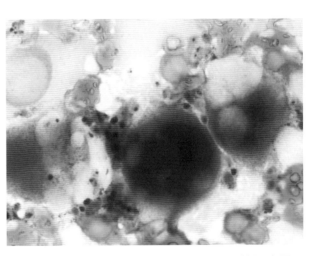

图3-12　骨髓PAS染色（×1000），巨核细胞及红细胞呈弥散强阳性

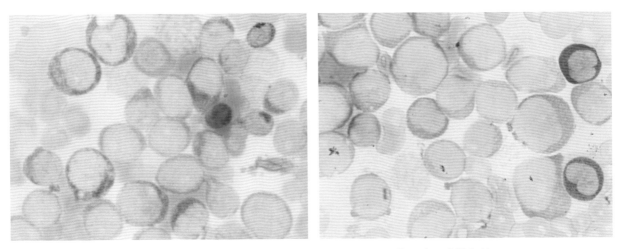

图3-13 骨髓PAS染色（×1000），AML-M1，原粒细胞呈弥散阳性

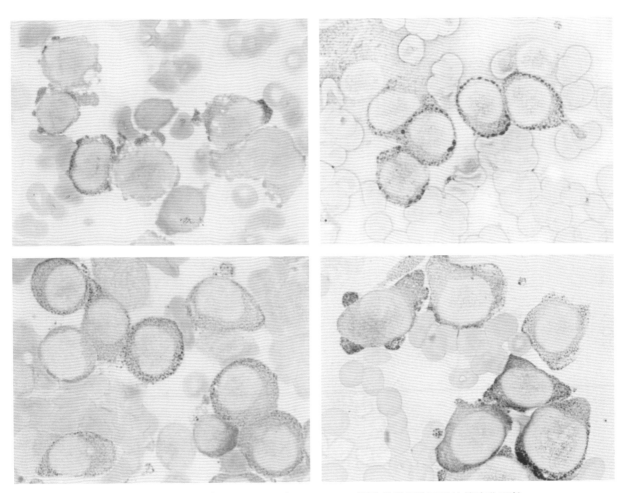

图3-14 骨髓PAS染色（×1000），AML-M5，原幼单核细胞可见边缘密集颗粒

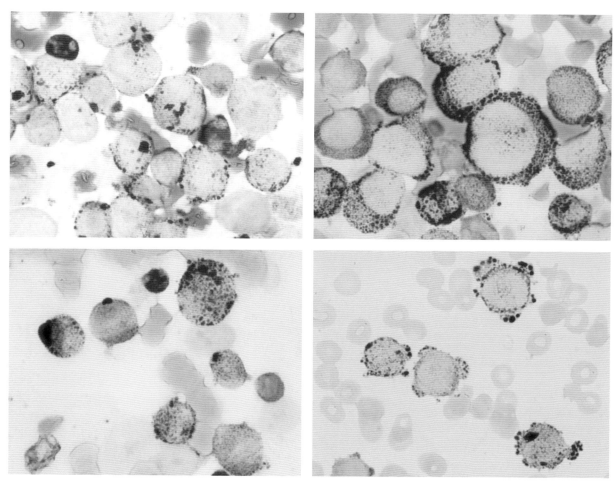

图3-15　骨髓PAS染色（×1000），AML-M7，原巨核细胞可见粗颗粒、块状红色物质

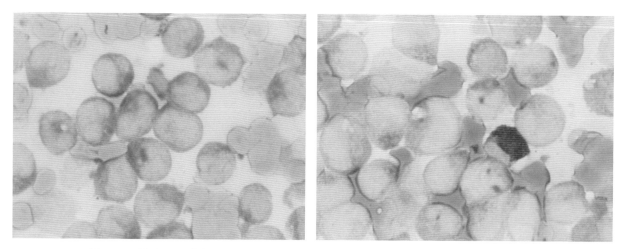

图3-16　骨髓PAS染色（×1000），AML伴 *RUNX1-RUNX1T1*，原粒细胞呈弥散阳性

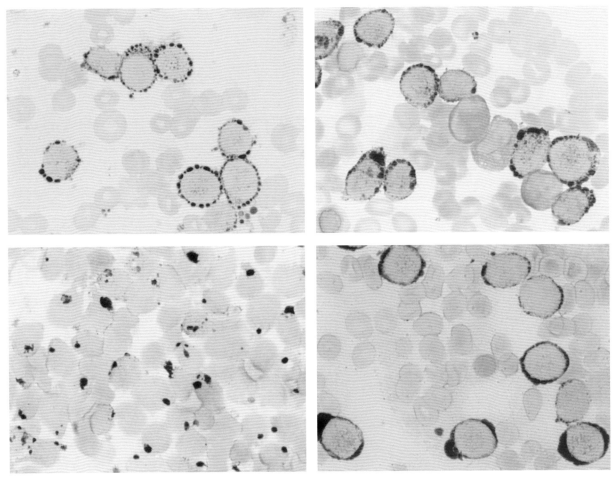

图3-17　骨髓PAS染色（×1000），ALL，原幼淋巴细胞可见粗颗粒、珠状、块状红色物质

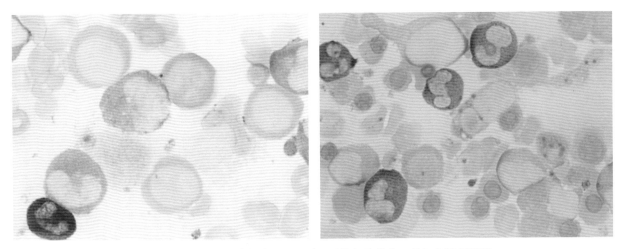

图3-18　骨髓PAS染色（×1000），巨幼细胞贫血，幼红细胞呈阴性

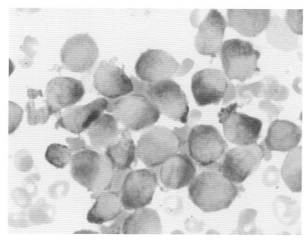
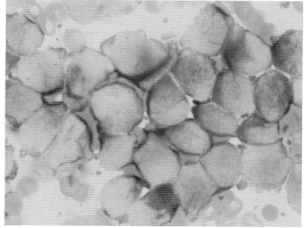
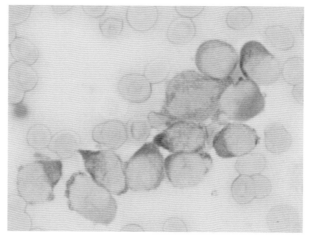

图3-19　骨髓PAS染色（×1000），急性早幼粒细胞白血病伴*PML-RARα*，早幼粒细胞呈弥散阳性

（夏万宝　伍　平　孙　莉）

思 维 导 图

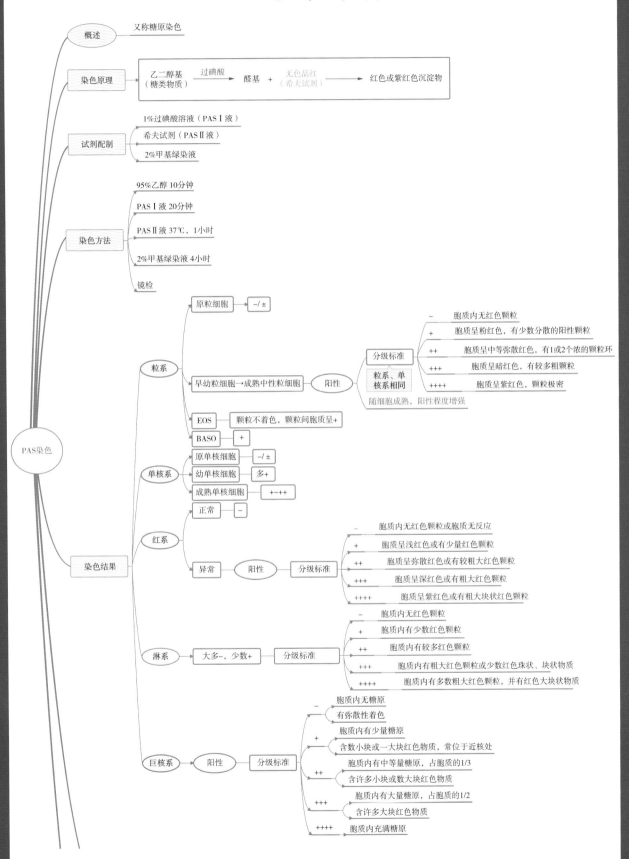

概述 —— 又称糖原染色

染色原理 —— 乙二醇基（糖类物质） ——过碘酸→ 醛基 + 无色品红（希夫试剂） ——→ 红色或紫红色沉淀物

试剂配制
- 1%过碘酸溶液（PAS I 液）
- 希夫试剂（PAS II 液）
- 2%甲基绿染液

染色方法
- 95%乙醇 10分钟
- PAS I 液 20分钟
- PAS II 液 37℃，1小时
- 2%甲基绿染液 4小时
- 镜检

PAS染色

染色结果

粒系
- 原粒细胞 —— -/±
- 早幼粒细胞→成熟中性粒细胞 —— 阳性 —— 分级标准 粒系、单核系相同
  随细胞成熟，阳性程度增强
  - − 胞质内无红色颗粒
  - + 胞质呈粉红色，有少数分散的阳性颗粒
  - ++ 胞质呈中等弥散红色，有1或2个浓的颗粒环
  - +++ 胞质呈暗红色，有较多粗颗粒
  - ++++ 胞质呈紫红色，颗粒极密
- EOS —— 颗粒不着色，颗粒间胞质呈+
- BASO —— +

单核系
- 原单核细胞 —— -/±
- 幼单核细胞 —— 多+
- 成熟单核细胞 —— +~++

红系
- 正常 —— −
- 异常 —— 阳性 —— 分级标准
  - − 胞质内无红色颗粒或胞质无反应
  - + 胞质呈浅红色或有少量红色颗粒
  - ++ 胞质呈弥散红色或有较粗大红色颗粒
  - +++ 胞质呈深红色或有粗大红色颗粒
  - ++++ 胞质呈紫红色或有粗大块状红色颗粒

淋系
- 大多-，少数+ —— 分级标准
  - − 胞质内无红色颗粒
  - + 胞质内有少数红色颗粒
  - ++ 胞质内有较多红色颗粒
  - +++ 胞质内有粗大红色颗粒或少数红色珠状、块状物质
  - ++++ 胞质内有多数粗大红色颗粒，并有红色大块状物质

巨核系 —— 阳性 —— 分级标准
  - − 胞质内无糖原 有弥散性着色
  - + 胞质内有少量糖原 含数小块或一大块红色物质，常位于近核处
  - ++ 胞质内有中等量糖原，占胞质的1/3 含许多小块或数大块红色物质
  - +++ 胞质内有大量糖原，占胞质的1/2 含许多大块红色物质
  - ++++ 胞质内充满糖原

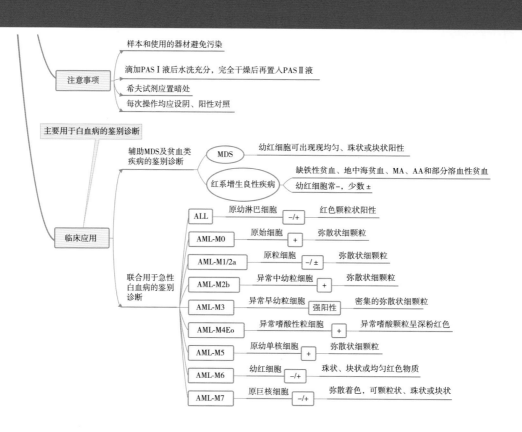

注意事项
- 样本和使用的器材避免污染
- 滴加PASⅠ液后水洗充分，完全干燥后再置入PASⅡ液
- 希夫试剂应置暗处
- 每次操作均应设阴、阳性对照

主要用于白血病的鉴别诊断

临床应用

辅助MDS及贫血类疾病的鉴别诊断
- MDS — 幼红细胞可出现现均匀、珠状或块状阳性
- 红系增生良性疾病 — 缺铁性贫血、地中海贫血、MA、AA和部分溶血性贫血
  - 幼红细胞常−，少数±

联合用于急性白血病的鉴别诊断

类型	细胞	反应	表现
ALL	原幼淋巴细胞	−/+	红色颗粒状阳性
AML-M0	原始细胞	+	弥散状细颗粒
AML-M1/2a	原粒细胞	−/±	弥散状细颗粒
AML-M2b	异常中幼粒细胞	+	弥散状细颗粒
AML-M3	异常早幼粒细胞	强阳性	密集的弥散状细颗粒
AML-M4Eo	异常嗜酸性粒细胞	+	异常嗜酸颗粒呈深粉红色
AML-M5	原幼单核细胞	+	弥散状细颗粒
AML-M6	幼红细胞	−/+	珠状、块状或均匀红色物质
AML-M7	原巨核细胞	−/+	弥散着色，可颗粒状、珠状或块状

第**4**章 铁 染 色

人体内的铁主要以含铁血黄素和铁蛋白的形式存在，骨髓是人体最主要的储存铁的场所。骨髓铁包括细胞外铁和细胞内铁，细胞外铁主要以含铁血黄素的形式存在于骨髓小粒的巨噬细胞，细胞内铁主要存在于中晚幼红细胞及部分成熟红细胞。储存于巨噬细胞中的细胞外铁可供幼红细胞吸收利用合成血红蛋白。

铁染色是评判人体铁缺乏的"金标准"，也是评估细胞铁利用障碍的最佳手段。铁染色可以发现早期缺铁性贫血和无贫血的隐性缺铁，用以辅助鉴别诊断缺铁性贫血、非缺铁性贫血、铁利用障碍性贫血及铁代谢异常性贫血。

一、染色原理

骨髓中的铁在酸性环境下与亚铁氰化钾反应，生成蓝色的亚铁氰化铁沉淀物（普鲁士蓝反应），定位于含铁的部位。

二、试剂配制

1. 固定液　甲醇。

2. 铁染液　200g/L亚铁氰化钾溶液∶浓盐酸=5∶1。铁染液需现配现用，使用前根据涂片数量量取适量亚铁氰化钾溶液，将浓盐酸逐滴缓慢加入亚铁氰化钾溶液，充分混匀，直至混合液瞬间由浑浊变为透亮。

3. 复染液　1g沙黄充分溶于1000ml蒸馏水。

三、染色方法

1. 骨髓涂片用甲醇固定10分钟，用蒸馏水冲洗，待干。

2. 骨髓涂片放入铁染液（滴染或浸染均可），置于37℃温箱中，60分钟后用蒸馏水冲洗，待干。

3. 沙黄溶液复染1分钟，水洗，待干，镜检。

四、染色结果

1. 细胞外铁　至少观察3个骨髓小粒。细胞外铁呈蓝色的颗粒状、小珠状、块状或片状。细胞外铁主要存在于骨髓小粒内的巨噬细胞胞质中，有时也可见于巨噬细胞外。

细胞外铁阳性程度分级标准：

（－）：骨髓小粒无蓝色铁粒。

（＋）：骨髓小粒有少量浅蓝色铁粒或偶见少许蓝色铁小珠。

（＋＋）：骨髓小粒有较多蓝色铁粒、铁小珠和蓝色片状或弥散性阳性物质。

（＋＋＋）：骨髓小粒有很多蓝色铁粒、铁小珠和蓝色密集小块或成片状阳性物质。

（＋＋＋＋）：骨髓小粒有极多蓝色铁粒，密集成片。

2. 细胞内铁　油镜下连续观察100个中晚幼红细胞，计算铁粒幼细胞的阳性率。铁粒幼细胞为幼红细胞胞质中出现蓝色细小铁粒（Ⅰ型铁粒幼细胞含有1～2颗铁粒，Ⅱ型铁粒幼细胞含有3～5颗铁粒，Ⅲ型铁粒幼细胞含有6～10颗铁粒，Ⅳ型铁粒幼细胞含有10颗铁粒以上，Ⅲ型和Ⅳ型铁粒幼细胞又称病理性铁粒幼细胞）。铁粒红细胞为成熟红细胞内出现蓝色细小铁粒。环形铁粒幼细胞（ring sideroblast，RS）的一般标准为胞质中含有铁粒≥6颗，围绕核周排列1/3以上者；世界卫生组织（World Health Organization，WHO）（2008年）的标准为沉积于胞质的铁粒≥10颗，环绕核周排列≥1/3者；国际MDS形态学工作组（2008年）的标准为沉积于胞质的铁粒≥5颗，围绕核周排列成≥1/3或以任何形式比较有规则地环绕胞核排列者。

3. 参考区间　细胞外铁呈（＋）～（＋＋）。细胞内铁阳性率为25%～90%，铁粒≤5颗，不见Ⅲ型和Ⅳ型铁粒幼细胞。细胞内铁参考区间尚有异议，各实验室之间存在一定偏差，应建立自己的参考区间。

五、注意事项

1. 所用玻片必须洁净，标本无铁质污染。

2. 染色前检查骨髓涂片，应确保有骨髓小粒存在，否则影响细胞外铁报告结果。

3. 铁染液必须现配现用，亚铁氰化钾溶液和盐酸的比例取决于后者的实际浓度，当久用的浓盐酸浓度下降时，需要适当增加浓盐酸溶液的量。

4. 沙黄染液容易产生沉渣，可用中性红溶液或碱性复红溶液复染。

5. 做好个人卫生防护，用后应按医院或环保部门要求处置废弃物。

六、临床应用

铁染色主要用于协助以下疾病的诊断和鉴别：①缺铁性贫血为细胞外铁消失，细胞内铁减少或消失。②铁利用障碍性贫血（铁粒幼细胞贫血、骨髓增生异常综合征、红血病等）为细胞外铁增多（部分正常），细胞内铁增多（Ⅲ型、Ⅳ型铁粒幼细胞增多，可见环形铁粒幼细胞）。③铁代谢异常性慢性贫血为细胞外铁增多（也可正常），细胞内铁减少。此外，通过铁染色可了解体内铁的储存和利用情况，如细胞外铁减少或消失表示骨髓储存铁将（已）用完。若患者为小细胞性贫血，而细胞内、外铁正常至增多，则提示铁利用障碍。

七、典型病例

各种疾病铁染色图片见图4-1～图4-17。

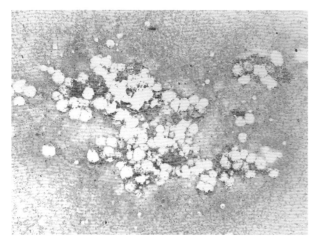

图4-1 铁染色（×100），细胞外铁（－）

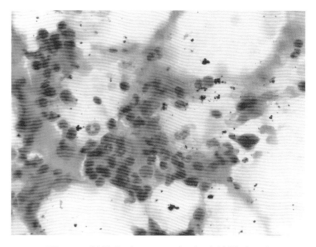

图4-2 铁染色（×1000），细胞外铁（－）

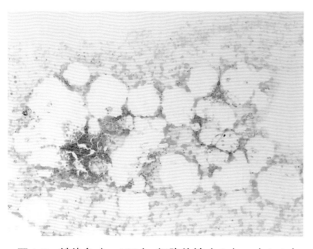

图4-3 铁染色（×100），细胞外铁（＋）～（＋＋）

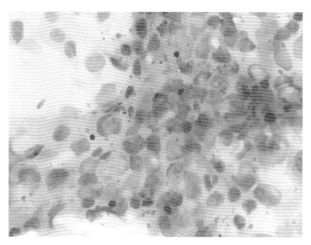

图4-4 铁染色（×1000），细胞外铁（＋）～（＋＋）

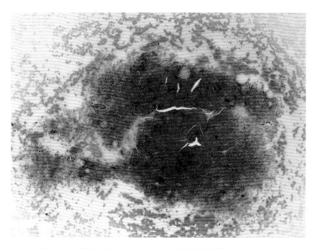

图4-5 铁染色（×100），细胞外铁（＋＋＋）

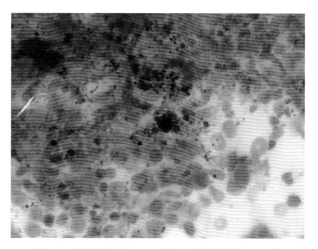

图4-6 铁染色（×1000），细胞外铁（＋＋＋）

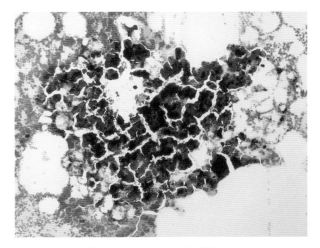

图4-7 铁染色（×100），细胞外铁（＋＋＋＋）

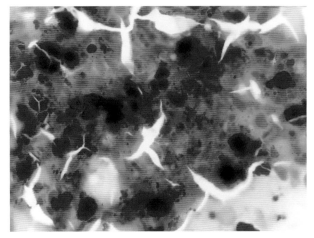

图4-8 铁染色（×1000），细胞外铁（＋＋＋＋）

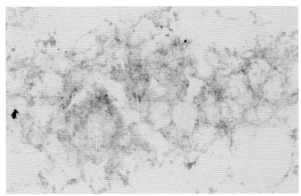

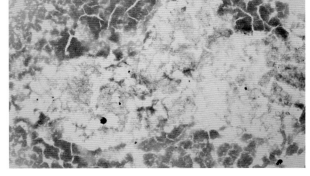

图4-9 骨髓铁染色（×100），细胞外铁（＋）

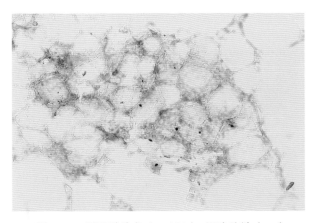

图4-10 骨髓铁染色（×100），细胞外铁（—）

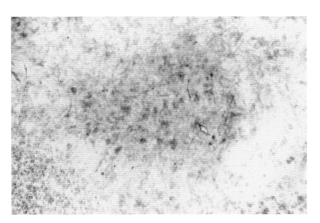

图4-11 骨髓铁染色（×100），细胞外铁（＋＋）

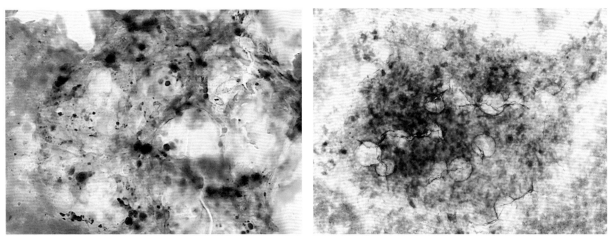

图4-12 骨髓铁染色（×100），细胞外铁（＋＋＋）

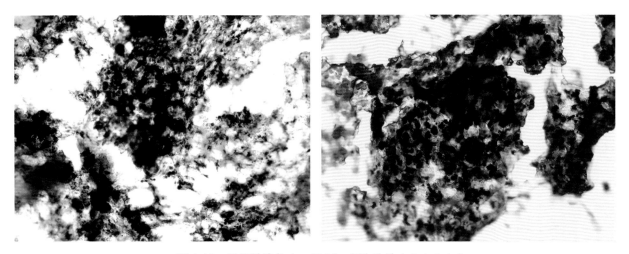

图4-13 骨髓铁染色（×100），细胞外铁（＋＋＋＋）

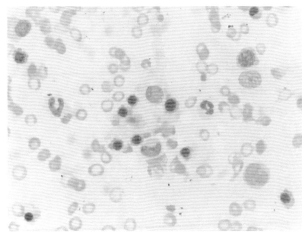 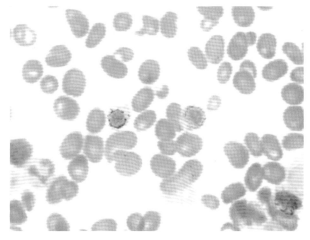

图4-14 铁染色（×1000），细胞内铁（－）　　　图4-15 铁染色（×1000），环形铁粒幼细胞

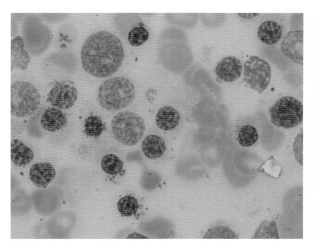
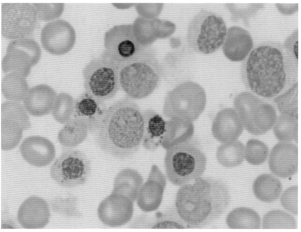

图4-16 骨髓铁染色（×1000），铁粒幼细胞

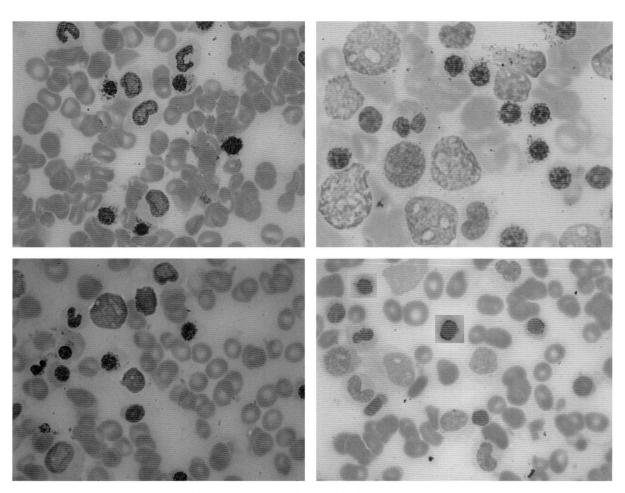

图4-17 骨髓铁染色（×1000），环形铁粒幼细胞

（夏万宝 伍 平 孙 莉）

思 维 导 图

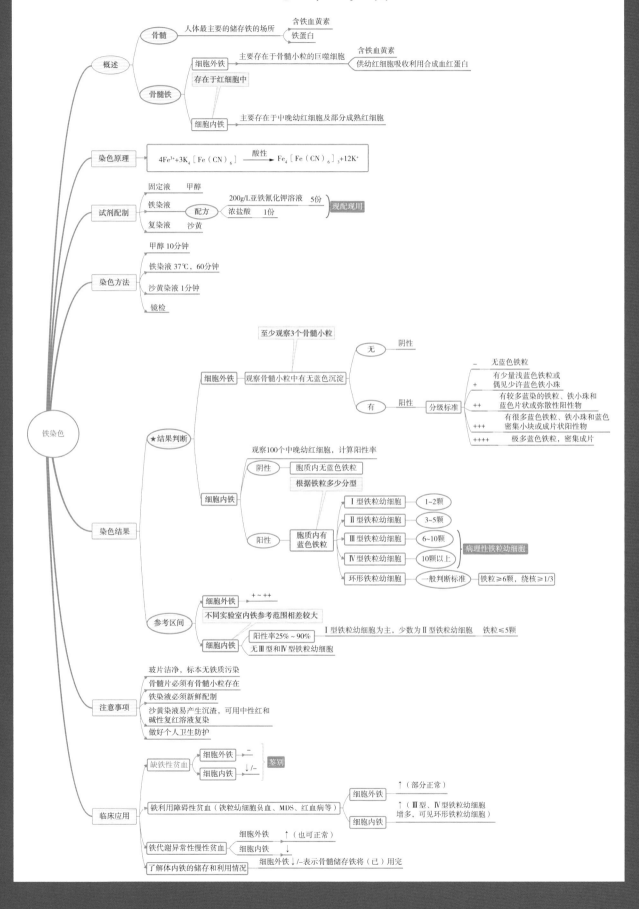

第5章 髓过氧化物酶染色

髓过氧化物酶（myeloperoxidase，MPO）主要存在于粒细胞和单核细胞的嗜天青颗粒中，是判断髓系分化的重要依据，目前主要可以通过免疫组化、流式细胞学、细胞化学染色等方法进行检测。MPO染色在急性白血病分类中具有非常重要的临床地位和应用价值。

一、染色原理

血细胞内的髓过氧化物酶氧化过氧化氢（H_2O_2），释放出初生态氧，氧化联苯胺，后者与亚硝基铁氰化钠结合成蓝色颗粒，再进一步氧化成棕黄色或蓝黑色化合物，定位于胞质内酶所在部位。

二、试剂配制

1. MPO 甲液

（1）亚硝基铁氰化钠饱和溶液配制：在少量蒸馏水中加入亚硝基铁氰化钠晶体，至不再溶解为止，置于棕色瓶中，放冰箱保存。

（2）取联苯胺 0.3g 加入 95% 乙醇 99ml，加入亚硝基铁氰化钠饱和溶液 1ml。

2. MPO 乙液　过氧化氢溶液：取 3% 过氧化氢 0.6ml，加入蒸馏水 50ml，放入冰箱备用。

3. 沙黄染液　0.5g 沙黄加入 100ml 蒸馏水。

三、染色方法

1. 取新鲜干燥血涂片或骨髓涂片，加入 MPO 甲液 10 滴，铺平放置 30 秒。

2. 加入 MPO 乙液 5 滴，吹匀，显微镜下观察，待细胞内出现蓝色颗粒（若出现黄色颗粒为染色时间过久）后，弃去染液，水洗，待干。

3. 用沙黄或瑞特-吉姆萨染液复染，水洗，待干，油镜镜检。

四、染色结果

粒系中发育较早期的原粒细胞呈阴性，发育较晚期的原粒细胞呈粗颗粒和/或粗颗粒聚集状阳性，早幼粒细胞至成熟中性粒细胞呈阳性，随着细胞发育不断成熟，阳性程度逐渐增强，衰老的成熟中性粒细胞阳性程度减弱或消失。在部分髓系肿瘤（如MDS）可出现粒细胞酶缺乏或酶失活现象，MPO染色阳性强度减弱或消失。嗜酸性粒细胞呈强阳性，嗜碱性粒细胞呈阴性。单核系呈阴性或弱阳性，阳性特点为纤细、散在的颗粒状，幼稚及成熟单核细胞的阳性程度较原单核细胞更为明显。幼红细胞、淋巴细胞、浆细胞、组织嗜碱细胞（肥大细胞）、巨核细胞及血小板均呈阴性。白血病细胞奥氏（Auer）小体呈阳性。

粒细胞、单核细胞阳性程度分级标准：

（－）：胞质内无阳性颗粒。

（＋）：胞质内有少数阳性颗粒，占胞质＜1/2。

（＋＋）：胞质内有多数阳性颗粒，占胞质的1/2～2/3。

（＋＋＋）：胞质内充满阳性颗粒，颗粒间有空隙。

（＋＋＋＋）：胞质内充满阳性颗粒，颗粒间几乎无空隙。

五、注意事项

1. 标本要求新鲜，染色时间要充分。若标本采集后不能及时染色，采用95％乙醇固定2分钟，可保存数天。

2. 标本在未染色前切勿粘有甲醇、福尔马林等固定剂和氧化剂类试剂，以免细胞内的过氧化物被抑制和破坏。

3. 溶血标本不宜使用，因涂片中大量游离血红蛋白易使背景产生难以去除的杂质颗粒。

4. 每次操作均应设阴、阳性对照，以正常人新鲜血涂片或骨髓涂片中的淋巴细胞作为阴性标准细胞，中性粒细胞作为阳性标准细胞。阴性：胞质内无沉淀物（无色），阳性：胞质内出现棕黄色或蓝黑色沉淀物。

5. 白血病细胞瑞特-吉姆萨染色复染呈阴性时，最好再做沙黄复染，以免弱阳性细胞呈假阴性，影响系别判断。

六、临床应用

MPO染色在急性白血病（acute leukemia，AL）分型中最为常用，为首选染色项目。①ALL：原淋巴细胞呈阴性。少部分ALL的MPO染色，原始细胞可以存在低阳性率活性，推测有可能是骨髓残存少量正常髓系前体细胞，或者是原淋巴细胞伴有髓系标志，此时需要结合流式免疫分型分析抗原的表达情况及临床表现，除外混合表型急性白血病（mixed-phenotype acute leukemia，MPAL）的可能。MPO染色阴性或阳性率＜3％并不能区分ALL及AML，还需要考虑到其他少见类型的急性白血病，如AML-M0、AML-M5、AML-M6、AML-M7、MPAL、急性未分化白血病（acute undifferentiated leukemia，AUL）及急性白血病不能分类型，甚至母细胞性浆细胞样树突状细胞肿瘤（blastic plasmacytoid dendritic cell neoplasm，BPDCN）等，上述疾病需结合其他细胞化学染色（如苏丹黑B染色、特异性酯酶染色、非特异性酯酶染色、PAS染色）、流式免疫分型等检查及临床进一步确定系列及类型。②AML-M1/M2a：原粒细胞大多数呈粗颗粒、粗颗粒聚集状阳性，偶可阴性。③AML-M2b：异常中幼粒细胞胞核凹陷处呈团块状阳性或充满胞质强阳性。④急性早幼粒细胞白血病（acute promyelocytic leukemia，APL）（AML-M3）：异常早幼粒细胞细胞内液呈强阳性，有时可见"柴捆样"奥氏小体阳性，细胞外液呈阴性。⑤AML-M4：原粒细胞呈粗颗粒、粗颗粒聚集状阳性或阴性，原幼单核细胞呈阴性或细颗粒弥散状弱阳性。⑥AML-M5：原幼单核细胞呈阴性或细颗粒弥散状弱阳性。极少数AML-M5可出现类似粒系的较强阳性反应，此时需要借助流式免疫分型、非特异性酯酶染色及氟化钠抑制试验予以鉴别诊断。⑦AML-M4c：幼粒-单核细胞的阳性反应较强，应结合酯酶双染色进行鉴别。

七、典型病例

各种疾病的MPO染色见图5-1～图5-16。

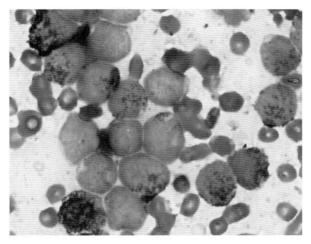

图5-1 骨髓MPO染色（×1000），AML-M1，原粒细胞胞质内有少数阳性颗粒

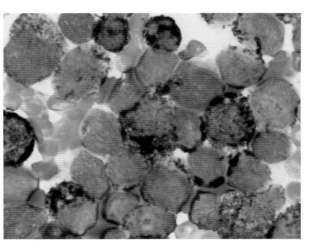

图5-2 骨髓MPO染色（×1000），AML-M2，原粒细胞胞质内有少数或较多阳性颗粒

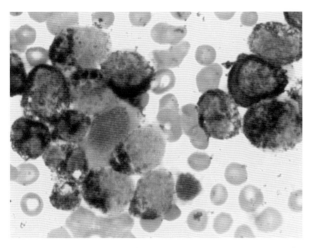

图5-3 骨髓MPO染色（×1000），AML-M2，原粒细胞胞质内有较多阳性颗粒

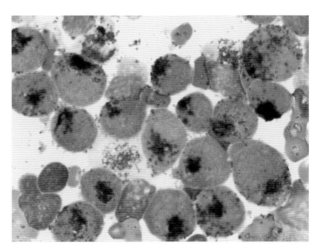

图5-4 骨髓MPO染色（×1000），AML伴*RUNX1-RUNX1T1*，原粒细胞凹陷处呈团块状阳性

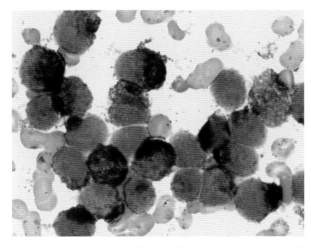

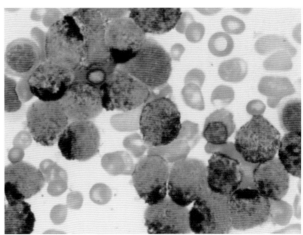

图5-5 骨髓MPO染色（×1000），AML伴*NPM1*突变，原粒细胞胞质内有较多阳性颗粒

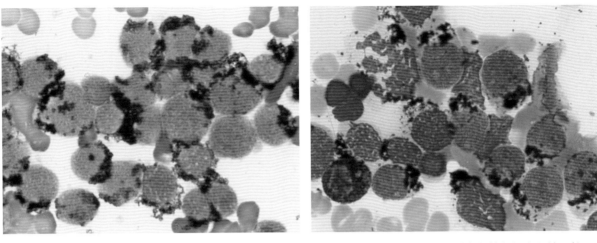

图 5-6 骨髓 MPO 染色（×1000），AML 伴 *CEBPA* 双等位基因突变，原粒细胞胞质内有较多粗大阳性颗粒

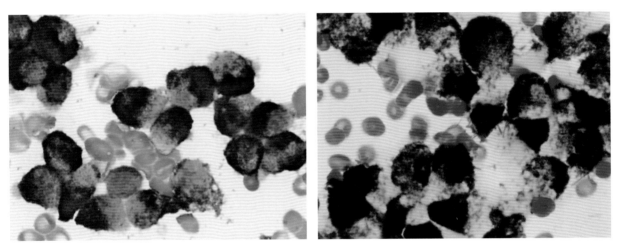

图 5-7 骨髓 MPO 染色（×1000），APL，异常早幼粒细胞呈强阳性

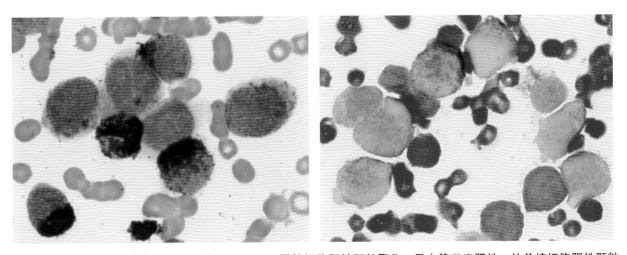

图 5-8 骨髓 MPO 染色（×1000），AML-M4，原粒细胞阳性颗粒聚集，呈中等强度阳性；幼单核细胞阳性颗粒弥散，呈弱阳性

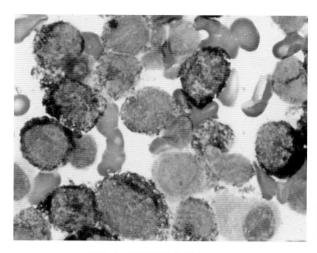 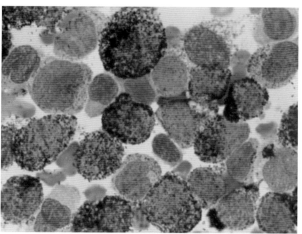

图5-9　骨髓MPO染色（×1000），AML-M4c，原粒－单核细胞胞质中有较多阳性颗粒

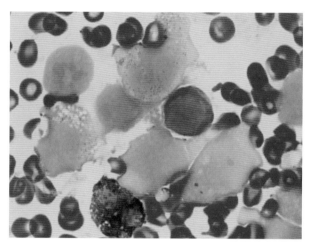 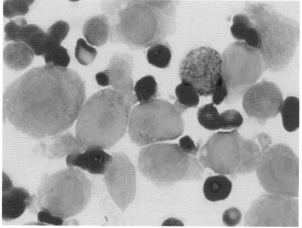

图5-10　骨髓MPO染色（×1000），AML-M5，原幼单核细胞呈阴性，或阳性颗粒细小、弥散，呈弱阳性，对照粒细胞呈阳性

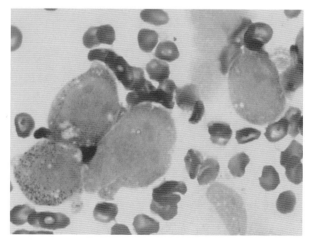 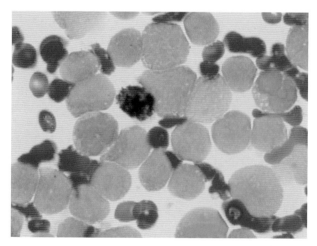

图5-11　骨髓MPO染色（×1000），AML-M5，原幼单核细胞呈阴性，或阳性颗粒细小、弥散，呈弱阳性，单核细胞呈弱阳性

图5-12　骨髓MPO染色（×1000），ALL，原淋巴细胞呈阴性，对照粒细胞呈阳性

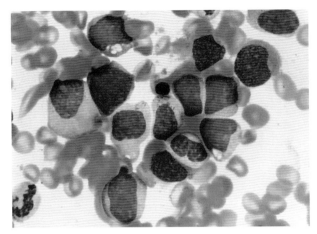
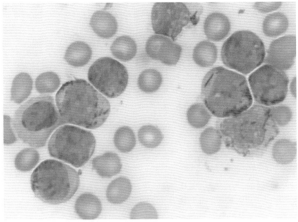

A. 瑞特－吉姆萨染色（×1000）

B. MPO 染色（盐酸联苯胺法，苏木精复染）（×1000），原粒细胞呈阴性或粗颗粒聚集状阳性，奥氏小体阳性

图 5-13　AML-M2a

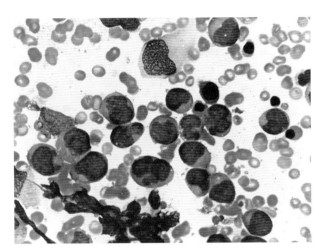
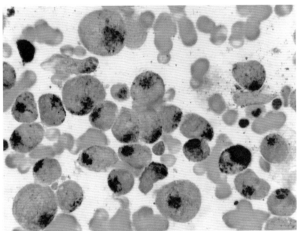

A. 瑞特－吉姆萨染色（×1000）

B. MPO 染色（盐酸联苯胺法，苏木精复染）（×1000），异常中幼粒细胞细胞核旁凹陷处呈团块状阳性

图 5-14　AML-M2b

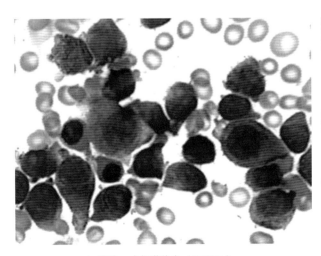
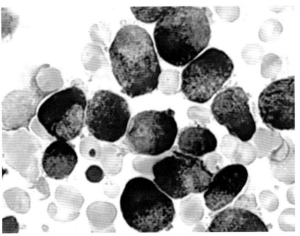

A. 瑞特－吉姆萨染色（×1000）

B. MPO 染色（盐酸联苯胺法，苏木精复染）（×1000），异常早幼粒细胞细胞内液呈强阳性，细胞外液呈阴性

图 5-15　APL

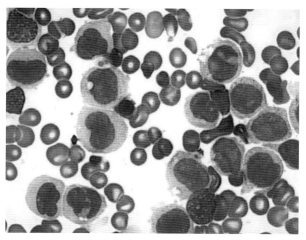
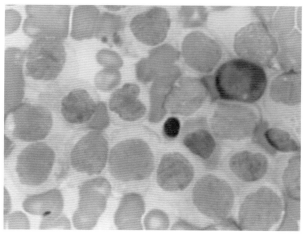

A. 瑞特－吉姆萨染色（×1000）

B. MPO 染色（盐酸联苯胺法，苏木精复染）（×1000），幼单核细胞偶见弱阳性，其余阴性，对照粒细胞呈强阳性

图5-16　AML-M5b

（王占龙　伍　平　孙　莉）

思 维 导 图

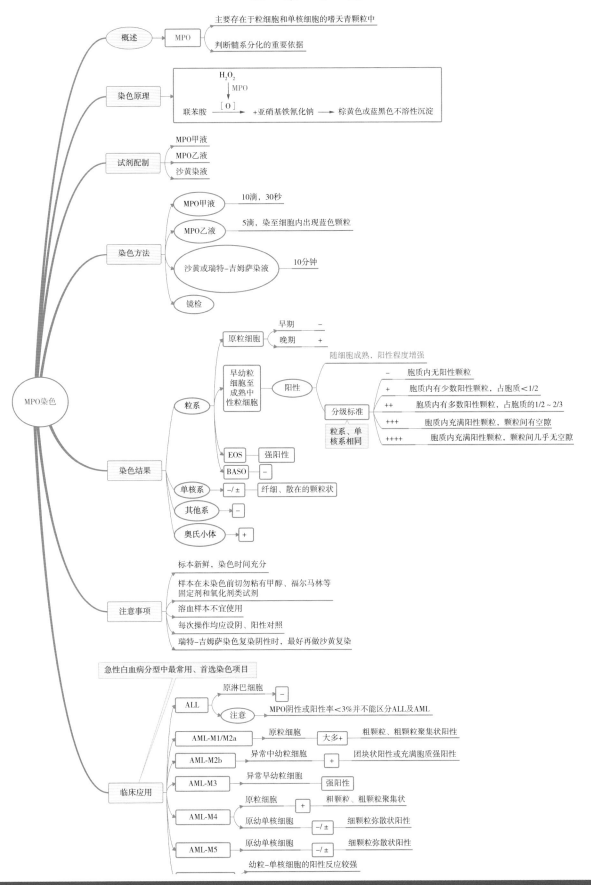

第6章 苏丹黑B染色

脂类是细胞的重要组成成分，与细胞的生理代谢活动密切相关，在细胞化学染色中可使用一些易溶于脂类的染料显示脂类的存在。实验室曾经使用的脂类染料有苏丹黑B（Sudan black B，SBB）、油红O、硫酸奈尔蓝等，WHO AML-M0（NOS）分型诊断标准（2017年版）明确提出髓系原始细胞苏丹黑B染色呈阴性（或阳性率＜3%）。本章仅介绍苏丹黑B染色。

一、染色原理

SBB是一种脂溶性染料，可溶解于细胞内含有脂质的结构（如中性脂肪、磷脂、糖脂和类固醇等），使细胞内脂类呈现出黑色颗粒。

二、试剂配制

1. 甲醛。
2. 苏丹黑B染液　量取A液40ml，B液60ml，混匀并过滤后使用。
（1）A液：结晶石炭酸（苯酚）16g，无水乙醇30ml，磷酸氢二钠0.3g，蒸馏水100ml。
（2）B液：苏丹黑B 0.3g，无水乙醇100ml。
3. 瑞特-吉姆萨染液、磷酸盐缓冲液（phosphate buffered saline，PBS）。

三、染色方法

1. 固定　在密闭容器内滴加数滴甲醛，几分钟后待甲醛挥发充满容器，取新鲜干燥的骨髓（外周血）涂片置于甲醛蒸汽中固定30秒。
2. 显色　将固定后的涂片放入装有苏丹黑B染液的染缸中，浸过血膜，37℃孵育30～60分钟，冲洗，晾干。
3. 脱色　将染色后的涂片放入装有75%乙醇的染缸中，浸过血膜，室温孵育30～60秒，冲洗，晾干。
4. 复染　瑞特-吉姆萨染液：PBS 1∶1～1∶2混合染色30～60分钟，冲洗，晾干，镜检。

四、染色结果

SBB染色结果与MPO染色结果基本一致。脂类在粒细胞中含量丰富，单核细胞中含量较少。阳性反应为胞质内出现黑色颗粒。粒细胞系统阳性颗粒较粗大，分布于胞质，原粒细胞呈阴性或弱阳性（早期原粒细胞可呈阴性），早幼粒细胞至成熟中性粒细胞均呈阳性，随着细胞成熟，阳性程度逐渐增强；嗜酸性粒细胞呈强阳性；嗜碱性粒细胞呈阴性或弱阳性。单核细胞系统呈阴性或弱阳性，阳性颗粒细小，散在分布于胞质或胞核。巨噬细胞可出现不同程度的阳性反应。海蓝组织细胞可出现强阳性、弱阳性或阴性反应。淋巴细胞系统、浆细胞系统、红细胞系统、巨核细胞系统均呈阴性。白血病细胞奥氏小体可出现阳性。

粒细胞、单核细胞阳性程度分级标准：

（－）：胞质内无阳性颗粒。

（＋）：胞质内有少数阳性颗粒，占胞质＜1/2。

（＋＋）：胞质内有多数颗粒，占胞质的1/2 ～ 2/3。

（＋＋＋）：胞质内充满阳性颗粒，颗粒间有空隙。

（＋＋＋＋）：胞质内充满阳性颗粒，颗粒间几乎无空隙。

五、注意事项

1．涂片固定时间不宜过长，否则易引起细胞皱缩，不易观察染色结果。

2．染色时应将SBB染液提前预热至37℃或达到37℃时开始计时。

3．SBB染液可回收重复利用，染色效果出现减弱时丢弃，阳性对照宜选择成熟中性粒细胞。

4．SBB染液常温密闭避光保存，防止挥发或变质。

5．SBB染色无须要求骨髓涂片新鲜。

六、临床应用

在临床应用方面，SBB染色的灵敏度高于MPO染色，特异性不如MPO染色。MPO染色阳性可以确定存在髓系表达，但SBB染色阳性可以在部分ALL中出现。在AML的不同亚型中，SBB染色与MPO染色效果基本相同，二者阳性程度在粒系、单核系几乎一致，只不过SBB表达早于MPO。目前，实验室几乎不再单独依靠SBB染色对急性白血病进行系列鉴定或分型，在SBB染色阳性率较低或弱阳性的情况下，需结合其他细胞化学染色（尤其MPO染色）、流式免疫分型等检查明确急性白血病的类型。

七、典型病例

各种疾病的SBB染色见图6-1 ～图6-5。

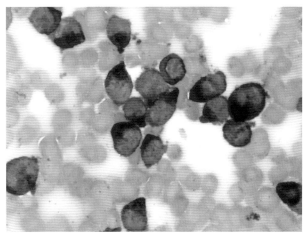

图6-1　SBB染色（×1000），AML-M3，奥氏小体呈阳性

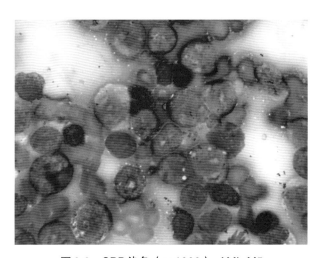

图6-2　SBB染色（×1000），AML-M5

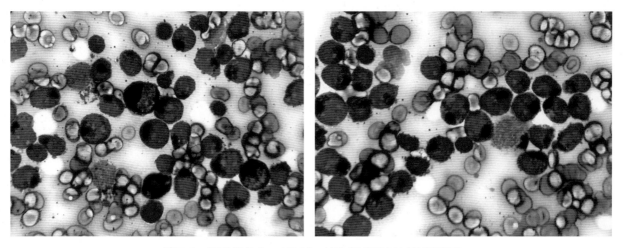

图6-3　SBB染色（×1000），AML伴*RUNX1-RUNX1T1*

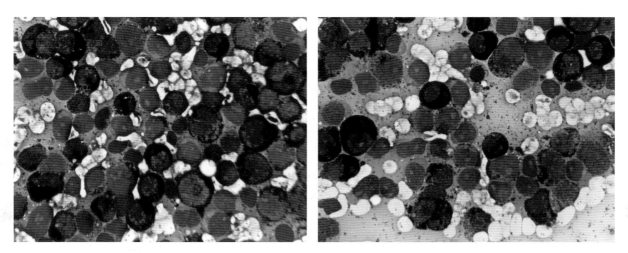

图6-4　SBB染色（×1000），AML-M5，原幼单核细胞呈阴性或弱阳性

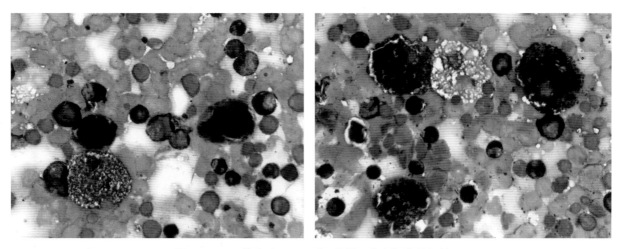

图6-5　SBB染色（×1000），尼曼－皮克细胞呈阳性

（王占龙　孙　莉　曹　辉）

思 维 导 图

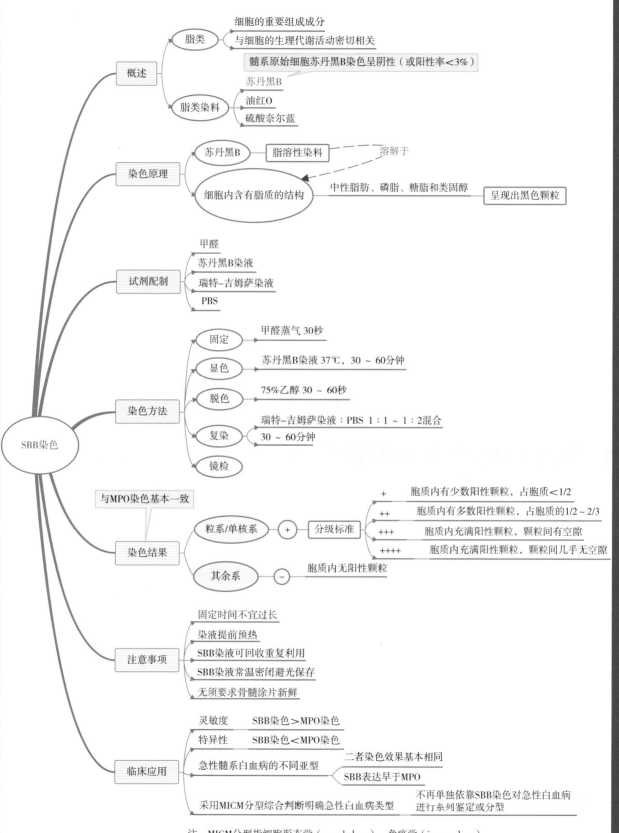

注：MICM分型指细胞形态学（morphology）、免疫学（immunology）、
细胞遗传学（cytogenetics）和分子生物学（molecular biology）分型。

第7章 氯乙酸AS-D萘酚酯酶染色

氯乙酸AS-D萘酚酯酶（naphthol AS-D chloroacetate esterase，NAS-DCE）又称特异性酯酶（specific esterase，CE）或粒细胞酯酶。

一、染色原理

血细胞内的NAS-DCE水解基质液中的氯乙酸AS-D萘酚，产生AS-D萘酚，进而与基质液中的重氮盐偶联形成不溶性有色沉淀物，定位于胞质内酯酶所在部位。NAS-DCE染色常用的重氮盐为坚固紫酱GBC，形成红色沉淀物。NAS-DCE几乎仅出现在粒细胞，特异性高。

二、试剂配制

1. 10%甲醛甲醇固定液　40%甲醛1份与无水甲醇9份混合，4℃保存。
2. Veronal醋酸盐缓冲液　取甲液50ml，乙液45ml，再加蒸馏水135ml，1mol/L HCL调整pH为7.5～7.6。

　　甲液：醋酸钠（含3H$_2$O）1.94g，巴比妥钠2.94g，蒸馏水100ml。

　　乙液：0.1mol/L HCl。取浓HCl（比重1.19）0.85ml加蒸馏水至100ml。

3. 基质液　氯乙酸AS-D萘酚10mg，丙酮0.5mg，蒸馏水5ml，Veronal醋酸缓冲液（pH 7.5～7.6）5ml，坚固紫酱GBC 10mg。溶解后不必过滤，立即使用。
4. 10g/L甲基绿染液

三、染色方法

1. 固定　新鲜干燥血涂片或骨髓涂片在甲醛甲醇固定液中4℃固定30秒，用流水冲洗，晾干。
2. 显色　放入37.0℃基质液孵育30～60分钟，用流水冲洗，待干。
3. 复染　放入10g/L甲基绿染液复染1～2分钟，用流水冲洗，待干，镜检。

四、染色结果

镜检时至少观察100个白血病细胞的染色结果，得出阳性率。

1. 粒细胞系统　分化差的原粒细胞呈阴性，分化好的呈阳性。早幼粒细胞至成熟中性粒细胞均呈阳性，但酶活性不随细胞的成熟而增强。嗜酸性粒细胞呈阴性或弱阳性，嗜碱性粒细胞呈阳性。

粒细胞阳性程度分级标准：

（－）：胞质内无红色颗粒。

（±）：胞质内有细小红色颗粒。

（＋）：胞质内有均匀浅红色颗粒，占胞质＜1/4。

（＋＋）：胞质内有均匀红色颗粒，占胞质＜1/2。

（＋＋＋）：胞质内充满红色颗粒。

（＋＋＋＋）：胞质内充满致密红色颗粒，呈团块状。

2. 单核细胞系统　绝大多数单核细胞呈阴性，仅个别单核细胞呈弱阳性。

3. 其他细胞系统　淋巴细胞、浆细胞、巨核细胞、幼红细胞、血小板等均呈阴性，但肥大细胞呈阳性。

五、注意事项

染色后及时观察，脱油或长期放置均会脱色，影响结果判定。

六、临床应用

NAS-DCE 几乎仅出现在粒细胞，是粒细胞特异性酯酶，用于辅助鉴别急性白血病的类型，是急性白血病的常规细胞化学染色。

其反应同 MPO 染色基本一致，但粒系分化早期细胞不如 MPO 染色敏感，因此，急性粒细胞白血病未成熟型可以表现为 MPO 染色阳性，而 NAS-DCE 染色阴性。

（1）急性粒细胞白血病：原粒细胞呈阳性或阴性，故阴性不能排除该病。

（2）APL 伴 *PML-RARα*：异常早幼粒细胞呈强阳性。

（3）急性单核细胞白血病：原单核细胞及幼单核细胞呈阴性，仅个别呈弱阳性。

（4）急性粒 – 单核细胞白血病：原粒细胞呈阳性，原单核细胞及幼单核细胞呈阴性。AML-M4Eo 的异常嗜酸性粒细胞呈阳性，AML-M4c 的幼粒 – 单核细胞呈阳性。

（5）急性淋巴细胞白血病和急性巨核细胞白血病：原幼淋巴细胞和原幼巨核细胞呈阴性。

（6）慢性髓细胞性白血病伴 *BCR-ABL1*：急粒变时酶活性增强。

（7）肥大细胞增生症、肥大细胞白血病：肥大细胞呈阳性。

七、典型病例

各种疾病的 NAS-DCE 染色见图 7-1 ～图 7-10。

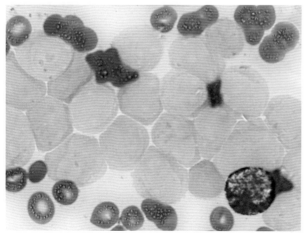

图 7-1　骨髓 NAS-DCE 染色（×1000），AML-M1，原粒细胞呈阴性，对照粒细胞呈阳性

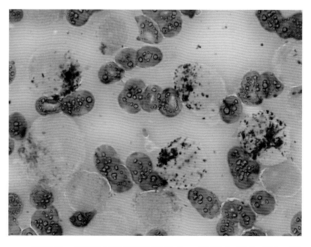

图 7-2　骨髓 NAS-DCE 染色（×1000），AML-M1，原始细胞呈阴性或有少量阳性颗粒

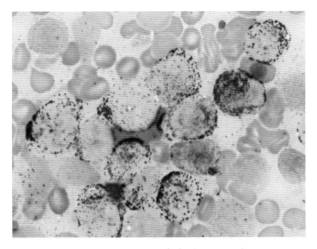

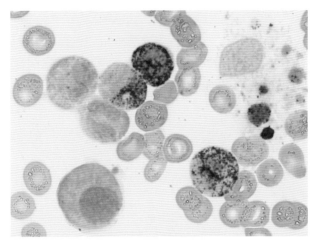

图7-3　骨髓NAS-DCE染色（×1000），AML-M2，原粒细胞呈阴性或有少量阳性颗粒

图7-4　骨髓NAS-DCE染色（×1000），嗜酸性粒细胞呈阴性

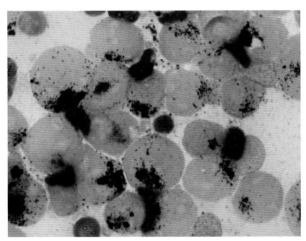

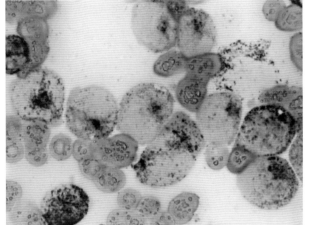

图7-5　骨髓NAS-DCE染色（×1000），AML伴*RUNX1-RUNX1T1*，原始细胞凹陷处呈明显红色反应

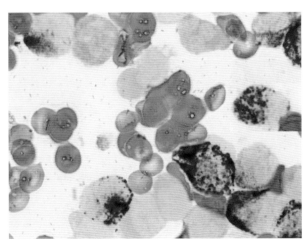

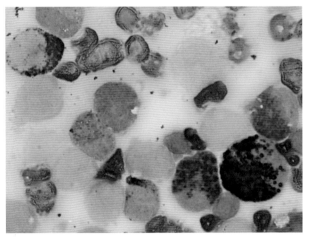

图7-6　骨髓NAS-DCE染色（×1000），AML伴*CBFB-MYH11*，异常嗜酸性粒细胞呈阳性

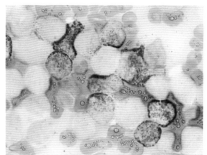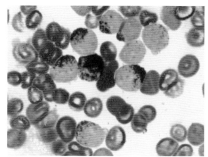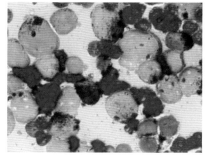

图7-7　骨髓NAS-DCE染色（×1000），AML伴*NPM1*突变，原始细胞呈阴性或少量红色反应

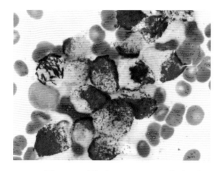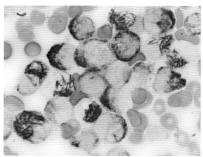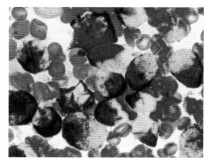

图7-8　骨髓NAS-DCE染色（×1000），APL伴*PML-RARα*，异常早幼粒细胞呈强阳性，奥氏小体呈阳性

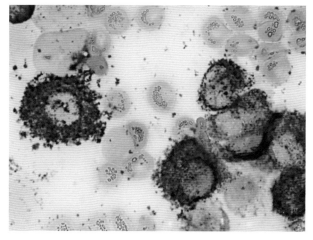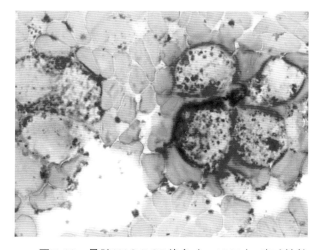

图7-9　骨髓NAS-DCE染色（×1000），肥大细胞呈强阳性

图7-10　骨髓NAS-DCE染色（×1000），嗜碱性粒细胞呈阳性

（孙慧鹏　童伟　孙莉）

思 维 导 图

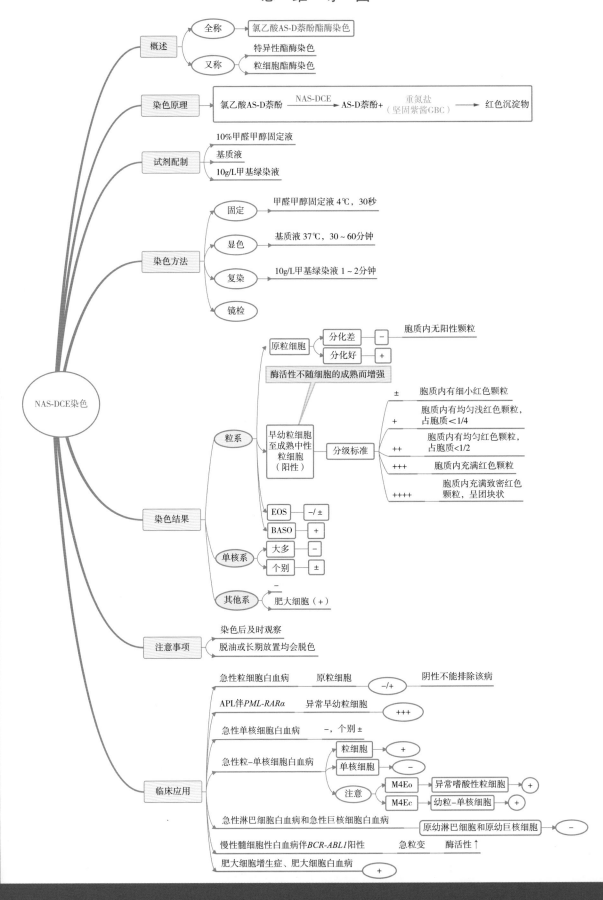

概述
- 全称 —— 氯乙酸AS-D萘酚酯酶染色
- 又称
  - 特异性酯酶染色
  - 粒细胞酯酶染色

染色原理

氯乙酸AS-D萘酚 —NAS-DCE→ AS-D萘酚+ 重氮盐（坚固紫酱GBC）—→ 红色沉淀物

试剂配制
- 10%甲醛甲醇固定液
- 基质液
- 10g/L甲基绿染液

染色方法
- 固定 —→ 甲醛甲醇固定液 4℃，30秒
- 显色 —→ 基质液 37℃，30~60分钟
- 复染 —→ 10g/L甲基绿染液 1~2分钟
- 镜检

NAS-DCE染色

染色结果
- 粒系
  - 原粒细胞
    - 分化差 —— － —— 胞质内无阳性颗粒
    - 分化好 —— ＋
  - 酶活性不随细胞的成熟而增强
  - 早幼粒细胞至成熟中性粒细胞（阳性）
    - 分级标准
      - ± —— 胞质内有细小红色颗粒
      - ＋ —— 胞质内有均匀浅红色颗粒，占胞质＜1/4
      - ＋＋ —— 胞质内有均匀红色颗粒，占胞质＜1/2
      - ＋＋＋ —— 胞质内充满红色颗粒
      - ＋＋＋＋ —— 胞质内充满致密红色颗粒，呈团块状
- 单核系
  - EOS —— －/±
  - BASO —— ＋
  - 大多 —— －
  - 个别 —— ±
- 其他系
  - －
  - 肥大细胞（＋）

注意事项
- 染色后及时观察
- 脱油或长期放置均会脱色

临床应用
- 急性粒细胞白血病　原粒细胞　－/＋　阴性不能排除该病
- APL伴*PML-RARα*　异常早幼粒细胞　＋＋＋
- 急性单核细胞白血病　－，个别±
- 急性粒–单核细胞白血病
  - 粒细胞 —— ＋
  - 单核细胞 —— －
  - 注意
    - M4Eo —— 异常嗜酸性粒细胞 —— ＋
    - M4Ec —— 幼粒–单核细胞 —— ＋
- 急性淋巴细胞白血病和急性巨核细胞白血病　原幼淋巴细胞和原幼巨核细胞　－
- 慢性髓细胞性白血病伴*BCR-ABL1*阳性　急粒变　酶活性↑
- 肥大细胞增生症、肥大细胞白血病　＋

第8章 α醋酸萘酚酯酶染色+氟化钠抑制试验

一、染色原理

血细胞内的α醋酸萘酚酯酶（α-naphthol acetate esterase，α-NAE）在pH中性的条件下水解基质液中的α醋酸萘酚，产生α萘酚，进而与基质液中的重氮盐结合形成不溶性有色沉淀，定位于胞质内酯酶所在部位。本实验常用的重氮盐为坚固蓝B，形成棕黑色或灰黑色沉淀物。α-NAE存在于淋巴细胞、单核细胞、粒细胞胞质中，是一种非特异性酯酶。单核细胞系α-NAE染色阳性可被氟化钠（NaF）抑制，所以做α-NAE染色需同时做氟化钠抑制试验（sodium fluoride inhibition test）。

二、试剂配制

1. 固定液　10%甲醛-生理盐水。

2. 0.067mol/L PBS（pH 7.6）　甲液：2.388g $Na_2HPO_4 \cdot 12H_2O$ 加蒸馏水至100ml；乙液：0.908g KH_2PO_4 加蒸馏水至100ml。取甲液87ml，取乙液13ml混合，调pH至7.6。

3. 基质液　0.067mol/L PBS 50ml，加10g/L α醋酸萘酚（用50%丙酮为溶剂）1ml，充分振荡直至浑浊物大部分消失为止，加重氮盐（坚固蓝B等）50mg，振荡，过滤后立即使用。

4. 复染液　10g/L甲基绿染液。

三、染色方法

1. 固定　新鲜干燥涂片2张，置10%甲醛-生理盐水中固定5分钟，用流水冲洗，待干。

2. 显色　1张涂片放入基质液，1张涂片放入含氟化钠的基质液（1ml基质液加入1.5g氟化钠），各孵育（37℃）1小时，用流水冲洗，待干。

3. 复染　放入10g/L甲基绿染液复染5～15分钟，充分冲洗，待干，镜检。

四、染色结果

两种染色后，用油镜计数100或200个备检细胞，分别计算出抑制前和抑制后的阳性率。按下列公式计算出抑制率，抑制率＞50%提示被氟化钠抑制。

氟化钠抑制率＝（抑制前阳性率或阳性积分－抑制后阳性率或阳性积分）/抑制前阳性率或阳性积分×100%

1. 单核细胞系统　分化差的原单核细胞呈阴性，分化好的原单核细胞呈阳性，幼及成熟单核细胞呈阳性。单核细胞呈弥散、絮状阳性，可被氟化钠抑制。

2. 粒细胞系统　各期粒细胞呈阴性，有时少数粒细胞呈弱阳性，呈点状反应，阳性反应不被氟化钠抑制。

3. 淋巴细胞系统　各期淋巴细胞多数呈阴性，少数呈弱阳性，呈点状反应，阳性反应不被氟化钠抑制。

4. 巨核细胞系统 巨核细胞和血小板呈阳性，阳性反应不被氟化钠抑制。原巨核细胞呈阴性或弱阳性，呈点状反应，不被氟化钠抑制。

5. 红细胞系统 有核红细胞大多数呈阴性，少数可呈弱阳性，呈弥散状反应，不被氟化钠抑制。

6. 浆细胞系统 呈阴性或弱阳性，呈点状反应。

阳性程度分级标准：细胞中有灰黑色沉淀或颗粒为阳性，根据有无阳性及阳性的多少分为（－）（＋）（＋＋）（＋＋＋）（＋＋＋＋）。阳性性状不同，一般单核细胞呈灰黑色弥散状反应，而原粒细胞、原淋巴细胞、原巨核细胞呈点状反应。

（－）：胞质内无阳性颗粒。

（＋）：胞质内有弥散浅灰色或少量阳性颗粒。

（＋＋）：胞质内有弥散灰黑色或中等量阳性颗粒。

（＋＋＋）：胞质内有弥散较深棕黑色或较多阳性颗粒。

（＋＋＋＋）：胞质内充满弥散深黑色或粗大阳性颗粒。

五、注意事项

1. 标本必须新鲜，当天及时固定，否则会影响染色效果。

2. 重氮盐的选择以坚固蓝B、坚固蓝RR及坚固蓝黑B的染色效果最好。

3. 以β醋酸萘酚为底物时，可显示白细胞的非特异性酯酶，其反应产物为紫红色，色泽比较鲜明，但一般不呈颗粒状。以α醋酸萘酚为底物时，反应产物为棕黑色，颗粒一般比较明显，也可以呈弥散性。

4. 在氟化钠抑制试验中，氟化钠的浓度很重要，微量称取要准确。

六、临床应用

主要用于辅助鉴别白血病的类型。

1. 急性单核细胞白血病（AML-M5） 单核细胞大多数呈阳性，可被氟化钠抑制。

2. 急性粒细胞白血病 原粒细胞呈阴性或阳性，不被氟化钠抑制。

3. 急性早幼粒细胞白血病（AML-M3） 异常早幼粒细胞可呈阳性，不被氟化钠抑制。

4. 急性粒－单核细胞白血病（AML-M4） 原粒细胞呈阴性或阳性，不被氟化钠抑制；原幼单核细胞呈阳性反应，被氟化钠抑制。

5. 急性巨核细胞白血病（AML-M7） 呈阴性或阳性，不被氟化钠抑制。

6. 急性淋巴细胞白血病 呈阴性或阳性，不被氟化钠抑制。

七、典型病例

各种疾病的α-NAE染色见图8-1～图8-12。

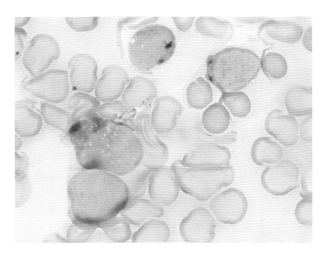

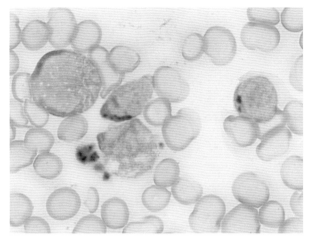

图 8-1　骨髓 α-NAE 染色（×1000），AML-M4，原粒细胞呈点状阳性，原幼单核细胞呈弥散状阳性

图 8-2　骨髓 α-NAE 染色＋NaF 抑制试验（×1000），AML-M4，原粒细胞不被氟化钠抑制

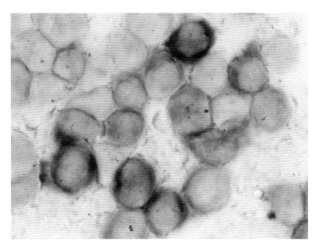

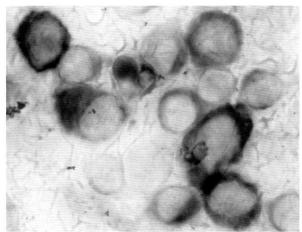

图 8-3　骨髓 α-NAE 染色（×1000），AML-M5，原幼单核细胞呈阴性或弥散状阳性

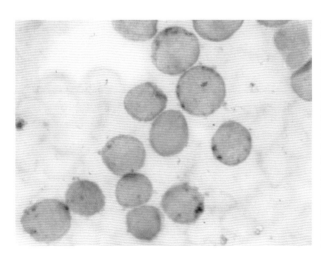

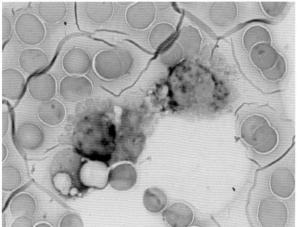

图 8-4　骨髓 α-NAE 染色＋NaF 抑制试验（×1000），AML-M7，原始细胞不被氟化钠抑制

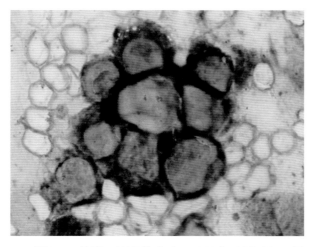

图 8-5　骨髓 α-NAE 染色（×1000），AML-M5，原幼单核细胞呈弥散状阳性

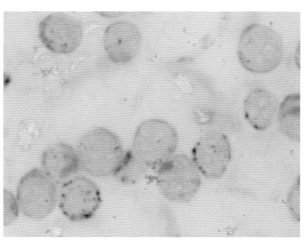

图 8-6　骨髓 α-NAE 染色（×1000），AML-M7，原巨核细胞呈阴性或点状阳性

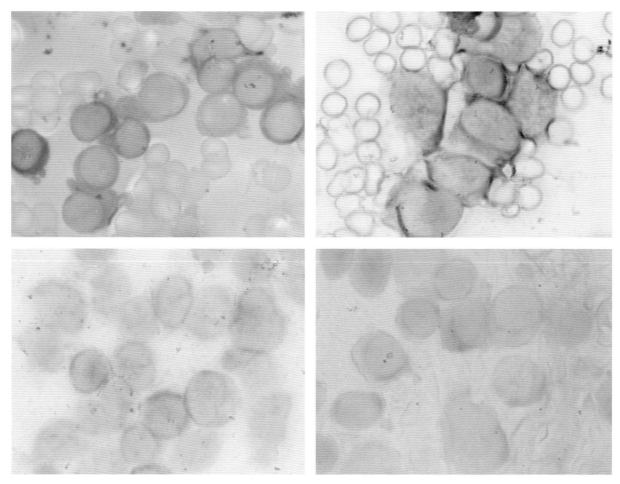

图 8-7　骨髓 α-NAE 染色＋NaF 抑制试验（×1000），AML-M5，原幼单核细胞被氟化钠抑制

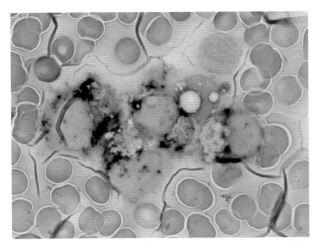

图8-8　骨髓α-NAE染色（×1000），AML-M7，原巨核细胞呈点状阳性

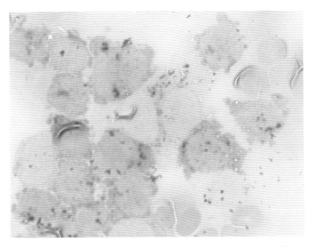

图8-9　骨髓α-NAE染色（×1000），MM，幼浆细胞呈点状阳性

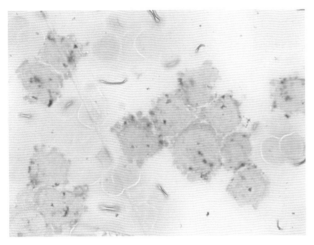

图8-10　骨髓α-NAE染色＋NaF抑制试验（×1000），MM，幼浆细胞不被氟化钠抑制

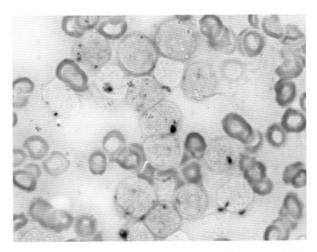

图8-11　骨髓α-NAE染色（×1000），ALL，原淋巴细胞呈点状阳性

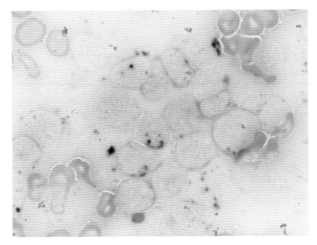

图8-12　骨髓α-NAE染色＋NaF抑制试验（×1000），ALL，原幼淋巴细胞不被氟化钠抑制

（孙慧鹏　高庆峰　孙　莉）

思 维 导 图

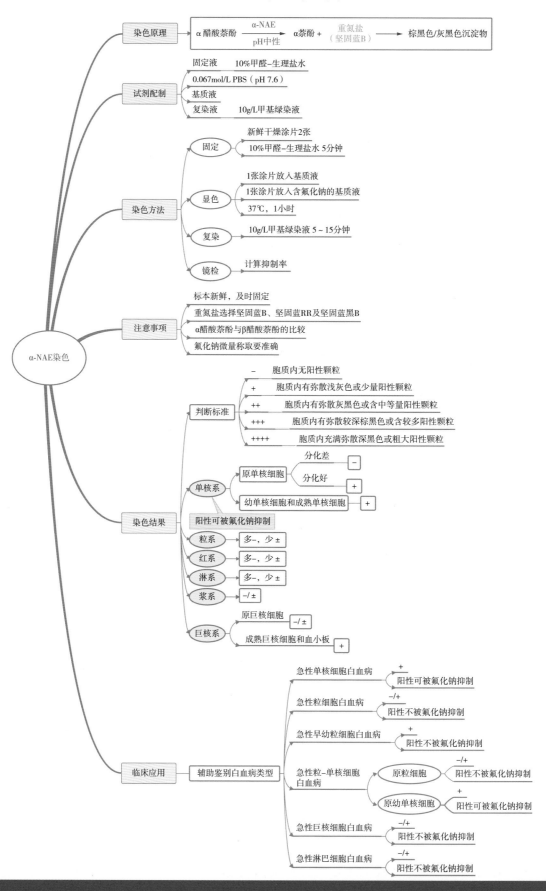

α-NAE染色

染色原理 → α醋酸萘酚 —(α-NAE / pH中性)→ α萘酚 + 重氮盐(坚固蓝B) —→ 棕黑色/灰黑色沉淀物

试剂配制
- 固定液 — 10%甲醛–生理盐水
- 0.067mol/L PBS（pH 7.6）
- 基质液
- 复染液 — 10g/L甲基绿染液

染色方法
- 固定
  - 新鲜干燥涂片2张
  - 10%甲醛–生理盐水 5分钟
- 显色
  - 1张涂片放入基质液
  - 1张涂片放入含氟化钠的基质液
  - 37℃，1小时
- 复染 — 10g/L甲基绿染液 5~15分钟
- 镜检 — 计算抑制率

注意事项
- 标本新鲜，及时固定
- 重氮盐选择坚固蓝B、坚固蓝RR及坚固蓝黑B
- α醋酸萘酚与β醋酸萘酚的比较
- 氟化钠微量称取要准确

染色结果
- 判断标准
  - − 胞质内无阳性颗粒
  - + 胞质内有弥散浅灰色或少量阳性颗粒
  - ++ 胞质内有弥散灰黑色或含中等量阳性颗粒
  - +++ 胞质内有弥散较深棕黑色或含较多阳性颗粒
  - ++++ 胞质内充满弥散深黑色或粗大阳性颗粒
- 单核系
  - 原单核细胞
    - 分化差 — −
    - 分化好 — +
  - 幼单核细胞和成熟单核细胞 — +
  - **阳性可被氟化钠抑制**
- 粒系 — 多−，少±
- 红系 — 多−，少±
- 淋系 — 多−，少±
- 浆系 — −/±
- 巨核系
  - 原巨核细胞 — −/±
  - 成熟巨核细胞和血小板 — +

临床应用 — 辅助鉴别白血病类型
- 急性单核细胞白血病 — + / 阳性可被氟化钠抑制
- 急性粒细胞白血病 — −/+ / 阳性不被氟化钠抑制
- 急性早幼粒细胞白血病 — + / 阳性不被氟化钠抑制
- 急性粒–单核细胞白血病
  - 原粒细胞 — −/+ / 阳性不被氟化钠抑制
  - 原幼单核细胞 — + / 阳性可被氟化钠抑制
- 急性巨核细胞白血病 — −/+ / 阳性不被氟化钠抑制
- 急性淋巴细胞白血病 — −/+ / 阳性不被氟化钠抑制

第**9**章 α丁酸萘酚酯酶染色

一、染色原理

血细胞内的α丁酸萘酚酯酶（α-naphthol butyrate esterase，α-NBE）在pH碱性的条件下，水解基质液中的α丁酸萘酚，释放出α萘酚，后者与基质液中的重氮盐偶联形成不溶性有色沉淀物，定位于胞质内酯酶所在部位。α-NBE主要存在于单核细胞中，其阳性产物可被氟化钠抑制。

二、试剂配制

1. 固定液 甲醛。

2. 基质液 0.1mol/L（pH 8.0）PBS 95ml，5ml α丁酸萘酚底物溶液（100mg α丁酸萘酚溶于5ml乙二醇-甲醚），六偶氮副品红溶液0.5ml［0.25ml 4% 副品红溶液（4g副品红溶于100ml 2mol/L的盐酸溶液中）＋0.25ml亚硝酸钠溶液（现配现用）］，上述溶液充分混匀后过滤备用。过滤后的基质液均分放入2个染缸（各约50ml），其中一缸加氟化钠75mg（氟化钠用量：15mg/10ml基质液），做好标记。

3. 复染液 甲基绿染液。

三、染色方法

1. 固定 在密闭容器滴加数滴甲醛，几分钟后待甲醛挥发充满容器，取新鲜干燥的骨髓、外周血涂片置于甲醛蒸汽中固定30秒。

2. 显色 将固定后的两种涂片分别放入装有基质液及含氟化钠基质液的染缸，浸过血膜，37℃孵育30～60分钟，冲洗，晾干。

3. 复染 甲基绿染液复染30～60分钟，冲洗，晾干，镜检。

四、染色结果

阳性结果为细胞质内出现红棕色沉淀。粒细胞系统各阶段粒细胞在一般情况下均呈阴性，少部分情况下可出现点状或颗粒状阳性。单核细胞系统呈阴性或阳性，原单核细胞多呈阴性，分化好的原单核细胞可呈阳性，随着单核细胞不断成熟，阳性程度逐渐增强，阳性反应可被氟化钠抑制。单核细胞来源的组织细胞、巨噬细胞可出现不同程度的阳性反应。T淋巴细胞可出现点状或颗粒状阳性，B淋巴细胞及浆细胞呈阴性。巨核细胞及血小板呈阴性。

阳性程度分级标准：

（－）：胞质内无红棕色物质。

（＋）：胞质内有少量红棕色物质，约占胞质的1/4。

（＋＋）：胞质内有较多红棕色物质，约占胞质的1/2。

（＋＋＋）：胞质内红棕色物质弥散分布，约占胞质的3/4。

（＋＋＋＋）：深红棕色物质弥散充满胞质，甚至覆盖胞核。

氟化钠抑制率的计算公式为：抑制率＝（抑制前积分－抑制后积分）/抑制前积分×100%。氟化钠抑制率＞50%为阳性。

五、注意事项

1. 涂片固定时间不宜过长，否则易引起细胞皱缩，不易观察染色结果。
2. 染色时应将装有基质液的染缸提前预热至37℃或达到37℃时开始计时。
3. 每次染色基质液应现配现用。
4. 甲基绿染液可回收重复利用，细胞核染色效果欠佳时丢弃。
5. 该基质液染色过程涂片容易积存杂质，冲洗涂片时可适当增大水流，延长冲洗时间。
6. 该染色可出现假阴性，注意在涂片内寻找阳性对照细胞，一般在低倍镜下浏览查见红棕色巨噬细胞即可认为染色成功。

六、临床应用

α-NBE染色与α-NAE染色的临床应用基本一致。α-NBE染色的特异性较强，但灵敏度低于α-NAE染色，α-NAE染色阳性的AML-M5，α-NBE染色表现为阴性或阳性率（阳性程度）减低（减弱）。

1. AML-M1/M2/M3　白血病细胞一般呈阴性。
2. AML-M4/5　原幼单核细胞呈阴性或阳性，阳性反应可被氟化钠抑制。
3. ALL　原幼淋巴细胞多呈阴性。
4. AML-M7　原巨核细胞在α-NAE染色中可出现阳性，因此，需要通过反应的性状对AML-M7和AML-M5两种急性白血病进行鉴别，但α-NBE染色原巨核细胞呈阴性，更具有鉴别意义，CD41染色对AML-M7具有诊断价值。

七、典型病例

各种疾病的α-NBE染色见图9-1～图9-4。

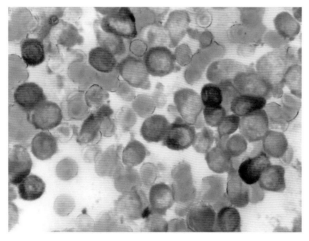

图9-1　α-NBE染色（×1000），AML-M5b

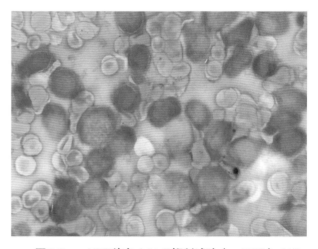

图9-2　α-NBE染色＋NaF抑制试验（×1000），AML-M5b

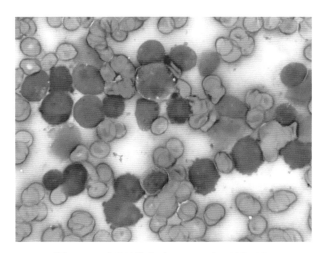

图9-3　α-NBE染色（×1000），AML-M2

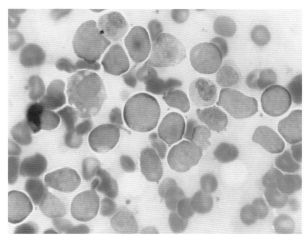

图9-4　α-NBE染色（×1000），AML-M5

（王占龙　孙慧鹏　孙　莉）

思 维 导 图

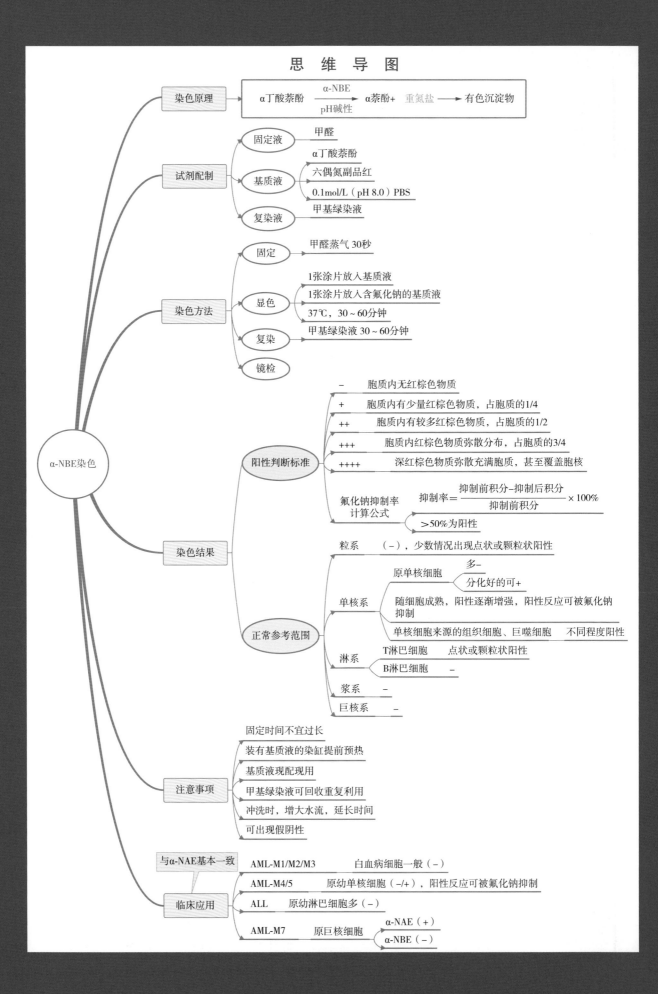

染色原理 → αT酸萘酚 --α-NBE / pH碱性--→ α萘酚+ 重氮盐 --→ 有色沉淀物

试剂配制
- 固定液 — 甲醛
- 基质液
  - αT酸萘酚
  - 六偶氮副品红
  - 0.1mol/L（pH 8.0）PBS
- 复染液 — 甲基绿染液

染色方法
- 固定 — 甲醛蒸气 30秒
- 显色
  - 1张涂片放入基质液
  - 1张涂片放入含氟化钠的基质液
  - 37℃，30～60分钟
- 复染 — 甲基绿染液 30～60分钟
- 镜检

α-NBE染色

染色结果
- 阳性判断标准
  - − 胞质内无红棕色物质
  - + 胞质内有少量红棕色物质，占胞质的1/4
  - ++ 胞质内有较多红棕色物质，占胞质的1/2
  - +++ 胞质内红棕色物质弥散分布，占胞质的3/4
  - ++++ 深红棕色物质弥散充满胞质，甚至覆盖胞核
  - 氟化钠抑制率计算公式 — 抑制率＝ $\dfrac{\text{抑制前积分−抑制后积分}}{\text{抑制前积分}} \times 100\%$
    - ＞50%为阳性
- 正常参考范围
  - 粒系 （−），少数情况出现点状或颗粒状阳性
  - 单核系
    - 原单核细胞 — 多−／分化好的可+
    - 随细胞成熟，阳性逐渐增强，阳性反应可被氟化钠抑制
    - 单核细胞来源的组织细胞、巨噬细胞 不同程度阳性
  - 淋系
    - T淋巴细胞 点状或颗粒状阳性
    - B淋巴细胞 −
  - 浆系 −
  - 巨核系 −

注意事项
- 固定时间不宜过长
- 装有基质液的染缸提前预热
- 基质液现配现用
- 甲基绿染液可回收重复利用
- 冲洗时，增大水流，延长时间
- 可出现假阴性

与α-NAE基本一致

临床应用
- AML-M1/M2/M3 白血病细胞一般（−）
- AML-M4/5 原幼单核细胞（−/+），阳性反应可被氟化钠抑制
- ALL 原幼淋巴细胞多（−）
- AML-M7 原巨核细胞
  - α-NAE（+）
  - α-NBE（−）

第10章 酸性磷酸酶染色与抗酒石酸酸性磷酸酶染色

酸性磷酸酶（acid phosphatase，ACP）存在于细胞的溶酶体颗粒中，目前已证明血细胞的ACP由7种同工酶组成，分别为ACP 0、1、2、3、3b、4、5。1970年，人们发现毛细胞胞质含有一种可抵抗酒石酸抑制作用的ACP，最终证明为ACP5。ACP染色方法有Gomori硫酸铅法、偶氮偶联法，有些细胞的ACP可抵抗酒石酸的抑制作用，故抗酒石酸酸性磷酸酶（tartaret resistant acid phosphatase，TRAP）染色有助于辅助某些疾病的诊断。本章主要介绍偶氮偶联法。

一、染色原理

在酸性条件下，血细胞内的ACP水解基质液中的磷酸萘酚AS-BI，释放出AS-BI，AS-BI与基质液中的重氮盐偶联，形成不溶性红色沉淀物，定位于胞质ACP所在部位。

TRAP染色为在上述反应基质液中加入左旋（L$^+$）-酒石酸，如可抵抗酒石酸，胞质中仍存在不溶性红色沉淀物。

二、试剂配制

1. 柠檬酸甲醇丙酮固定液　柠檬酸0.63g，蒸馏水30ml，甲醇10ml，丙酮60ml，用NaOH调pH到5.4，4℃保存。

2. 醋酸钠-巴比妥钠缓冲液　无水醋酸钠0.585g，巴比妥钠1.470g，蒸馏水140ml，0.1mol/L HCL 90ml，用NaOH调pH到6.0。

3. ACP染色基质液　萘酚AS-BI 20mg，二甲基甲酰胺1ml，醋酸钠-巴比妥钠缓冲液10ml，蒸馏水28ml，六偶氮副品红3ml，混匀后用NaOH调pH到5.2～5.4，过滤后使用。

4. TRAP染色基质液　在上述ACP染色基质液中加入5mg左旋（L$^+$）-酒石酸。

5. 复染液　甲基绿染液。

三、染色方法

1. 固定　将新鲜干燥的骨髓（外周血）涂片浸入柠檬酸甲醇丙酮固定液30秒，冲洗，晾干。

2. 显色　将固定后涂片分别放入装有上述ACP、TRAP染色基质液的染缸，浸过血膜，37℃孵育60分钟，冲洗，晾干。

3. 复染　将染色后的涂片浸入装有甲基绿染液的染缸，浸过血膜，复染30～60分钟，冲洗，晾干，镜检。

四、染色结果

ACP染色阳性为胞质中出现红色颗粒，正常情况下几乎所有的血细胞（成熟红细胞除外）都含有ACP，且阳性产物被酒石酸所抑制。淋巴细胞、粒细胞、血细胞、幼红细胞为弱阳性至中等强度阳性，巨核细胞、浆细胞、单核细胞、巨噬细胞、组织细胞为较强程度阳性，破骨细胞为强阳性，且不被酒石酸所抑制。

阳性程度分级标准：

（－）：胞质内无红色颗粒。

（＋）：胞质内有数个红色颗粒。

（＋＋）：胞质内有较多红色颗粒。

（＋＋＋）：胞质内有很多红色颗粒。

（＋＋＋＋）：大量红色颗粒充满胞质并覆盖胞核。

五、注意事项

1．ACP染色宜选用新鲜取材标本涂片，尽早染色，染色后标本可长期保持。

2．磷酸萘酚AS-BI的质量非常重要，优质磷酸萘酚AS-BI可增强阳性反应。

3．酒石酸必须为左旋（L^+）-酒石酸。

六、临床应用

ACP染色和TRAP染色主要用于辅助以下几种疾病的鉴别诊断：①毛细胞白血病（hairy cell leukemia，HCL）与其他淋巴细胞增殖性疾病。HCL毛细胞ACP染色可呈中等强度至强阳性且不被酒石酸所抑制，其他淋巴瘤ACP染色阳性可被酒石酸所抑制。②戈谢病与尼曼－皮克病。戈谢细胞ACP染色呈强阳性，尼曼－皮克细胞呈阴性或弱阳性。③海蓝组织细胞增生症。海蓝组织细胞ACP染色呈强阳性。

七、典型病例

各种疾病的ACP染色、TRAP染色见图10-1～图10-8。

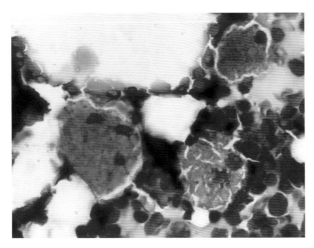

图10-1　骨髓瑞特－吉姆萨染色（×1000），海蓝组织细胞

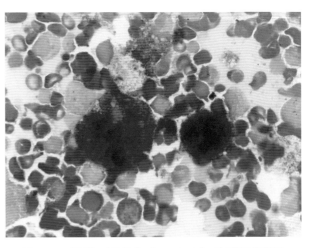

图10-2　骨髓ACP染色（×1000），海蓝组织细胞

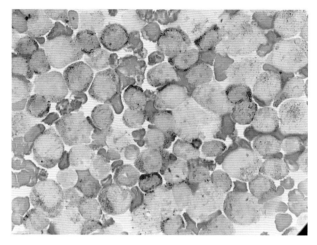

图 10-3　骨髓 ACP 染色（×1000），AML-M5，原始细胞呈阳性

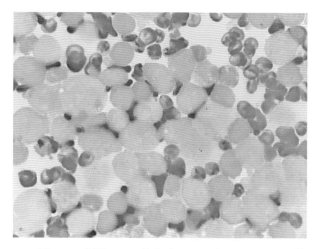

图 10-4　骨髓 TRAP 染色（×1000），AML-M5，原始细胞被抑制

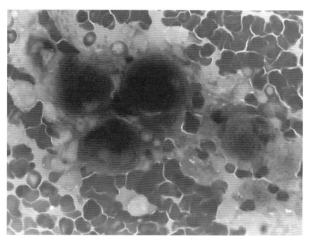

图 10-5　骨髓 ACP 染色（×1000），戈谢细胞呈强阳性

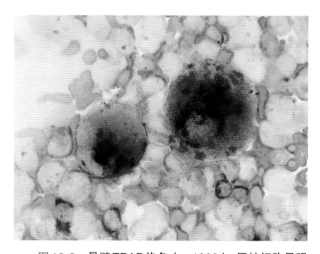

图 10-6　骨髓 TRAP 染色（×1000），巨核细胞呈强阳性

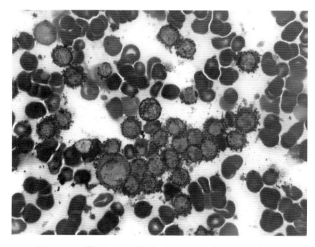

图 10-7　骨髓 ACP 染色（×1000），毛细胞白血病，毛细胞呈强阳性

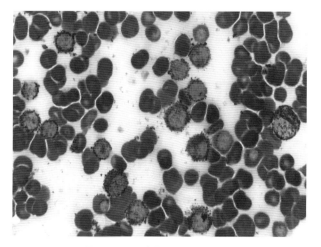

图 10-8　骨髓 TRAP 染色（×1000），毛细胞白血病，毛细胞不被抑制

（王占龙　高海燕　孙　莉）

思 维 导 图

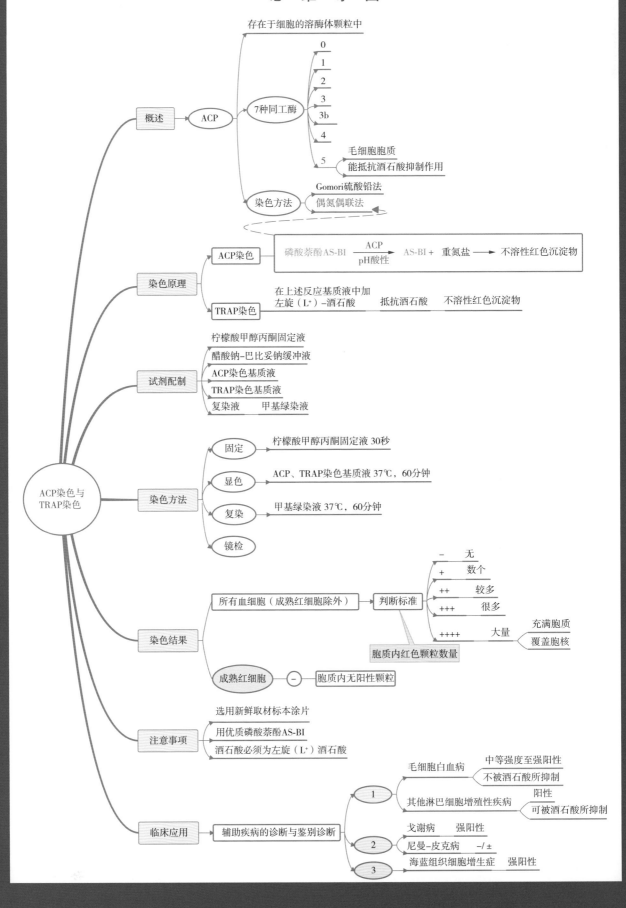

存在于细胞的溶酶体颗粒中

概述 — ACP — 7种同工酶
- 0
- 1
- 2
- 3
- 3b
- 4
- 5 — 毛细胞胞质 — 能抵抗酒石酸抑制作用

染色方法 — Gomori硫酸铅法
偶氮偶联法

染色原理
- ACP染色 — 磷酸萘酚AS-BI $\xrightarrow[\text{pH酸性}]{\text{ACP}}$ AS-BI + 重氮盐 → 不溶性红色沉淀物
- TRAP染色 — 在上述反应基质液中加 左旋（L$^+$）–酒石酸 抵抗酒石酸 不溶性红色沉淀物

试剂配制
- 柠檬酸甲醇丙酮固定液
- 醋酸钠–巴比妥钠缓冲液
- ACP染色基质液
- TRAP染色基质液
- 复染液 甲基绿染液

染色方法
- 固定 → 柠檬酸甲醇丙酮固定液 30秒
- 显色 → ACP、TRAP染色基质液 37℃，60分钟
- 复染 → 甲基绿染液 37℃，60分钟
- 镜检

染色结果
- 所有血细胞（成熟红细胞除外） — 判断标准
  - − 无
  - ＋ 数个
  - ＋＋ 较多
  - ＋＋＋ 很多
  - ＋＋＋＋ 大量 — 充满胞质 覆盖胞核
  - 胞质内红色颗粒数量
- 成熟红细胞 — − — 胞质内无阳性颗粒

注意事项
- 选用新鲜取材标本涂片
- 用优质磷酸萘酚AS-BI
- 酒石酸必须为左旋（L$^+$）酒石酸

临床应用 — 辅助疾病的诊断与鉴别诊断
- 1 — 毛细胞白血病 — 中等强度至强阳性 / 不被酒石酸所抑制
  - 其他淋巴细胞增殖性疾病 — 阳性 / 可被酒石酸所抑制
- 2 — 戈谢病 强阳性
  - 尼曼–皮克病 −/±
- 3 — 海蓝组织细胞增生症 强阳性

ACP染色与 TRAP染色

第11章 甲苯胺蓝染色

一、染色原理

细胞内有黏多糖存在时，特别是含硫的酸性黏液物质，甲苯胺蓝染色呈红色。甲苯胺蓝染色试剂较多，有的用乙醇配制，有的用甲醇配制，以甲苯胺蓝甲醇饱和溶液染色效果好。

二、试剂配制

饱和甲苯胺蓝溶液：甲苯胺蓝适量加入甲醇溶液，形成过饱和状态。

三、染色方法

取甲苯胺蓝甲醇饱和溶液上清液，放在新鲜骨髓涂片上，染色5～20分钟，水洗，待干，镜检。

四、染色结果

显微镜下计数100个备检细胞，按阳性程度计算阳性率。

嗜碱性粒细胞、组织嗜碱细胞（肥大细胞）呈阳性反应。

阳性程度分级标准：细胞中有紫红色颗粒为阳性，根据有无阳性及阳性的多少分为（－）（＋）（＋＋）（＋＋＋）（＋＋＋＋）。

（－）：胞质内无紫红色颗粒。

（＋）：胞质内有散在紫红色颗粒。

（＋＋）：胞质内有少量紫红色颗粒。

（＋＋＋）：胞质内有较多紫红色颗粒。

（＋＋＋＋）：胞质内充满紫红色颗粒。

五、临床应用

细胞内含有酸性黏多糖颗粒呈红色，如嗜碱性粒细胞中的颗粒染色呈阳性，慢性髓细胞性白血病患者嗜碱性粒细胞增多，有时瑞特－吉姆萨染色呈部分脱颗粒状态，形态学与部分中性粒细胞不易区分，可通过甲苯胺蓝染色鉴别，对于有颗粒增多的白血病分型鉴别诊断有重要意义。

1. 协助嗜碱性粒细胞白血病和肥大细胞白血病的诊断与鉴别诊断。

2. 部分急性早幼粒细胞白血病形态学有嗜碱性粒细胞分化，甲苯胺蓝染色可呈阳性。

3. 少量急性淋巴细胞白血病也可以有少量异常颗粒，此时甲苯胺蓝染色可呈阳性。

六、典型病例

各种疾病的甲苯胺蓝染色见图11-1～图11-3。

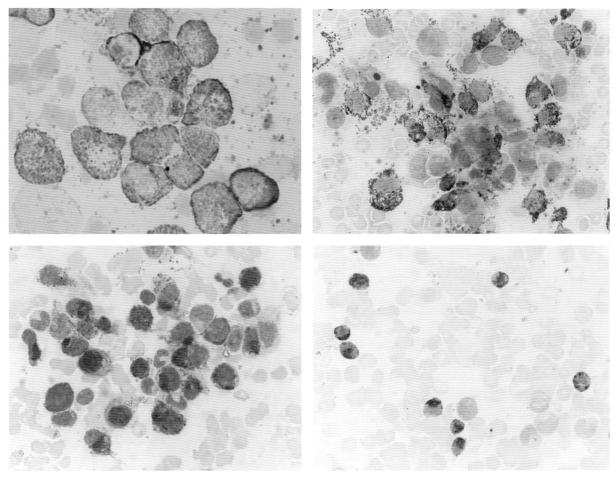

图 11-1　骨髓甲苯胺蓝染色（×1000），肥大细胞呈阳性

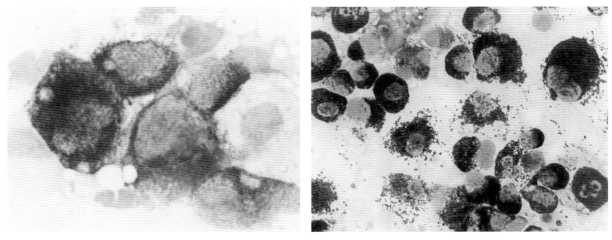

图 11-2　骨髓甲苯胺蓝染色（×1000），肥大细胞呈强阳性

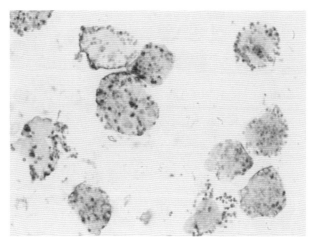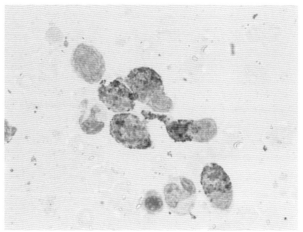

图11-3 骨髓甲苯胺蓝染色（×1000），嗜碱性粒细胞呈阳性

（王占龙 伍 平 闫晓琳）

思 维 导 图

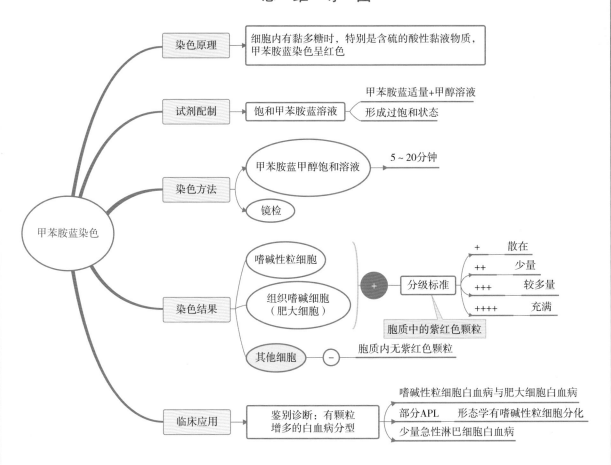

- **染色原理** → 细胞内有黏多糖时，特别是含硫的酸性黏液物质，甲苯胺蓝染色呈红色

- **试剂配制** → 饱和甲苯胺蓝溶液
  - 甲苯胺蓝适量+甲醇溶液
  - 形成过饱和状态

- **染色方法**
  - 甲苯胺蓝甲醇饱和溶液 —— 5~20分钟
  - 镜检

甲苯胺蓝染色

- **染色结果**
  - 嗜碱性粒细胞
  - 组织嗜碱细胞（肥大细胞） } + → 分级标准
    - + 散在
    - ++ 少量
    - +++ 较多量
    - ++++ 充满
    - 胞质中的紫红色颗粒
  - 其他细胞 — − 胞质内无紫红色颗粒

- **临床应用** → 鉴别诊断：有颗粒增多的白血病分型
  - 嗜碱性粒细胞白血病与肥大细胞白血病
  - 部分APL　形态学有嗜碱性粒细胞分化
  - 少量急性淋巴细胞白血病

第**12**章 酯酶双染色

一、染色原理

在同一张涂片上同时进行两种酯酶染色的方法称为酯酶双染色。一般采用一种特异性酯酶加一种非特异性酯酶染色，故常用的有α-NAE与NAS-DCE双染色、α-NBE与NAS-DCE双染色等。反应的原理基本上同各自的染色原理，但同一张图片上的血细胞要分别在两种不同的基质液中作用一定的时间，最后复染在显微镜下观察结果。

二、试剂配制

1. pH 6.3PBS　Na$_2$HPO$_4$·12H$_2$O 2.95g/500ml，KH$_2$PO$_4$ 3.399g/500ml。
2. pH 7.0PBS　Na$_2$HPO$_4$·12H$_2$O 9.75g/500ml，KH$_2$PO$_4$ 0.905g/500ml。
3. 4%副品红用2mol/L HCl稀释至0.5ml。
4. 乙二醇单甲醚2ml。
5. α丁酸萘酚0.04ml。
6. 坚固蓝B 20mg。
7. 氯醋酸AS-D萘酚4mg。
8. NN-二甲基甲酰胺2ml（易燃有毒）。
9. 亚硝酸钠0.1g加蒸馏水2.5ml。
10. 固定液　Na$_2$HPO$_4$ 20mg，H$_2$O 30ml，KH$_2$PO$_4$ 100mg，丙酮45ml，甲醛25ml。

三、染色方法

1. 新鲜血涂片或骨髓涂片用固定液冷固定30秒后用蒸馏水冲洗，晾干备用。
2. 取亚硝酸钠0.1g加2.5ml蒸馏水混匀，取0.5ml加4%副品红0.5ml混匀，取0.4ml加入pH 6.3 PBS 38ml，边加边摇，再把乙二醇单甲醚2ml与α丁酸萘酚混合液加入上述液中，边加边摇，然后过滤，把固定好的血涂片或骨髓涂片放入过滤液37℃ 45分钟，取出冲洗，晾干。
3. 20mg坚固蓝B加入38ml pH 7.4 PBS中，4mg氯醋酸AS-D萘酚先加入至2ml NN-二甲基甲酰胺溶解后，再加入上液边加边摇，不用过滤，把第一步染好的双染片放入此液37℃水浴10分钟，取出冲洗，晾干。
4. 放入苏木精染液复染10分钟，取出冲洗，晾干，用2%甲基绿溶液复染5分钟，取出冲洗，晾干，镜检。

四、染色结果

酯酶双染色可以在同一张涂片上分别出现两种酯酶染色阳性的结果，或同一细胞出现两种酯酶染色双阳性结果（蓝色颗粒和棕红色弥漫状沉淀），所以酯酶双染色可以鉴别粒系细胞和单核系细胞，对AML-M4的诊断具有重要意义，尤其原始、幼稚细胞呈双阳性时，对AML-M4c更具有诊断价值。

阳性程度分级标准：阳性程度及分级标准均同以上酯酶染色标准，现以α-NBE与NAS-DCE双染色为例说明。

粒系细胞阳性呈蓝色颗粒状，单核系细胞阳性呈棕红色弥漫状阳性。

AML-M4c中，原、幼粒单核细胞可以在同一细胞中既有蓝色颗粒状阳性，又有棕红色弥漫状阳性两种表现。

五、临床应用

临床上酯酶双染色常用于急性白血病的诊断和鉴别诊断。

1. 急性粒细胞白血病　各阶段幼粒细胞NAS-DCE染色可出现不同程度的阳性反应，急性早幼粒细胞白血病中的早幼粒细胞阳性反应最强，AML-M1的原始细胞可为阴性反应，α-NAE染色有部分阳性颗粒，α-NBE染色则为阴性反应，故α-NBE和NAS-DCE双染色的特异性高于α-NAE与NAS-DCE双染色。

2. 急性粒-单核细胞白血病　酯酶双染色在AML-M4型白血病的同一张涂片可分别出现α-NAE/NAS-DCE或α-NBE/NAS-DCE阳性反应的细胞，或同一细胞出现双重酯酶阳性反应，故酯酶双染色对AML-M4诊断具有重要作用。尤其是FAB分型的AML-M4c的诊断具有决定性意义。

3. 急性单核细胞白血病　α-NAE/α-NBE染色为阳性或强阳性反应，NAS-DCE染色为阴性反应，有助于急性髓系白血病的鉴别。

4. 急性淋巴细胞白血病、急性巨核细胞白血病　酯酶双染色均呈阴性反应。

六、典型病例

各种疾病的酯酶双染色见图12-1～图12-11。

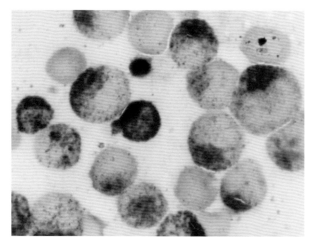

图12-1　骨髓酯酶双染色（×1000），AML伴*RUNX1-RUNX1T1*，原粒细胞呈蓝色颗粒阳性

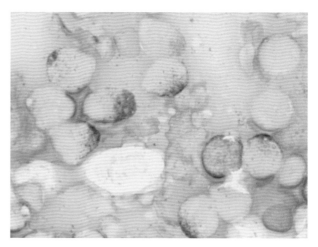

图12-2　骨髓酯酶双染色（×1000），AML伴*NPM1*突变，原粒细胞呈蓝色颗粒阳性

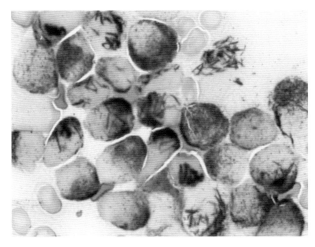
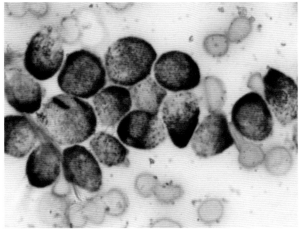

图 12-3　骨髓酯酶双染色（×1000），APL 伴 *PML-RARα*，异常早幼粒细胞呈蓝色颗粒阳性

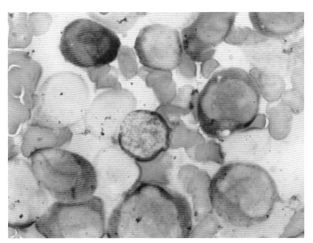
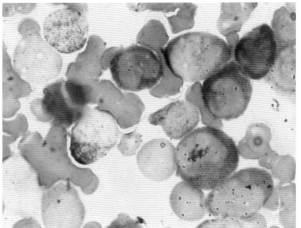

图 12-4　骨髓酯酶双染色（×1000），AML-M4，原粒细胞阴性或呈蓝色颗粒阳性，原幼单核细胞呈阴性或棕红色弥散阳性

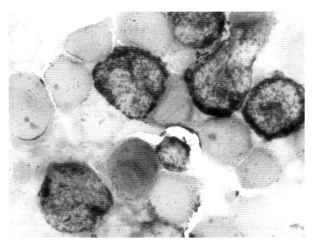
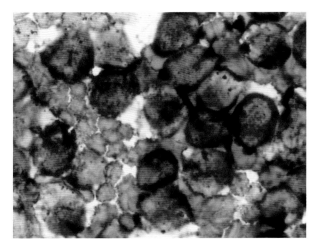

图 12-5　骨髓酯酶双染色（×1000），AML-M4c，原粒 - 单核细胞呈阴性或蓝色颗粒及棕红色弥散双阳性

图 12-6　骨髓酯酶双染色（×1000），AML-M4c，原粒 - 单核细胞呈蓝色颗粒及棕红色弥散双阳性

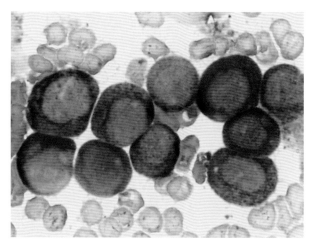

图12-7 骨髓酯酶双染色（×1000），AML-M4c，原粒－单核细胞呈蓝色颗粒及棕红色弥散双阳性

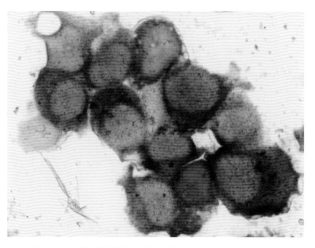

图12-8 骨髓酯酶双染色（×1000），AML-M5，原幼单核细胞呈棕红色弥散阳性

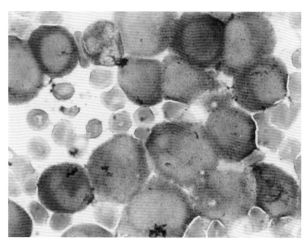
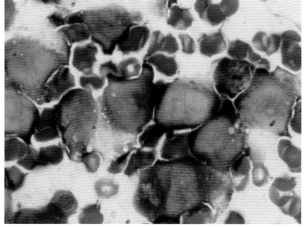

图12-9 骨髓酯酶双染色（×1000），AML-M5，原幼单核细胞呈棕红色弥散阳性，粒细胞呈蓝色颗粒阳性

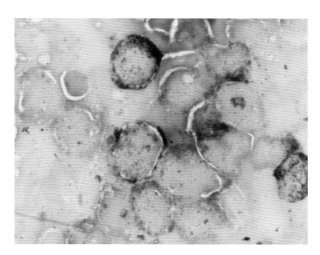

图12-10 骨髓酯酶双染色（×1000），AML-M2，原粒细胞呈蓝色颗粒阳性

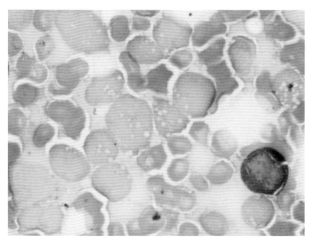

图12-11 骨髓酯酶双染色（×1000），ALL，原幼淋巴细胞呈阴性，粒细胞呈蓝色颗粒阳性

（孙慧鹏　陈雪艳　王占龙）

思 维 导 图

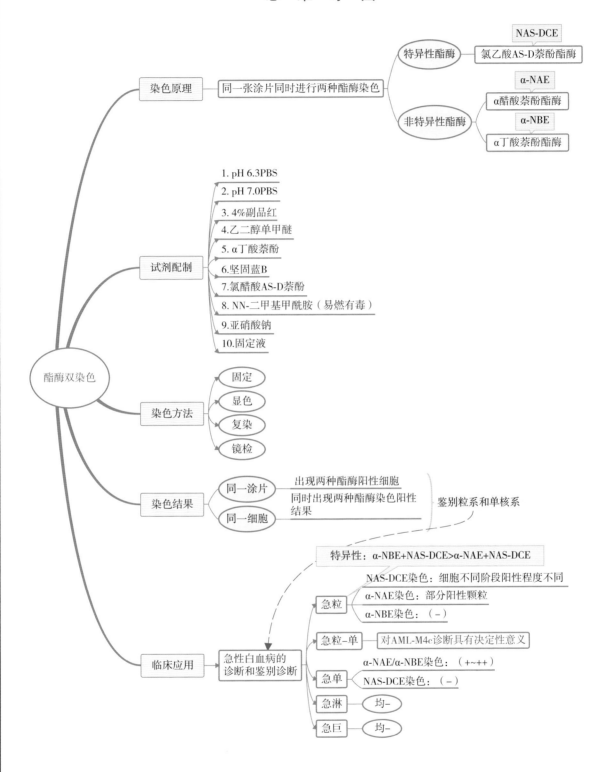

染色原理 —— 同一张涂片同时进行两种酯酶染色
- 特异性酯酶 —— 氯乙酸AS-D萘酚酯酶 —— NAS-DCE
- 非特异性酯酶
  - α醋酸萘酚酯酶 —— α-NAE
  - α丁酸萘酚酯酶 —— α-NBE

试剂配制
1. pH 6.3PBS
2. pH 7.0PBS
3. 4%副品红
4. 乙二醇单甲醚
5. α丁酸萘酚
6. 坚固蓝B
7. 氯醋酸AS-D萘酚
8. NN-二甲基甲酰胺（易燃有毒）
9. 亚硝酸钠
10. 固定液

酯酶双染色

染色方法
- 固定
- 显色
- 复染
- 镜检

染色结果
- 同一涂片 —— 出现两种酯酶阳性细胞
- 同一细胞 —— 同时出现两种酯酶染色阳性结果 —— 鉴别粒系和单核系

临床应用 —— 急性白血病的诊断和鉴别诊断

特异性：α-NBE+NAS-DCE>α-NAE+NAS-DCE

- 急粒
  - NAS-DCE染色：细胞不同阶段阳性程度不同
  - α-NAE染色：部分阳性颗粒
  - α-NBE染色：（－）
- 急粒-单 —— 对AML-M4c诊断具有决定性意义
- 急单
  - α-NAE/α-NBE染色：（+~++）
  - NAS-DCE染色：（－）
- 急淋 —— 均－
- 急巨 —— 均－

第13章 免疫细胞化学染色

免疫细胞化学（immunocytochemistry，ICC）染色又称免疫组织化学（immunohistochemistry，IHC）染色，其主要原理是利用被标记的特异性抗体（抗原）对细胞或组织内的相应抗原（抗体）进行定位、定性、定量检测，经过显色反应后在细胞或组织原位显示抗原（抗体）。凡是能作抗原、半抗原的物质，如蛋白质、多肽、核酸、酶、激素、磷脂、多糖、受体及病原体等，均可以用相应的特异性抗体在细胞或组织中用免疫细胞化学染色方法进行检测和研究。常用的染色方法有直接法、间接法、过氧化物酶-抗过氧化物酶（peroxidase-anti-peroxidase，PAP）法、碱性磷酸酶-抗碱性磷酸酶（alkaline-phosphatase-anti-alkaline phosphatase，APAAP）法和亲和素-生物素复合物（avidin-biotin complex，ABC）法等。本章主要介绍链霉亲和素-碱性磷酸酶（streptavidin-alkaline phosphatase，SAP）法检测骨髓（外周血）涂片中的巨核细胞的形态学特征。

一、染色原理

SAP法是利用抗原、抗体特异性结合的原理。本章SAP法所检测的抗原分子为CD41，CD41分子是血小板糖蛋白Ⅱb/Ⅲa复合物（αⅡbβ3整合素），在巨核细胞系发育过程中表达较早，且贯穿巨核细胞谱系发育的整个过程，血小板亦表达。一抗为生物素化的抗CD41抗体（biotin-CD41），由抗CD41抗体与生物素发生共价偶联形成；二抗为ALP标记的链霉亲和素，链霉亲和素的4个亚基可以紧密结合4个生物素分子，ALP催化显色底物坚固红形成不溶性色原，从而显示出骨髓（外周血）涂片中特定抗原CD41分子的位置。

二、试剂及配置

1. 甲醇丙酮固定液　甲醇、丙酮1∶1混合。
2. 一抗　biotin-CD41。
3. 二抗　ALP标记的链霉亲和素。
4. 显色底物　坚固红显色液。
5. PBS（pH=7.2±0.2）　磷酸氢二钠3.715g，磷酸二氢钾0.43g，氯化钠7.2g，充分溶解在1000ml蒸馏水中。
6. 复染液　苏木精染液。
7. 返蓝剂　0.5%氨水。

三、染色方法

1. 标本准备　新鲜骨髓（外周血）涂片。
2. 标本固定　将标本插入装有固定液的染缸，固定液需浸过标本血膜，固定90秒，取出晾干。
3. 滴加一抗　将biotin-CD41均匀覆盖在血膜上，放入避光湿盒室温孵育30～50分钟，孵育过程应避免抗体干涸。

4. 冲洗一抗　将加有一抗的标本放入装有PBS的染缸，浸泡2次，每次5分钟，PBS用后丢弃。

5. 滴加二抗　将ALP标记的链霉亲和素均匀覆盖在血膜上，放入避光湿盒室温孵育20～40分钟，孵育过程应避免抗体干涸。

6. 冲洗二抗　将加有一抗的标本放入装有PBS的染缸，浸泡2次，每次5分钟，PBS用后丢弃。

7. 显色　将坚固红显色液均匀覆盖在血膜上，放入避光湿盒室温孵育20～30分钟，显微镜下观察巨核细胞或血小板出现较为明显的红色即显色成功，若红色不明显或阳性程度较弱，可适当延长显色时间。显色结束后使用流动清水缓慢冲洗涂片数秒钟，晾干。该步骤冲洗涂片过程中应注意避免水流过大引起血膜脱落。

8. 复染　将显色后晾干的涂片放入装有苏木精染液的染缸中，染液需浸过标本血膜，染色60分钟，用流动自来水冲洗，冲洗过程中滴加数滴0.5%氨水进行返蓝处理。若涂片血膜较厚或有核细胞增生极度活跃情况下可适当延长复染时间。该步骤主要为复染细胞核。

9. 晾干、镜检　标本如需保存可使用封片胶和盖玻片进行封片，封片过程中注意防止产生气泡影响观察。

四、染色结果

巨核细胞系统各个阶段巨核细胞及血小板均为阳性。粒细胞系统、红细胞系统、单核细胞系统、淋巴细胞系统、浆细胞系统、巨噬细胞、组织细胞、肥大细胞等均为阴性。

五、巨核细胞分类标准

在光学显微镜下根据巨核细胞胞体直径大小及细胞核数量对巨核细胞进行分类，非正圆形巨核细胞以巨核细胞长轴为直径，无测量刻度的显微镜以红细胞直径作为参考估算巨核细胞大小。巨核细胞的细胞核为蓝色，胞质或胞膜为红色。巨核细胞分类如下：正常巨核细胞（胞体＞40μm），双核巨核细胞（胞体＞40μm），多核巨核细胞（胞体＞40μm），大单圆核巨核细胞（胞体25～40μm），单圆核小巨核细胞（胞体12～25μm），双圆核小巨核细胞（胞体12～40μm），多圆核小巨核细胞（胞体12～40μm），淋巴样小巨核细胞（胞体＜12μm）。具体见图13-1～图13-11。

六、注意事项

1. 骨髓液（外周血）应避免使用抗凝剂并尽快涂片，防止凝固，涂片后尽快干燥，若涂片较厚或环境湿度较大不易干燥，可用自然风吹干。

2. 涂片运输或保存过程中应避免冷热交替产生冷凝水引起血膜溶解。

3. 室温放置的标本应尽快染色（1周内染色效果最佳）；若短期内无须染色，可将其置于-20℃密闭干燥环境中避光保存，半年内染色即可。冷藏的标本染色前需恢复至室温后再打开包装，防止空气中的水蒸气产生冷凝水溶解血膜。

4. 本试验应严格按照染色步骤流程进行操作，否则容易产生假阳性或假阴性。①假阳性：抗体浓度过高、染色过程涂片干涸、清洗不充分等情况均可引起假阳性。②假阴性：标本存放时间过长、存放环境污染（如环境中存在福尔马林等有机溶剂挥发），固定不当、PBS pH改变、试剂过期等情况均可引起假阴性。

5. 若冬季室内温度过低会出现染色效果欠佳，可置于37℃温箱进行染色。

6. 计数巨核细胞过程中观察巨核细胞形态是否存在异常，应尽量在有核细胞及红细胞均匀分散的区域观察，该区域最能反映真实情况下巨核细胞的形态特征，片头部血膜较厚，细胞堆积难以展开，导致巨核细胞假性变小，片尾部细胞过于拉伸，导致巨核细胞假性增大。

7. 常规应计数全片巨核细胞数量。但在某些疾病，如骨髓增殖性肿瘤，尤其慢性髓细胞性白血病（chronic myelogenous leukemia，CML）、MDS、骨髓增生异常综合征/骨髓增殖性肿瘤（myelodysplastic syndromes /myeloproliferative neoplasms，MDS/MPN）等，可出现异常巨核细胞数量明显增多，计数全片巨核细胞数量工作量大，耗时长，可预先浏览全片，在具有代表性的区域计数一定血膜面积的巨核细胞数量，再进行扩倍计算。急性巨核细胞白血病（acute megakaryoblastic leukemia，AMKL）（AML-M7）涂片原巨核细胞更是数以万计，计数阳性细胞所占有核细胞阳性率即可。

七、临床应用

在当今WHO精准诊断模式下，巨核细胞发育异常已被列为MDS的诊断分型范畴，与骨髓（外周血）涂片瑞特-吉姆萨染色相比，CD41染色能更加直观、客观地发现巨核细胞的发育异常，尤其在急性巨核细胞白血病中具有诊断价值。CD41染色还可辅助诊断MDS、MDS/MPN、急性髓系白血病伴骨髓增生异常相关改变（acute myeloid leukemia with myelodysplasia-related changes，AML-MRC）等疾病，辅助鉴别诊断MDS与MA、低增生MDS与AA等。由于AML-M7在儿童发病率较高，原巨核细胞（图13-1）形态多变，小巨核细胞及微小巨核细胞在瑞特-吉姆萨染色中不易辨认，因此，建议CD41染色作为儿童急性白血病及怀疑骨髓增生异常相关疾病患者的常规检测手段。

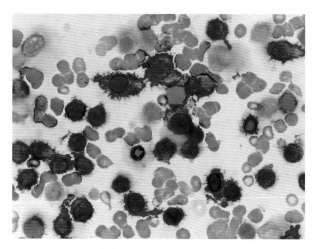

图13-1　CD41染色（×1000），AML-M7，原巨核细胞

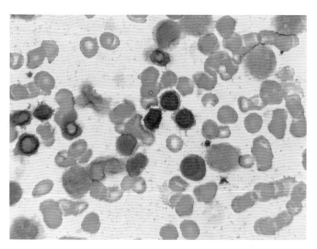

图13-2　CD41染色（×1000），淋巴样小巨核细胞

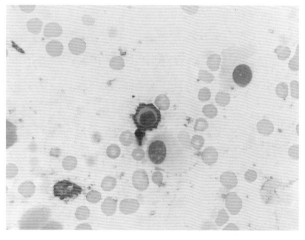

图13-3　CD41染色（×1000），单圆核小巨核细胞

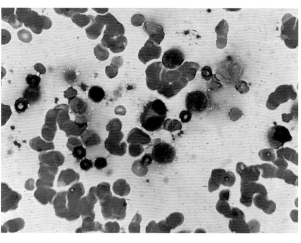

图13-4　CD41染色（×1000），双圆核小巨核细胞

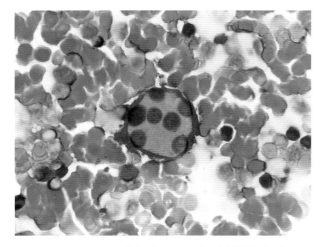

图13-5 CD41染色（×1000），多核巨核细胞

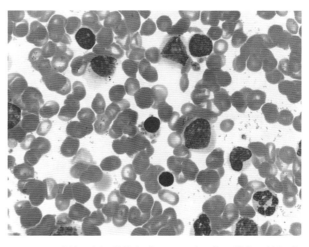

图13-6 瑞特－吉姆萨染色（×1000），淋巴样小巨核细胞

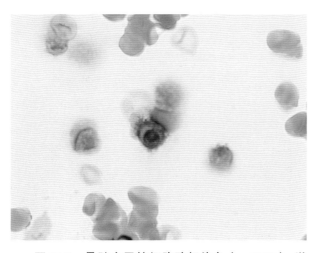

图13-7 骨髓小巨核细胞酶标染色（×1000），淋巴样小巨核细胞

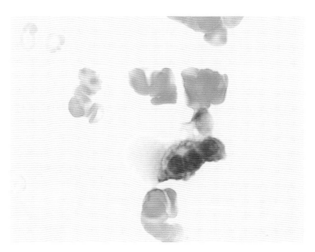

图13-8 骨髓小巨核细胞酶标染色（×1000），双圆核小巨核细胞、淋巴样小巨核细胞

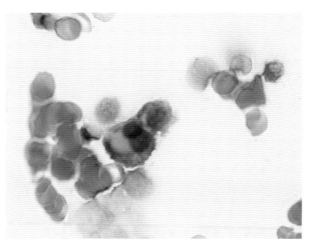

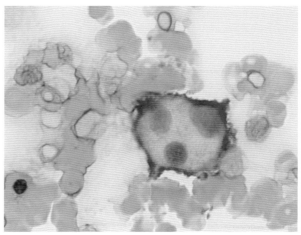

图13-9 骨髓小巨核细胞酶标染色（×1000），多圆核小巨核细胞

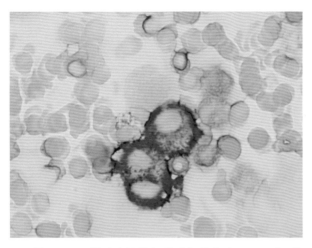

图13-10 骨髓小巨核细胞酶标染色（×1000），单圆核小巨核细胞、双圆核小巨核细胞

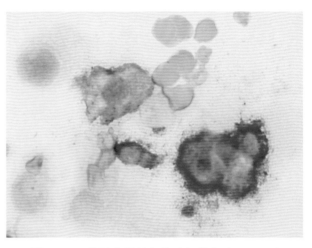

图13-11 骨髓小巨核细胞酶标染色（×1000），双圆核小巨核细胞、多圆核小巨核细胞

（王占龙 伍 平 李 强）

思 维 导 图

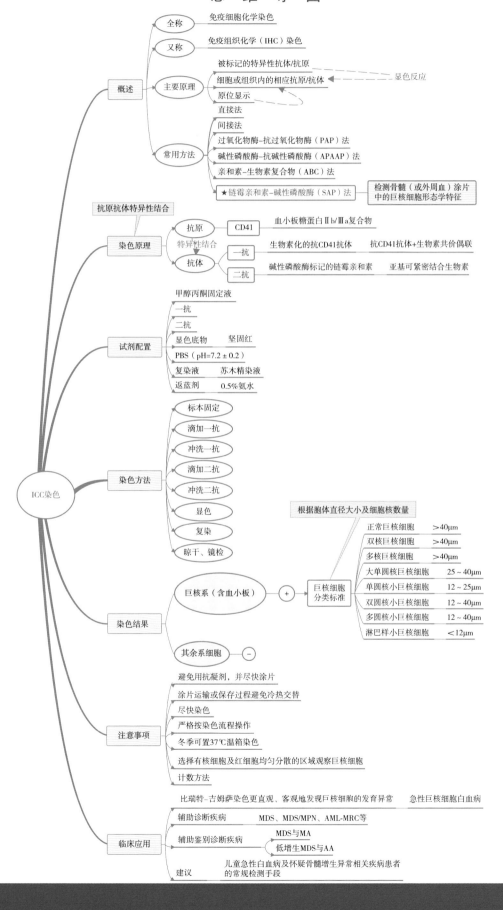

第**14**章 骨髓组织病理特殊染色

第一节 概 述

病理组织学检查是疾病诊断的"金标准",在临床诊疗中发挥极其重要的作用,而病理检查与诊断必然离不开常规苏木精-伊红染色(hematoxylin and eosin staining, HE staining, HE染色)、特殊染色、免疫组织化学染色及原位杂交等各类病理染色技术的开展。

虽然免疫组织化学染色、原位杂交等先进的病理技术已广泛应用于临床病理诊断,但传统的HE染色和组织化学染色仍然具有不可替代的重要作用,尤其组织化学染色,可以通过不同的生物染料与标本中的不同物质或组分相结合,进而在光学显微镜下产生不同的折射率,呈现不同的颜色,用于确认某些物质成分,以便病理学诊断、分析,并指导临床治疗。骨髓组织病理特殊染色同样如此,相关的标本准备、染色流程及注意事项如下。

第二节 骨髓组织标本的制备

骨髓组织标本的制备与其他非骨髓组织标本大部分流程相同,只是在固定、脱钙及脱水等环节有所区别,为确保后续骨髓活检切片特殊染色质量,以下简单介绍骨髓组织标本的前期处理流程。

(一)固定及取材

1. 固定 通过骨髓活检术所取的骨髓活检标本应立即或尽快(离体后30分钟内)置入固定液中,并及时送检。骨髓标本目前推荐使用15%乙醇-福尔马林固定液,固定时长以6～48小时为宜,且不应短于4小时。

以配置100ml固定液为例,将15ml的40%甲醛和85ml的95%乙醇均匀混合即可。该固定液可迅速沉淀蛋白,使大部分抗原得以保存,且兼有脱水的作用,对组织渗透性作用均一,减少组织收缩,染色后细胞核着色清晰明亮、层次分明,骨髓细胞形态呈现得更好。

2. 取材 骨髓活检穿刺针直径约0.2cm,因此,骨髓活检组织通常为直径0.2cm的圆柱形标本。通常要求骨髓活检长度应≥1.0cm,当长度<0.2cm时,用于诊断的有效骨髓组织过少,无法或难以诊断,为不合格标本。取材时应详细记录骨髓组织大小及性状,供后续形态学评估和诊断参考。

(二)脱钙

骨髓活检为含钙组织,在组织固定后、脱水前,应进行脱钙处理,将组织中的钙盐去除,保留完整的纤维及细胞组织成分,这样既不影响切片的平整性,又能保证组织形态的完整,减少表面抗原丢失。在综合考虑各种脱钙液的成分及性能后,选用盐酸-甲酸混合脱钙液,吸取8ml盐酸、12ml甲酸,用80ml蒸馏水混匀后即可投入使用。

经过充分固定的骨髓标本，使用流水冲洗表面固定液3～4次，然后将装有骨髓活检的包埋盒放入脱钙液中（建议脱钙液体积为组织体积的4倍左右），放置在摇床上脱钙3小时左右。脱钙时间可根据标本量多少进行调整，以骨髓活检柔软有弹性，切片时无刀痕，免疫组化效果良好为宜。

脱钙完成后，使用缓慢的流水冲洗约30分钟，洗去表面及组织内部残留的酸溶液，之后进入下一步上机脱水流程。

（三）脱水及包埋

1. 脱水 包括骨髓组织经低浓度到高浓度乙醇梯度脱水，二甲苯透明，石蜡浸透支撑的过程。可采用全自动脱水机进行，使用的骨髓脱水程序为：70%乙醇60分钟→80%乙醇60分钟→85%乙醇45分钟→95%乙醇Ⅰ45分钟→95%乙醇Ⅱ45分钟→无水乙醇Ⅰ45分钟→无水乙醇Ⅱ45分钟→石蜡Ⅰ30分钟→石蜡Ⅱ30分钟→石蜡Ⅲ30分钟。

2. 包埋 经过一夜脱水处理后，次日早晨即可进行包埋。骨髓活检较小，可用加热好的尖头眼科镊子将组织从包埋盒中取出，选择大小合适的包埋模具，将骨髓组织平整地横压在模具中央，移至冷冻区保持片刻，盖上写有组织编号的包埋盒盖，注满蜡液后移至冷台冷却后，即可取出准备切片。

（四）切片

骨髓活检切片厚度因染色方法不同而异。常规HE染色切片厚度以2～3μm为宜，进行某些特殊染色时，需要较厚的切片以便观察，如刚果红染色等。我们推荐的切片厚度为：网状纤维染色、甲苯胺蓝染色、Masson染色切片厚度以5μm为宜；PAS染色、铁染色切片厚度以4μm为宜；刚果红染色一般推荐切片厚度为5μm，但在怀疑早期淀粉样变时，可使用8～10μm厚的切片。展片时建议使用40℃左右的温水。

第三节 常见的特殊染色方法

日常工作中，用于特殊染色的试剂有商品化试剂盒及自配试剂等多种选择，使用商品化试剂盒时，按照供应商提供的试剂说明书进行操作即可。以下主要介绍自配试剂的方法学、标准操作规程、染色结果判读及注意事项等内容。

一、纤维组织染色

纤维结缔组织广泛分布于人体内，由大量的细胞、纤维和细胞外基质构成，其中固有结缔组织纤维包括胶原纤维、弹性纤维及网状纤维，可通过不同的特殊染色方法显示。以下主要介绍网状纤维和胶原纤维两种不同的染色方法。

（一）嗜银染色（网状纤维染色方法）

1. 染色原理 网状纤维主要由Ⅲ型胶原蛋白构成，是一种纤细的纤维，交错排列形成网状，浸银法可将该纤维染成黑色，故又称"嗜银纤维"。嗜银染色（Gomori staining）是最常用的网状纤维染色方法。网状纤维可吸附氨银液中的银氨化合物，经甲醛还原形成黑色的金属银沉淀，沉积于组织内及其表面，滴加氯化金后可将网状纤维清晰地呈现。经嗜银染色后，网状纤维呈黑色，胶原纤维为深黄色或浅褐色，胞核灰黑色，深浅不一。

2. 试剂配制

（1）0.5%酸性高锰酸钾：高锰酸钾粉末0.5g，30%硫酸5ml，加蒸馏水至100ml。

（2）2%草酸：草酸2g，蒸馏水100ml。

（3）2.5%硫酸铁铵：硫酸铁铵2.5g，蒸馏水100ml。

（4）20%甲醛：甲醛20ml，蒸馏水80ml。

（5）10%氢氧化钾：氢氧化钾10g，蒸馏水100ml。

（6）10%硝酸银：硝酸银10g，蒸馏水100ml。

（7）0.2%氯化金：氯化金0.2ml，蒸馏水100ml。

（8）氨银液：用量筒分别量取10%硝酸银40ml，10%氢氧化钾10ml（两者比例为4:1），先后加入烧杯（共50ml反应物），立即出现灰黑色海藻样沉淀，弃上清液，加去离子水洗，反复4～5次，至沉淀较为清晰，弃上清液后加去离子水达到初始反应体系体积（50ml）。然后一边加入浓氨水一边不断用玻璃棒搅拌，使沉淀逐渐溶解，至溶液清亮，但仍余有极少量小颗粒沉淀时可停止滴加氨水，此时滴入几滴10%硝酸银溶液搅拌，溶液变为泥汤样均一浑浊液体（无明显沉淀），再加几滴浓氨水，边滴加边搅拌，直至溶液重新变清亮，去离子水稀释一倍后置于4℃冰箱避光保存，每次使用前取出适量溶液，加入两倍的去离子水稀释为工作液。

3. 染色方法　Gomori银氨染色法标准操作规程如下。

（1）切片入0.5%酸性高锰酸钾液中氧化5分钟，用自来水冲洗。

（2）2%草酸漂白1分钟，用自来水冲洗后用去离子水洗。

（3）2.5%硫酸铁铵溶液媒染8分钟，用自来水洗后，去离子水洗净浸泡。

（4）取出玻片甩去多余水分，滴加氨银液均匀覆盖组织反应1分钟，去离子水反复冲洗干净。

（5）20%甲醛液滴染3～5秒，用自来水冲洗。

（6）0.2%氯化金分化2～5秒，用自来水冲洗。

（7）烤干，中性树胶封片。

4. 染色结果　网状纤维呈黑色，状如发丝；细胞膜呈黑色，骨小梁呈砖红色；背景干净无杂质。在正常骨髓中可见少量疏松的网状纤维，主要分布于血管及骨小梁周围，此区域可以作为内对照来评估网状纤维染色效果是否合格，但在评估患者骨髓网状纤维染色结果时，应避开这两个区域，选择造血组织所在的区域进行评估。

网状纤维染色半定量分级标准（WHO，2016年）见表14-1，根据网状纤维增生程度分为0～3级（图14-1）。若网状纤维分布不均匀，最高级别区域≥30%时，以最高级别进行定级，如果最高级别区域不足30%，则分级就低不就高。

表14-1　网状纤维染色分级标准（WHO，2016年）

分级	分级标准
MF-0级	散在的线状网状纤维，无交叉，见于正常骨髓
MF-1级	网状纤维形成疏松的网格结构，有许多交叉，以血管周围更明显
MF-2级	网状纤维弥漫增生且密集分布，出现广泛交叉，偶见局灶粗纤维束，多伴随胶原增生和/或局灶骨硬化
MF-3级	网状纤维弥漫且致密增生，有广泛交叉和粗大胶原纤维束，通常伴有骨硬化

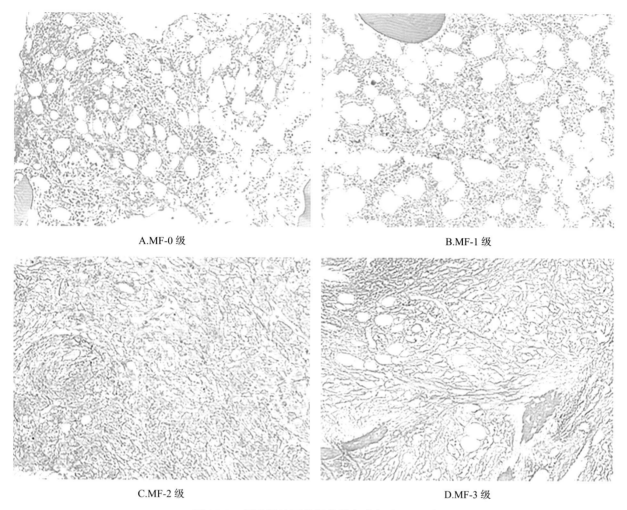

A.MF-0级   B.MF-1级

C.MF-2级   D.MF-3级

图14-1 **骨髓活检网状纤维染色分级（×200）**

5. 注意事项

（1）配置氨银液时，需用稀氨水浸洗所有容器10分钟，用自来水冲洗1遍，去离子水浸洗3遍，甩干水分，方可使用，这样可以防止氨银液中的银析出沉淀导致染色背景污染。

（2）酸性高锰酸钾溶液易与空气中还原性气体发生反应，导致染液表面出现一层氧化膜，可用滤纸撇去；另外，应随时观察染色效果并定期更换。

（3）媒染及氨银液滴染后，必须用去离子水冲洗干净，以免自来水中氯离子与氨银液反应出现沉淀，影响染色效果。

（4）Gomori染色对水质要求很高，应使用去离子水或双蒸水。

（5）配制好的氨银液需使用洁净棕色玻璃瓶2～8℃避光保存，使用期限不得超过1个月，如超过使用期限但仍需使用时，应提前验证试剂的有效性。

（6）染色必须严格按照相应的标准操作规程严格进行，每步操作需仔细观察颜色的变化来确定染色效果，如浸染酸性高锰酸钾后组织应呈紫红色，草酸后为无色，硫酸铁铵后为浅黄色，甲醛后为黄色，氯化金后为黑色，如发现肉眼可见的异常情况须及时处理，避免染色假阳性或假阴性的结果。

（二）Masson染色（胶原纤维染色）

胶原纤维是体内分布最广泛、含量最多的纤维，其主要成分为胶原蛋白，常聚集形成粗细不等的束状，具有一定的韧性和紧固性，经HE染色后呈粉红色，Gomori染色后呈棕黄色。常用的胶原纤维染色方法有Masson三色法、VanGieson（V.G）染色法等，下面介绍WHO推荐的Masson染色法。

1. 染色原理　不同组织的疏密不同导致其渗透性会有所差异，不同的组织选择性地与分子大小不同的染料结合，通过使用2种或3种阴离子染料混合染色，可使不同类型组织显色为不同的颜色。Masson染色后，胶原纤维结构疏松、渗透性高，可被大分子染料苯胺蓝染成蓝色，肌纤维结构致密、渗透性低，可被小分子染料酸性品红和丽春红染成红色，铁苏木精将胞核染成蓝褐色，3种颜色对比鲜明，易于区分。

2. 试剂配制

（1）Weigert苏木精：甲液和乙液应分别配制，使用时以1∶1的比例混合，需在24小时内使用。

1）甲液：苏木精1g，无水乙醇100ml，配置后1～3个月氧化成熟后才能投入使用。

2）乙液：29%三氯化铁水溶液4ml，浓盐酸1ml，蒸馏水95ml。

（2）丽春红酸性品红：丽春红0.7g，酸性品红0.3g，蒸馏水99ml，冰醋酸1ml。

（3）1%磷钼酸水溶液：磷钼酸1g，蒸馏水加至100ml。

（4）2%苯胺蓝：苯胺蓝2g，冰醋酸2ml，蒸馏水加至100ml。

（5）1%冰醋酸：冰醋酸1ml，蒸馏水99ml。

（6）1%盐酸乙醇：盐酸1ml，95%乙醇99ml。

3. 染色方法

（1）常规切片脱蜡水化，用去离子水浸洗。

（2）Weigert苏木精（现配现用）染色5～10分钟，用流水洗净。

（3）1%盐酸乙醇分化5～15秒，用流水冲洗5分钟。

（4）丽春红酸性品红作用5～10分钟，用蒸馏水洗净。

（5）磷钼酸处理约5分钟。

（6）不用水洗，直接加苯胺蓝复染5分钟。

（7）1%冰醋酸作用1分钟。

（8）95%乙醇脱水3次，每次1分钟。

（9）无水乙醇脱水，二甲苯透明，中性树胶封片。

4. 染色结果　细胞核呈蓝褐色，胶原纤维呈蓝色，胞质、肌纤维和成熟红细胞呈红色（图14-2）。当网状纤维染色评级为MF-2级或MF-3级时，建议再行胶原纤维染色，评估骨髓中胶原纤维的增生情况并分级，分级标准见表14-2。

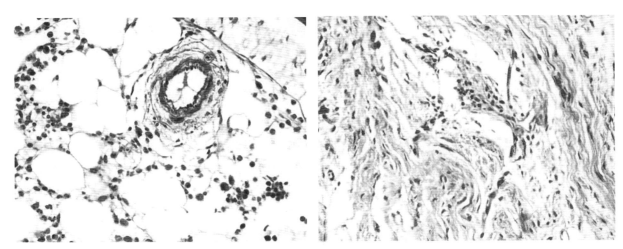

A. 正常骨髓活检中，仅在血管周围存在少量胶原纤维　　　　　　B. 骨髓纤维化时，骨髓中出现大量胶原纤维增生

图14-2　骨髓活检Masson染色（×400）

表14-2 胶原纤维分级标准

分级	分级标准
0级	仅血管周围存在少量胶原纤维
1级	局灶骨小梁旁或中心区域出现胶原纤维且未连接成网
2级	骨小梁旁或中心区域出现局灶连接成网的胶原纤维或骨小梁旁广发的胶原纤维增生
3级	骨髓中≥30%的造血组织中出现弥漫且广泛连接成网的胶原纤维

5.注意事项

（1）每次配制新的染液后，须选取富含结缔组织的标本进行Masson染色，确认染色效果和质量，要求胶原纤维呈蓝色，胞质、肌纤维和红细胞呈红色，细胞核呈蓝褐色，背景干净无杂质，红蓝对比鲜明。确认染色结果良好，该批次染液方可投入使用。

（2）乙醇苏木精和三氯化铁混合液应现配现用，否则易发生氧化沉淀反应减弱着色。

（3）使用的组织固定液不同，染色效果会存在差异，工作中可按实际情况调整染色时间。

（4）磷钼酸染色分化时间应根据显微镜下观察的染色效果调整，一般胶原纤维呈淡红色、肌纤维呈红色即可。

（三）纤维组织染色临床应用

纤维组织染色在骨髓活检病理诊断中具有重要作用，尤其网状纤维染色，已作为常规染色被广泛应用于临床。正常骨髓中，仅在骨小梁旁及血管周围有疏松的网状纤维，血管周围还可见少量胶原纤维，网状纤维染色评级在MF-0级或MF-1级；当骨髓中出现纤维组织明显增生，通常为异常的表现，此时应进行相应的纤维组织染色，评估纤维组织增生情况，用于疾病的诊断、鉴别诊断及预后评估。

1. 诊断与鉴别诊断　骨髓中纤维组织明显增生，意味着发生骨髓纤维化，虽然是异常的表现，但不具有绝对特异性，除原发性骨髓纤维化外，其他任何导致骨髓微环境改变和相关细胞因子分泌增加的因素均可导致这种改变，如药物治疗、炎症、自身免疫性疾病、血液肿瘤、转移瘤及代谢性骨病等。因此，需仔细鉴别，慎重诊断。

骨髓增殖性肿瘤的组织形态学特点之一是网状纤维增生，进行网状纤维染色，评估骨髓中网状纤维增生情况，对于骨髓增殖性肿瘤的诊断与分型非常重要。根据骨髓中网状纤维增生程度，原发性骨髓纤维化（primary myelofibrosis，PMF）可以分为纤维化前期（MF-0级或MF-1级）与纤维化期（MF-2级或MF-3级）；真性红细胞增多症（polycythemia vera，PV）和原发性血小板增多症（essential thrombocythemia，ET）晚期，出现明显的网状纤维增生（MF≥2级）时，可诊断为post-PV MF 和post-ET MF；初诊时，纤维化前期的PMF患者与ET患者从临床表现及部分骨髓活检组织形态学有很多相似之处，但两者的转归和预后差别巨大。因此，需准确鉴别。PMF纤维化前期时，更常见轻度网状纤维增生（MF-1级），而ET患者骨髓网状纤维染色通常为MF-0级，罕见出现网状纤维轻度增生（MF-1级）。

在其他血液系统疾病时，也可见网状纤维增生，进行网状纤维染色也有助于鉴别诊断。如再生障碍性贫血时，通常无网状纤维增生，而低增生性AML或低增生性MDS时，常出现网状纤维增生，可作为鉴别依据之一。

纤维组织的分布模式对于识别异常细胞及鉴别异常细胞的性质也有一定帮助。局灶性网状纤维增生时，提示该处可能存在异常细胞或成分，如肉芽肿、肿瘤细胞灶等；骨髓转移癌时，纤维组织多围绕癌巢生长，呈"基底膜"样结构，在癌巢内部罕见增生（图14-3）；而淋巴造血系统肿瘤或转移性肉瘤时，纤维组织通常在肿瘤细胞之间穿插分布，呈丝网状分布。

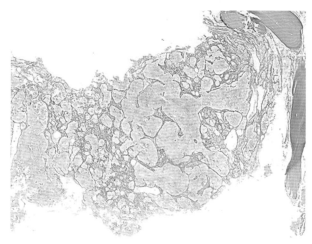

图14-3 骨髓转移癌的网状纤维染色（×100），网状纤维多围绕癌巢生长，呈"基底膜"样结构

2. 预后意义 骨髓纤维组织增生对于某些血液系统疾病而言，具有一定的预后提示作用。如MPN各亚型发生纤维组织明显增生，常预示疾病进展或加速；部分AL、MDS患者合并骨髓纤维化与疾病的分期和预后相关，多提示预后不良。

二、PAS染色

（一）染色原理

参见第3章。

（二）试剂配制

1. 1%过碘酸 过碘酸1g，蒸馏水100ml。

2. 希夫液 碱性复红0.5g，偏重亚硫酸钠1g，1mol/L盐酸20ml，蒸馏水200ml。先将200ml蒸馏水煮沸，稍有火焰，加入1g碱性复红，再煮沸1分钟，冷却至50℃加入20ml 1mol/L盐酸，降温至35℃时加入2g偏重亚硫酸钠。室温静置2小时呈淡红色，5小时后逐渐变为无色液体。使用棕色瓶盛放，冰箱内避光保存。

3. Mayer苏木精 苏木精1g，蒸馏水1000ml，钾明矾50g，水合氯醛50g，枸橼酸1g，碘酸钠0.2g。蒸馏水加温溶解苏木精，加钾明矾和碘酸钠搅拌直至溶解，再加入水合氯醛和枸橼酸，加热煮沸5分钟，冷却后过滤，24小时后方可使用。

4. 分化液 盐酸1ml，95%乙醇99ml。

5. 返蓝液 浓氨水0.3ml，蒸馏水99.7ml。

（三）染色方法

PAS组织化学染色标准操作规程如下。

1. 常规切片脱蜡水化，用去离子水浸洗。

2. 过碘酸滴染氧化8～10分钟，用去离子水充分冲洗。

3．希夫试剂滴染10～15分钟，用流水冲洗5分钟。

4．苏木精复染核1分钟，返蓝12分钟，用自来水冲洗干净。

5．常规脱水透明，中性树胶封片。

（四）染色结果

细胞内糖原、中性黏多糖及其他PAS反应阳性物质呈紫红色，细胞核呈蓝色（图14-4）。

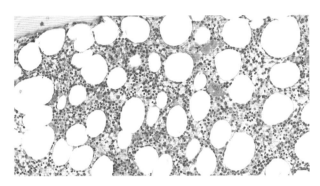

图14-4　正常骨髓活检PAS染色（×400）

（五）注意事项

1．每次配制新染液后，选取几例阳性标本进行性能验证。染色后，镜下观察细胞内糖类及多糖物质呈紫红色，细胞核呈蓝色，染色结果满意，性能验证合格，该染液方可投入使用。

2．染液均应妥善保存，如需冷藏，则使用前恢复至室温。

3．过碘酸是一种强氧化剂，具有腐蚀性，易经皮肤吸收，可致眼和皮肤灼伤，应有适当防护措施。

4．滴加染液时应控制好室温，温度低于20℃则需将染液加热，以免影响染色效果。

5．若染色效果着色稍浅，可适当延长希夫染液染色时间，过碘酸可氧化细胞内其他物质，因此，调整时间时，应注意既要保证糖类物质被氧化，又要防止时间过长出现过氧化；若出现掉片现象，则需适当缩短过碘酸染色时间。

6．若细胞核染色过深呈蓝紫色，影响PAS染色结果，可在苏木精染色后，适当分化5～10秒。

7．由于糖原易溶于水，进行PAS染色的活检组织在固定之前若使用生理盐水或水等浸泡浸洗，会导致PAS染色效果欠佳，应注意避免。

（六）临床应用

PAS染色常与HE染色联合使用，用于观察骨髓活检中的三系造血细胞及识别某些特殊细胞。

1．协助评估粒/红比例　在骨髓中，粒系细胞因其胞质中含有大量被糖化修饰的消化酶而被PAS染色呈紫红色，粒系细胞越成熟，其胞质中消化酶的含量越高，PAS染色越深。而红系各阶段细胞胞质内均不含有糖化血红蛋白，所以PAS染色通常均为阴性（图14-4）。因此，根据以上两系细胞的着色特点，可借助PAS染色将粒、红二系细胞清晰地区分开，初略评估骨髓中的粒/红比例，并易于观察粒红系细胞的分布模式。

2．观察巨核细胞　巨核细胞的数量、分布及形态改变，对某些血液系统疾病的诊断及鉴别诊断具有非常重要作用。巨核细胞胞质内的α颗粒中含有大量糖化修饰的蛋白，也可被PAS染色成紫红色，与

HE染色相比，更利于评估巨核细胞的数量、分布和形态特点，通常在低倍镜下即可完成。

3. 进行细胞鉴别　在骨髓中，除粒系、红系及巨核细胞三系造血细胞外，原始细胞和淋巴细胞PAS染色通常呈阴性，浆细胞胞质呈淡粉色，有助于两者及与其他细胞之间的鉴别。

4. 识别异常细胞　骨髓转移性腺癌的癌细胞胞质内含有大量糖蛋白成分，PAS染色呈紫红色；脂质贮积病时，吞噬脂质的组织细胞也可被PAS染色呈紫红色（图14-5）。通过PAS染色易于发现上述异常细胞。

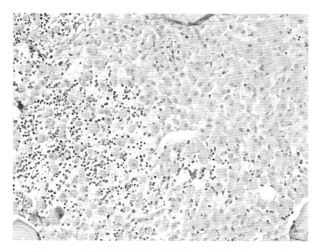

图14-5　脂质贮积病骨髓活检PAS染色（×200）

三、铁染色

（一）染色原理

骨髓中铁的贮存形式有2种，分别为铁蛋白和含铁血黄素。含铁血黄素是一种金黄色或棕黄色、大小形状不一的含铁蛋白颗粒，以三价铁离子（Fe^{3+}）为主，稀盐酸可以将Fe^{3+}从蛋白质中分离出来，与亚铁氰化钾发生普鲁士蓝反应，生成蓝色的亚铁氰化铁，经中性红复染，铁色素呈蓝色，细胞核呈红色，是一种定性检测，可用于检测骨髓中铁含量水平和环形铁粒幼细胞。

（二）试剂配制

1. 2%亚铁氰化钾　亚铁氰化钾2ml，加蒸馏水至100ml，过滤后4℃避光保存。

2. 2%盐酸溶液　盐酸2ml，加蒸馏水至100ml。

3. 5%硫酸铝　硫酸铝5g，加蒸馏水至100ml。

4. 0.1%核固红　核固红0.1g，5%硫酸铝100ml，麝香草酚50 mg。

（三）染色方法

亚铁氰化钾法标准操作规程如下。

1. 常规切片脱蜡水化，用去离子水浸洗。

2. 取2%亚铁氰化钾溶液和2%盐酸溶液1:1等体积混合后，滴于切片，保证组织全部覆盖，作用20～30分钟，用去离子水洗净。

3. 0.1%核固红染液复染胞核5～10分钟，用去离子水洗净。

4. 常规脱水透明，中性树胶封片。

（四）染色结果

含铁血黄素呈蓝色，胞核呈红色。

普鲁士蓝反应可显示出骨髓间质中巨噬细胞胞质内和幼稚红细胞中的含铁血黄素，进而用于评估巨噬细胞中铁的含量及幼稚红细胞发育过程中铁的储存状态。骨髓活检铁染色结果可分为5级，各级的分级标准见表14-3。

表14-3　骨髓活检铁染色分级标准

级别	标准
－	无蓝色物质
＋	偶见巨噬细胞胞质内蓝色（细颗粒）物质
＋＋	巨噬细胞胞质内及骨髓间质中散在蓝色粗颗粒物
＋＋＋	巨噬细胞胞质内及骨髓间质中可见蓝色粗颗粒，偶见中等块状物
＋＋＋＋	巨噬细胞胞质内及骨髓间质中较多大小不等蓝色块状物

（五）注意事项

1. 每次配制染液后，须选取已知阳性标本进行性能验证。含铁血黄素呈蓝色，胞核呈红色，背景干净无杂质，染色结果易判读，性能验证结果合格，该批染液方可投入使用。

2. 染色使用的容器和玻片应保持洁净，避免使用铁制工具。

3. 水洗步骤应使用去离子水或蒸馏水，避免使用自来水，自来水中的铁离子与组织中钙盐结合会导致结果假阳性。

4. 亚铁氰化钾工作液应现配现用，用后即弃去，因为该试剂暴露于空气或见光易变质。

5. 该染色是离子反应，中间水洗步骤应使用去离子水充分冲洗，避免其他离子干扰影响染色效果。

6. 骨髓中铁的分布不均一，评估时会受到观察视野多少及部位的影响，建议应尽可能观察全部视野，以更准确、客观地反映骨髓中铁含量。

（六）临床应用

铁染色是评价人体内铁储存最可靠的方法。骨髓涂片和骨髓活检均可进行铁染色并用于评估骨髓铁储存，取材良好的骨髓涂片（含有丰富的骨髓小粒）除可区分细胞内铁和细胞外铁外，还可以观察铁粒幼细胞，而且标本染色过程不会使铁溶解或螯合进而导致铁丢失，因此，更推荐使用骨髓涂片进行铁染色。

某些情况下，也需要使用骨髓活检进行铁染色。骨髓活检可进行石蜡包埋或塑料包埋，进行石蜡包埋前，骨髓活检需经过含盐酸、甲酸、硝酸等酸溶液的脱钙液进行脱钙处理，上述过程会使得骨髓活检中的铁成分被螯合、丢失，进而导致铁染色结果并不能反映骨髓中真实的铁含量，评估结果不准确或假阴性，仅供临床参考。塑料包埋时，骨髓活检组织无须脱钙处理，因此，使用骨髓活检石蜡包埋切片所得的铁染色结果更加可靠，遗憾的是，由于塑料包埋这种方法学的致命缺陷（后续无法进行免疫组化等辅助检测），目前临床已摒弃使用。还有一种方法——骨髓液凝块活检（Clot），既无须脱钙处理，又可经石蜡包埋后进行免疫组化染色等其他检测，是一种相对理想的选择，必要时，可使用Clot进行铁染色，评估铁储存的情况。

骨髓活检中是否具有含铁血黄素，以及铁染色是否阳性对于某些血液系统疾病的诊断和鉴别诊断具有一定的参考意义。通常，再生障碍性贫血患者的骨髓活检中具有较多的含铁血黄素沉积，铁染色阳性（图14-6）。淋巴浆细胞性淋巴瘤的骨髓活检中，在肿瘤细胞区域也易见含铁血黄素，是一种特征性的反应性成分，对该疾病的诊断能够起到重要的提示作用；免疫性血小板减少性紫癜患者的骨髓活检铁染色通常为阴性。

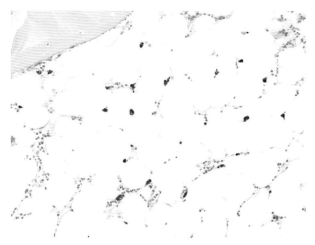

图14-6　AA骨髓活检铁染色（×200），可见多量含铁血黄素沉积

四、刚果红染色

（一）染色原理

刚果红是一种分子为长线状的偶氮染料，对淀粉样物质具有选择性亲和力，组织中淀粉样物质的羟基可与刚果红的氨基牢固结合，形成红色复合物，平行地附着在淀粉样物质的纤维上，在偏光显微镜下呈特征性的苹果绿双折光，对临床诊断和实验研究具有重要意义。

（二）试剂配制

1. 甲醇刚果红染液　刚果红0.5g，甲醇70ml，甘油30ml。
2. 碱性乙醇分化液　氢氧化钾0.2g，80%乙醇100ml。
3. Mayer苏木精　同PAS染色。

（三）染色方法

甲醇刚果红染色法标准操作规程如下。
1. 常规包埋切片至脱蜡水化。
2. 用甲醇刚果红染液染30分钟，倾去染液。
3. 直接用碱性乙醇分化液分化数秒。
4. 用流水冲洗5分钟。

5．Mayer苏木精染细胞核2分钟，水洗5分钟。

6．常规脱水透明，中性树胶封片。

（四）染色结果

明视野显微镜下，淀粉样物质及胶原纤维等物质均呈砖红色，细胞核呈蓝色，在偏光显微镜下，淀粉样物质呈苹果绿色（图14-7）。

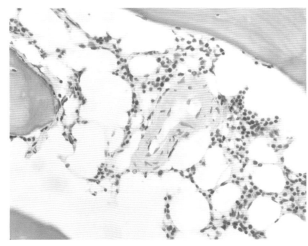
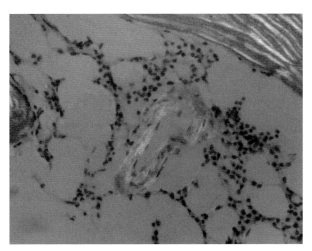

A. 光镜下血管壁可见淀粉样物质沉积　　　　　　　B. 偏振光下淀粉样变性的血管呈苹果绿色

图14-7　骨髓活检刚果红染色（×400）

（五）注意事项

1．进行刚果红染色，一般推荐切片厚度为5μm，但在怀疑早期淀粉样变时，可使用8～10μm厚的切片。切片过薄，会导致假阴性。

2．每次配制染液后均须进行性能验证，验证结果合格才可投入使用。

3．染色时，刚果红染液应完全覆盖待染组织，可放入湿盒内置于37℃恒温箱，防止干片，同时可加速染色。

4．滴加分化液后应在显微镜下观察染色效果。分化时间过短，胶原纤维也可着色，此时应继续分化；分化过度，淀粉样物质会脱色，可流水冲洗后再复染刚果红。

（六）临床应用

刚果红染色是诊断淀粉样变性的"金标准"，且方法简单，特异性强，被广泛应用于临床诊断。淀粉样物质在HE染色时呈均质、粉染云雾状。当在HE染色切片中发现组织内存在均质粉染物、怀疑发生淀粉样变性时，应进行刚果红染色确认。

淀粉样变性可发生于全身各组织器官，包括肾、肝、脾、心脏、胃肠道、皮肤、软组织及骨髓等。骨髓活检取材方便、创伤小，是除皮下脂肪之外的另一个常用来诊断淀粉样变性的活检部位，在骨髓中，淀粉样物质主要沉积于血管壁或骨髓间质中，观察时应重点关注上述区域。

淀粉样变性多发生于浆细胞疾病和B细胞淋巴瘤，但也可发生于类风湿关节炎、家族性地中海热及遗传性转甲状腺素淀粉样变性（hereditary transthyretin amyloidosis）等其他疾病，因此，尚需结合临床及其他相关检查方可作出正确诊断。

五、甲苯胺蓝染色

（一）染色原理

甲苯胺蓝是常用的人工合成碱性染料，细胞中的酸性物质可与甲苯胺蓝中的阳离子结合而着色呈蓝色，主要用于肥大细胞和嗜碱性粒细胞的识别。肥大细胞胞质中的粗大颗粒含有组胺、肝素等，具有异色性，甲苯胺蓝染液可将其颗粒染为紫红色，胞核呈蓝色。

（二）试剂配制

1. 甲苯胺蓝染液　甲苯胺蓝 0.5g，蒸馏水加至 100ml。
2. 0.5% 冰醋酸水溶液　冰醋酸 0.5ml，蒸馏水 99.5ml。

（三）染色方法

甲苯胺蓝染色标准操作规程如下。
1. 常规包埋切片至脱蜡水化。
2. 甲苯胺蓝染液染色 20 ～ 30 分钟，蒸馏水洗净。
3. 滴入醋酸溶液分化，分化至胞核和颗粒清晰，蒸馏水洗净。
4. 烤箱烘干后二甲苯透明，中性树胶封片。

（四）染色结果

肥大细胞及嗜碱性粒细胞的胞质颗粒呈紫红色，细胞核呈蓝色。

（五）注意事项

1. 分化染色时应随时在显微镜下观察染色效果，肥大细胞颗粒逐渐清晰，背景干净即可快速水洗。
2. 因染好的肥大细胞胞质内紫红色颗粒会被乙醇脱色呈蓝色，影响染色结果，造成假阴性，故染色后的切片烤箱烘干后透明封片即可。
3. 组织固定不良时，肥大细胞颗粒着色不明显，可呈片状，需注意观察。

（六）临床应用

肥大细胞及嗜碱性粒细胞胞质中的颗粒可经甲苯胺蓝染色呈紫红色，具有一定特征性，有助于在骨髓活检中识别并评估肥大细胞或嗜碱性粒细胞的数量、分布及形态等，对相关疾病的诊断具有重要的辅助价值。日常诊断工作中，甲苯胺蓝染色主要用于肥大细胞增生症的辅助诊断（图 14-8）。

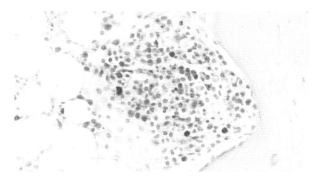

图 14-8　系统性肥大细胞增生症骨髓活检（×400），
经甲苯胺蓝染色后，肥大细胞胞质颗粒呈紫红色

六、特殊染色的质量控制

（一）性能验证

1. 每年须分别对各种特殊染色的方法学及操作人员能力进行2次性能验证和能力评估。

（1）方法学上应查验该特殊染色方法步骤是否合适，染色结果是否稳定可靠。挑选10例已知阳性标本，使用石蜡块重新制片，并严格按照标准操作流程进行染色，验证染色结果的稳定性和可靠性。

（2）应进行不同操作技术人员之间的能力比对。要求不同的技术人员使用相同的病例，按照统一的操作规程，在同等条件下进行染色，对染色结果进行比对，评估染色结果是否一致，染色效果是否满意。

2. 试剂验证。每批染液在使用前，须分别选取阴性和阳性对照标本对该批次试剂进行性能验证，避免假阴性和假阳性，保证染色结果的可靠性。

（二）室内质控

1. 查看此批次试剂性能验证结果是否合格，试剂是否严格按照要求保存，人员是否已严格接受专业操作培训。

2. 每次染色时都应注意观察颜色变化，关注染色结果，以便及时调整染色时间及更换染色试剂。

（三）室间质评

1. 定期参加官方机构如美国病理学家协会（College of American Pathologists，CAP）、国家病理质控中心、中国医学装备协会病理装备分会等组织的能力验证（proficiency testing，PT）项目。

2. 如无官方PT项目，则每年进行2次实验室间比对或替代评估。

需要注意的是，无论参加哪种室间质评项目，除按照项目要求进行准备、染色和结果上报外，还必须及时查看质评结果，进行自我评价和总结报告，如质控结果不合格或不满意时，应根据要求进行原因分析和纠正/预防措施，以持续不断地改进染色方法，提升染色效果。

（孙　琦　班宁溥　陶　媛）

拓 展 阅 读

瑞特–吉姆萨（Wright-Giemsa）染色法

瑞特–吉姆萨染液是利用Romanowsky Stain技术原理改良而成，细胞的着色过程是染料透入被染物并存留其内部的一种过程，此过程既有物理吸附作用，又有化学亲和作用，各种细胞及相关成分由于其化学性质不同，对瑞特–吉姆萨染液中的酸性染料（伊红）和碱性染料（亚甲蓝）的亲和力也不一样，标本涂片经瑞特–吉姆萨染色后，相应各类细胞呈现不同的着色，从而达到辨别其形态特征的目的。

1. 染色原理　瑞特染料中含有碱性染料亚甲蓝和酸性染料伊红2种主要成分，分别与细胞内的各种物质具有不同的亲和力，使之显现不同的色调以利于分辨。血红蛋白、嗜酸性颗粒是碱性蛋白，与瑞特染料中的酸性伊红有亲和力，染成红色；淋巴细胞胞质和核仁含有酸性物质，与碱性亚甲蓝有亲和力，染成蓝色。当酸性和碱性物质各占一半时则被染成蓝红色或灰红色。胞核含有DNA和碱性的组蛋白、精蛋白等成分，与染料的酸性染料伊红有亲和力，但又含微量弱酸性蛋白与亚甲蓝反应，故胞核被染成紫红色。吉姆萨染色原理与瑞特染色原理相似，Wright染液对胞质成分着色较佳，吉姆萨染液对胞核着色较佳，故采用两者的混合染色取长补短，使血细胞的着色均能获得满意的染色效果。

2. 试剂配制

（1）染液

1）瑞特-吉姆萨混合染液配制：瑞特染料0.5g，吉姆萨染料0.5g，加入500ml的优级纯甲醇中混匀备用。

2）分别配制瑞特染液和吉姆萨染液后混合：取瑞特染料0.84g，加入含500ml的优级纯甲醇瓶中，振荡溶解（在配制的3～4周内，每隔数日振摇1次）。取吉姆萨染料4.2g，加入已加温于37℃的280ml甘油中，振荡数分钟，待基本溶解后加入优级纯甲醇280ml，混合（在配制的3～4周内，每隔数日振摇1次）。

（2）PBS：磷酸二氢钾0.3g，磷酸二氢钠0.2g，加入1000ml蒸馏水溶解，调制pH至6.8左右。

3. 染色方法　将制作好的血涂片或骨髓涂片置于染色架上，滴加染液3～5滴（根据血膜面积滴加染液），盖满血膜，30～60秒后滴加PBS 5～10滴（约2倍染液），轻轻摇动血涂片或用洗耳球对准血涂片轻轻吹气，使与染液充分混合，染色5～10分钟后用流水冲洗，置于晾片架上晾干后镜检。骨髓涂片及高白细胞外周血涂片标本细胞较多，可适当延长染色时间。

4. 染色结果　细胞膜、核膜、染色质结构清晰，红细胞完整、染色微杏红色。国际血液学标准化委员会（International Council for Standardization in Haematology，ICSH）推荐的染色要求：染色质为紫色，核仁染为浅蓝色，嗜碱性胞质为蓝色，中性颗粒为粉红色，嗜酸性颗粒为橘红色，嗜碱性颗粒为紫黑色，血小板颗粒为紫红色，红细胞为红色至橘黄色，中毒颗粒为黑色，奥氏小体为紫色，Döhle小体为浅蓝色，豪-乔小体（Howell-Jolly小体）为紫色。

5. 注意事项

（1）pH对血细胞染色有影响。由于细胞中各种蛋白质均为两性电解质，所带电荷随溶液pH而定。对某一蛋白质而言，如环境pH＜pI（蛋白质的等电点），则该蛋白质带正电荷，即在酸性环境中正电荷增多，易与酸性伊红结合，染色偏红；相反，则易与亚甲蓝结合，染色偏蓝。故应使用清洁中性的载玻片，稀释染液用pH 6.8缓冲液。

（2）未干透的血膜或骨髓涂片不能染色，否则染色时血膜易脱落。

（3）染色时间与染液浓度、染色时温度成反比，而与细胞数量成正比。

（4）冲洗时不能先倒掉染液，应用流水冲去，以防染料沉淀在血膜上。

（5）如血膜上有染料颗粒沉积，可加少许甲醇溶解，但需立即用水冲掉甲醇，以免脱色。

（6）染色过淡，可以复染。复染时应先加缓冲液，创造良好的染色环境，而后加染液，或加染液与缓冲液的混合液，不可先加染液。

（7）染色过深可用水冲洗或浸泡水中几分钟（根据染色过深的程度掌握时间），也可用甲醇彻底脱色后重新染色。

（8）做好个人卫生防护，用后应按医院或环保部门要求处置废弃物。

（夏万宝　伍　平　王占龙）

思 维 导 图

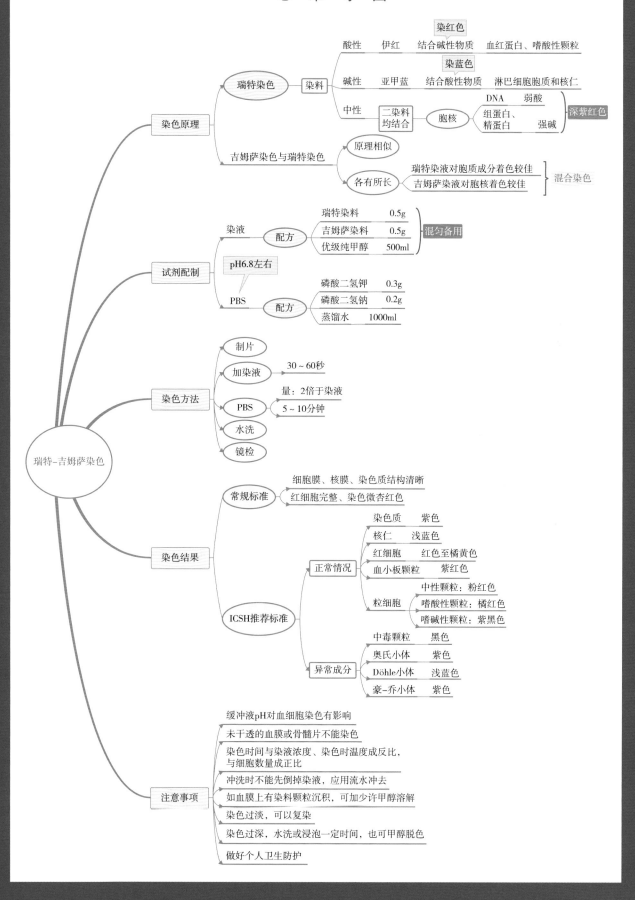

染色原理
- 瑞特染色
  - 染料
    - 酸性　伊红　结合碱性物质　血红蛋白、嗜酸性颗粒　[染红色]
    - 碱性　亚甲蓝　结合酸性物质　淋巴细胞胞质和核仁　[染蓝色]
    - 中性　二染料均结合　胞核
      - DNA　弱酸
      - 组蛋白、精蛋白　强碱　[深紫红色]
  - 吉姆萨染色与瑞特染色
    - 原理相似
    - 各有所长
      - 瑞特染液对胞质成分着色较佳
      - 吉姆萨染液对胞核着色较佳　混合染色

试剂配制
- 染液
  - 配方
    - 瑞特染料　0.5g
    - 吉姆萨染料　0.5g　混匀备用
    - 优级纯甲醇　500ml
- PBS　pH6.8左右
  - 配方
    - 磷酸二氢钾　0.3g
    - 磷酸二氢钠　0.2g
    - 蒸馏水　1000ml

染色方法
- 制片
- 加染液　30~60秒
- PBS
  - 量：2倍于染液
  - 5~10分钟
- 水洗
- 镜检

染色结果
- 常规标准
  - 细胞膜、核膜、染色质结构清晰
  - 红细胞完整、染色微杏红色
- ICSH推荐标准
  - 正常情况
    - 染色质　紫色
    - 核仁　浅蓝色
    - 红细胞　红色至橘黄色
    - 血小板颗粒　紫红色
    - 粒细胞
      - 中性颗粒：粉红色
      - 嗜酸性颗粒：橘红色
      - 嗜碱性颗粒：紫黑色
  - 异常成分
    - 中毒颗粒　黑色
    - 奥氏小体　紫色
    - Döhle小体　浅蓝色
    - 豪-乔小体　紫色

注意事项
- 缓冲液pH对血细胞染色有影响
- 未干透的血膜或骨髓片不能染色
- 染色时间与染液浓度、染色时温度成反比，与细胞数量成正比
- 冲洗时不能先倒掉染液，应用流水冲去
- 如血膜上有染料颗粒沉积，可加少许甲醇溶解
- 染色过淡，可以复染
- 染色过深，水洗或浸泡一定时间，也可甲醇脱色
- 做好个人卫生防护

瑞特-吉姆萨染色

第二部分

病例分析

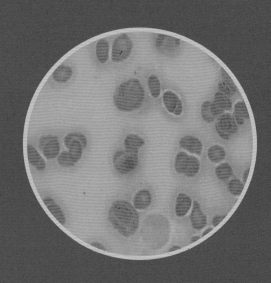

第15章 贫血类疾病

贫血是医学上最常见的症状之一，而非一个独立的疾病诊断。引起贫血的原因多种多样，发生机制也错综复杂。贫血的分类和情况复杂，这也是导致其临床诊断困难和不易找到病因的原因。

一、诊断贫血的主要实验室手段

1. 全自动血细胞分析仪测出的血红蛋白量、红细胞计数、血细胞比容、MCV、MCH、MCHC、网织红细胞计数等。
2. 外周血涂片与骨髓涂片镜检，各种涂片细胞化学染色，以及骨髓活检及细胞化学染色。
3. 血液生化及免疫学检查，如血清铁蛋白、维生素B_{12}、叶酸、血清铁、总铁结合力、促红细胞生成素、可溶性转铁蛋白受体，以及胆红素、抗红细胞抗体等溶血性贫血相关实验室检查，流式细胞术（flow cytometry，FCM）检测各种细胞表面标记。
4. 细胞遗传学及分子生物学检查。
5. 放射性核素检查，如红细胞寿命测定。

二、贫血的常见分类

诊断贫血也需要特别注意患者的病史和体格检查，因为实验室检查方法和症状只能判断患者是否贫血，而找到贫血的病因才能有效进行治疗。引起贫血的3种基本情况是骨髓有效生成减少、出血和溶血。

1. 按贫血程度分类 贫血的诊断标准按贫血程度，分为4个级别，见表15-1，表15-2。

表15-1 诊断贫血的WHO标准和中国标准 （Hb g/L）

人群	WHO标准	中国标准
成年男性	＜130	＜120
成年女性	＜120	＜110
孕妇	＜110	＜100

表15-2 贫血分级的WHO标准和中国标准 （Hb g/L）

贫血分级	WHO标准	中国标准
0级（正常）	成年男性≥130，成年女性≥120	成年男性≥120，成年女性≥110
1级（轻度贫血）	100～正常参考值下限	91～正常参考值下限
2级（中度贫血）	70～99	61～90
3级（重度贫血）	＜70	31～60
4级（极重度贫血）		≤30

2. 按贫血发生进程分类 分为急性贫血、慢性贫血。

3. 按红细胞形态分类 依据MCV、MCHC，分为大细胞性贫血（MCV＞100fl），正细胞性贫血（MCV正常），单纯小细胞性贫血（MCV＜80fl），小细胞低色素性贫血（MCV＜80fl，MCHC＜320g/L）。贫血的形态学分类及病因见表15-3。

表15-3 贫血的细胞形态学分类

贫血的类型	MCV/fl	MCH/pg	MCHC/（g·L⁻¹）	病因
大细胞性贫血	＞100	＞34	320～360	巨幼细胞贫血、溶血性贫血伴网织红细胞增多、骨髓增生异常综合征、肝脏疾病、甲状腺疾病、结核
正常细胞性贫血	80～100	27～34	320～360	再生障碍性贫血、纯红细胞再生障碍性贫血、急性失血性贫血、某些溶血性贫血
单纯小细胞性贫血	＜80	＜27	320～360	慢性感染、慢性肝肾疾病性贫血
小细胞低色素性贫血	＜80	＜27	＜320	缺铁性贫血、慢性病性贫血、地中海贫血、铁粒幼细胞贫血、先天性转铁蛋白缺乏症

4. 按骨髓红系增生度分类 分为增生性贫血和增生不良性贫血（表15-4）。

表15-4 贫血的骨髓增生程度分类

贫血类型	病因
增生性贫血	巨幼细胞贫血、缺铁性贫血、急慢性失血性贫血、溶血性贫血、某些继发性贫血
增生不良性贫血	再生障碍性贫血、继发骨髓造血功能衰竭性疾病

5. 按病理机制（病因）分类 可分为红细胞生成减少、红细胞破坏过多、红细胞丢失过多（表15-5）。

表15-5 贫血的病理机制分类

类型	病理机制	病因
红细胞生成减少	造血原料缺乏	缺铁性贫血、巨幼细胞贫血、负氮平衡、其他微量元素（如锌等）缺乏所致贫血
	骨髓造血功能衰竭	原发性和继发性骨髓衰竭症（再生障碍性贫血）
红细胞破坏过多	红细胞内在缺陷	
	红细胞膜异常	遗传性球形红细胞增多症、椭圆形红细胞增多症、阵发性睡眠性血红蛋白尿症
	红细胞酶缺陷	葡萄糖-6-磷酸脱氢酶缺乏、丙酮酸激酶缺乏、嘧啶5′-核苷酸酶缺乏
	珠蛋白异常	异常血红蛋白病、地中海贫血
	血红素异常	遗传性红细胞生成性卟啉病、红细胞生成性原卟啉病
	红细胞外在因素	
	免疫性破坏	自身免疫性溶血性贫血、新生儿免疫性溶血性贫血、血型不合输血
	机械性损伤	创伤性心源性溶血性贫血、微血管病性溶血性贫血、行军性血红蛋白尿
	化学、物理、生物因素	砷化氢中毒、大面积烧伤、蛇咬伤
	脾脏内阻留破坏	脾功能亢进
红细胞丢失过多	急性失血性贫血	外科或妇产科疾病大出血、消化道大出血、血液系统疾病所致大出血等
	慢性失血性贫血	反复少量上消化道出血、痔疮出血、寄生虫病、月经过多

第一节　再生障碍性贫血

再生障碍性贫血（AA）是由多种原因，如化学、物理、生物因素等引起骨髓造血干细胞及造血微环境损伤，以致骨髓造血组织被脂肪代替，进而引起造血功能衰竭的一类贫血。特点为骨髓造血功能低下、细胞增生减低和外周血全血细胞减少，同时伴有贫血、出血和感染等症状。可发生于各年龄组，老年人发病率较高，男、女发病率无明显差异。

一、病史

患者，男性，22岁。主因"口腔溃疡1月余，头晕、乏力7天"入院。患者1个月前无明显诱因出现口腔溃疡，溃疡面积大小为1.0cm×0.5cm，伴乏力、饮食差，7天前乏力加重伴头晕、恶心、全身皮肤苍白、散在出血点，无发热、胸闷、腹泻等不适，无血尿及黑便。体格检查：T 36.4℃，P 94次/分，R 22次/分，BP 126/58mmHg。患者神志清楚，精神较差，饮食欠佳，睡眠尚可。贫血貌，结膜苍白。无肝、脾、淋巴结增大，无胸骨压痛。

二、实验室检查

（一）血常规

WBC $1.1×10^9$/L（↓），RBC $1.85×10^{12}$/L（↓），Hb 58g/L（110～160g/L）（↓），PLT $9×10^9$/L（↓），HCT 18.2 L/L（↓），MCV 98.1fl，MCH 31.7pg，MCHC 323g/L，RET 0（↓）。

（二）细胞形态学

1. 外周血涂片　中性粒细胞减少，均为中性分叶核粒细胞，形态正常。红细胞形态正常，分布稀疏。淋巴细胞比例升高，形态正常。血小板减少，散在分布。

2. 骨髓涂片（图15-1，图15-2）　骨髓增生重度减低，粒系占21%，以中性分叶核粒细胞为主，幼粒细胞罕见，形态正常；红系罕见，偶见晚幼红细胞，占0.5%，幼及成熟红细胞形态正常；粒红比为42∶1；淋巴细胞比例升高，占68%，均为成熟小淋巴细胞；浆细胞易见，形态正常；全片易见网状纤维支架及非造血细胞团；巨核细胞未见；血小板散在罕见。

3. 细胞化学染色（图15-3～图15-5）　铁染色：外铁（＋＋＋），内铁（1/1）。NAP染色：阳性率

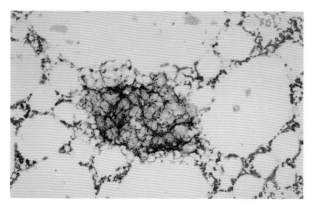

A. 全片易见网状纤维支架及非造血细胞团

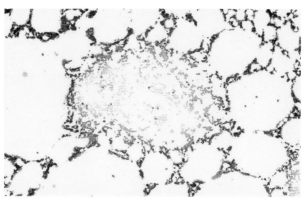

B. 骨髓增生重度减低

图15-1　骨髓瑞特-吉姆萨染色（×100）

68%，积分145分。PAS染色：中性粒细胞反应显著增强。

4. 骨髓活检切片（图15-1B～图15-6）　所取骨髓组织增生极度低下（＜20%），脂肪细胞增多，造血细胞减少；粒系、红系细胞减少，均以较成熟阶段细胞为主；巨核细胞未见；部分区域淋巴细胞、浆细胞易见。

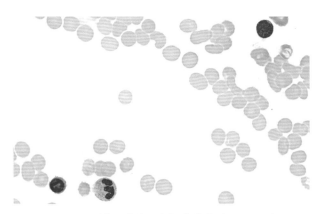

图15-2　骨髓瑞特-吉姆萨染色（×1000）

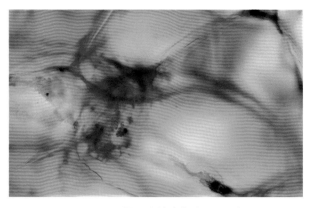

图15-3　骨髓外铁染色（×400）

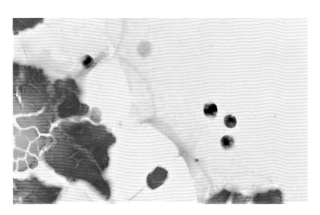

图15-4　骨髓NAP染色（×1000）

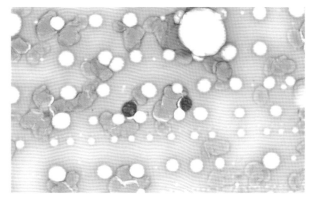

图15-5　骨髓PAS染色（×1000）

A.骨髓增生极度低下，脂肪细胞增生（×20）

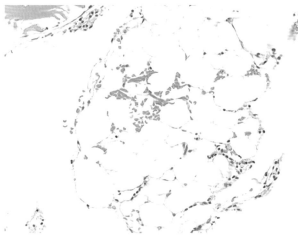

B.造血细胞少见，淋巴细胞、浆细胞等非造血细胞比例相对升高，可见含铁血黄素沉积（×400）

图15-6　HE染色

（三）其他实验室检查

叶酸 9.6nmol/L（7.0～45.3nmol/L），维生素 B_{12} 198pmol/L（138～652pmol/L），Fer 468.9ng/ml（↑）（12.0～150.0ng/ml），血清 Fe 15.40μmol/L（9.84～25.10μmol/L）。

（四）综合诊断

再生障碍性贫血。

三、病例分析

AA是一种由骨髓造血衰竭引起的一组临床综合征。病情轻重取决于骨髓衰竭程度，以及白细胞、血红蛋白和血小板的减少程度。《再生障碍性贫血诊断与治疗中国专家共识》（2017年版）对于血常规指标规定了明确的数值，必须满足其中的2项方能诊断AA：血红蛋白 < 100g/L，血小板 < 50×10^9/L，中性粒细胞绝对值 < 1.5×10^9/L。而AA的临床表现主要为贫血、出血和感染，与其他血液系统疾病的临床表现相似，不具特征性。故在临床上，如患者存在全血细胞减少的情况可考虑AA的可能性。对于典型病例，一般诊断不难；但对于疾病早期、单系别血细胞减少、临床表现和实验室检查特征不明显，以及同时合并其他病症者，则会对诊断带来一些困难。

血液学检查对于AA的诊断至关重要，除血细胞计数外，还要对外周血进行涂片观察，同时网织红细胞绝对值减少有重要提示作用。骨髓检查是诊断AA的重要依据，包括骨髓液涂片和骨髓病理组织活检。临床怀疑AA而骨髓检查不典型者，应多部位、多次穿刺。

AA的血常规多呈全血细胞减少，部分病例早期可仅有一系或两系细胞减少，多为重度贫血，为正细胞正色素性贫血，网织红细胞绝对值减少。中性粒细胞绝对值减少，形态正常，但淋巴细胞比例升高，绝大多数AA患者血小板减少，同时体积较小，急性AA时血小板计数常低于10×10^9/L。

AA患者骨髓涂片肉眼可见油滴增多，以致涂片不易干燥，油滴之间的细胞局部堆积，不易着色辨认。镜检骨髓小粒空虚，造血细胞减少，多呈非造血细胞支架。AA患者多部位骨髓增生减低或重度减低，三系造血细胞明显减少，红系和粒系明显减少，成熟淋巴细胞比例升高，其他非造血细胞如浆细胞、肥大细胞、网状细胞增多。巨核细胞常减少或缺如。AA患者NAP活性增强可能与粒细胞成熟程度有关，酶活性也随病情改善降低；中性粒细胞PAS反应比正常人显著增强；骨髓铁染色偏高，骨髓外铁常为（＋＋）～（＋＋＋），病程越长，输血越多，铁沉积越重。

骨髓病理组织活检是诊断AA非常重要的检查，如果骨髓组织学改变典型，患者则不需要多部位穿刺即可确诊。AA的病理改变为造血面积明显减少，单位面积内造血细胞数量减少、巨核系甚至缺如；基质水肿、出血、红细胞外溢，小动脉或毛细血管数量正常或偏多；脂肪组织比例显著增多；非造血细胞相对增加，其中淋巴细胞、浆细胞增生及基质损伤是预后不良的指标。

诊断AA时需注意与其他全血细胞减少的疾病相鉴别，尤其是骨髓增生减低的患者，如PNH、MDS、低增生性白血病、自身抗体介导的全血细胞减少等。常见全血细胞减少及骨髓增生低下疾病的鉴别见表15-6。但结合骨髓活检，多数AA能够给出明确诊断。

表15-6　全血细胞减少与骨髓增生减低的其他疾病鉴别

疾病或临床表现	鉴别要点
PNH相关（AA/PNH）	根据疾病及PNH向AA转化阶段不同，患者临床表现不同。检测外周血白细胞和红细胞表面糖基磷脂酰肌醇锚链链蛋白可鉴别

疾病或临床表现	鉴别要点
自身抗体介导的全血细胞减少	包括伊文思（Evans）综合征等，可检测到外周成熟血细胞的自身抗体或骨髓未成熟血细胞的自身抗体，患者可有全血细胞减少伴骨髓增生减低，外周血网织红细胞比率或中性粒细胞比例往往不低甚至偏高，骨髓红系细胞比例不低，易见"红系造血岛"
低增生性MDS/AML	粒系、巨核系增生减低，外周血、骨髓涂片和骨髓活检可见幼稚细胞。活检标本可见网状纤维、CD34⁺细胞增多及较多残存造血面积，提示低增生性MDS而非AA。若有前体细胞异常定位，则更提示MDS
原发性骨髓纤维化	外周血常见泪滴形红细胞、幼红细胞及幼粒细胞，多明显脾大。骨髓纤维化不合并脾大者则提示可能继发于其他恶性肿瘤
原发免疫性血小板减少症	部分AA患者初期可仅表现为血小板减少，后期出现全血细胞减少。此类患者骨髓往往增生减低，巨核细胞明显减少或缺如
霍奇金/非霍奇金淋巴瘤	可表现为全血细胞减少、骨髓增生减低，有骨髓浸润者可见淋巴瘤细胞。AA患者淋巴细胞比例显著升高，但为正常淋巴细胞，可通过免疫分型及基因重排检测与淋巴瘤进行区分。此外，淋巴结、脾增大等临床体征也可作为鉴别依据

（何 昕 张艳芬 闫 磊）

第二节 缺铁性贫血

铁是人体必需的微量元素，存在于所有的细胞中，同时也是非常重要的造血原料，铁缺乏是体内铁含量低于正常的一种状态，在红细胞的形成受到限制之前，体内贮存铁减少或缺乏，但还没有达到贫血的程度，此时称为缺铁。缺铁的严重程度不同，且可在不知不觉中相互转变，缺铁的最晚期阶段即为缺铁性贫血（iron deficiency anemia，IDA），其特点为骨髓及其他组织中缺乏可染铁，血清铁及转铁蛋白饱和度均降低，分类属于小细胞低色素性贫血。

一、病史

患者，女性，26岁。主因"阴道流血14天"入院。患者14天前月经初期，经量大，使用妇科止血药后出血量略减少，未进行规律治疗，停用止血药后，阴道流血量增加，流血不止。现患者周身乏力、食欲差、无偏食、无鼻出血及齿龈出血，无血尿及黑便。体格检查：T 36.5℃，P 90次/分，R 20次/分，BP 115/72mmHg。患者一般状态尚可，轮椅推入，皮肤黏膜苍白、无黄染，未见皮肤黏膜出血及瘀斑，颈、腋下、腹股沟未见肿大的淋巴结，未见肝脾大，胸骨压痛阴性。

二、实验室检查

（一）血常规

WBC 7.6×10⁹/L，RBC 2.27×10¹²/L（↓），Hb 38g/L（↓），PLT 443×10⁹/L（↑），HCT 13.2 L/L（↓），MCV 58.0fl（↓），MCH 16.7pg（↓），MCHC 288g/L（↓），RET 0.8%（0.5%～1.5%）。

（二）细胞形态学

1. 外周血涂片（图15-7） 白细胞数正常，粒细胞、淋巴细胞、单核细胞形态比例大致正常，未见幼稚阶段细胞。成熟红细胞形态不规则，体积小，中心淡染区扩大，未见幼红细胞。血小板较小，数量多。

2. 骨髓涂片（图15-8，图15-9） 增生明显活跃，粒系占52%，红系占36.5%，粒红比为0.14：1。粒系各阶段比例形态大致正常；红系增生，以中、晚幼红细胞为主，幼红细胞体积小，胞质量少，胞质深蓝色，边缘不整，呈"核老浆幼"，易见碳核，成熟红细胞中心淡染区扩大；巨核细胞形态和数量正常，血小板成堆分布。

3. 细胞化学染色 铁染色（图15-10，图15-11）：外铁（－），内铁（0）。NAP染色：阳性率36%，积分69分。PAS染色（图15-12）：幼红细胞（－）。

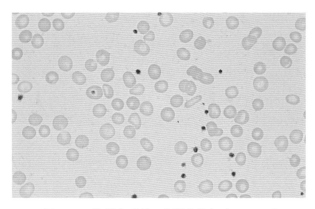

图15-7 外周血瑞特－吉姆萨染色（×1000）

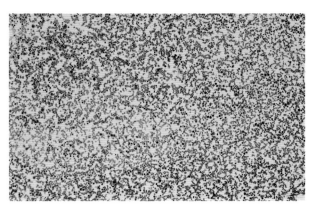

图15-8 骨髓瑞特－吉姆萨染色（×100）

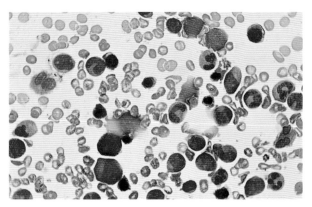

图15-9 骨髓瑞特－吉姆萨染色（×1000）

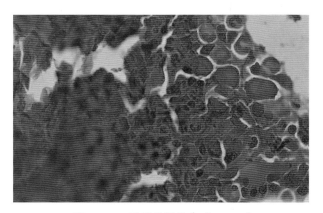

图15-10 骨髓外铁染色（×400）

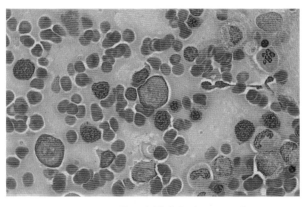

图15-11 骨髓内铁染色（×1000）

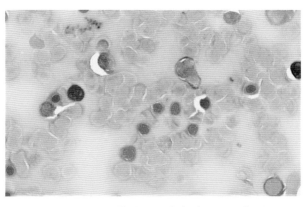

图15-12 骨髓PAS染色（×1000）

4. 形态学结论 形态支持缺铁性贫血。

（三）其他实验室检查

叶酸 7.6nmol/L（7.0～45.3nmol/L）、维生素 B_{12} 221pmol/L（138～652pmol/L），Fer＜1.0ng/ml（↓）（12.0～150.0ng/ml），血清 Fe 3.30μmol/L（↓）（9.84～25.10μmol/L），UIBC 86.5μmol/L（↑）（19.7～66.2μmol/L），TIBC 98.2μmol/L（↑）（40.0～77.0μmol/L）。

（四）综合诊断

缺铁性贫血。

三、病例分析

缺铁性贫血的诊断并不困难，主要包括贫血是否因缺铁引起和查找缺铁的病因，根据病史、临床症状和体征，以及相关实验室检查，一般可以明确诊断。总体原则即患者为小细胞低色素性贫血且存在铁缺乏的证据。

1. 明确缺铁的病因 铁缺乏的主要原因为铁摄入不足和铁丢失过多。

（1）铁摄入不足：最常见原因为食物中铁的含量不足、偏食、吸收不良，以及特殊人群，如孕妇和青少年对铁的需求量增加而未能及时补充。

（2）铁丢失过多：胃肠道疾病导致的慢性失血或其他系统出血，如女性月经过多、血尿等。

2. 相关实验室检查

（1）血常规：呈现典型的小细胞低色素性贫血，MCV、MCH、MCHC均下降，且血红蛋白浓度较红细胞计数下降更为明显。外周血涂片中红细胞体积明显缩小，大小不一，着色较浅，中心淡染区扩大。网织红细胞比率正常或偏高。血小板较小且量常偏多。

（2）骨髓象：缺铁性贫血常呈增生性贫血骨髓象，红系增生，幼红细胞"核老浆幼"。在诊断缺铁性贫血时，铁染色结果更为重要。铁主要以铁蛋白及含铁血黄素的形式贮存，缺铁性贫血患者骨髓单核巨噬细胞的含铁血黄素铁即可表明贮存铁的情况，在骨髓涂片中以骨髓小粒经铁染色染成的蓝色颗粒呈现，即外铁，其减少或缺如意味着体内贮存铁的减少或缺如，IDA时常为阴性，是诊断IDA的敏感可靠指标。细胞内铁主要是指铁粒幼细胞，主要反映可利用铁，在缺铁性贫血时，铁粒幼细胞明显减少或缺如同时伴有铁粒幼细胞内铁颗粒数目甚少、体积较小。IDA的骨髓PAS染色多为阴性。

（3）实验室检查主要为血清铁、铁蛋白、总铁结合力、转铁蛋白饱和度及红细胞游离原卟啉等。在缺铁性贫血时血清铁减低，铁蛋白减少，总铁结合力升高，转铁蛋白饱和度降低，红细胞游离原卟啉水平常升高。

缺铁性贫血的诊断不难，但在临床上须与其他小细胞低色素性贫血相鉴别，尤其是与慢性病性贫血、铁粒幼细胞贫血、混合胞性贫血、地中海贫血等相鉴别。这些贫血形态均表现为小细胞低色素性贫血，但通骨髓铁染色、血清相关检查以及临床症状和体征综合判断，即可得出明确的诊断。

（何 昕 张艳芬 闫 磊）

第三节 巨幼细胞贫血

叶酸和维生素 B_{12} 在所有细胞，尤其是增殖性细胞的生长发育以及代谢过程中起着至关重要的作用。在机体缺乏叶酸和/或维生素 B_{12} 时，会导致细胞核DNA合成障碍而引起血细胞异常减少，这种贫血称为巨幼细胞贫血（megaloblastic anemia，MA）。其特点是细胞核发育障碍，细胞分裂减慢，核质发育不同步。细胞体积增大，骨髓除红系出现巨幼改变外，粒系、巨核系也发生巨幼改变，呈现为大细胞性贫血。由于巨幼改变的细胞易在骨髓内被破坏，因此，出现无效造血。

一、病史

患者，女性，66岁。主因"乏力、头晕、恶心5天"入院。患者5天前无明显诱因出现乏力，渐加重，不能上楼，生活能自理，伴有头晕、恶心。体格检查：T 36.7℃，P 88 次/分，R 22 次/分，BP 122/51mmHg。患者贫血貌，神清语明，皮肤无散在出血点、无瘀斑，无肝、脾、淋巴结增大，无胸骨压痛。

二、实验室检查

（一）血常规

WBC 2.6×10^9/L（↓），RBC 1.0×10^{12}/L（↓），Hb 73g/L（↓），PLT 36×10^9/L（↓），HCT 21.5%（↓），MCV 110.5fl（↑），MCH 37.8pg（↑），MCHC 342g/L，RET 1.6%（↑）。

（二）细胞形态学

1. 外周血涂片（图15-13） 白细胞数量减少，均为中性分叶核粒细胞，易见中性多分叶核粒细胞。红细胞外形不规则，大小不等，易见大红细胞、异形红细胞，椭圆形大红细胞较多。血小板减少，大小不等，可见大血小板。

2. 骨髓涂片（图15-14，图15-15） 骨髓增生活跃，粒系占43.5%，红系占44%，粒红比为0.99∶1。粒系各阶段比例正常，各阶段细胞体积大、核肿胀，可见巨中幼粒、巨晚幼粒、巨杆状核及多分叶核粒细胞。红系显著增生，各阶段幼红细胞明显巨幼改变，体积大，胞质量丰富，细胞核染色质细颗粒状、肿胀疏松，呈"核幼浆老"，可见嗜碱性点彩红细胞、Howell-Jolly小体，偶见核畸形、花瓣核，成熟红细胞大小不等，以大红细胞为主，易见异形红细胞。淋巴细胞均为成熟阶段。巨核细胞数量正常，成熟障碍，以幼稚及颗粒型巨核细胞为主，可见大多分叶核和多小核巨核细胞，血小板散在少见，大小不等，可见大血小板及畸形血小板。

3. 细胞化学染色 铁染色（图15-16，图15-17）：外铁（＋＋），内铁（63%＋）。NAP染色：阳性率16%，积分23分。PAS染色（图15-18）：幼红细胞（－）。

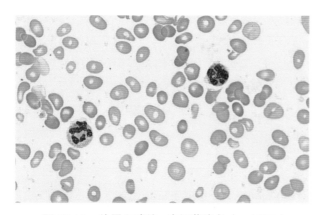

图15-13　外周血瑞特－吉姆萨染色（×1000）

图15-14　骨髓瑞特－吉姆萨染色（×100）

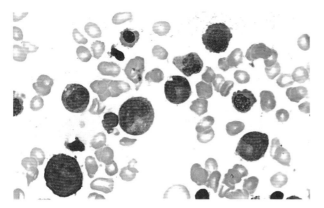

图15-15　骨髓瑞特-吉姆萨染色（×1000）

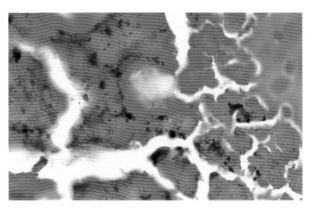

图15-16　骨髓外铁染色（×400）

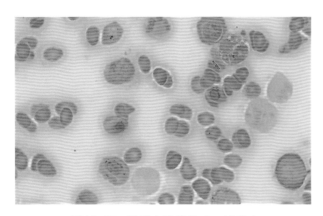

图15-17　骨髓内铁染色（×1000）

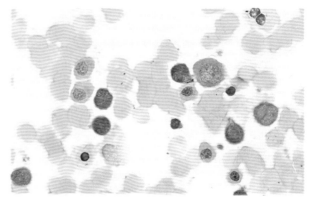

图15-18　骨髓PAS染色（×1000）

4. 形态学结论　巨幼细胞贫血骨髓象，建议结合叶酸和维生素B_{12}等相关检查。

（三）其他实验室检查

叶酸32.7nmol/L（7.0～45.3nmol/L），维生素B_{12}＜61pmol/L（↓）（138～652pmol/L），Fer 149.7ng/ml（12.0～150.0ng/ml）。

【综合诊断】

巨幼细胞贫血。

三、病例分析

巨幼细胞贫血是由各种因素导致叶酸和／或维生素B_{12}缺乏引起细胞DNA合成障碍所致的大细胞性贫血。巨幼细胞贫血时，骨髓内各阶段的巨幼红细胞增多，但因细胞的DNA合成减慢，停留在有丝分裂前期的细胞增多，很多巨幼红细胞在骨髓内未发育成熟便被破坏吞噬，故虽骨髓红系活跃，但仍不能对贫血起到代偿作用。红细胞寿命为正常的1/3～1/2，血浆铁转运率比正常人高3～5倍，而幼红细胞对铁的摄取率不高，血清铁和转铁蛋白饱和度升高，骨髓和肝内均有铁的沉积。故巨幼细胞贫血骨髓涂片铁染色时，铁粒幼细胞质内的蓝色铁小粒多且大，环形铁粒幼细胞罕见。

巨幼细胞贫血除显著的贫血外，常伴有粒细胞和／或血小板减少，是因为在这两系的细胞中也存在DNA合成障碍和成熟障碍（无效生成）。此外，非造血系统细胞DNA成熟亦会受到影响，尤其是更新较快的上皮细胞影响明显，如肠及口腔的黏膜上皮细胞，表现为消化道症状如食欲减退、腹泻及舌炎等，以舌炎最为突出，舌质红、舌乳头萎缩、表面光滑，俗称"镜面舌""牛肉舌"。

外周血涂片能够对巨幼细胞贫血和非巨幼细胞贫血进行鉴别，中性粒细胞核分叶过多（5叶＞5%或有≥6叶）是巨幼细胞贫血相对敏感和特异的指标。且成熟红细胞异形性明显，易见大红细胞、椭圆形红细胞、泪滴形红细胞及碎裂红细胞，多数伴有网织红细胞比率正常，这些都是诊断巨幼细胞贫血有利的证据。

1. 主要临床类型　临床类型主要分为以缺乏叶酸为主的营养性巨幼细胞贫血和以维生素B_{12}缺乏为主的恶性贫血。值得注意的是，单纯维生素B_{12}缺乏所致的贫血较单纯叶酸缺乏所致贫血形态上的巨幼改变更为明显，细胞更大、更典型，而单独叶酸缺乏所致的营养性巨幼细胞贫血常是部分细胞出现不明显的巨幼改变，从而给诊断带来困难，故在形态学分析时须结合多种检查，全面判断。

2. 相关实验室检查

（1）血常规：为大细胞贫血，中性粒细胞及血小板均可减少，其降低程度比贫血程度轻。巨大的中性杆状核粒细胞、中性分叶核粒细胞分叶过多、巨大的血小板及巨大红细胞是巨幼细胞贫血的特征性改变。若同时存在缺铁或慢性病性贫血，显示红细胞平均体积正常，而红细胞分布宽度增大。网织红细胞计数多数正常，如果补充叶酸和/或维生素B_{12}后可显著升高。

（2）骨髓象：骨髓增生活跃，红系增生旺盛，各系出现巨幼改变，形成胞体巨大而细胞核发育较幼稚的巨型细胞。巨幼改变以红系最为明显，诊断时巨幼细胞须占全部红系的10%及以上。粒系改变主要以晚幼及杆状核粒细胞更为明显。

由于粒细胞转换快、生存期短，其形态改变先于红系，但粒系巨幼变在治疗后恢复要迟于红系，所以在叶酸和维生素B_{12}治疗后6～24小时即可找不到巨幼红细胞，故在诊断巨幼细胞贫血时，如遇红系巨幼改变不明显，而粒系偶尔可见巨晚、巨杆状核粒细胞这种情况时，需要及时与临床医生沟通了解患者的治疗史以协助诊断。

巨幼细胞贫血时铁染色外铁常增多，内铁显示铁粒幼细胞增多且胞质内铁颗粒增多且大。PAS染色巨幼红细胞阴性。

（3）其他实验室检查：主要为血清叶酸及维生素B_{12}的检测、红细胞叶酸、同型半胱氨酸和甲基丙二酸测定。此外，如合并缺铁或慢性病性贫血，须进行铁蛋白、血清铁等相关检查。

在临床工作中，典型巨幼细胞贫血的形态学诊断并不困难，但对于补充叶酸和/或维生素B_{12}后，细胞巨幼改变不明显且存在少许病态，或同时存在缺铁等症状的患者，其细胞形态不典型。此时，需结合病史、临床表现、其他实验室检查综合判断，必要时进行试验式治疗诊断，通过疗效判断贫血类型。

（何　昕　张艳芬　闫　磊）

第四节　自身免疫性溶血性贫血

自身免疫性溶血性贫血（autoimmune hemolytic anemia，AIHA）是由免疫功能紊乱，产生了抗红细胞的自身抗体并与红细胞膜抗原结合，使红细胞致敏，致敏的红细胞被单核-巨噬细胞识别而被清除，或通过补体系统的激活而遭受破坏，导致红细胞破坏增加为特征的一组溶血性贫血。基于抗体类型，将AIHA分为温抗体型、冷抗体型和温冷抗体混合型。

一、病史

患者，男性，67岁。以"乏力、尿色发黄半年"入院。神志清，精神欠佳，对答切题，自动体位，口唇无发绀，皮肤巩膜轻度黄染，未见肝掌、蜘蛛痣，浅表淋巴结未及明显肿大。双肺呼吸音清，双肺未闻及痰鸣音；心律绝对不齐，第一心音强弱不等，各瓣膜听诊区未闻及病理性杂音。腹平软，无明显压痛及反跳痛，肝脾肋下未及，肝区叩痛（－），胆囊未触及，莫菲征阴性；移动性浊音（－）。双下肢无水肿，神经系统体格检查无特殊。

二、实验室检查

（一）血常规

WBC $4.41×10^9$/L，RBC $2.82×10^{12}$/L（↓），Hb 97g/L（↓），PLT $181×10^9$/L，RET% 12.05%（↑）。

（二）细胞形态学

1. 外周血涂片（图15-19） 有核细胞易见，以中性粒细胞为主。成熟淋巴细胞易见。成熟红细胞大小明显不一，球形红细胞易见，可见少量泪滴形、碎裂红细胞。散在血小板易见。未见其他特殊异常细胞和寄生虫。

2. 骨髓涂片（图15-20） 有核细胞量明显增多，粒系增生减低，以中性晚幼粒细胞及以下阶段粒系增生为主。红系增生明显活跃，以中晚幼红细胞增生为主，其比例明显升高，中幼红细胞胞质桥易见，偶见Howell-Jolly小体及双核晚幼红细胞，成熟红细胞大小不一，嗜多色性红细胞及嗜碱性点彩

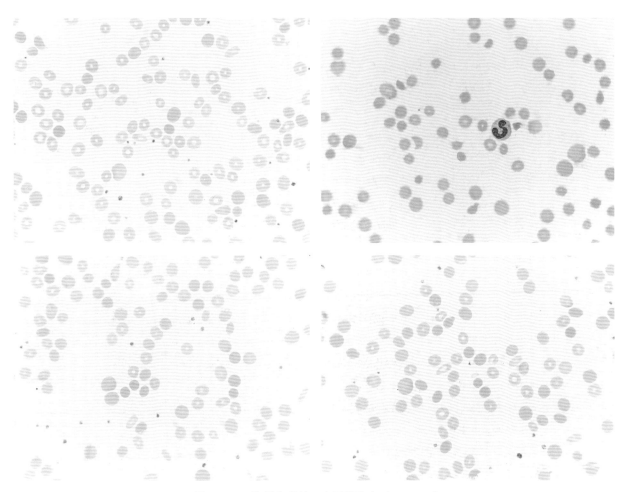

图15-19　外周血瑞特－吉姆萨染色（×1000）

红细胞易见。全片巨核细胞共182个，分类25个，其中产板型巨核细胞6个，功能尚佳，成簇血小板可见。

3. 形态学结论　红系增生明显活跃，嗜多色性红细胞易见，形态学考虑溶血性贫血，建议结合抗球蛋白试验等相关检查综合分析。

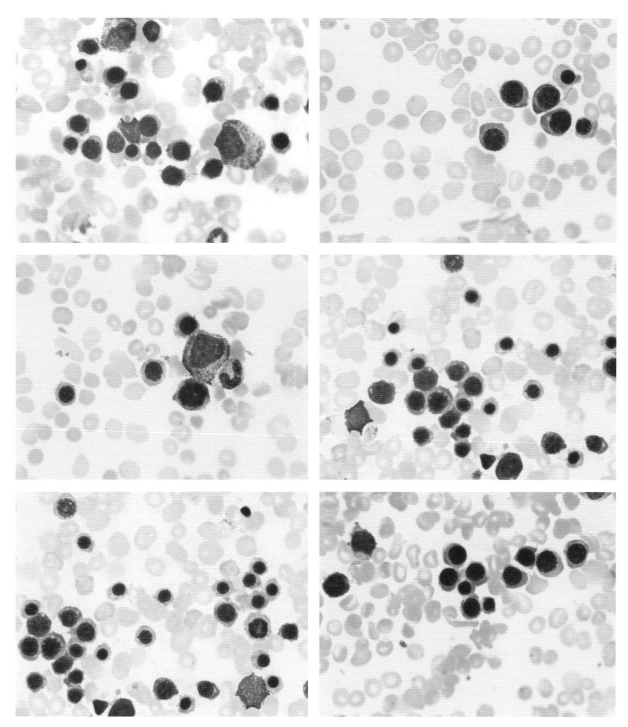

图15-20　骨髓瑞特-吉姆萨染色（×1000）

（三）其他实验室检查

1. TBil 123.0μmol/L（↑），DBil 13.8μmol/L（↑），IBil 109.2μmol/L（↑）。

2. 尿胆原（＋＋）。

3. 抗核抗体（＋＋，1∶320），抗ds-DNA抗体（定量）115.4 IU/ml（↑）。

4. IgG 16.80g/L（↑），C3 0.67g/L（↓）。

5. 抗球蛋白试验阳性。

6. Fer 223.4μg/L，叶酸＞20.0μg/L，维生素B_{12} 377.0ng/L。

7. 骨髓铁染色　外铁（＋＋），内铁（30%＋）。

（四）影像学检查

B超：双侧颈部和右侧腋下淋巴结探及，肝区脂质沉积、脾大、右肾囊肿，其他未见明显异常。

（五）综合诊断

自身免疫性溶血性贫血。

三、病例分析

AIHA是由机体免疫功能异常，产生抗自身红细胞的抗体，导致红细胞破坏加速造成的获得性溶血性贫血。临床表现主要以红细胞数减少，血红蛋白水平降低，伴网织红细胞比率升高。外周血中成熟红细胞大小不一，可见多种红细胞形态，患者通常表现出乏力、胸闷、心悸等贫血表现，以及黄疸、尿色改变、脾轻度增大等溶血表现。

外周血中红细胞大小不一，可见球形、靶形、口形、泪滴形红细胞。部分红细胞中央淡染区缩小，嗜多色性红细胞多见。部分病例可见红细胞自身凝集现象。网织红细胞比率明显升高。骨髓涂片呈增生性贫血表现。红系增生明显活跃，以中晚幼红细胞为主，幼红细胞内可见Howell-Jolly小体、嗜碱点彩颗粒。分裂象易见，并可见异形红细胞。一般血清中总胆红素水平升高，以间接胆红素水平升高为主；血浆游离血红蛋白水平升高、结合珠蛋白水平降低；尿胆原呈强阳性，也可见尿潜血试验和含铁血黄素尿试验阳性；自身免疫性抗体为阳性。抗球蛋白试验（又称Coombs试验）是诊断自身免疫性溶血性贫血的重要实验依据。本病患者直接抗球蛋白试验多阳性，少数患者间接抗球蛋白试验阳性。为提高灵敏性，可选用单抗IgG抗体和抗C3抗体血清进行抗人球蛋白试验，用放射免疫或酶免疫的方法测定红细胞上的IgG量等方法。在鉴别诊断方面，主要需要与PNH和冷凝集素型AIHA鉴别。温抗体型AIHA属于血管外溶血，抗球蛋白试验直接反应一般呈阳性，蔗糖溶血试验和酸化血清溶血试验为阴性，CD55和CD59检查一般为正常或轻度异常；而PNH属于血管内溶血，抗球蛋白试验直接反应一般呈阴性，蔗糖溶血试验和酸化血清溶血试验为阳性，CD55和CD59检查减低。温抗体型在37℃时作用最活跃，不凝集红细胞，为IgG型不完全抗体，而冷抗体型在20℃以下作用活跃，低温下可直接凝集红细胞，为完全抗体，绝大多数为IgM。

（林慧君　任朝翔　万　丹）

第16章 感染类疾病

近年来，随着免疫抑制患者数量的快速增加，骨髓损伤性疾病的发病率、病原微生物的种类及多重感染的发生率都有了明显的增加，国际旅行等也使非常多疾病传入了其他新的国家。

外周血和骨髓反应性变化的范围有限，白细胞计数可以降低、升高或正常，形态学表现缺少特异性，明确的诊断需要微生物鉴定、特异性血清学反应和/或分子生物学检查。引起外周血和骨髓改变的感染性病原体见表16-1。

表16-1　引起外周血和骨髓改变的感染性病原体

细菌	真菌	病毒	原生动物	蠕虫
放线菌属	念珠菌	腺病毒	巴贝虫属	布鲁格丝虫属
嗜吞噬细胞无形体	新型隐球菌	BK病毒	利什曼原虫属	常现曼森线虫
鲍特杆菌属	荚膜组织胞质菌	柯萨奇病毒	微孢子虫属	班氏吴策线虫
巴尔通体属	巴西副球孢子菌	巨细胞病毒	疟原虫属	
包柔螺旋体属	马尔尼菲篮状菌	登革热病毒	犬弓蛔虫	
布鲁菌属	耶氏肺孢子虫	艾柯病毒	刚地弓形虫	
伯克霍德菌某种	毛孢子菌属	肠病毒	锥体虫属	
贝纳特立克次体		EB病毒		
埃立克体属		汉坦病毒		
大肠埃希菌		甲肝病毒		
鼻硬结克雷伯菌		乙肝病毒		
钩端螺旋体属		丙肝病毒		
单核细胞增生性李斯特菌		戊肝病毒		
微球菌属		单纯疱疹病毒		
分枝杆菌属		人类疱疹病毒6		
奈瑟菌属		人类疱疹病毒7		
恙虫病东方体		人类疱疹病毒8		
康氏立克次体		1型人类免疫缺陷病毒		
伤寒沙门菌		2型人类免疫缺陷病毒		
志贺菌		人类嗜T淋巴细胞病毒 Ⅰ		
金黄色葡萄球菌		人类嗜T淋巴细胞病毒 Ⅱ		
梅毒螺旋体		流感病毒		
惠普尔养障体		麻疹病毒		
		腮腺炎病毒		
		细小病毒B19		
		风疹病毒		
		严重急性呼吸综合征（SARS）病毒		
		水痘－带状疱疹病毒		

第一节　类白血病反应

类白血病反应（leukomoid reaction，LR）是机体因某些疾病或外界因素（如严重感染、中毒、恶性肿瘤、大出血、急性溶血、过敏性休克、服药史等）引起的，其血常规类似白血病，当去除病因后血常规随之恢复正常。

一、病史

患者，男性，80岁。以"腹胀5天，加重1天"入院。体格检查：T 36.9℃，P 78次/分，R 18次/分，BP 144/64mmHg。正常面容，周身皮肤无皮疹、黄染、出血点，全身浅表淋巴结无肿大及压痛。扁桃体无肿大。胸骨无压痛，双肺呼吸音清，未闻及干湿性啰音。心率78次/分，律齐，各瓣膜听诊区未闻及病理性杂音。腹部平坦，无压痛及反跳痛，肝、脾肋下未触及，双下肢无水肿。盆腔CT：肠系膜脂肪间隙略浑浊，腹腔多发小淋巴结显示，炎症可能。肺部CT：两肺炎症伴多发结节，建议抗炎治疗。

二、实验室检查

（一）血常规

WBC 58.72×10^9/L（↑），RBC 2.85×10^{12}/L（↓），Hb 90g/L（↓），PLT 126×10^9/L。

（二）细胞形态学

1. 外周血涂片　白细胞明显增多，以中性粒细胞为主，伴核左移。成熟红细胞形态无明显异常。血小板散在易见。

2. 骨髓涂片（图16-1）　有核细胞增生明显活跃，粒细胞比例明显升高，增生左移伴中毒性变，全片见巨核细胞429个，其中见到产板型巨核细胞102个，血小板散在易见。

3. 细胞化学染色（图16-2）　NAP染色：阳性率96%，积分256分。

4. 形态学结论　粒细胞比例明显升高，增生左移伴中毒性变，符合类白血病反应骨髓象。

（三）分子生物学检查

BCR-ABL 融合基因阴性。

（四）综合诊断

类白血病反应（中性粒细胞型）。

三、病例分析

类白血病反应按其白细胞计数的高低，分为白细胞增多型和不升高型两大类。细胞学类型中常见的是中性粒细胞型、淋巴细胞型、单核细胞型、嗜酸性粒细胞型、幼粒细胞和幼红细胞型。类白血病反应需要与慢性髓细胞性白血病鉴别：①从病因来说，类白血病反应常见于某些疾病或外界因素（如严重感染、中毒、恶性肿瘤、大出血、急性溶血、过敏性休克、服药史等），而慢性髓细胞性白血病属于造血干细胞恶性疾病。②体格检查方面，类白血病反应一般无胸骨压痛，脾不大或轻度大；而慢性髓系细胞白血病脾大，甚至可见巨脾。③类白血病反应外周血出现幼粒细胞，一般在10%以下，原始

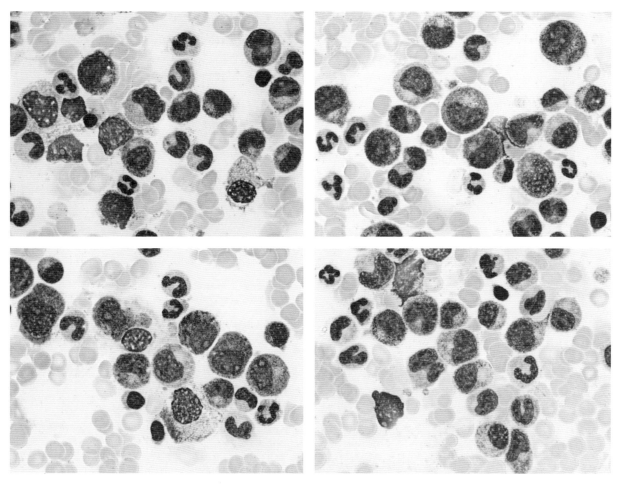

图 16-1　骨髓瑞特－吉姆萨染色（×1000）

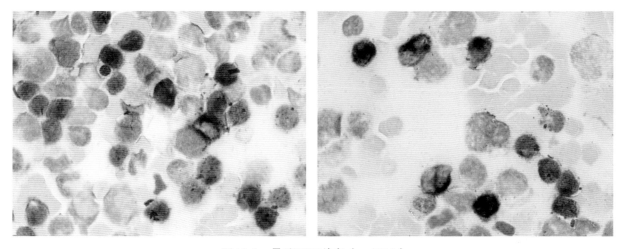

图 16-2　骨髓 NAP 染色（×1000）

细胞一般不见，常不伴有嗜酸性粒细胞和嗜碱性粒细胞增多，而慢性髓细胞性白血病可见各阶段粒细胞，常伴有嗜酸性粒细胞和嗜碱性粒细胞增多。④组化染色方面，类白血病反应NAP积分升高，而慢性髓细胞性白血病NAP积分减低。⑤分子生物学方面，类白血病反应无Ph染色体或 *BCR-ABL* 融合基因，而慢性髓细胞性白血病有Ph染色体或 *BCR-ABL* 融合基因。

本例患者CT检查提示肺部和腹腔炎症，临床诊断肺部感染、结肠炎，提示感染；体格检查方面，本例患者无胸骨压痛，肝脾不大；骨髓细胞形态学方面，本例患者有核细胞增生明显活跃，以中性粒细胞为主，增生左移伴中毒性变，无嗜酸性粒细胞和嗜碱性粒细胞增多，NAP染色积分升高；分子生物学方面，*BCR-ABL* 融合基因阴性。根据本例患者临床表现、细胞形态学检查、NAP染色积分、*BCR-ABL* 融合基因等，对症治疗后，患者病情缓解，综合诊断为类白血病反应（中性粒细胞型）。

类白血病反应可由下列原因所致：骨髓－血液屏障损伤（如肿瘤浸润、骨髓坏死）、骨髓异常刺激（如严重缺氧、中毒和大出血后）、体内粒细胞集落刺激因子过多时（如少数肿瘤伴有粒细胞集落刺激因子释放及给予粒细胞集落刺激因子）和造血恢复时（如粒细胞缺乏症恢复期）。类白血病反应的诊断要点是可查到原发病，外周血有幼稚细胞（白细胞计数不定）或白细胞计数 $> 50 \times 10^9$/L（幼稚细胞不定），骨髓检查为非血液肿瘤，检查NAP活性常升高。

类白血病反应常见类型如下。

1. 中性粒细胞类白血病反应　通常所指的粒细胞性类白血病反应即指此型，见于许多疾病，最常见为恶性肿瘤和感染，其次是药物过敏（药疹）、严重烧伤和大手术后等。白细胞计数多升高，可高达 50×10^9/L，但高于 100×10^9/L不见或罕见。重症感染白细胞计数降低或正常，但外周血出现幼粒细胞，一般在10%以下，原始细胞一般不见（与急性白血病和原发性骨髓纤维化不同），常不伴有嗜酸性粒细胞和嗜碱性粒细胞增多（与慢性髓细胞性白血病不同），甚至不见这些细胞。血小板计数正常或升高，伴随感染而减少时意味着病情严重或较重，血红蛋白水平降低也有类似意义。骨髓检查，粒细胞生成增多、胞质嗜苯胺蓝颗粒明显异常是细胞学的另一个特征，是粒细胞集落刺激因子升高的结果。粒细胞成熟和细胞形态变化视病因和患者反应而异，有的因感染或明显发热的影响而出现明显的空泡变性和/或毒性颗粒，或细胞异质性改变（如双核、多核和似肿瘤性改变的异质性细胞核）；原始细胞可轻度增多；早幼粒细胞和/或中、晚幼粒细胞增多，而后期细胞较少，是细胞成熟欠佳现象；也可表现为各个阶段粒细胞增多或仅成熟阶段粒细胞增多。嗜酸性和嗜碱性粒细胞通常减少。单核－巨噬细胞和浆细胞常轻度增多，前者易见空泡和/或吞噬血细胞现象。

2. 淋巴细胞类白血病反应　约占类白血病反应的5%，最常见于传染性单个核细胞增多症和淋巴细胞增多症等急性病毒感染，白细胞计数通常升高，淋巴细胞计数升高，出现幼稚淋巴细胞，易见不典型淋巴细胞和单核细胞。细胞学变化为外周血常规比骨髓象明显，故血常规检查结合临床评估很重要，并注意与慢性淋巴细胞白血病鉴别。

3. 单核细胞类白血病反应　约占类白血病反应的4%。患者白细胞计数升高，常大于 30×10^9/L，可见数量不一的幼单核细胞。常见疾病为粟粒性肺结核、淋巴结和脾结核等。形态学诊断需与慢性和急性单核细胞白血病相鉴别。

4. 幼红细胞类红血病反应　为外周血出现幼红细胞而非血液肿瘤所致者。除血液肿瘤外，一般贫血都可在外周血中出现幼红细胞。这些贫血包括溶血性贫血、巨幼细胞贫血、地中海贫血、骨髓病贫血等。特点是幼红细胞常小于5%，为晚幼红和中幼红细胞，不见早幼红细胞和原始红细胞。

5. 幼粒细胞和幼红细胞类红白血病反应　为外周血出现幼粒、幼红细胞而非血液系统疾病所致者，有以下特点：多见于癌症晚期和中期患者（结合患者40岁以上及原因不明的红细胞沉降率升高等常可提示）和感染，白细胞计数常不高，幼粒和幼红细胞常＜10%，检查骨髓无血液肿瘤性病变。除白血病外，需要鉴别的是原发性骨髓纤维化。原发性骨髓纤维化外周血中常有幼粒、幼红细胞，百分比类似，但易见原始细胞，骨髓细胞量和细胞组成常与外周血接近，同时可见数量不等的泪滴形红细胞，部分患者有脾大，明显有别于癌症所致的类红白血病反应。

（侯云龙　万　丹　刘　宇）

第二节　流行性出血热

流行性出血热（epidemic hemorrhagic fever，EHF）又称肾综合征出血热。它是危害人类健康的重要传染病，是由流行性出血热病毒（汉坦病毒）引起的，以鼠类为主要传染源的自然疫源性传染病，以发热、出血、低血压休克及肾脏损害为主要临床表现。本病凶险，若不及时治疗，死亡率高达20%～90%。

一、病史

患者，男性，58岁。居住地为黑龙江省巴彦县兴隆林业局。5天前无明显诱因出现头痛，持续搏动样疼痛，间断出现饥饿感，随即出现心悸、头晕，持续数分钟可自行缓解。发病以来患者睡眠、饮食较差，腹泻，小便正常，体重无明显变化。体格检查：T 36.8℃，P 93次/分，R 18次/分，BP 89/73mmHg，眼睑无水肿，腹软，肝脾肋下未触及，双下肢无水肿。

二、实验室检查

（一）血常规

WBC 24.12×10^9/L（↑），LY% 22.5%，NEUT% 51.2%，MONO% 10.6%（↑），EOS% 0.2%，BASO% 0.2%，PLT 32×10^9/L（↓）。

（二）细胞形态学

1. 外周血涂片手工分类　NEUT% 2%，晚幼中性粒细胞百分比11%，中性杆状核粒细胞百分比44%，中性分叶核粒细胞百分比19%，LY% 5%，MONO% 12%，异型LY% 8%（图16-3A～D），粒细胞明显核左移（图16-3E、F），细胞有破碎感，血小板数量明显减少，分类100个白细胞可见晚幼红细胞1个。

2. 细胞化学染色（图16-4）　NAP染色：阳性率70%，积分106分。

（三）其他实验室检查

1. 凝血检查　PT 12.0s，APTT 30.2 s，TT 18.4s，Fbg 3.79g/L，D-Dimer 3.06mg/L（↑）。
2. 甲状腺功能　FT$_3$ 4.02 pmol/L，FT$_4$ 13.76pmol/L，TSH 6.52mIU/L（↑）。
3. 生化检查　GPT 43.4U/L（↑），GOT 89.1U/L（↑），LDH 812U/L（↑），CK 217.5U/L（↑），K$^+$ 3.27mmol/L（↓），Na$^+$ 127.7mmol/L（↓），Cl$^-$ 99.6mmol/L（↓），Ca^{2+} 2.02mmol/L（↓），BUN 15.2mmol/L（↑），Crea 262μmol/L（↑），UA 539μmol/L（↑），CRP 19.6mg/L（↑）。
4. 流行性出血热抗体　IgG阴性，IgM阳性。

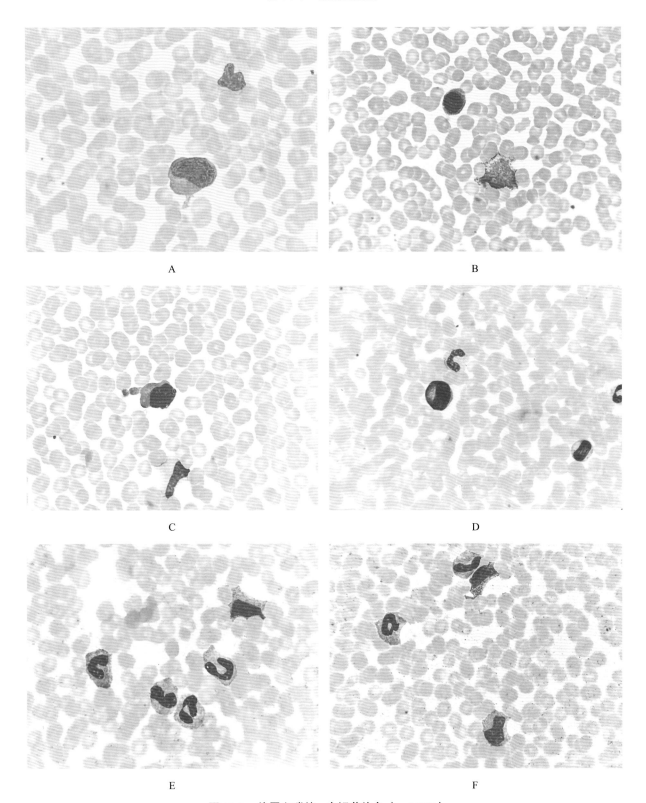

A　　　　　　　　　　　　　　　B

C　　　　　　　　　　　　　　　D

E　　　　　　　　　　　　　　　F

图16-3　外周血瑞特－吉姆萨染色（×1000）

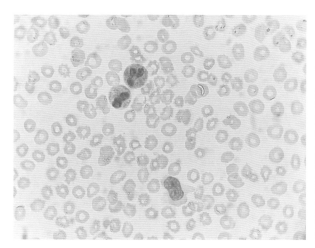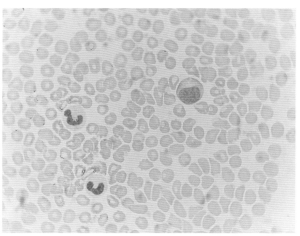

图16-4　外周血NAP染色（×1000）

三、病例分析

流行性出血热因为具有发热、出血、肾损害三大主要特征，又称肾综合征出血热。易感人群多见于男性青壮年农民，具有流行性，以发热、低血压、出血、肾脏损害为特征。

流行性出血热在不同病程呈现不同的临床特征。

1. **发热期**　起病急，典型病例有高热、畏寒，体温39～40℃，伴头痛、腰痛、眼眶痛，即"三痛"，以及四肢关节酸痛、乏力。多数患者食欲减退，重者有恶心、呕吐、呃逆等，患者眼球结膜及面部、颈部和上胸部皮肤出现显著的潮红、充血，似酒醉貌，皮肤出血好发于双侧腋下及胸背部，多为出血点或搔抓样、条索样出血斑点。重症患者有鼻出血、咯血、呕血、便血及血尿等，水肿多见于眼球结膜，为早期特有表现。中、重度水肿常伴有眼睑和面部水肿，可出现蛋白尿、血尿和少尿倾向。

2. **低血压休克期**　发热4～6天后体温下降，部分患者出现低血压或休克。血压下降与脉搏增快、心率增快、脉搏细速或扪不清，伴呼吸浅快。面色与口唇苍白或发绀、肢端发凉、皮肤发白。意识障碍，初为烦躁不安，继之可出现谵妄及嗜睡、昏睡、昏迷。中心静脉压＜6mmHg（0.8kPa），此期患者渗出体征特别突出，出血倾向也十分明显，低血压休克期多不超过24小时。

3. **少尿期**　少尿期是本病的极期，与低血压休克期常无明显界限，两期也可重叠发生或完全缺如。轻、中型患者常无低血压休克期而直接进入少尿期，部分轻型患者可直接进入多尿期。本期一般出现于第5～8病日，持续3～5天，长者可达2周以上。临床表现有头昏、头痛、嗜睡、烦躁、谵妄，以致抽搐、昏迷，但皮肤、黏膜出血往往加重，伴呕血、咯血、便血和血尿，少尿期持续超过1周的患者多有轻重不等的贫血和高血压。本期多数出现电解质紊乱，易合并各种严重并发症，如严重感染、急性呼吸窘迫综合征、心力衰竭、肺水肿等。

4. **多尿期**　每日尿量超过3000ml为多尿，但尿量增至每日2000ml即开始进入多尿期，重者24小时尿量可达5000～10 000ml。本期多出现于病程第2周，持续1～2周。轻症患者可无低血压休克和少尿期而直接进入多尿期，也有极少数患者可无多尿期。大量排尿如不及时补充水和电解质极易发生脱水、低血钾和低血钠，甚至发生二次休克而导致继发性肾衰竭，重者可危及生命。因此，仍需加强监护和治疗。

5. **恢复期**　多数患者病后3～4周开始恢复。尿量逐渐减至2000ml/d左右，精神、食欲和体力亦渐恢复。但少数重症患者恢复时间较长，需1～3个月或更久，患者仍感无力、头晕、头痛、食欲减退、腰痛，以及持续多尿及夜尿增多等。

6. 其他症状　部分患者出现恶心、呕吐、胸闷、腹痛、腹泻，皮下和结膜有出血点及其他部位出血表现，以及谵妄、昏迷等症状。

本例患者临床症状很不典型，只因头痛、低血压入心内科治疗，无其他临床症状。血常规显示患者白细胞计数升高，粒细胞核左移，出现异型淋巴细胞，血小板减少；生化检查显示肝肾功能损害，离子降低。高度怀疑患者患有流行性出血热，建议做流行性出血热抗体及凝血检查，结果显示流行性出血热抗体IgM阳性，IgG阴性。D-二聚体为3.06mg/L，明显升高，最后诊断为流行性出血热低血压休克期。经过4周的治疗，患者已基本痊愈出院。从本病例可看出，细胞形态学对某些非血液系统疾病同样发挥重要作用，这要求检验人员具备过硬的形态学基础和扎实的临床医学知识，做到早诊断、早治疗，以挽救患者生命。

（宋国良　闫晓琳　高庆峰）

第三节　传染性单核细胞增多症

传染性单核细胞增多症（infectious mononucleosis，IM）是由Epstein Barr（EB）病毒感染所致的单核巨噬细胞系统增生性疾病，简称"传单"。病毒携带者和患者是本病的传染源，主要通过经口的密切接触或飞沫传播。1964年，首先由Epstein Barr等从淋巴瘤组织中分离出类似疱疹病毒颗粒而命名。临床表现主要为乏力、头痛、发热、咽峡炎、淋巴结肿大、肝脾增大、非典型性淋巴细胞（异型淋巴细胞）增多。好发生于儿童及青少年。

一、病史

患者，男性，16岁。因发热6天入院。体格检查：T 38℃，P 90次/分，R 22次/分。一般状态及精神状态可，周身无皮疹及出血点，右侧颌下可触及一淋巴结，约0.7cm×0.7cm，无压痛，活动度可，呼吸平稳，口周及甲床无发绀，咽充血，扁桃体无肿大，颈软，双肺呼吸音粗，未闻及明显啰音。胸部CT：两肺间质纹理增多，肺门不大，纵隔内各组织间隙未见肿大淋巴结，心包不宽，两侧胸膜未见明显增厚。

二、实验室检查

（一）血常规及细胞形态学

白细胞分类以淋巴细胞为主，其中异型淋巴细胞占14%（图16-5A、B），并见约2%凋亡细胞（图16-5C、D），红细胞形态大致正常，血小板散在分布，形态正常。3天后异型淋巴细胞百分比升到25%（图16-5E、F），1周后异型淋巴细胞比例降为7%，凋亡细胞消失。

（二）细胞化学染色

NAP染色阳性率10%，积分26分（图16-6）。

（三）其他实验室检查

EB病毒衣壳抗原IgM抗体阳性，CRP 25.30mg/L（↑）。生化检查：GPT 280.4U/L（↑），GOT 269.9U/L（↑），TBA 20.56μmol/L，ADA 54.0U/L（↑），LDH 631.0U/L（↑），PA 133mg/L。肾功能、离子正常。

1周后，GPT 56.1U/L（↑），GOT 30.3U/L，TBA 5.43μmol/L，ADA 43.0U/L（↑），PA 242mg/L。肝功能基本恢复正常。

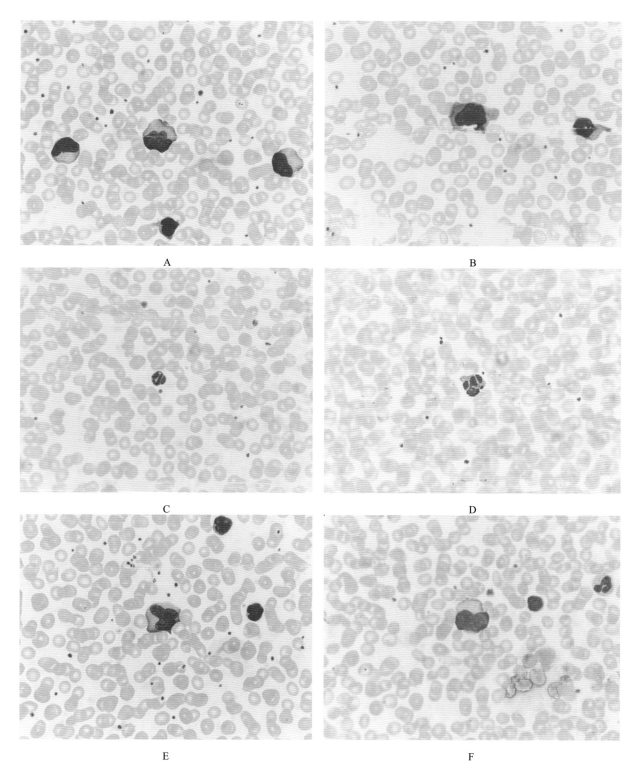

图16-5　外周血瑞特-吉姆萨染色（×1000）

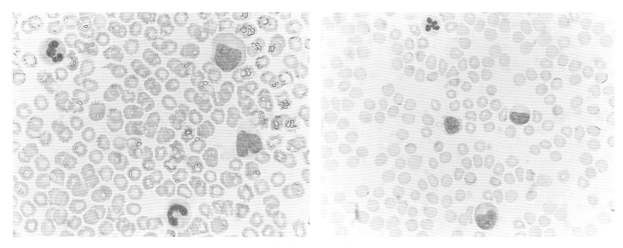

图16-6 外周血NAP染色（×1000）

三、病例分析

IM患者白细胞计数正常或增加，大多数在20×10⁹/L以下，高者可达（30～60）×10⁹/L，少数白细胞计数降低。病程早期中性分叶核粒细胞增多，随病情进展，淋巴细胞逐渐增多，占60%～97%，并伴有异型淋巴细胞（又称"反应性淋巴细胞"）出现。异型淋巴细胞于疾病第4～5天开始出现，第7～10天达高峰，大多超过20%。在小儿，年龄越小，异型淋巴细胞阳性率越高。白细胞增多可持续数周或数月。红细胞、血红蛋白和血小板多为正常。Downey于1923年描述了异型淋巴细胞的形态并分为3型：①Ⅰ型，又称空泡型或浆细胞型。胞体比正常淋巴细胞稍大，多为圆形、椭圆形、不规则形。细胞核为圆形、肾形、分叶状，常偏位。核染色质粗糙，呈粗网状或小块状，排列不规则。胞质丰富、染深蓝色、含空泡或呈泡沫状。②Ⅱ型，又称不规则型、单核细胞型。胞体较大，外形常不规则，可有多个伪足。细胞核形状及结构与Ⅰ型相同，或更不规则，染色质较粗糙致密。胞质丰富，染淡蓝或灰蓝色，有透明感，边缘处着色深，一般无空泡，可有少数嗜天青颗粒。③Ⅲ型，又称幼稚型或幼淋巴细胞型。胞体较大，细胞核圆形、卵圆形，染色质细致呈网状排列，可见1～2个核仁。胞质深蓝色，可有少数空泡。传染性单个核细胞增多症以Ⅱ型为主。

IM患者骨髓象淋巴细胞增多或正常，可见异型淋巴细胞，但不及血中所见者多，原淋巴细胞不增多（若增多要排除淋巴细胞增殖性肿瘤），组织细胞可增生。

本例患者外周血凋亡细胞明显增多，凋亡细胞的形态学特点为细胞体积缩小，细胞质密度增加，核质浓缩或破碎，胞膜结构仍然较完整。有学者认为，随着乙二胺四乙酸二钾（ethylenediaminetetraacetic acid-K₂，EDTA-K₂）抗凝剂作用的时间延长，IM患者外周血涂片中的异型淋巴细胞形态学发生改变，出现凋亡细胞，并随抗凝时间的延长而逐渐增多。本例患者外周血出现凋亡细胞，但询问临床医生后，排除标本放置时间过长所致，可能与疾病所处的时期、体内病毒数量、机体的免疫功能相关。患者恢复后，凋亡细胞迅速消失。

EBV抗体检测为临床诊断IM的重要手段。抗EBV有针对病毒的衣壳抗原（VCA）、早期抗原（EA）、核抗原（EBNA）的抗体及补体结合抗体、中和抗体等。其中以抗-VCA IgM和IgG较为常用，前者出现早、消失快、灵敏性与特异性高，有早期诊断价值；后者出现时间早，滴度较高且可持续终身，宜用于流行病学调查。EB病毒的检测较为困难，且在健康人及其他疾病患者中亦可检出病毒，故很少用于临床诊断。

IM好发生于儿童及青少年，应与以咽峡炎表现为主的链球菌感染、疱疹性咽峡炎、风湿热等，以发热、淋巴结肿大为主要表现的结核病、淋巴细胞白血病、恶性淋巴瘤等，以黄疸、肝功能异常为特征的病毒性肝炎及实验室检查相类似的传染性淋巴细胞增多症、巨细胞病毒感染、血清病等进行鉴别。此外，IM还需与心肌炎、风疹、病毒性脑炎等相鉴别。

（宋国良　高庆峰　闫晓琳）

第**17**章 髓系肿瘤

髓系包括粒系（中性粒细胞、嗜酸性粒细胞、嗜碱性粒细胞），单核/巨噬系、红系、巨核系和肥大细胞系的所有细胞。WHO髓系肿瘤分类如下。

1. 骨髓增殖性肿瘤（MPN）

（1）慢性髓细胞性白血病（CML），*BCR-ABL1* 阳性

（2）慢性中性粒细胞白血病（chronic neutrophilic leukemia，CNL）

（3）真性红细胞增多症（PV）

（4）原发性骨髓纤维化（PMF）

1）原发性骨髓纤维化，纤维化前/早期

2）原发性骨髓纤维化，纤维化期

（5）原发性血小板增多症（ET）

（6）慢性嗜酸性粒细胞白血病，非特定类型（CEL-NOS）

（7）骨髓增殖性肿瘤，不能分类型（MPN-U）

2. 肥大细胞增多症

3. 伴嗜酸性粒细胞增多和 *PDGFRA*，*PDGFRB* 或 *FGFR1* 异常，或伴 *PCM1-JAK2* 的髓系或淋系肿瘤

（1）伴 *PDGFRA* 重排的髓系或淋系肿瘤[*]

（2）伴 *PDGFRB* 重排的髓系或淋系肿瘤

（3）伴 *FGFR1* 重排的髓系或淋系肿瘤[*]

（4）临时病种：伴 *PCM1-JAK2* 的髓系或淋系肿瘤

4. 骨髓增生异常综合征/骨髓增殖性肿瘤（MDS/MPN）

（1）慢性粒-单核细胞白血病（chronic myelomonocytic leukemia，CMML）

（2）不典型慢性髓细胞性白血病（atypical chronic myeloid leukemia，aCML）

（3）幼年型粒-单核细胞白血病（juvenile myelomonocytic leukemia，JMML）

（4）MDS/MPN伴环形铁粒幼细胞和血小板增多（MDS/MPN with ring sideroblasts and thrombocytosis，MDS/MPN-RS-T）

（5）骨髓增生异常综合征/骨髓增殖性肿瘤，不能分类型（MDS/MPN-U）

5. 骨髓增生异常综合征（MDS）

（1）伴单系病态造血的MDS

（2）伴环形铁粒幼细胞的MDS

（3）伴环形铁粒幼细胞和单系病态造血的MDS

（4）伴环形铁粒幼细胞和多系病态造血的MDS

（5）伴多系病态造血的 MDS

（6）伴原始细胞过多的 MDS

（7）伴孤立 del（5q）的 MDS

（8）MDS，不能分类型（MDS-U）

（9）临时病种：儿童期难治性血细胞减少症

6．有胚系倾向的髓系肿瘤

7．急性髓系白血病和相关肿瘤

（1）伴重现性遗传学异常急性髓系白血病

（2）AML 伴 t（8；21）（q22；q22.1）；*RUNX1-RUNX1T1*

（3）AML 伴 inv（16）（p13.1q22）或 t（16；16）（p13.1；q22）；*CBFB-MYH11*

（4）APL 伴 *PML-RARα*

（5）AML 伴 t（9；11）（p21.3；q23.3）；*MLLT3-KMT2A*

（6）AML 伴 t（6；9）（p23；q34.1）；*DEK-NUP214*

（7）AML 伴 inv（3）（q21.3q26.2）或 t（3；3）（q21.3；q26.2）；*GATA2*，*MECOM*

（8）AML（原巨核细胞）伴 t（1；22）（p13.3；q13.3）；*RBM15-MKL1*

（9）临时病种：AML 伴 *BCR-ABL1*

（10）AML 伴 *NPM1* 突变

（11）AML 伴 *CEBPA* 双等位基因突变

（12）临时病种：AML 伴 *RUNX1* 突变

（13）伴骨髓增生异常相关改变急性髓系白血病

（14）治疗相关髓系肿瘤

（15）急性髓系白血病，非特定类型（AML-NOS）

（16）AML 微分化型

（17）AML 不伴成熟型

（18）AML 伴成熟型

（19）急性粒-单核细胞白血病

（20）急性原单核细胞/急性单核细胞白血病

（21）纯红系白血病

（22）急性原巨核细胞白血病

（23）急性嗜碱性粒细胞白血病

（24）急性全髓增殖伴骨髓纤维化

（25）髓系肉瘤

（26）唐氏综合征相关骨髓增殖症：①短暂髓系造血异常。②唐氏综合征相关髓系白血病。

（27）短暂髓系造血异常

（28）唐氏综合征相关髓系白血病

8．系列不明急性白血病

（1）急性未分化白血病

（2）混合表型急性白血病伴 t（9；22）（q34.1；q11.2）；*BCR-ABL1*

（3）混合表型急性白血病伴 t（v；11q23.3）；*MLL* 重排

（4）混合表型急性白血病，B/髓混合，NOS

（5）混合表型急性白血病，T/髓混合，NOS

注：*约50%的*FGFR1*重排患者见于T或B系ALL/LBL，极少数*PDGFRA*重排的患者有ALL/LBL。

各型髓系肿瘤鉴别见表17-1。

表17-1 各型髓系肿瘤相关鉴别点

疾病	基本发病机制	血细胞计数	骨髓细胞	骨髓原始细胞	成熟	细胞形态	造血	器官增大
MPN	涉及信号转导通路中蛋白酪氨酸激酶构成性激活，导致过度增殖或凋亡减少	不定，通常一系或多系髓系增多	通常增多，但ET常正常	慢性期<10%	有	粒系和红系前体相对正常；巨核系异常，CML巨核细胞偏小，PMF中巨核细胞为多形性和怪异形状，而ET中则很大	有效	常见
伴嗜酸性粒细胞增多和PDGFRA，PDGFRB或FGFR1重排，或伴PCM1-JAK2的髓系或淋系肿瘤	酪氨酸激酶表面受体构成性激活导致激活信号转导通路并过度增殖	嗜酸性粒细胞增多（≥1.5×10⁹/L）	增多	<20%	有	在最先表现为嗜酸性粒细胞增多的慢性期患者中相对正常	有效	常见
MDS	细胞遗传学、表观遗传学和免疫异常，导致伴异常成熟的增殖，过早凋亡	一系或多系髓系细胞减少	增多，偶尔正常，罕见增生减低	<20%	有	一系或多系髓系病态造血	无效	不常见
MDS/MPN	信号通路（常为RAS）构成性激活伴导致MDS样特征的其他的病损	不定，WBC增多，通常贫血，血小板不定	增多	<20%	有	通常一系或多系髓系病态造血，JMML常极轻的病态造血	各系不同	常见
AML	遗传学异常导致成熟受损，再加上导致肿瘤性克隆增殖和存活的其他异常	白细胞计数不定，通常贫血和血小板减少	通常增多	≥20%，某些细胞遗传学异常者除外	不定（通常）最小	原始细胞可有各种髓系特征，可有一系或多系病态造血	无效或有效	不常见

髓系肿瘤通常是威胁生命的疾病，且诊断需要临床医生、实验室人员和血液病理医生认真仔细地评估临床、形态学、免疫表型和遗传学等数据，最后进行综合诊断。

第一节 骨髓增殖性肿瘤

骨髓增殖性肿瘤（MPN）是一组克隆性造血干细胞疾病，特征为髓系细胞一系或多系增殖，临床表现为外周血一种或多种血细胞增多，常伴有肝脾增大、出血倾向、血栓形成及髓外造血。

一、孤立性血小板增多慢性髓细胞性白血病

孤立性血小板增多慢性髓细胞性白血病是一类临床症状不典型的CML，易与原发性血小板增多症

混淆。本文通过1例以孤立性血小板增多为表现的CML病例介绍，从巨核细胞形态、细胞遗传学及分子生物学检测等方面与原发性血小板增多症加以甄别。临床医生应重视这类变异型CML的存在，以免误诊误治。

（一）病史

患者，女性，63岁。因"进食哽咽感3月"收入消化内科。体格检查：神志清楚，精神尚可，血压128/71mmHg，无贫血貌，浅表淋巴结未及肿大，双肺呼吸音粗，双下肺可闻及少量湿啰音。心率101次/分，心律齐，无杂音。腹软，未及肝脾肋下肿大，未及肿块，剑突下压之不适，胆囊墨菲征阴性，肠鸣音3次/分，下肢无水肿，神经系统检查正常。3年前行阑尾切除术，慢性支气管炎病史10余年；有手足麻木史，具体不详。

（二）实验室检查

【血常规】

WBC 5.5×10^9/L，NEUT 2.39×10^9/L，NEUT% 43.4%，EOS 0.15×10^9/L，EOS% 2.7%，BASO 0.63×10^9/L，BASO% 11.5%，Hb 142g/L，PLT 1093×10^9/L（↑）。

【影像学检查】

腹部增强CT：未见明显异常。

【细胞形态学】

1. 外周血涂片　成熟中性粒细胞占46%，淋巴细胞占37%，嗜碱性粒细胞易见，未见幼红及幼粒细胞（图17-1）。

2. 骨髓形态学　骨髓穿刺瑞特-吉姆萨染色示骨髓增生欠活跃，粒系增生核左移，成簇分布的产板型小巨核细胞易见，成堆分布血小板易见（图17-2）。

3. 细胞化学染色　骨髓NAP染色积分正常（图17-3）。

4. 形态学结论　粒系增生核左移，成堆分布血小板易见，骨髓增殖性肿瘤不能排除。请结合临床，建议活检及相关基因检测。

【骨髓活检】

造血组织增生低下伴巨核细胞增多（图17-4）。IHC：CD138$^+$（散在）、CD15$^+$、CD20$^-$、CD3$^+$、CD31$^+$（巨核细胞）、CD34$^+$（血管）、CD68$^+$、MPO$^+$。

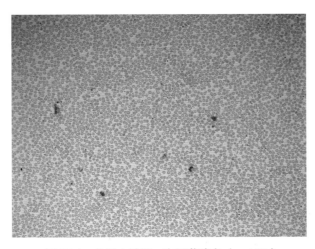

图17-1　外周血瑞特-吉姆萨染色（×100）

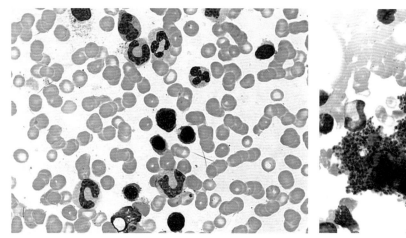

A. 骨髓粒系增生　　　　　　　　　　　　B. 产板型小巨核及血小板增多

图 17-2　骨髓瑞特－吉姆萨染色（×1000）

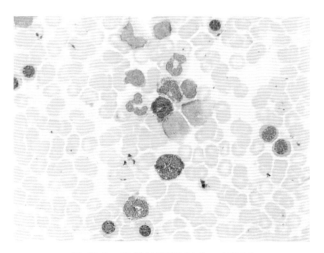

图 17-3　骨髓 NAP 染色（×1000）

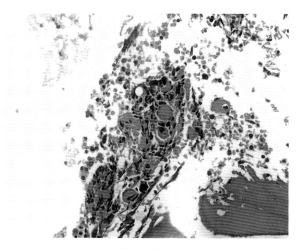

图 17-4　骨髓 HE 染色（×100）

特殊染色：Masson 染色（－），铁染色（－），网状纤维染色（＋）。

【流式细胞学】

1. 结果　粒细胞群（R1）占 47.28%，CD11b/CD16 表达模式提示粒系各阶段细胞比例大致正常；嗜碱性粒细胞群（R5）占 5.2%，表达 CD33、CD38、CD11b、CD13、CD123；幼稚细胞群（R0）占 1.17%，CD34 占有核细胞的 0.38%，CD117$^+$ 细胞占有核细胞的 0.33%；淋巴细胞群（R2）占 14.64%，以 T 细胞为主，CD3$^+$ 细胞 CD4/CD8 比例大致正常；单核细胞群（R3）占 1.94%。

2. 结论　骨髓免疫分型示粒细胞群占有核细胞的 47.28%，分化成熟，嗜碱性粒细占 5.2%，未见原始细胞增多。

【细胞遗传学】

染色体核型：46，XX，t（9；22）（q34；q11）[15] /46，XX [5]。

【分子生物学】

JAK2 V617F 未突变；*CALR* 未突变；*BCR-ABL*（P190）低于检测下限；*BCR-ABL*（P210）：2.19E ＋ 05copies 63.66%；*BCR-ABL*（P230）低于检测下限。

【综合诊断】

孤立性血小板增多慢性髓细胞性白血病。

（三）病例分析

孤立性血小板增多CML在外周血表现上和ET表现相似，两者均是骨髓造血干细胞克隆性增殖形成的恶性肿瘤，属于MPN。CML和ET通常在初期的临床表现上有些重叠，均可出现外周血血小板计数升高，但它们的临床过程和治疗预后是明显不同的（表17-2）。

表17-2 典型慢性髓细胞性白血病与原发性血小板增多症鉴别点

	典型慢性髓细胞性白血病	原发性血小板增多症
定义	有*BCR-ABL1*融合基因存在	*BCR-ABL1*阳性为排除性标准
遗传学异常	Ph染色体（＞95%） *BCR-ABL1*重排（100%）	*JAK2 V617F*（60%～65%） *CARL*（20%～30%） *MPL* exon10（3%～5%） 阴性（5%～10%）
血常规及骨髓象	外周血通常表现为白细胞计数显著升高，出现幼粒细胞，嗜碱性粒细胞及嗜酸性粒细胞比例升高，也可出现血小板计数轻度升高 骨髓有核细胞增生明显活跃，粒系增生明显活跃 中性粒细胞碱性磷酸酶积分显著减低	PLT≥450×10⁹/L 骨髓有核细胞增生正常，粒系、红系无显著增生或左移，NAP积分通常升高
临床表现	40%～50%的患者有可触及脾大，贫血，体重减轻	微循环障碍，血栓，进行性脾大
预后	可进展为急性白血病	遵循惰性临床过程，中位生存期超过20年，白血病转化风险较低

早期有学者认为，此类孤立性血小板显著增多且*BCR-ABL1*阳性患者容易出现血栓及出血倾向，临床表现及疾病过程更接近ET，所以在广泛采用WHO分类法之前，这些病例的诊断是有争议的，通常被归类为具有Ph染色体的血小板增多症。2001年WHO造血组织和淋巴组织肿瘤的病理学和遗传学分类解决了这个问题，将*BCR-ABL1*作为CML诊断标准和ET、PV和PMF诊断的排除标准，按此诊断标准这类孤立性血小板增多的*BCR-ABL1*阳性患者应诊断为Ph阳性的骨髓增殖性肿瘤。根据Federica等对1591名单纯显著性血小板增多患者（PLT＞1000×10⁹/L）的调查研究中发现，其中87例为孤立性血小板升高的CML，占5.5%。

孤立性血小板增多慢性髓细胞性白血病具有以下特点：

1. 通常表现为单纯血小板显著性增多（PLT＞1000×10⁹/L）。

2. 白细胞正常或轻度增多，可出现嗜碱性粒细胞增多。

3. 外周循环通常不出现幼粒细胞。

4. NAP积分多为正常或升高。

5. 几乎不出现脾大。

6. 骨髓中的巨核细胞多为不分叶或少分叶的小巨核细胞。

7. *BCR-ABL1*转录断点通常在e14a2。

8. 女性多见，血栓及出血风险小。

这些病例中，巨核细胞的形态学特征引起了人们的关注，所有患者骨髓中都出现了成簇分布产大量血小板的低分叶或不分叶的小巨核细胞，ET巨核细胞通常为体积增大呈鹿角状的多分叶核，骨髓巨核细胞形态成为它和ET的主要鉴别点（图17-5）。

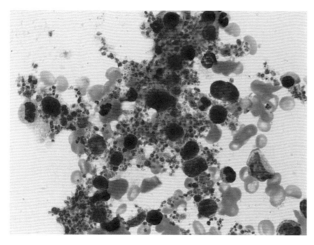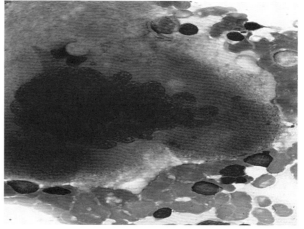

A.CML-T 成簇分布产板型小巨核　　　　　　B.ET 鹿角状的多分叶核体积增大的巨核细胞

图 17-5　CML-T 和 ET 的巨核典型巨核细胞

由于极高的血小板计数，使用 Sokal 风险评分时多数患者为中高危型，而 EUTOS 风险评分是基于外周血嗜碱性粒细胞增多以及脾大小，所以这部分患者往往显示低危，但由于疾病进程较快，风险较高，使用 Sokal 和或 Hasford 风险评分系统进行初始风险评分更适合进行风险筛查。在治疗方面，有文献统计此类患者使用羟基脲控制血小板效果不佳，但酪氨酸激酶抑制剂治疗后血小板能迅速降至正常且能获得完全细胞遗传学反应或主要分子反应，这一点与典型 CML 没有差异，但是其临床表现、风险预后与典型 CML 完全不同，需要早期发现进行及时靶向治疗，此类患者应诊断为 CML-T。

此病例提示，临床单纯的血小板显著性增多患者也要考虑到 CML 的可能性，需要应用荧光原位杂交（fluorescence in situ hybridization，FISH）和或聚合酶链反应（polymerase chain reaction，PCR）方法检测 *BCR-ABL1*，根据 WHO 诊断标准，CML 诊断优先于 *BCR-ABL1* 阴性的 MPN，但需要考虑到二者共存的可能性，提示了同时检测 *JAK2 V617F*、*CALR*、*MPL* 的重要性。

二、慢性髓细胞性白血病

慢性髓细胞性白血病（CML）是一种骨髓造血干细胞克隆性增殖形成的骨髓增殖性肿瘤。自然病程分为慢性期（chronic phase，CP）、加速期（accelerated phase，AP）和急变期（blast phase，BP）。CML 患者骨髓及有核细胞中存在的 Ph 染色体及其形成的 *BCR-ABL1* 融合基因为其标志性改变。

（一）病史

患者，男性，15 岁。2017 年 8 月在当地医院常规体检，血常规：WBC $19.8×10^9$/L，Hb、PLT 正常，后就诊另一家医院，WBC $17.3×10^9$/L，考虑炎症，未予治疗。2017 年 9 月复查血常规，WBC $18.8×10^9$/L，随后来院诊治。

体格检查：体温、脉搏、心率、血压正常，发育正常，营养中等，全身浅表淋巴结无肿大，无肝脾大，胸骨无压痛，双肺呼吸音清。

（二）实验室检查

【血常规】

WBC $20.30×10^9$/L（↑），Hb 151.9g/L，PLT $243×10^9$/L。

【生化检查】

LDH 498U/L（↑），HBDH 392U/L（↑）。

【细胞形态学】

1. 外周血涂片　白细胞数量增多，嗜碱性粒细胞占6.5%，幼粒细胞比例升高（中幼中性粒细胞占14%，晚幼中性粒细胞占4.5%）（图17-6）。红细胞轻度大小不均。血小板小堆可见，形态未见明显异常。

2. 骨髓涂片　骨髓增生极度活跃（图17-7），粒红比为7.07∶1。粒系占有核细胞83.4%，各阶段可见，原粒细胞占0.4%，中、晚幼粒、分叶核细胞比例偏高，分裂象可见，部分细胞可见轻度类巨幼变，嗜酸性粒细胞占3.6%，嗜碱性粒细胞占2%（图17-8A～E）。红系占有核细胞11.8%，各阶段可见，比例大致正常，双核幼红细胞及分裂象可见，偶见核畸形，红细胞轻度大小不均。淋巴细胞占有核细胞4.4%，形态未见明显异常。巨核细胞（2cm×0.5cm）见260个，其中幼稚型2个，颗粒型240个，产板型13个，裸核型5个，单圆、双圆核巨核细胞可见，部分细胞胞体小（图17-8F），血小板小簇可见。

3. 细胞化学染色　NAP染色：阳性率0，积分0分（图17-9）。

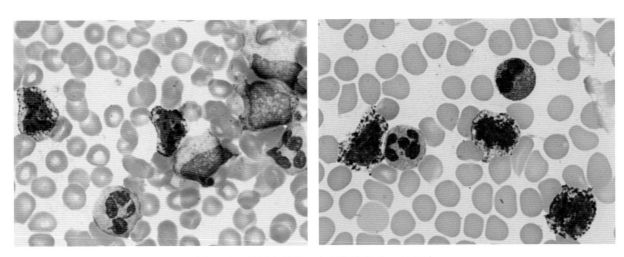

图17-6　外周血瑞特－吉姆萨染色（×1000）

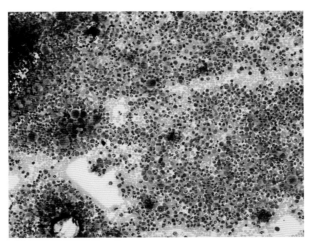

图17-7　骨髓瑞特－吉姆萨染色（×100）

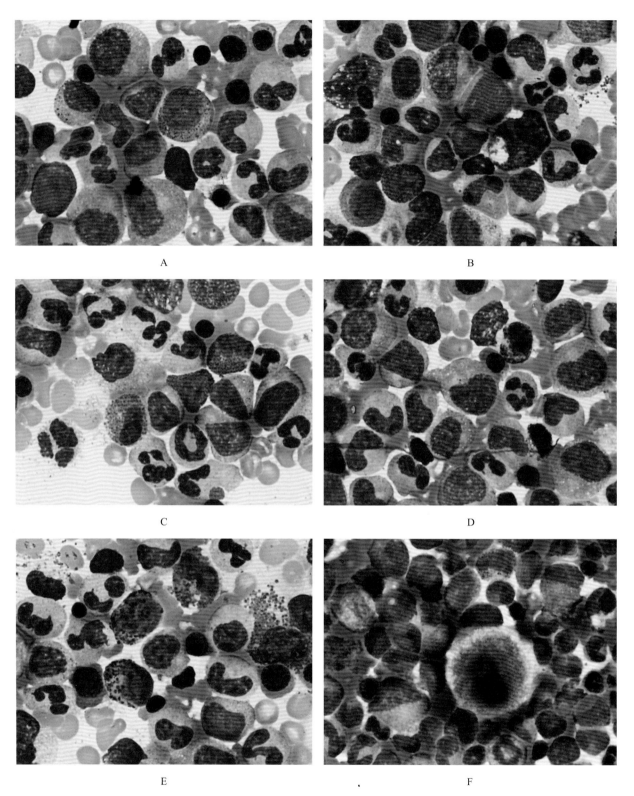

图17-8 骨髓瑞特－吉姆萨染色（×1000）

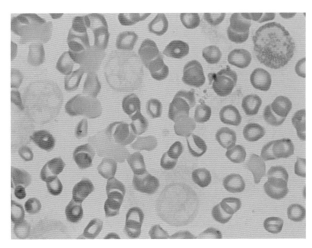

图 17-9　外周血 NAP 染色（×1000）

4. 形态学结论　考虑 CML-CP，请结合 *BCR-ABL1* 基因、染色体检查。

【流式细胞学】

1. 结果　CD34⁺、CD117⁺髓系原始细胞占有核细胞 0.15%，CD33 表达减弱，部分表达 CD56，表型不完全正常，发育阶段粒细胞占有核细胞 91.95%，中间阶段略多，部分异常表达 CD56。单核细胞占有核细胞 0.49%，成熟阶段为主，嗜酸性粒细胞占有核细胞 2.51%，嗜碱性粒细胞占有核细胞 0.42%，有核红细胞占有核细胞 1.63%。未见明显非造血细胞。

2. 结论　异常表型髓系原始细胞占有核细胞 0.15%。粒细胞比例明显升高，中间阶段略多，部分异常表达 CD56。成熟淋巴细胞比例减低，未见明显异常细胞。可疑为 MPN（慢性髓细胞性白血病慢性期）。

【细胞遗传学】

染色体核型：46，XY，t（9；22）（q34；q11.2）［18］/46，XY［2］。

【分子生物学】

BCR-ABL1 P210 融合基因阳性。

【综合诊断】

CML-CP。

（三）病例分析

CML 是一种骨髓增殖性肿瘤，起源于异常骨髓多能造血干细胞，伴有定位于 Ph 染色体上的 *BCR-ABL1* 基因，未治疗的 CML 自然病程为 2 个或 3 个阶段：CP、AP、BP，任何年龄都可发病，诊断时中位年龄在 50～70 岁，多在慢性期确诊，就诊时常有乏力、盗汗、体重减轻、脾大和贫血。

1. CML-CP

（1）外周血：白细胞增多，（12～1000）×10⁹/L（中位 100×10⁹/L），主要是中晚幼粒细胞和成熟中性粒细胞增多。没有明显的发育异常。白细胞中原始细胞比例常低于 2%。嗜碱性粒细胞和嗜酸性粒细胞常见。单核细胞比例常低于 3%，除非是罕见的 p190 *BCR-ABL1*（几乎都有单核细胞增多），易与 CMML 混淆。血小板正常或大于 1000×10⁹/L，血小板减少者少见。

（2）骨髓：一般增生极度活跃，主要是粒系增生，成熟状况与外周血类似，原始细胞常＜5%，如果原始细胞占 10%～19%，提示加速。有核红细胞比例不定，巨核细胞胞体比正常小，常少分叶（侏儒型巨核细胞）。30%病例骨髓活检可见中度到明显的网硬蛋白纤维化，假戈谢（Gaucher）细胞和海蓝组织细胞常见，80%病例有铁负荷减少或者无铁的巨噬细胞。

（3）细胞化学染色：NAP染色积分明显减低。

（4）细胞遗传学：90%～95%的病例有典型的t（9；22）（q34；q11.2）异位形成的Ph染色体。

（5）基因：*BCR-ABL1*融合基因阳性。

少部分CML嗜酸性粒细胞及嗜碱性粒细胞比例不高，血小板正常或脾不大，但外周血幼粒细胞比例升高、NAP积分减低，骨髓涂片见巨核细胞胞体小、假Gaucher细胞和海蓝组织细胞，都可作为重要提示。

2. CML-AP　WHO提议若有如下任何表现者，可诊断为加速期：①治疗无效的白细胞持续性或进行性增多（＞$10×10^9$/L）和/或脾持续性或进行性增大。②治疗不能控制的持续性血小板增多（＞$1000×10^9$/L）。③予治疗无关的持续性血小板减少（＜$100×10^9$/L）。④在起初确诊的核型之后出现克隆性细胞遗传学演变。⑤外周血嗜碱粒细胞≥20%。⑥外周血或骨髓中原粒细胞占10%～19%。此外，常见的小的异常巨核细胞呈大簇状或片状分布，并伴有显著的网状纤维或胶原纤维纤维化被认为是加速期的先兆依据。

如果存在：①对一代酪氨酸激酶抑制剂耐药。②对2个连续酪氨酸激酶抑制剂有任何级别的耐药性或发生2个或更多*BCR-ABL1*突变时，CP病例可被认为是功能性加速期（长期无进展生存率低）。

3. CML-BP　①外周血或骨髓中原始细胞≥20%。②有髓外的原始细胞浸润。③骨髓活检中原始细胞灶性聚集占据了骨髓很大区域，如整个小梁间区域，即使其余区域呈慢性期改变。具上述之一者，即可考虑为急变期。

CML的鉴别诊断主要是与aCML，*BCR-ABL1*阴性鉴别。aCML粒系发育异常明显，常有血小板减少；*BCR-ABL1* P190型，几乎均有单核细胞增多，需要与慢性粒–单核细胞白血病鉴别；*BCR-ABL1* P230型，多表现为明显的中性粒细胞成熟和/或明显血小板增多，需与CNL或ET鉴别，染色体和基因检查有助于诊断。

三、原发性骨髓纤维化

原发性骨髓纤维化（PMF）是一种以骨髓巨核细胞和粒细胞异常增生为主要特征的克隆性骨髓增殖性肿瘤，伴有骨髓纤维结缔组织反应性沉积和髓外造血。好发于中年人和老年人，罕见的情况下，该病也出现在儿童中。原发性骨髓纤维化的诊治在近年又有了长足进展，如WHO诊断标准的更新、芦可替尼临床试验数据的更新，以及该药在我国的上市。

（一）病史

患者，男性，80岁。主因"发现白细胞、血小板计数升高10天"入院。体格检查：T 36.5℃，P 100次/分，R 23次/分，BP 116/78mmHg。平素健康状况良好，无传染病史，无外伤手术史，无药物或食物过敏史，无输血史，有脉管炎、肠梗阻。呈慢性病容。周身皮肤无皮疹、黄染、出血点，浅表淋巴结无肿大。胸骨无压痛，双肺呼吸音清，未闻及干湿啰音。心率100次/分，律齐，各瓣膜听诊区未闻及病理性杂音。腹部平坦，无压痛及反跳痛，肝肋下未触及，脾肋下未触及。双下肢无水肿。

（二）实验室检查

【血常规】

WBC $19.8×10^9$/L（↑），RBC $4.31×10^{12}$/L，Hb 146g/L，PLT $793×10^9$/L（↑）。

【细胞形态学】

1. 外周血涂片 中性杆状核粒细胞1%，中性分叶核粒细胞77%，嗜酸性粒细胞1%，嗜碱性粒细胞1%，淋巴细胞17%，单核细胞3%。红细胞形态大致正常。血小板增多，成堆成片。

2. 骨髓涂片 有核细胞增生减低；粒系占85%，以中性杆状核粒细胞和中性分叶核粒细胞为主，易见嗜酸性粒细胞，偶见嗜碱性粒细胞（图17-10A）。红系占4.5%，幼红及成熟红细胞形态正常。淋巴细胞占8.5%，形态大致正常。巨核细胞20个，可见体积巨大，形态不规则巨核细胞（图17-10B）。血小板成堆、成片分布，大小不等（图17-10C）。

3. 细胞化学染色 铁染色：外铁（无小粒），内铁（1/10）。NAP染色：阳性率86%，积分212分。

4. 形态学结论 该部位骨髓增生减低，血小板明显增多，部分巨核细胞异形，提示MPN相关的疾病，请结合临床表现、骨髓活检、分子生物学等相关检查综合诊断。

【骨髓活检】

1. 结果 ①HE及PAS染色显示骨髓增生较活跃（70%～80%），粒红比例大致正常；粒系各阶段细胞可见，以中幼粒细胞及以下阶段细胞为主；红系各阶段细胞可见，以中晚幼红细胞为主；巨核细胞增多，散在或灶性分布，可见核浓染、浓集的巨核细胞；少量小淋巴细胞散在分布，形态成熟（图17-11）。网状纤维染色（MF-2级）（图17-12）。②免疫组化：CD34$^+$（个别）、CD117$^+$（个别）、TDT$^-$、MPO$^+$（粒细胞）、Lysozyme$^+$（较多）、CD42b$^+$（巨核细胞）、PAX5$^+$（个别）、CD20$^+$（个别）、CD3$^+$（少数）、CD138$^+$（浆细胞）。

2. 结论 支持骨髓增殖性肿瘤，倾向原发性骨髓纤维化。

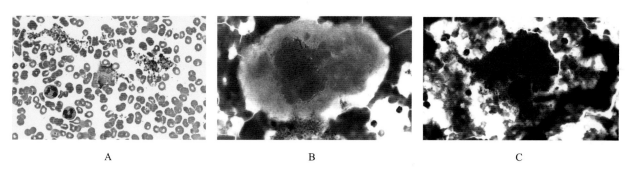

A   B   C

图17-10　骨髓瑞特－吉姆萨染色（×1000）

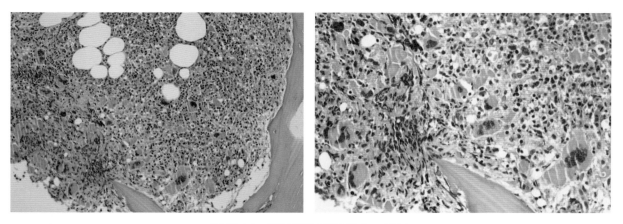

图17-11　骨髓活检HE染色（×400）

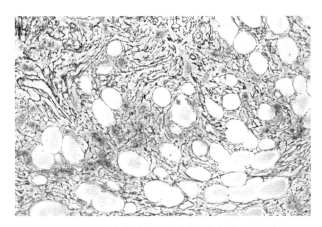

图17-12　骨髓活检网状纤维染色（×400）

【分子生物学】

BCR-ABL1（P190/210/230）阴性，*CALR*阴性，*MAP*阴性，*JAK2 V617F*阳性，*JAK2*外显子12阴性。

【综合诊断】

原发性骨髓纤维化。

（三）病例分析

PMF主要临床表现包括进行性血细胞减少、髓外造血导致的脾大、全身症状（如疲劳、盗汗、发热）、恶病质、骨痛、脾梗死、瘙痒、血栓形成和出血等。与其他*BCR-ABL1*融合基因阴性的MPN，如PV、ET相比，PMF向急性白血病转变的概率明显增加，约20%的PMF患者最终会转变为急性白血病，这些急变的患者预后极差，且PMF患者生活质量差，很多患者最终死于并发症，主要包括心血管事件、血细胞减少所致的感染和出血等。2018年在美国血液学年会上梅奥医学中心报告了1967—2017年诊断的3023例MPN患者疾病亚组间生存率，发现ET的中位总生存期为18年，PV为15年，而PMF只有4.4年，远远低于PV与ET。

PMF外周血通常显示正细胞正色素性贫血，红细胞分布宽度变宽，白细胞和血小板计数不定，可能增加，也可能降低。在诊断时，大多数患者出现中性粒细胞和嗜碱性粒细胞增多。外周血可出现泪滴状红细胞，红细胞明显大小不等及异形红细胞增多。纤维化期PMF外周血可出现原始细胞、幼粒细胞和幼红细胞。骨髓穿刺常呈干抽。疾病早期骨髓有核细胞增生，特别是粒系和巨核细胞。巨核细胞形态具有重要的意义，如密集成簇分布，小梁旁巨核细胞成簇，细胞表现"怪"：核质比高，染色质致密，核浓染，泼墨样，即成熟过度；核形态不规则，异形、畸形等。巨核细胞形态最主要特征是核分叶少或不分叶，常被形容为"云朵样""气球样"，部分为裸核型巨核细胞。骨髓活检可见大量网状纤维组织，根据网状纤维及Masson三色染色可将PMF分为4级（表17-3）。值得注意的是，网状纤维染色的评估为造血细胞区域，当MF-2级和MF-3级同时存在时，若MF-3级区域大于等于30%，则为MF-3级；反之，则为MF-2级。晚期可有新骨形成和骨硬化。

表17-3　骨髓纤维化分级标准（WHO，2017）

分级	标准
MF-0	散在线性网状纤维，无交叉，相当于正常骨髓
MF-1	疏松的网状纤维，伴有很多交叉，特别是血管周围区

续　表

分级	标准
MF-2	弥漫且浓密的网状纤维增多，伴有广泛交叉，偶尔仅有局灶性胶原纤维和/或局灶性骨硬化
MF-3	弥漫且浓密的网状纤维增多，伴有广泛交叉，有粗胶原纤维束，常伴有显著的骨硬化

　　PMF通常与 *JAK2 V617F*、*CALR* 或 *MPL* 基因突变密切相关，半数以上PMF有 *JAK2 V617F* 突变，无Ph染色体。而 *ASXL1*、*TET2*、*DNMT3a*、*SRSF2*、*U2AF1*、*EZH2*、*IDH1/2*、*SF3B1*、*TP53* 和 *CBL* 基因突变与PMF疾病进展和预后相关，可作为二线检测指标。分子遗传标记在包括PMF在内的肿瘤的诊断、预后和治疗中发挥着重要作用。基因突变现已正式纳入WHO中PMF和其他MPN的诊断标准。然而，这些突变不是疾病特异性的，形态学诊断及临床表现对于PMF才是必需的。PMF中的遗传标记也被证实与预后相关，逐步成为预后评价系统的重要组成部分。

　　PMF诊断采用《WHO造血和淋巴组织肿瘤分类》（2017）诊断标准，包括纤维化前（prefibrotic）/早（early）期PMF（表17-4）和明显纤维化（overt fibrotic）期PMF（表17-5）。

表17-4　纤维化前/早期原发性骨髓纤维化诊断标准

主要标准	次要标准
1. 有巨核细胞增生和异形巨核细胞，无明显网状纤维增多（≤MF-1），骨髓增生程度根据年龄调整后呈升高，粒系细胞增殖而红系细胞常减少 2. 不能满足PV、CML（*BCR-ABL* 融合基因阴性）、MDS（无粒系和红系病态造血）或其他髓系肿瘤的WHO诊断标准 3. 有 *JAK2 V617F*、*CALR* 或 *MPL* 基因突变，或无这些突变但有其他克隆性标志，或无继发性骨髓纤维化证据	1. 非合并疾病导致的贫血 2. WBC≥11×10⁹/L 3. 可触及的脾大 4. 血清乳酸脱氢酶水平升高

注：诊断需符合3条主要标准和至少1条次要标准。

表17-5　明显纤维化期原发性骨髓纤维化诊断标准

主要标准	次要标准
1. 巨核细胞增生和异形巨核细胞，常伴有网状纤维或胶原纤维（MF-2级或MF-3级） 2. 不能满足PV、CML（*BCR-ABL* 融合基因阴性）、MDS（无粒系和红系病态造血）或其他髓系肿瘤的WHO诊断标准 3. 有 *JAK2 V617F*、*CALR* 或 *MPL* 基因突变，或无这些突变但有其他克隆性标志，或无继发性骨髓纤维化证据	1. 非合并疾病导致的贫血 2. WBC≥11×10⁹/L 3. 可触及的脾大 4. 外周血可见幼粒细胞、幼红细胞 5. 血清乳酸脱氢酶水平升高

注：诊断需符合3条主要标准和至少1条次要标准。

　　PMF的诊断涉及病史采集、实验室检查及骨髓活检等多个方面。诊断时需重视临床表现、骨髓活检及纤维化的正确评估，以及分级和遗传学特点。MICM分型同样适用于MPN类疾病的诊断。

　　导致反应性骨髓纤维化的常见原因有感染、自身免疫性疾病、慢性炎性疾病、HCL或其他淋巴系统肿瘤、MDS、其他MPN、MDS/MPN、转移性肿瘤及中毒性（慢性）骨髓疾病。

　　纤维化前/早期PMF应与ET进行鉴别，二者的鉴别主要是依靠骨髓活检病理组织学形态分析。真正的ET患者年龄调整后的骨髓增生程度无或轻微升高，髓系和红系造血无显著增生，巨核细胞胞质和细胞核同步增大，体积大至巨大，细胞核高度分叶（鹿角状），嗜银染色纤维化分级常为MF-0；纤维化前/早期PMF患者年龄调整后的骨髓增生程度显著升高，髓系造血显著增生，红系造血减低，巨核细胞细胞核体积的增大超过胞质，体积小至巨大，成簇分布，细胞核低分叶呈云朵状，嗜银染色纤维化分级常为MF-0或MF-1。

有血细胞减少的PMF应与MDS合并骨髓纤维化进行鉴别诊断。近50%的MDS患者骨髓中有轻度网状纤维增生（MF-1级），其中10%～15%的患者有明显纤维化（MF-2或MF-3级）。与PMF不同的是，MDS合并骨髓纤维化常为全血细胞减少，异形和破碎红细胞较少见，骨髓常显示明显三系发育异常，胶原纤维形成十分少见，而且常无肝脾大。

PMF还应与包括CML、PV、CMML和急性骨髓纤维化相鉴别。应用*BCR-ABL1*细胞遗传学或分子检测能够比较容易地区分CML与PMF。若患者临床上符合PV诊断标准，即使表现出明显的骨髓纤维化，也应诊断为PV；CMML患者外周血单核细胞计数常大于或等于1×10^9/L，可作为与PMF的主要鉴别方法；急性期患者骨髓纤维化（急性骨髓炎伴骨髓纤维化或急性巨核细胞白血病）常伴有严重的全身症状、全血细胞减少、轻度或无脾大，以及外周血原始细胞增多，这些均有助于与PMF相鉴别。

四、慢性中性粒细胞白血病

慢性中性粒细胞白血病（CNL）是一种少见的以骨髓和外周血成熟中性粒细胞克隆性（肿瘤性）增殖为特征的骨髓增殖性肿瘤，易与慢性粒细胞性白血病、不典型慢性髓细胞性白血病和慢性粒-单核细胞白血病等疾病相混淆。该病进展缓慢，常伴肝脾大，浅表淋巴结无明显肿大，外周血和骨髓中成熟阶段中性粒细胞持续增多，NAP活性极高，无Ph染色体。该病鉴别诊断难度较大，易造成漏诊、误诊。目前*CSF3R*基因突变已被列入世界卫生组织关于血液肿瘤分类中CNL的诊断标准，并在CNL同其他疾病的鉴别诊断中起着重要作用。

（一）病史

患者，女性，27岁。无明显诱因出现盗汗、腹胀，就诊于当地医院，血常规：WBC 86.48×10^9/L，Hb 75g/L，PLT 129×10^9/L。腹部B超：肝大肋下2cm，脾大肋下8cm。后行骨髓穿刺术，骨髓形态：粒细胞比例多，约占85%，各阶段细胞均见，以成熟细胞为主。*BCR-ABL1*融合基因阴性，为进一步诊治收入院。发病以来睡眠可，食欲差。

（二）实验室检查

【血常规】

WBC 69.51×10^9/L（↑），RBC 28×10^{12}/L（↓），Hb 42g/L（↓），PLT 65×10^9/L（↓），MCV 103.1fl（↑），MCH 32.8pg（↑），MCHC 318g/L，NEUT% 91.04%（↑），LY% 5.64%（↓），MONO% 2.64%（↓）。

【生化检查】

ALP 206U/L（↑），CHE 4207U/L（↓），CK 12 IU/L（↓），HBDH 254U/L（↑），LDH 308U/L（↑），K 3.40mmol/L（↓），Crea 33μmol/L（↓），UA 437μmol/L（↑），T-CHO 1.72mmol/L（↓），HDL-C 0.62mmol/L（↓），Apo-A1 0.59g/L（↓），Apo-B 0.39g/L（↓），Glu 3.6mmol/L（↓），TSGF 78.4 U/ml（↑）。

【凝血检查】

PT 14.6s（↑），PTR 64%（↓）。

【影像学检查】

1. 胸部CT　双肺炎性病灶，建议治疗后复查。双侧腋下多发淋巴结肿大。心包少量积液。双侧胸腔少量积液。腹水。脾大，密度减低。

2. 淋巴结超声 双侧颈部锁骨上窝、腋窝、腹股沟区淋巴结肿大，请结合临床。

3. 肝胆脾胰肾、腹腔淋巴结超声 巨脾，肝脏稍大，质地不均。

【细胞形态学】

1. 外周血涂片 白细胞数量明显增多，以中性杆状及分叶核粒细胞为主占93%，大部分细胞胞质中颗粒增多、增粗，可见空泡（图17-13）。红细胞轻度大小不均，有核红细胞1∶100。血小板数量少，散在可见。

2. 骨髓涂片 骨髓增生极度活跃（图17-14），粒红比为7.45∶1。粒系占有核细胞82%，各阶段可见，原粒细胞占2.4%，中幼粒、杆状核、分叶核粒细胞比例偏高，分裂象可见，大部分细胞胞质中颗粒增多、增粗，部分细胞可见空泡（图17-15）。红系占有核细胞11%，各阶段可见，中幼红细胞比例偏低，分裂象可见，偶见核畸形，红细胞轻度大小不均。淋巴细胞占有核细胞5.5%，形态未见明显异常。巨核细胞（2cm×3cm），见2个颗粒型巨核细胞。血小板少见。

3. 细胞化学染色 NAP染色：（－）3%，（＋）7%，（＋＋）15%，（＋＋＋）69%，（＋＋＋＋）6%，积分268分（↑）（图17-16）。

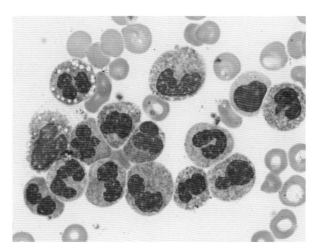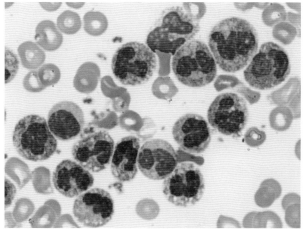

图17-13 外周血瑞特－吉姆萨染色（×1000）

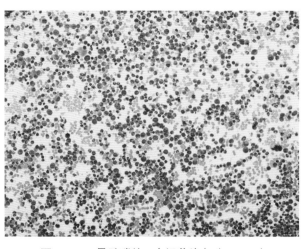

图17-14 骨髓瑞特－吉姆萨染色（×100）

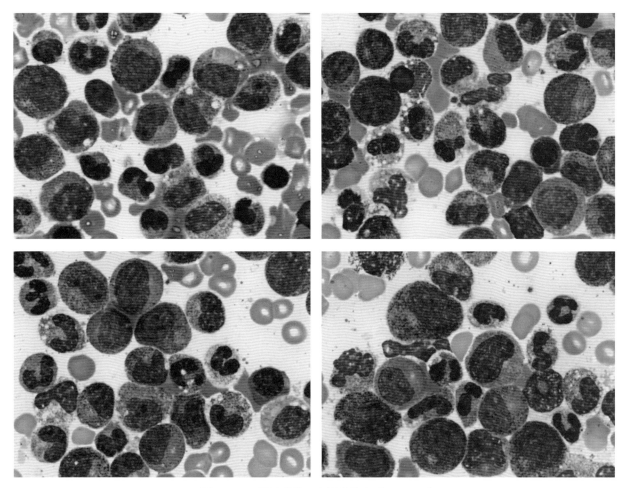

图17-15 骨髓瑞特－吉姆萨染色（×1000）

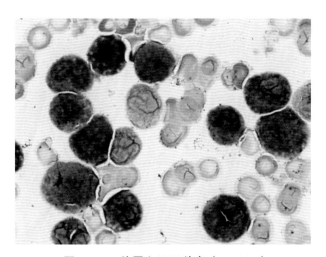

图17-16 外周血NAP染色（×1000）

4. 形态结论 考虑CNL可能性大，请结合 *CSF3R* T618I检查。

【流式细胞学】

1. 结 果 ①骨髓。CD34⁺、CD117⁺原始细胞占有核细胞0.59%，HLA-DR表达减弱，异常表达CD56，为恶性髓系原始细胞，发育阶段粒细胞占有核细胞89.16%，成熟阶段为主，单核细胞占有核细胞1.35%，均为成熟阶段细胞。有核红细胞占有核细胞1.10%，未见明显非造血细胞。②外周血。

CD34$^+$、CD117$^+$原始细胞占有核细胞0.3%，CD33表达减弱，CD200表达增强，CD38表达减弱，部分表达CD15，为恶性髓系原始细胞。

2. 结论　骨髓恶性髓系原始细胞占有核细胞0.59%，粒细胞比例明显升高，成熟阶段为主。有核红细胞比例明显减低，未见明显非造血细胞。外周血恶性髓系原始细胞占有核细胞0.3%。可疑为MPN。

【细胞遗传学】

染色体核型：46，XX［13］。

FISH：所分析的500个间期核中，未见BCR-ABL1融合基因。

【分子生物学】

BCR-ABL1融合基因筛查阴性，NRAS、ASXL1、CSF3R基因突变阳性。

【综合诊断】

慢性中性粒细胞白血病。

（三）病例分析

CNL的特点为外周血中性粒细胞持续性增多，骨髓中由于中性粒细胞增殖而有核细胞过多，肝脾大。无Ph染色体或BCR-ABL1融合基因。CNL发病通常为老年人，但亦有青少年报道，中位数年龄为66岁，男女比例为1.6∶1。

最常见的临床表现为肝脾大，部分患者有皮肤、黏膜或胃肠道出血，可能有痛风和瘙痒等症状，维生素B$_{12}$和尿酸水平常升高。

CNL的诊断标准为：①外周血WBC≥25×10^9/L；中性分叶核细胞和杆状核粒细胞占白细胞≥80%，中性粒细胞前体（早幼、中幼和晚幼粒细胞）＜10%，原粒细胞罕见；单核细胞计数＜1×10^9/L，无病态造血粒细胞。②骨髓高有核细胞量；中性粒细胞增多，中性分叶核细胞和杆状核粒细胞常大于50%，细胞成熟正常；原粒细胞＜5%。③不符合BCR-ABL1阳性的CML、PV、ET和PMF的WHO诊断标准。④无PDGFRA，PDGFRB或FGFR1重排，或PCM1-JAK2。⑤存在CSF3R T618I或其他CSF3R激活突变。或者，无CSF3R突变时，需要符合中性粒细胞持续增多（至少3个月）、脾大并没有可以识别的反应性中性粒细胞增多的原因，包括浆细胞肿瘤，或细胞遗传学/分子学检查有髓系细胞克隆性的证据。

外周血WBC≥25×10^9/L，涂片中性分叶核粒细胞增多，中性杆状核粒细胞也可明显增多。中性粒细胞常有异常的粗大毒性颗粒，少见发育异常形态。几乎所有病例未成熟中性粒细胞（早幼粒细胞、中幼粒细胞、晚幼粒细胞）计数都少于白细胞的5%，但偶尔可达10%。外周血几乎见不到原粒细胞。红细胞和血小板形态通常正常。骨髓活检示有核细胞过度增生，中性粒细胞增多，粒红比例高达20∶1或更高。诊断时原粒细胞和早幼粒细胞百分比不升高，但中、晚幼中性粒细胞和成熟粒细胞百分比升高。也可有红系和巨核系细胞增殖。多发性骨髓瘤常伴有反应性中性粒细胞增多，如果骨髓有浆细胞异常，在诊断为慢性中性粒细胞白血病之前，应通过细胞遗传学或分子技术来证明中性粒细胞的克隆性。

细胞化学中性NAP积分通常升高，但偶尔也会有正常或减低情况。NAP染色在诊断CNL中并不特异。

近90%患者初诊时染色体核型正常，少数病例可有克隆性核型异常，包括＋8、＋9、＋21、del（20q）、del（11q）及del（12p）等异常。CNL患者无BCR-ABL1基因突变，CSF3R T618I突变是CNL一个高度特异而敏感的分子诊断标志，CSF3R除最常见的T618I突变，其他少见有T615A和T640N。此外，CNL患者还常伴有SETBP1、ASXL1、TET2、SRSF2、SF3B1、ZRSR2和U2AFI等基因突变，共存的ASXL1突变与预后较差有关。疑似CNL的患者应进行述基因突变筛查，以寻找疾病克隆性证据。

本例患者有肝、脾增大，外周血白细胞增多，以中性分叶核粒细胞增多为主，粒系前体细胞少见，中性粒细胞有颗粒增多、增粗，可见空泡，分子生物学检查*BCR-ABL1*融合基因阴性，*NRAS*、*ASXL1*、*CSF3R*基因突变阳性，符合CNL诊断。

五、原发性血小板增多症

原发性血小板增多症（ET）为造血干细胞克隆性疾病，是慢性骨髓增殖性肿瘤的一种。其外周血血小板计数明显升高、持续增多而功能异常，骨髓中巨核细胞增殖旺盛，50%～70%的患者有*JAK2 V61F*基因突变，又称出血性血小板增多症，是一种临床上经常遇到的有出血倾向及血栓形成风险等为特点的疾病。

（一）病史

患者，男性，13岁。主因"犯困、嗜睡"就诊。血常规：PLT 814×10^9/L，心腹部B超未见异常，未予治疗，其后就诊于另一家三级医院行血常规检查：WBC 6.26×10^9/L，Hb 128g/L，PLT 796×10^9/L，血清EB病毒核酸阴性，给予预防血栓治疗，其后多次复查血常规提示血小板增多，现为进一步诊治收入院。病程中患者意识清楚，尿便正常，浅表淋巴结、脾脏未触及。

（二）实验室检查

【血常规】

WBC 6.31×10^9/L，RBC 4.84×10^{12}/L，Hb 131.40g/L，PLT 672.80×10^9/L（↑）。

【生化检查】

UA 457μmol/L（↑），CO_2CP 25.8mmol/L（↑），P 2.31mmol/L（↑）。

【凝血】

PT 13.1s（↑），PTR 74%（↓），INR 1.22（↑），APTT 42.5s（↑）。

【细胞形态学】

1. 外周血涂片　白细胞数量正常。红细胞轻度大小不均。血小板数量明显增多，大堆多见（图17-17）。

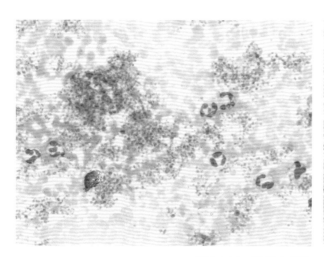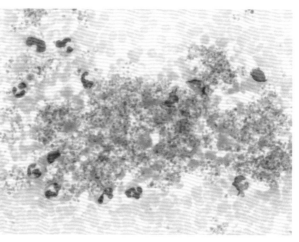

图17-17　外周血瑞特－吉姆萨染色（×1000）

2. 骨髓涂片　骨髓增生明显活跃（图17-18），粒：红=2.92：1。粒系占有核细胞53.2%，各阶段可见，中性杆状核粒细胞比例偏低，中性分叶核细胞比例偏高，分裂象可见，少部分细胞可见轻度类巨变，个别中性粒细胞核分叶不良，嗜酸性粒细胞及嗜碱性粒细胞可见红系占有核细胞18.2%，各阶段可见，比例大致正常，双核幼红细胞及分裂象可见，少部分细胞可见轻度类巨变，偶见核畸形，红细胞轻度大小不均。淋巴细胞占有核细胞23.6%，正常增生幼稚淋巴细胞占1.2%（图17-19A～C）。巨核细

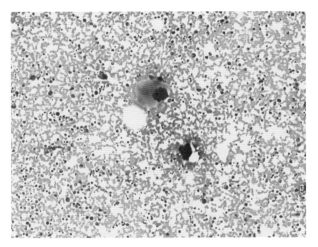

图17-18　骨髓瑞特－吉姆萨染色（×100）

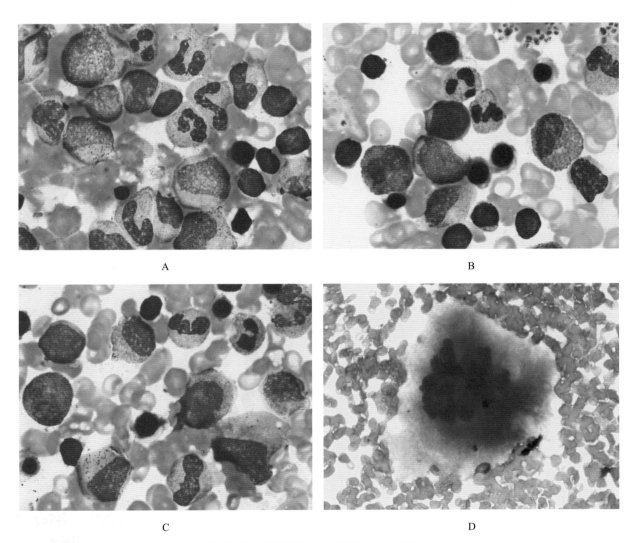

A

B

C

D

图17-19　骨髓瑞特－吉姆萨染色（×1000）

胞（2cm×2cm）见350个，其中幼稚型巨核细胞4个，颗粒型巨核细胞100个，产板型巨核细胞240个，裸核型巨核细胞6个，部分巨核细胞胞体大、多分叶呈鹿角状（图17-19D，图17-20）。血小板成片多见（图17-20B）。

3. 细胞化学染色　NAP染色：（－）32%，（＋）54%，（＋＋）14%，积分82分（图17-21）。

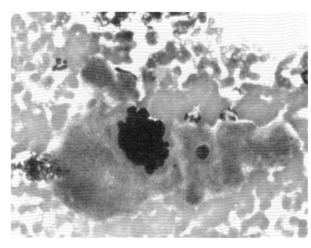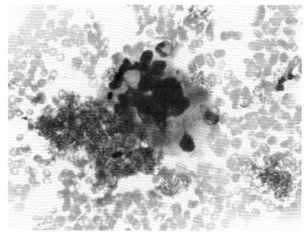

图17-20　骨髓瑞特－吉姆萨染色（×400）

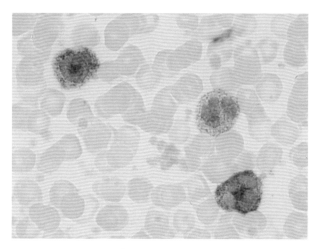

图17-21　外周血NAP染色（×1000）

4. 形态学结论　巨核细胞胞体大，血小板明显增多，不除外原发性血小板增多症，请结合 *JAK2*、*CALR*、*MPL* 检查。

【骨髓活检】

送检骨髓组织一条，长约1.0cm。骨质可见，髓腔内有核细胞增生大致正常，三系均可见。巨核细胞较多，可见小梁旁巨核细胞异常分布，并见有聚集趋势，可见体积巨大、过多分叶巨核细胞。

免疫组化：CD34⁺（血管）、CD117⁺（个别）、MPO⁺（髓系）、CD235a⁺（红系）、CD31⁺（巨核）、CD61⁺（巨核）、CD3⁺（少量）。网银染色（－）。

【流式细胞学】

成熟淋巴细胞占有核细胞20.59%，T细胞占淋巴细胞69%，CD4/CD8=0.94，未见明显异常细胞。B细胞占有核细胞5.07%，可见增生B祖细胞，成熟阶段未见明显单克隆细胞。NK细胞占淋巴细胞比例不高，未见明显异常表达，CD34$^+$、CD117$^+$髓系原始细胞占有核细胞0.29%，未见明显异常表达。发育阶段粒细胞占有核细胞57.74%，未见明显发育异常及异常表达，单核细胞占有核细胞3.28%，成熟阶段为主。有核红细胞占有核细胞10.28%。嗜酸性粒细胞占有核细胞1.22%。未见明显非造血细胞。

【细胞遗传学】

染色体核型：46，XX［20］。

【分子生物学】

JAK2 V617F突变阳性、BCR-ABL1融合基因阴性。

【综合诊断】

原发性血小板增多症。

（三）病例分析

原发性血小板增多症是一种主要累及巨核细胞系的慢性骨髓增殖性肿瘤。其特征是外周血中血小板计数持续性升高（≥450×10^9/L），骨髓中大而成熟的巨核细胞数量增多。本病发病高峰年龄在50～70岁，偶发于儿童，无性别差异。主要临床症状是血管运动性症状（包括头痛、头晕、昏厥、不典型的胸痛、肢体末梢的感觉异常、视觉异常、红斑性肢痛病等）、血栓栓塞及出血等症状。

外周血形态学特点主要为血小板增多，可见血小板形态异常，包括巨大血小板、畸形血小板及颗粒减少的血小板等。骨髓涂片通常显示巨核胞体大、核分叶过多。

典型的骨髓活检显示巨核细胞明显增生并且成簇分布，核分叶多，缺乏明显的网状纤维，细胞构成通常是正常或轻度增加，偶尔表现为低增生性骨髓象。多数病例骨髓活检示有核细胞数量正常或中度增多，最突出的异常是巨核细胞显著增殖，主要是大型至巨大型，胞质丰富而成熟，核呈深分叶和过度分叶（鹿角样）。巨核细胞通常散布于骨髓之中，但可形成松散的细胞簇。骨髓活检形态学对于区分ET与有持续性血小板增多的其他MPN、髓系疾病及反应性血小板增多非常必要：①同时有粒系与红系增殖，即使为轻度也应考虑到PV的前期。②若有粒系增殖伴有怪异、高度不典型的巨核细胞应考虑PMF纤维化前期。③显著的红系或粒系发育异常提示MDS/MPN而不是ET，ET的大巨核细胞且胞核过度分叶，与其他疾病明显不同，MDS伴del（5q）综合征的巨核细胞为中等大小，胞核呈单核叶；伴有inv（3）（q21q26.2）或t（3；3）（q21；q26.2）染色体异常者巨核细胞胞体小且发育异常。④CML患者初始可表现为血小板增多而无白细胞增多，临床上类似于ET。尽管ET中的大巨核细胞易于与白血病中的小"侏儒"型巨核细胞相区分，但对于所有考虑为ET的患者，建议应进行细胞遗传学和/或分子基因检测以排除BCR-ABL1融合基因。

ET无已知的特异性细胞遗传学和分子基因。40%～50%患者有JAK2 V617F或功能性类似的突变，约30%的病例携带CALR突变和3%MPL突变，还有约30%的病例这3个基因突变为阴性。ET仅有5%～10%有异常核型。除＋8、9q异常及del（20q）以外，无一致性染色体异常，部分有单纯性del（5q），需要通过形态学观察与MDS伴孤立性del（5q）进行鉴别。

本例患者血小板持续增多，骨髓巨核细胞增多，部分巨核细胞胞体大、多分叶呈鹿角状；分子遗传学JAK2 V617F突变阳性、BCR-ABL1融合基因阴性，符合原发性血小板增多症诊断。

六、真性红细胞增多症

真性红细胞增多症（PV）是一种起源于造血干细胞的克隆性慢性骨髓增殖性肿瘤，是一种获得性的克隆性原发红细胞增生紊乱。该病主要累及红系，引起红细胞数量绝对增多，血红蛋白水平升高；粒系和巨核系也常常增生，常伴白细胞和血小板不同程度增多及脾大。

（一）病史

患者，男性，62岁。无明显诱因出现头晕，不能言语，10分钟后语言流利，无乏力，无恶心、呕吐，就诊当地医院神经内科，完善血常规：WBC 13.94×10⁹/L，Hb 209.9g/L，PLT 408×10⁹/L。胸部数字X线摄影：两肺纹理增强，主动脉硬化。颈动脉彩超：双侧颈动脉粥样硬化伴斑块形成。头颅MRI平扫：颅内多发缺血；梗死灶；左侧大脑半球皮层多发病灶，考虑亚急性梗死可能性大。给予依那普利降压治疗，阿司匹林肠溶胶囊、氯吡格雷抗血小板聚集，阿托伐他汀钙调脂治疗，患者头晕症状无明显改善，复查血常规：WBC 15.73×10⁹/L，Hb 213.4g/L，PLT 392×10⁹/L。为进一步治疗收入院。

（二）实验室检查

【血常规】

WBC 13.66×10⁹/L（↑），Hb 207.6g/L（↑），RBC 7.14×10¹²/L（↑），PLT 444×10⁹/L（↑），HCT 61.10%（↑）。

【生化检查】

GPT 120U/L（↑），GOT 70U/L（↑），GGT 81U/L（↑），TBil 32.40μmol/L（↑），DBil 13.40μmol/L（↑），UA 139μmol/L（↓）。

【凝血检查】

APTT 9.7 s（↑），Fbg 1.6g/L（↓）。

【影像学检查】

肝胆脾胰肾、腹腔淋巴结彩超：门静脉主干扩张，脾大。

【细胞形态学】

1. 外周血涂片 白细胞数量增多，中性分叶核细胞比例偏高。红细胞密集分布（图17-22），有核红细胞1：100。血小板数量正常，小簇可见，可见大血小板。

2. 骨髓涂片 骨髓增生明显活跃（图17-23），粒红比1.49：1。粒系占有核细胞55%，各阶段可见，比例大致正常，少部分细胞可见轻度类巨变，分裂象可见，偶见中性粒细胞核分叶不良，嗜酸性及嗜碱性粒细胞可见。红系占有核细胞37%，早幼红细胞以下阶段可见，晚幼红细胞比例升高，双核红

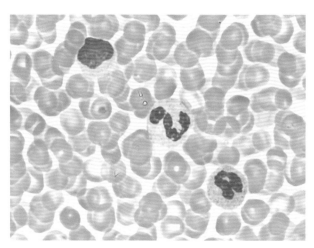
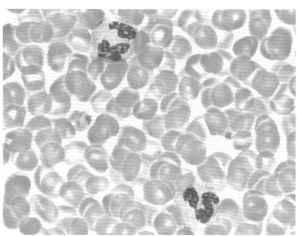

图17-22 外周血瑞特-吉姆萨染色（×1000）

细胞及分裂象可见，少部分细胞可见轻度类巨变，红细胞密集分布（图17-24），轻度大小不均，嗜多色性红细胞可见。淋巴细胞占有核细胞7.5%，形态未见明显异常。巨核细胞（2cm×1.5cm）见99个，其中颗粒型巨核细胞67个，产板型巨核细胞13个，裸核型巨核细胞19个，部分巨核细胞胞体大、多分叶。血小板成堆易见，可见大血小板。

3. 细胞化学染色　细胞内铁：（－）46%，（＋）37%，（＋＋）14%，（＋＋＋）3%，细胞外铁：（＋）。NAP染色：（－）12%，（＋）15%，（＋＋）71%，（＋＋＋）2%，积分163分（↑）（图17-25）。

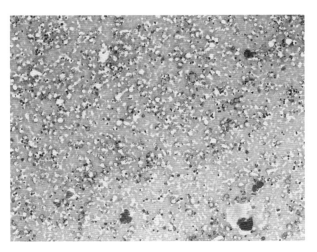

图17-23　骨髓瑞特-吉姆萨染色（×100）

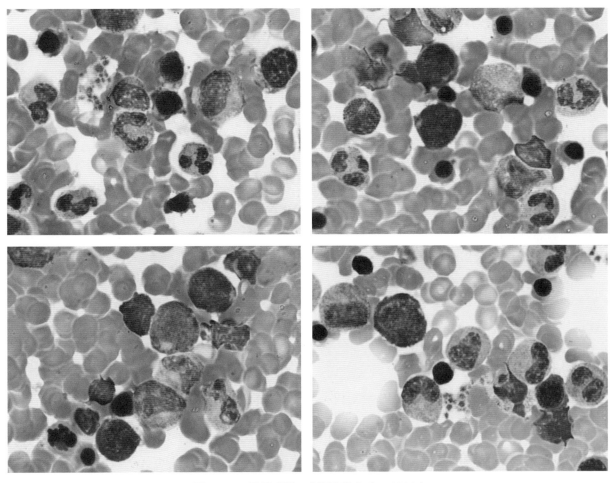

图17-24　骨髓瑞特-吉姆萨染色（×1000）

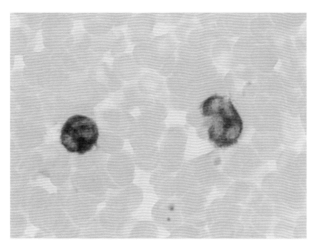

图17-25 外周血NAP染色（×1000）

4. 形态学结论 骨髓增生明显活跃，粒、红、巨三系增殖、红细胞密集分布，不除外真性红细胞增多症，请结合*JAK2 V617F*基因检查。

【流式细胞学】

CD34+、CD117+细胞占有核细胞0.06%，未见明显异常表达，发育阶段粒细胞占有核细胞73%，未见明显发育异常及异常表达，有核红细胞占9.82%，淋巴细胞占15.0%，未见明显异常，未见非造血细胞。

【细胞遗传学】

染色体核型：46，XY［20］。

【分子生物学】

JAK2 V617F突变阳性。

【综合诊断】

真性红细胞增多症。

（三）病例分析

PV的主要症状与红细胞容量增大引起的高血压和血管异常有关。突出表现为皮肤、黏膜红紫，20%的患者有发作性静脉或动脉栓塞，一般主诉有头痛、眩晕、视觉障碍及感觉异常，也常见瘙痒、肢端红痛病和痛风。70%的患者可触及脾大，40%的患者有肝大。任何器官都可因红细胞容量增大引起血管病变而受到损坏，导致出血倾向等临床表现。

外周血红细胞中间淡染区消失，分布密集，嗜碱性点彩和嗜多色红细胞增多；白细胞正常或增多，可见核左移和嗜酸性及嗜碱性粒细胞比例升高；血小板正常或增多，可见巨大、低颗粒或畸形血小板，成簇或成堆分布。骨髓涂片有核细胞增生活跃或明显活跃，粒系、红系和巨核系增生，巨核细胞数量增多且大小不一，成熟正常。

对诊断PV有辅助作用的细胞化学染色主要为NAP和铁染色：NAP染色活性升高；因出血而导致缺铁时，铁染色外铁减低或消失，内铁减少或消失。

诊断真性红细胞增多症时，必须排除继发性真红细胞增多症、遗传性真红细胞增多症和其他MPN。部分病例病因不清，有些有家族遗传倾向或者职业接触毒素史。

真红细胞增多症主要累及外周血、骨髓、肝脾等任何部位。

95%以上的PV患者有*JAK2 V617F*基因突变，但并不特异。其他MPN也可出现相关突变，但突变频度较低。3% PV患者存在*JAK2* exon12突变，20%的PV患者细胞遗传学异常，最常见的为＋8，＋9，del（20q），del（13q），del（9p）。80%～90%的post PV MF有染色体异常，发展为MDS或者AML的几乎100%都有细胞遗传学异常。

PV主要需要与其他继发红细胞增多症、家族性先天性红细胞增多症及其他MPN如ET、PMF等疾病相鉴别。继发性红细胞增多症一般无脾大，白细胞及血小板正常，骨髓仅红系增生，促红细胞生成素水平升高，无*JAK2*突变。家族性先天性红细胞增多症为良性疾病，一般不会进展为恶性血液疾病，一般无脾大，无白细胞及血小板计数升高，亦无*JAK2*突变。PV与ET鉴别，ET与PV均可出现血小板增多和*JAK2*突变，但在骨髓活检中ET骨髓增生正常，仅巨核细胞增生为主，巨核细胞随机簇状分布，体积增大并分叶过多，呈鹿角状。PV三系增生，巨核大小不一，成熟正常。PMF和PV都有脾大，部分PMF有*JAK2*突变，但PMF有贫血表现，并且外周血有幼红细胞和幼粒细胞，泪滴形红细胞易见，骨髓活检骨髓极度增生，巨核细胞大小不一，成簇分布，胞核分叶低，染色质凝集，呈气球状或云朵状，裸核型巨核细胞增多，网状纤维或胶原纤维化。

2%～3%的PV会进展为MDS或者AML，用化疗药物进展的比例高。

（冯　一　任朝翔　伍　平　万　丹　贺　飞　茹进伟　崔丽芬　李　强　高海燕）

第二节　骨髓增生异常综合征

骨髓增生异常综合征（MDS）是一组起源于造血干细胞的髓系异质性克隆性疾病，其特点是髓系细胞发育异常，表现为无效造血、难治性血细胞减少，高风险向AML转化。其诊断与分型的思路是要先确定MDS的诊断，再进行分型。目前MDS诊断多采用维也纳标准，分型多采用WHO标准。

2006年由美国国立综合癌症网络（National Comprehensive Cancer Network，NCCN）、MDS国际工作组（International Workinggroup，IWG）、欧洲白血病网（European Leukemia Network，ELN）等代表，在维也纳会议中通过了MDS最低诊断标准，一直被广泛采用。随着分子标志物和靶向药物的出现，2017国际共识小组更新了此标准，对MDS诊断的2个必备条件、3个确诊条件、3个辅助条件进行了修改（表17-6）。同时满足2个必备条件和1个及以上确诊条件者可诊断MDS；若仅满足必备条件而不具备确诊条件时，参考辅助条件，满足的辅助条件越多，则MDS的可能性越大。其中血细胞减少的标准为：中性粒细胞绝对值＜1.8×10^9/L，血红蛋白＜100g/L，血小板计数＜100×10^9/L。

表17-6　骨髓增生异常综合征的最低诊断标准

必备条件	确诊条件	辅助条件
1. 持续4个月一系或多系血细胞减少 2. 排除其他可导致血细胞减少和发育异常的造血及非造血系统疾病	1. 发育异常：骨髓涂片中红细胞系、粒细胞系、巨核细胞系发育异常细胞的比例≥10% 2. 环形铁粒幼细胞占有核红细胞比例≥15%，或≥5%且同时伴有*SF3B1*突变 3. 原始细胞：骨髓涂片原始细胞达5%～19%（外周血涂片2%～19%） 4. 常规核型分析或FISH检出有MDS诊断意义的染色体异常	1. 骨髓细胞的流式细胞术检测发现多个MDS相关的表型异常，并提示红系和/或髓系存在单克隆细胞群 2. 骨髓病理和/或免疫组化结果支持MDS诊断 3. 基因测序检出MDS相关基因突变，提示克隆性造血

注：①2条均须满足；②至少满足1条；③对于符合必备条件、不具备确诊条件，如符合≥2条辅助条件，诊断为疑似MDS。

2016 WHO MDS修订分型见表17-7。

表17-7　WHO（2016）MDS分型

亚型	发育异常	血细胞减少	环状铁粒幼细胞	骨髓和外周血原始细胞	染色体核型分析
MDS伴单系血细胞发育异常（MDS-SLD）	1系	1～2系	<15%或<5%	骨髓<5%，外周血<1%，无奥氏小体	任何核型，但不符合MDS伴单纯del（5q）标准
MDS伴多系血细胞发育异常（MDS-MLD）	2～3系	1～3系	<15%或<5%	骨髓<5%，外周血<1%，无奥氏小体	任何核型，但不符合MDS伴单纯del（5q）标准
MDS伴环形铁粒幼细胞（MDS-RS）					
MDS-RS-SLD	1系	1～2系	15%或≥5%	骨髓<5%，外周血<1%，无奥氏小体	任何核型，但不符合MDS伴单纯del（5q）标准
MDS-RS-MLD	2～3系	1～3系	≥15%或≥5%	骨髓<5%，外周血<1%，无奥氏小体	任何核型，但不符合MDS伴单纯del（5q）标准
MDS伴单纯del（5q）	1～3系	1～2系	任何比例	骨髓<5%，外周血<1%，无奥氏小体	单纯del（5q），可以伴有1个其他异常［-7或del（7q）除外］
MDS伴原始细胞增多（MDS-EB）					
MDS-EB-1	0～3系	1～3系	任何比例	骨髓5%～9%或外周血2%～4%，无奥氏小体	任何核型
MDS-EB-2	0～3系	1～3系	任何比例	骨髓10%～19%或外周血5%～19%或有奥氏小体	任何核型
MDS，不能分类型（MDS-U）					
外周血原始细胞1%	1～3系	1～3系	任何比例	骨髓<5%，外周血=1%，无奥氏小体	任何核型
单系血细胞发育异常伴全血细胞减少	1系	3系	任何比例	骨髓<5%，外周血<1%，无奥氏小体	任何核型
伴有诊断意义核型异常	0系	1～3系	<15%	骨髓<5%，外周血<1%，无奥氏小体	有定义MDS的核型异常

注：MDS-RS如果存在 *SF3B1* 突变，环形铁粒幼细胞阈值下调到5%；若环形铁粒幼细胞≥15%的病例有明显红系发育异常，则归类为MDS-RS-SLD；外周血=1%的原始细胞必须有2次不同时间的检测记录。

一、MDS伴单系血细胞发育异常

（一）病史

患者，男性，86岁。以乏力为首发症状，活动后胸闷、气促，休息后可缓解，于当地查血常规：WBC $2.57×10^9/L$，Hb 89g/L，PLT $88×10^9/L$，予患者重组人促红细胞生成素治疗，半年后患者乏力加重，再次查血常规：WBC $1.97×10^9/L$，Hb 97g/L，PLT $46×10^9/L$，患者间断用药未经系统治疗，为进一步诊治收入院。体格检查：精神尚可，无浅表淋巴结肿大，肝、脾肋下未触及。

（二）实验室检查

【血常规】

WBC $2.6×10^9/L$（↓），RBC $3.61×10^{12}/L$（↓），Hb 120.1g/L，PLT $49×10^9/L$（↓），MCV 99.6fl，MCH 33.2pg，MCHC 334g/L，NEUT% 67.86%，LY% 18.92%（↓），MONO% 10.23%（↑）。

【生化检查】

CHE 5080U/L（↓），Urea 15.3mmol/L（↑），Crea 240μmol/L（↑），UA 430μmol/L（↑），Glu 3.8mmol/L（↓）。

【细胞形态学】

1. 外周血涂片　白细胞数量偏少，可见中性分叶核粒细胞分叶不良（图17-26A）。红细胞轻度大小不均（图17-26B）。血小板数量少，散在可见，可见大血小板。

2. 骨髓涂片　骨髓增生活跃（图17-27），粒红比为0.99∶1。粒系占有核细胞43.4%，各阶段可见，比例大致正常，分裂象可见，少部分细胞可见轻度类巨幼变、颗粒增多、增粗，个别中性分叶核粒细胞分叶不良（图17-28A），嗜酸性细胞易见。红系占有核细胞43.8%，各阶段可见，晚幼红细胞比例升高，双核幼红细胞及分裂象可见，少部分细胞可见轻度类巨幼变、胞质着色不均、边缘不整齐，偶见核畸形，红细胞轻度大小不均。淋巴细胞占有核细胞7.6%，形态未见明显异常。巨核细胞（2cm×2.5cm）见44个，其中颗粒型巨核细胞40个，裸核型巨核细胞4个，部分细胞体小、单圆核、双圆核、多圆核巨核细胞多见（图17-28B～E）（发育异常细胞约占60%）。血小板小簇可见，可见畸形血小板（图17-28F）。

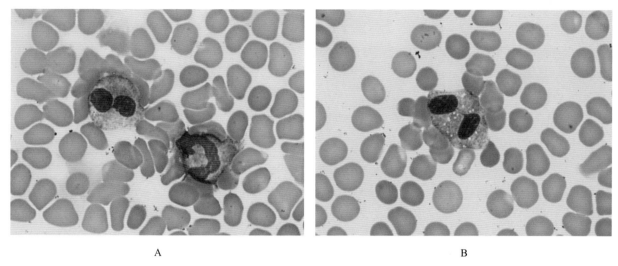

A　　　　　　　　　　　　　　　　　　　　　　B

图17-26　外周血瑞特-吉姆萨染色（×1000）

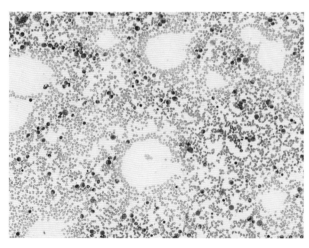

图17-27　骨髓瑞特-吉姆萨染色（×100）

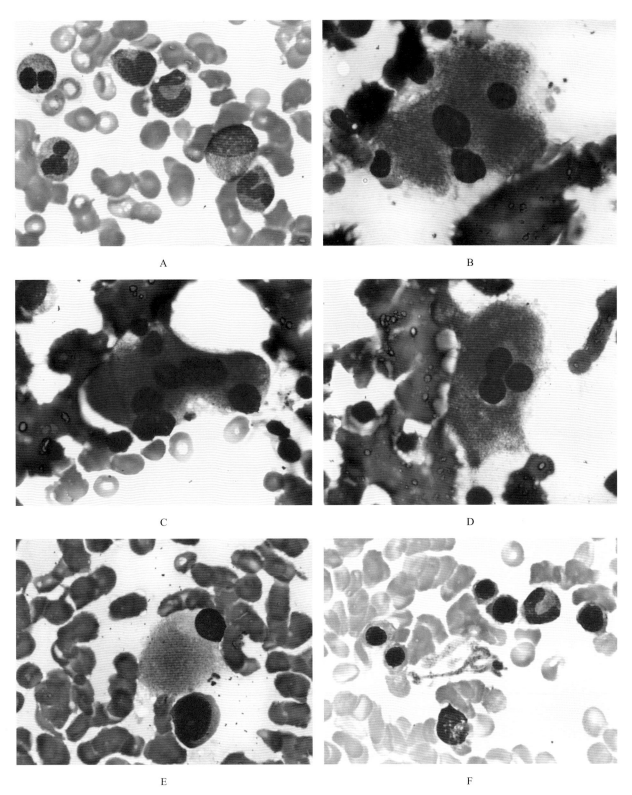

图17-28 骨髓瑞特-吉姆萨染色（×1000）

3. 细胞化学染色　有核红细胞PAS染色:(－)100%。细胞内铁:(－)69%,(＋)12%,(＋＋)14%,(＋＋＋)5%;细胞外铁:(＋)。

4. 形态学结论　MDS-SLD,请结合其他实验室检查。

【流式细胞学】

CD117$^+$、CD34$^+$髓系原始细胞占有核细胞0.05%,未见明显异常表达,发育阶段粒细胞占有细胞62.63%,未见明显发育异常及异常表达。单核细胞占有核细胞7.75%,均为成熟阶段细胞。有核红细胞占有核细胞3.88%,未见明显非造血细胞。嗜酸性粒细胞占有核细胞3.07%,嗜碱性粒细胞占有核细胞1.66%。成熟淋巴细胞占有核细胞15.68%,未见明显异常细胞。

【细胞遗传学】

染色体核型:46,XY,del(7)(q22)[3]/46,XY[18]。

FISH:综合分析各探针结果,D7S486基因丢失[del(7)(q31)]的间期核占5%,建议随访;其他探针未见异常。

【分子生物学】

血液肿瘤突变组分析(58种基因)、白血病融合基因筛查阴性。

【综合诊断】

骨髓增生异常综合征伴单系发育异常。

（三）病例分析

增生异常译自英文dysplasia,其他译名有发育异常、发育不良和病态造血等,具有这一异常形态的造血细胞即为病态造血细胞(dyshemopoietic cells)。"发育异常"这一术语仅用于骨髓粒、红、巨核三系有核细胞,对每个系列受累的发育异常细胞的界定值设定为10%,当检出的病态细胞在单系细胞分类中的比例≥10%,为有意义或明显发育异常的界定,<10%为轻度（轻微）发育异常或无发育异常。红系发育异常有核出芽、核间桥接、核破裂、多个核、类巨幼变、环形铁粒幼细胞、空泡、PAS染色阳性;粒系发育异常:细胞小或不正常的大、核分叶过少（假性Pelger-Hüet异常）、核分叶过多、颗粒减少或无颗粒、异常染色质凝集、假性Chediak-Higashi颗粒、Döble小体、奥氏小体;巨核系发育异常:微小巨核细胞、核叶过少、多个核（正常巨核细胞为单个分叶的核）。

MDS伴单系发育异常诊断标准:1系发育异常,1～2系血细胞减少,环形铁粒幼细胞细胞<15%或有SF3B1突变时环形铁粒幼细胞<5%,外周血原始细胞<1%,骨髓原始细胞<5%,无奥氏小体,不符合MDS伴孤立del(5q)诊断标准。

在伴有红细胞发育异常的MDS-SLD中,流式细胞术可以发现红细胞前体的异常免疫表型特征。将近50%的病例中可以观察到细胞遗传学异常。有获得性克隆性染色体异常,对MDS的诊断有一定意义,但并不是特异性的。通常与MDS-SLD相关的异常包括20q、8号染色体以及5和7号染色体的异常。60%～70%的MDS-SLD病例中发现可发现基因突变,其中TET2和ASXL1是MDS-SLD中最常见的突变基因。

本例老年患者血常规分析两系减少,骨髓涂片红系和粒系细胞发育异常细胞小于该系10%,而巨核系病态高达60%,铁染色无环形铁粒幼细胞,细胞遗传学发现del(7)异常,诊断符合MDS伴单系发育异常。

二、MDS伴多系血细胞发育异常

（一）病史

患者，男性，36岁。因头晕乏力，面色苍白，在当地医院查血常规：WBC 2.95×10⁹/L，Hb 87g/L，PLT 76×10⁹/L。入院后体格检查：贫血貌，精神尚可，无肝、脾、淋巴结增大，皮肤黏膜无瘀斑、出血点。

（二）实验室检查

【血常规】

WBC 1.23×10^9/L（↓），Hb 62.2g/L（↓），RBC 2.40×10^{12}/L（↓），PLT 51.60×10^9/L（↓）。

【生化检查】

TBil 24.8μmol/L（↑），DBil 3.9μmol/L（↑），Urea 2.78mmol/L（↓），UA 649μmol/L（↑），Glu 6.34mmol/L（↑），T-CHO 2.53mmol/L（↓），HDL-C 0.74mmol/L（↓），LDL-C 1.58mmol/L（↓），Apo-A1 0.93g/L（↓），HBDH 322U/L（↑），LDH 503U/L（↑），Fe 57μmol/L（↑），UIBC 6μmol/L（↓），TS 90%（↑）。

【细胞形态学】

1. 外周血涂片　白细胞数量少。淋巴细胞比例升高。红细胞大小不均，有核红细胞比值3∶100（图17-29）。血小板数量少，散在可见。

2. 骨髓涂片　骨髓增生明显活跃（图17-30），粒红比为0.06∶1。粒系占有核细胞5.4%，各阶段可见，原粒细胞占1%，中幼粒及以下阶段比例减低，嗜酸性粒细胞、嗜碱性粒细胞可见。红系占有核细胞91.2%，各阶段可见，原始、早幼红、晚幼红细胞比例偏高，中幼红细胞比例明显升高，分裂象及Howell-Jolly小体可见，大部分细胞可见类巨变或明显类巨变，多见巨大双核及多核细胞及核畸形细胞（图17-31A～G），发育异常细胞约占35%。成熟红细胞大小不均，可见大红细胞、巨大红细胞（图17-31B～G），嗜多色性红细胞易见（图17-31G）。淋巴细胞占有核细胞3.4%，形态未见明显异常。巨核细胞（2cm×1cm）见153个，其中颗粒型136个，裸核17个，易见单圆核、双圆核、多圆核巨核细胞（图17-31H、I），部分巨核细胞胞体小（发育异常细胞约占20%）。血小板少见。

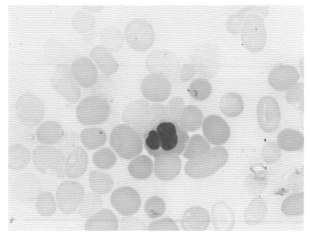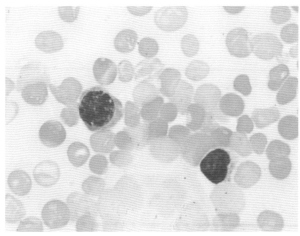

图17-29　外周血瑞特-吉姆萨染色（×1000）

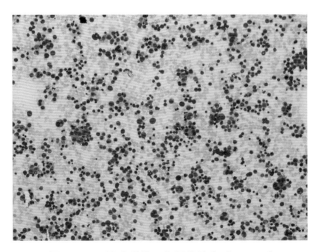

图 17-30　骨髓瑞特－吉姆萨染色（×100）

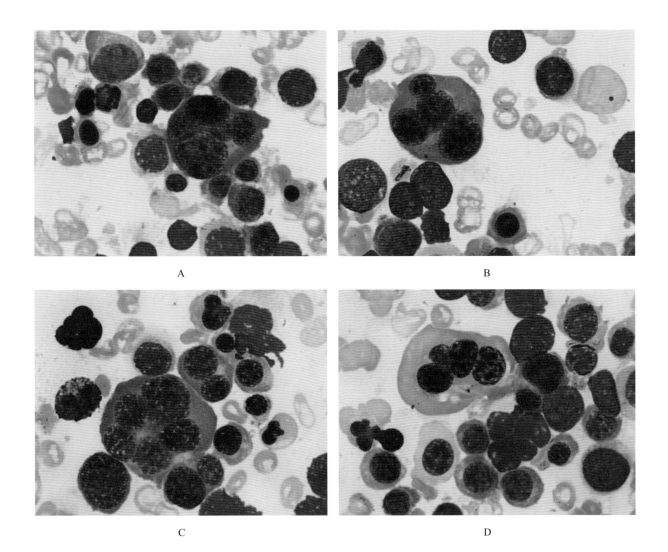

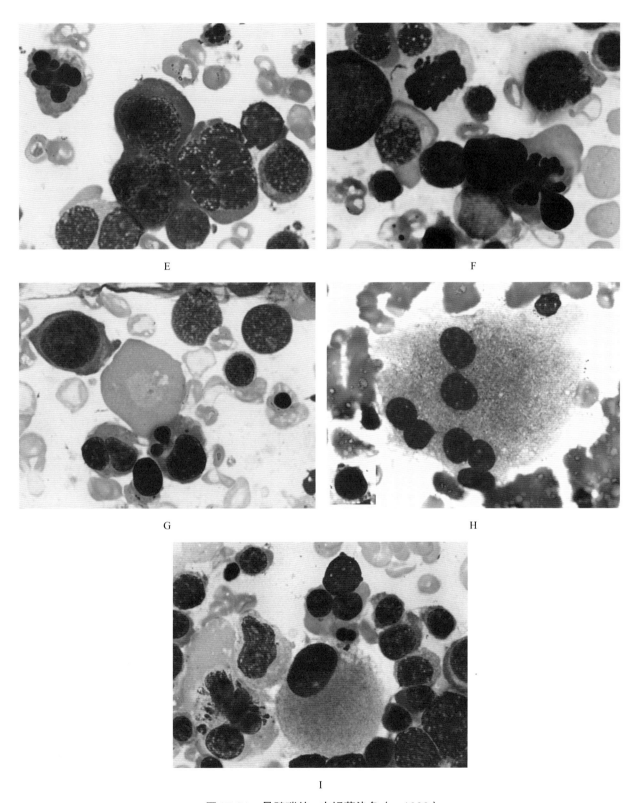

E

F

G

H

I

图17-31　骨髓瑞特－吉姆萨染色（×1000）

3. 细胞化学染色　有核红细胞PAS染色:（－）98%，（＋）2%（图17-32）。细胞内铁:（－）47%，（＋）2%，（＋＋）32%，（＋＋＋）13%，（＋＋＋＋）6%；细胞外铁:（＋）。

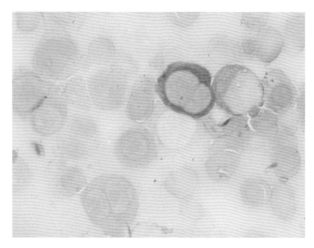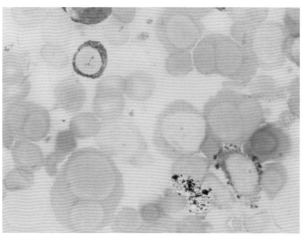

图17-32　骨髓PAS染色（×1000）

4. 形态学结论　MDS伴多系血细胞发育异常。

【流式细胞学】

CD117$^+$、CD34$^+$髓系原始细胞占有核细胞0.21%，CD33表达减弱，表型不正常，发育阶段粒细胞占有核细胞4.11%，颗粒性减低、发育模式异常。单核细胞占有核细胞0.48%，成熟阶段为主。有核红细胞占有核细胞77.6%，部分细胞偏大，成熟淋巴细胞占有核细胞9.0%，未见明显异常细胞，未见明显造血细胞，可疑存在细胞发育异常。

【细胞遗传学】

染色体核型：46，XY，del（20）（q11.2）[6]/46，XY，del（5）（q11）[1]/46，XY[14]。

【分子生物学】

RUNX1、*U2AF1*突变阳性。

【综合诊断】

骨髓增生异常综合征伴多系发育异常。

（三）病例分析

MDS是一组起源于造血干细胞的异质性髓系克隆性疾病，MDS伴多系发育异常（MDS-MLD）形态学表现为外周血原始细胞<1%，1～3系血细胞减少，单核细胞<1×10^9/L，骨髓≥2个系别中发育异常的细胞>10%，原始细胞<5%，环形铁粒幼细胞<15%或伴有*SF3P1*突变环形铁粒幼细胞<5%，无奥氏小体。

骨髓增生一般为活跃。中性粒细胞发育异常包括胞质颗粒减少和/或核分叶少等，染色质聚集异常。部分病例中，红系前体细胞显著增多，可见胞质空泡及明显的核形不规则（包括核间桥、多分叶、核出芽、多核及巨幼样变等）；巨核细胞异常可见单圆核巨核细胞、多圆核巨核细胞及淋巴样小巨核细胞等。骨髓铁染色可见铁储存增加和数量不等的环状铁粒幼细胞。

一部分的MDS-MLD伴有不同程度的纤维化，伴骨髓纤维化的MDS较不伴纤维化的病例更易出现多系病态造血、显著的血小板减少、高风险性细胞遗传学异常、外周血原始细胞增多、生存期缩短。

一般的MDS-MLD患者可见克隆性细胞遗传学异常，包括8号三体、7号单体、del（7q）、5号单体、

del（5q）和del（20q）及复杂核型等。全基因组测序显示，大于50%的MDS-MLD存在基因突变，而这些突变也会出现在其他MDS类型和AML中。基因突变包括黏附复合体（*STAG2*）、染色质修饰因子（*ASXL1*）、剪切体因子（*SRSF2*）、转录因子（*CBL*）、抑癌因子（*TP53*）和DNA修饰因子（*TET2*）。

本例患者为中年男子，外周血三系减少，骨髓原始细胞比例1%，3系出现发育异常，环形铁粒幼细胞占6%，无*SF3B1*突变，分子生物学有*RUNX1*、*U2AF1*突变阳性，细胞遗传学有del（20）和del（5）异常，符合MDS伴多系血细胞发育异常（MDS-MLD）诊断。

三、MDS伴环形铁粒幼细胞

（一）病史

患者，男性，37岁。头晕、乏力10余年，检查发现贫血，未治疗，近期乏力加重。在当地医院查血常规：WBC 4.5×10^9/L，Hb 69g/L，PLT 153×10^9/L。B超：脾脏稍大。生化检查：GPT 120U/L，GOT 75U/L。当地骨髓穿刺考虑营养性贫血，未治疗，为进一步诊治收入院。体格检查：贫血貌，无浅表淋巴结肿大，肝、脾肋下未触及。

（二）实验室检查

【血常规】

WBC 5.33×10^9/L，RBC 1.98×10^{12}/L（↓），Hb 67g/L（↓），PLT 111×10^9/L，MCV 106.1fl（↑），MCH 33.7pg，MCHC 318g/L（↓），NEUT% 79.20%（↑），LY% 12.91%（↓），MONO% 3.50%。

【生化检查】

GPT 60U/L（↑），TBil 34.50mol/L（↑），DBil 10.7μmol/L（↑），Glb 17g/L（↓），TBA 27μmol/L（↑），Crea 35μmol/L（↓）。

【细胞形态学】

1. 外周血涂片　白细胞数量尚可，易见中性分叶核粒细胞分叶不良（图17-33）。红细胞大小不均，有核红细胞比值7∶100。血小板数量少，散在可见。可见大血小板。

2. 骨髓涂片　骨髓增生明显活跃（图17-34），粒红比为0.53∶1。粒系占有核细胞32.6%，各阶段可见，中性晚幼粒、杆状核细胞比例偏低，分裂象可见，部分细胞可见轻度类巨幼变，中性分叶核细胞分叶不良、假性Pelger-Huët畸形易见（图17-35A～D），发育异常细胞约占22%，嗜酸性粒细胞、嗜碱性粒细胞可见。红系占有核细胞61.8%，各阶段可见，中、晚幼红细胞比例升高，双核、多核幼红细胞及分裂象可见，部分细胞可见轻度类巨幼变，核畸形易见（图17-35A～D），发育异常细胞约占15%，红细胞大小不均。淋巴细胞占有核细胞5.0%，形态未见明显异常。巨核细胞（2cm×3cm）见221个，其中幼稚型巨核细胞2个，颗粒型巨核细胞168个，产板型巨核细胞9个，裸核型巨核细胞42个，单圆核、多圆核巨核细胞易见（图17-35E、F），发育异常细胞约占25%。血小板小簇可见。

3. 细胞化学染色　有核红细胞PAS染色：（－）100%。骨髓铁染色：细胞内铁：（－）13%，（＋）2%，（＋＋）11%，（＋＋＋）22%，（＋＋＋＋）52%，环形铁粒幼细胞占62%（图17-36）；细胞外铁：（＋＋＋）。

4. 形态学结论　骨髓增生异常综合征伴多系发育异常和环形铁粒幼细胞增多。

【流式细胞学】

CD117$^+$、CD34$^+$细胞占有核细胞0.32%，未见明显异常表达。R4占有核细胞56.01%，为各发育阶段粒细胞，颗粒性减低，CD11b表达明显减低，发育模式异常。单核细胞占有核细胞1%，成熟阶段为主。有核红细胞占有核细胞35.66%。未见明显非造血细胞，可疑存在骨髓增生异常。

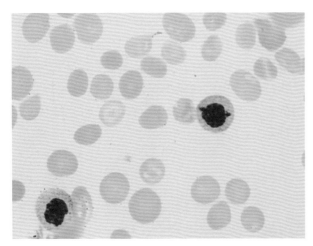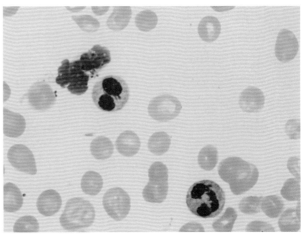

图17-33　外周血瑞特－吉姆萨染色（×1000）

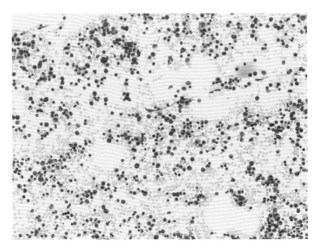

图17-34　骨髓瑞特－吉姆萨染色（×100）

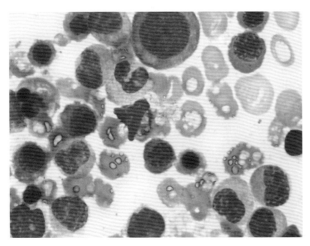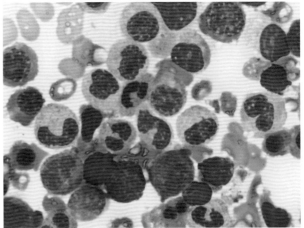

A   B

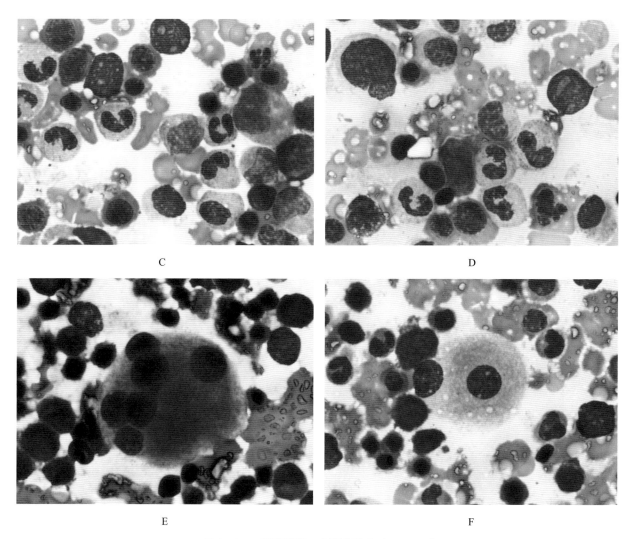

C   D

E   F

图17-35 骨髓瑞特-吉姆萨染色（×1000）

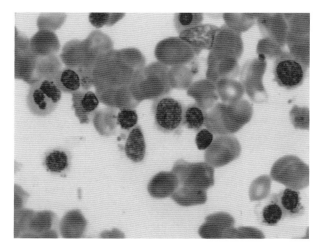

图17-36 骨髓铁染色（×1000）

【细胞遗传学】

染色体核型：46，XY［22］。

【分子生物学】

SF3B1、*SRSF2*、*TET2* 突变阳性。

【综合诊断】

骨髓增生异常综合征伴多系发育异常和环形铁粒幼细胞增多。

（三）病例分析

MDS-RS是骨髓增生异常综合征其中一个亚型，约占MDS病例的13%，主要发生在老年人，患者的平均年龄为60～73岁。其特征是血细胞减少、发育异常和环形铁粒幼细胞≥15%；需排除继发性和先天性环形铁粒幼细胞增多。多数病例有*SF3B1*基因突变，有此突变时，骨髓环形铁粒幼细胞≥5%即可确诊。骨髓髓系原始细胞＜5%，外周血原始细胞的＜1%，无奥氏小体，不符合MDS伴孤立del（5q）的诊断标准。MDS-RS分为两类：一是具有环形铁粒幼细胞和单系发育异常（MDS-RS-SLD），此类患者中，贫血和发育异常仅限于红系；二是具有环形铁粒幼细胞和多系发育异常（MDS-RS-MLD），此类患者表现为1～3系血细胞减少，并且有2系以上存在显著的发育异常（≥10%）。

形态学外周血红细胞同时存在正常红细胞和低色素性红细胞。骨髓红系存在环形铁粒幼细胞和多系发育异常，环形铁粒幼细胞是至少有5个铁颗粒排列于核周≥1/3周。如果有*SF3B1*突变，环形铁粒幼细胞低至5%也可以作出MDS-RS诊断；如果无*SF3B1*突变的病例仍需要环形铁粒幼细胞≥15%。无*SF3B1*突变MDS-RS患者预后比*SF3B1*突变者差。环形铁粒幼细胞还可以存在MDS其他亚型和AML，如符合MDS伴原始细胞增多和孤立性del（5q）诊断标准，即使*SF3B1*突变和环形铁粒幼细胞增多也要归类到MDS伴原始细胞增多和孤立性del（5q）类型中。

环形铁粒幼细胞增多还需排除继发性非血液肿瘤，包括乙醇、铅和苯中毒，服用异烟肼等药物，铜缺乏和先天性铁粒幼细胞贫血，与MDS-RS不同，先天性铁粒幼细胞贫血患者为家族性遗传病，发病年龄较小，为小细胞性贫血，需要进行相关基因突变筛查。通过流式细胞术分析，可以发现红细胞前体发育异常的免疫表型特征。

30%～70%的MDS-RS-MLD患者存在*SF3B1*突变，部分患者还可检测到*TET2*、*RUNX1*、*ASXL1*、*DNMT3A*和*EZH2*基因突变。MDS患者检出的基因突变也可见于其他血液系统肿瘤或其他实体瘤，因此，将基因突变作为MDS克隆标志的特异性明显差于克隆性染色体核型异常，分析基因突变结果时必须与细胞形态学结合，当细胞形态学分析显示发育异常的细胞不足10%时，导致基因编码蛋白改变的突变有助于MDS的确诊。大约有50%的MDS-RS-MLD病例出现细胞遗传学异常，通常情况下包括高风险异常，如del（7）。

四、MDS伴原始细胞增多

病例1

（一）病史

患者，男性，59岁。患者因"发热、最高体温39.8℃，伴咳嗽、咳黄痰"就诊于当地医院，X线胸片提示右肺中叶内侧炎性变，予抗生素（具体不详）治疗后体温降至正常，仍有咳嗽、咳痰，再次就诊，查血常规：WBC $1.67×10^9$/L，Hb 53g/L，PLT $71×10^9$/L，生化未见明显异常。为进一步诊断收入院。患者近期精神、饮食、睡眠可，肝脾无增大，颈部淋巴结触及肿大。

（二）实验室检查

【血常规】

WBC 1.74×10⁹/L（↓），RBC 2.20×10¹²/L（↓），Hb 65g/L（↓），PLT 50×10⁹/L（↓），MCV 90.2fl，MCH 29.5pg，MCHC 323g/L，NEUT% 15.76%（↓），LY% 71.18%（↑），MONO% 8.42%（↑）。

【生化检查】

TBil 25.68μmol/L（↑），CHE 4805U/L（↓），CK 414IU/L（↑），HBDH 394U/L（↑），LDH 309U/L（↑），Ca 1.98mmol/L（↓），Apo-B 0.37g/L（↓）。

【影像学检查】

1. B超　双侧颈部、双侧腋窝内、双侧腹股沟区多个淋巴结可见，双侧颈部部分淋巴结肿大。

2. 胸部CT　右肺中叶内侧炎性改变。

【细胞形态学】

1. 外周血涂片　白细胞减少，原始细胞占2%（图17-37A）。红细胞轻度大小不均，有核红细胞比值46:100（图17-37B）。血小板数量少，散在可见，形态未见明显异常。

2. 骨髓涂片　骨髓增生明显活跃（图17-38），粒红比为0.1:1。粒系占有核细胞8.6%，各阶段可

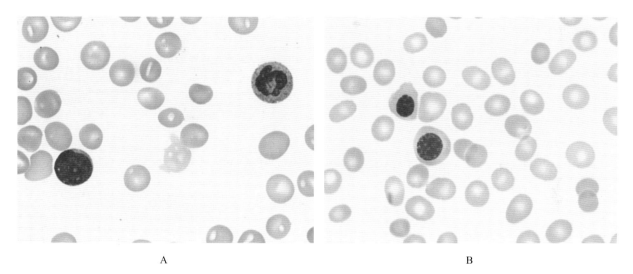

A   B

图17-37　外周血瑞特-吉姆萨染色（×1000）

图17-38　骨髓瑞特-吉姆萨染色（×100）

见，原粒细胞占5.6%（图17-39），其胞体呈圆形或椭圆形，胞质量少呈灰蓝色，细胞核呈圆形或椭圆形，染色质呈细颗粒状，核仁0～2个，易见小原粒细胞（图17-39A、B）；中幼粒细胞及以下阶段细胞比例减低，分裂象可见，少部分细胞可见轻度类巨幼变、核质发育失衡。红系占有核细胞88.2%，各阶段可见，原始、早幼红细胞比例偏高占5.6%，中、晚幼红细胞比例明显升高，双核幼红细胞及分裂象可见，部分细胞可见轻度类巨幼变，少部分细胞可见类巨幼变，核畸形可见（图17-39A、C、D），少部分细胞胞质中可见空泡（图17-39A），发育异常细胞约占17%；成熟红细胞大小不均。淋巴细胞占有核细胞2.6%，形态未见明显异常。巨核细胞（2cm×3cm）见71个，其中幼稚型巨核细胞2个，颗粒型巨核细胞53个，产版型巨核细胞2个，裸核型巨核细胞4个，小巨核细胞10个（图17-39C），单圆核、双圆核、多圆核巨核细胞可见，发育异常细胞约占20%。血小板少见。

3. 细胞化学染色　原始细胞MPO染色：（－）63%，（＋）37%（图17-40）。有核红细胞PAS染色：（－）19%，（＋）54%，（＋＋）21%，（＋＋＋）6%（图17-41）。有核红细胞内铁：（－）45%，（＋）36%，（＋＋）17%，（＋＋＋）2%，细胞外铁：（＋）。巨核细胞酶标染色：单圆核小巨核细胞8个，双圆核小巨核细胞3个，多圆核小巨核细胞3个，淋巴样小巨核细胞1个/全片（图17-42）。

4. 形态学结论　骨髓异常增生综合征伴原始细胞增多。

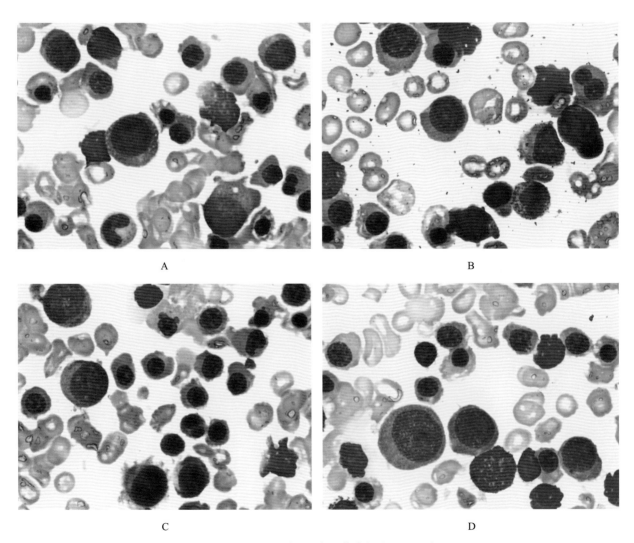

A

B

C

D

图17-39　骨髓瑞特－吉姆萨染色（×1000）

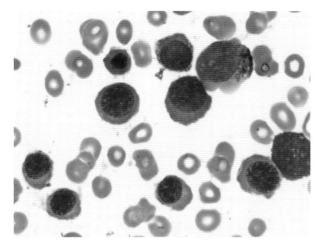

图17-40 骨髓MPO染色（×1000）

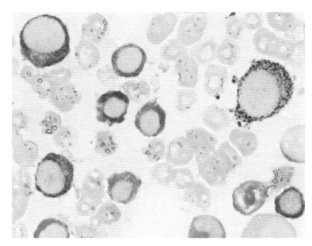

图17-41 骨髓PAS染色（×1000）

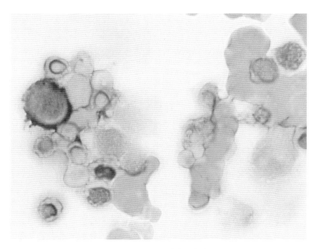

图17-42 骨髓小巨核酶标染色（×1000）

【流式细胞学】

92%细胞（占全部有核细胞）表达CD64、CD117、HLA-DRdim、CD33、CD13、CD71、HLA-ABC，部分表达CD11c、MPO、CD15dim、HLA-DRDPDQ。不表达CD7、CD19、CD11b、CD56、CD16、CD22、cCD3、CD96、CD64、CD14、CD36、CD279、CD25、CD61、CD184、CD86、CD80，为恶性髓系幼稚细胞。

【细胞遗传学】

染色体核型：47，XY，＋8［18］/46，XY［3］。

【分子生物学】

MLL-PTD阳性。

【综合诊断】

骨髓增生异常综合征伴原始细胞增多。

病例2

（一）病史

患者，男性，38岁。几年前体检时发现白细胞减少（具体数值不详），未予重视。近几个月患者无明显诱因出现乏力，活动后气促等不适，无发热、咳嗽、咳痰，无胸痛、胸闷，无胸骨压痛，无牙龈出血等。患者精神、食欲、睡眠略差，尿便正常，体重无明显减轻，无肝、脾、淋巴结增大。

（二）实验室检查

【血常规】

WBC 2.57×10⁹/L（↓），RBC 2.26×10¹²/L（↓），Hb 67g/L（↓），PLT 95×10⁹/L（↓），MCV 96.9fl，MCH 29.6pg，MCHC 306g/L（↓），NEUT% 37.4%（↓），LY% 49.4%（↑），MONO% 13.2%（↑）。

【生化检查】

UA 429μmol/L（↑），Fbg 4.4g/L（↑）。

【细胞形态学】

1. 外周血涂片　白细胞数量少，原始细胞占1%，易见中性分叶核粒细胞分叶不良（图17-43A）。红细胞大小不均，有核红细胞比值29∶100（图17-43B）。血小板数量少，散在可见，形态未见明显异常。

2. 骨髓涂片　骨髓增生明显活跃（图17-44），粒红比为0.7∶1。粒系占有核细胞38.4%，各阶段可见，原粒细胞占10.8%，胞体小，呈圆形或椭圆形，胞质量少呈灰蓝色，可见奥氏小体，多为小原粒

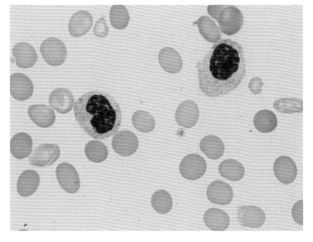 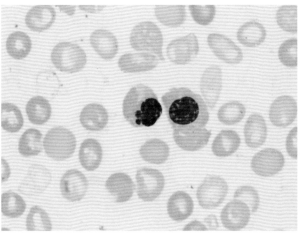

A　　　　　　　　　　　　　　　　　　B

图17-43　外周血瑞特-吉姆萨染色（×1000）

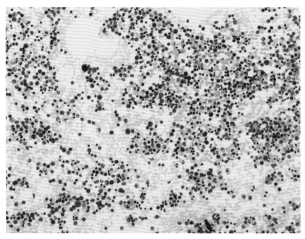

图17-44　骨髓瑞特-吉姆萨染色（×100）

细胞（图17-45A～D），细胞核呈圆形或椭圆形，染色质呈细颗粒状，核仁0～2个。中性中幼粒细胞比例偏高，中性杆状、分叶核细胞比例减低，分裂象可见，易见中性分叶核细胞分叶不良，发育异常细胞约占25%，嗜酸性粒细胞可见。红系占有核细胞54.6%，各阶段可见，中、晚幼红细胞比例升高，双核、多核红细胞及分裂象可见，部分细胞可见类巨变，核畸形可见（图17-45），发育异常细胞约占

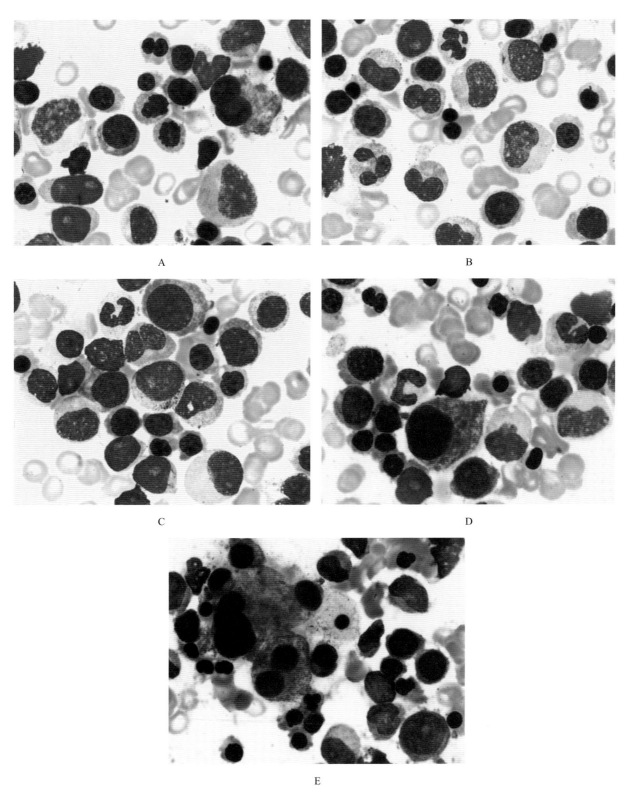

图17-45　骨髓瑞特－吉姆萨染色（×1000）

26%，Howell-Jolly小体及嗜碱性点彩晚幼红细胞可见，红细胞大小不均，嗜多色性红细胞可见。淋巴细胞占有核细胞6.8%，形态未见明显异常。巨核细胞（2cm×1.5cm）见144个，幼稚型巨核细胞9个，颗粒型巨核细胞68个，产板型巨核细胞17个，裸核型巨核细胞8个，小巨核细胞42个，单圆、多圆核巨核细胞易见（图17-45E），发育异常细胞约占46%。血小板少见。未见特殊细胞及寄生虫。

3. 细胞化学染色　原始细胞MPO染色：（－）81%，（＋）19%（图17-46）。原始细胞酯酶双染色：（－）100%（图17-47）。原始细胞PAS染色：阴性75%，（＋）25%（弥漫、细颗粒状）（图17-48B）。有核红细胞PAS染色：（－）92%，（＋）2%，（＋＋）4%，（＋＋＋）2%（图17-48）。细胞内铁：阴性45%，（＋）25%，（＋＋）21%，（＋＋＋）9%；细胞外铁：（＋）。

4. 形态学结论　骨髓增生异常综合征伴原始细胞增多。

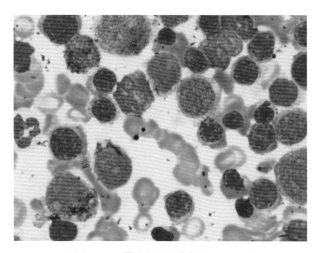

图17-46　骨髓MPO染色（×1000）

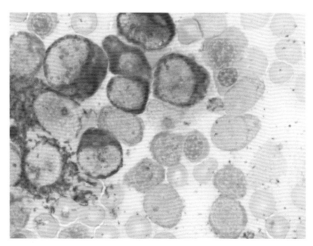

图17-47　骨髓酯酶双染色（×1000）

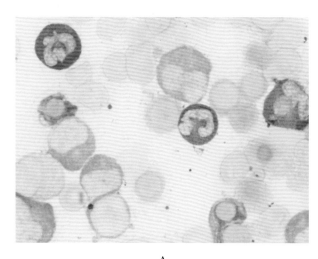

A

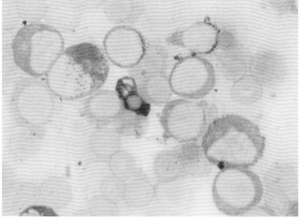

B

图17-48　骨髓PAS染色（×1000）

【流式细胞学】

53%细胞（占全部有核细胞）表达CD34、CD117、HLA-DR、CD33、CD200，部分表达CD13，不表达CD56、CD7、CD8、CD3、CD4、CD5、CD19、CD96、CD11b、MPO、CD22、cCD3、CD16、CD14、CD64、CD11c、CD61、CD36、CD15，为恶性髓系原始细胞，发育阶段粒细胞占有核细胞51.90%，

颗粒性减低，发育模式异常。单核细胞占有核细胞0.11%，成熟阶段为主，有核红细胞占有核细胞32.53%，未见明显非造血细胞，考虑为MDS-EB或AML可能性大。

【细胞遗传学】

染色体核型：46，XY，del（12）（p11.2p12），del（20）（q13.1）［19］/46，XY［1］。

【分子生物学】

U2AF1、*TP53*、*ASXL1*、*PHF6*突变阳性。

【综合诊断】

骨髓异常增生综合征伴原始细胞增多（MDS-EB-2）。

（三）病例分析

MDS-EB为MDS中的常见类型，主要见于50岁以上患者。病因不明，接触环境毒素（包括农药、石油衍生物和一些重金属）者风险增加，吸烟者风险亦高。大多数患者最初表现为骨髓衰竭症状，包括贫血，血小板减少、中性粒细胞减少，且常是进行性加重。约25%的MDS-EB-1和30%的EB-2患者在病情中进展为AML。MDS-EB-1中位生存期约16个月，MDS-EB-2为9个月。

原始细胞（明显）增加为骨髓中≥5%或外周血中≥2%，是MDS-EB形态学和生物学主要特征。MDS-EB分为2个型：①MDS-EB-1为骨髓原始细胞占5%～9%或外周血原始细胞占2%～4%。②MDS-EB-2为骨髓原始细胞占10%～19%或外周血原始细胞占5%～19%，如原始细胞中检出奥氏小体，不管原始细胞比例都应归类为MDS-EB-2。原始细胞准确计数与疾病诊断、治疗和预后有关，规定计数有核细胞500个中的原始细胞百分比。MDS-EB血细胞减少多少不一，可以1系也可以3系减少。骨髓病态造血不定，通常为原始细胞增加同时伴有不同系列和程度的发育异常，环形铁粒幼细胞多少不定，少数患者环形铁粒幼细胞比例高于15%。MDS-EB在骨髓活检中常见原始细胞聚集性分布，即幼稚前体细胞异常定位（abnormal localization of immature precursor，ALIP）；用CD34等单抗免疫组化染色识别的原始细胞可提供更可靠证据，用CD61或CD41等抗体可以帮助识别微小巨核细胞；Gomori染色可以帮助识别伴骨髓纤维化MDS。

在2017版WHO分类中，髓系肿瘤中非红系细胞分类方法被彻底摒弃，原来一部分非红系细胞中原始细胞＞20%的红白血病多数归入MDS-EB中，被称为MDS伴原始细胞增多和红系为主。MDS-EB中，按WHO纤维化标准，达2或3级者被另外分类，称为MDS伴原始细胞增多和纤维化。

MDS-EB原始细胞的免疫表型，为幼稚细胞相关抗原CD34和/或CD117阳性的细胞增多。原始细胞群中还可见粒细胞成熟抗原CD15、CD11b和/或CD65的不同步表达，20%病例中还异常表达CD7，10%表达CD56。

MDS-EB中相对常见的其他突变包括*IDH1*和*IDH2*、*ASXL1*和*CBL*的突变，以及*RUNX1*内聚蛋白复合家族基因和*RAS*通路基因的突变。30%～50%患者有克隆性染色体异常，包括＋8、-5、5q-、-7、7q-及20q-，还可见复杂核型。两例MDS-EB，最大的特点是原始细胞多为小原粒细胞（简称"小原粒"），小原粒的形态：胞体大小接近大淋巴细胞或略大，呈圆形、椭圆形或近泪滴形，胞质量少或极少，灰蓝色，核呈圆形或椭圆形，染色质略致密，核仁清晰，多为1个，MPO染色多数细胞为阴性。小原粒需要在染色良好的涂片中观察，染色深极易误认为成熟淋巴细胞。通过多年来对MDS的观察，小原粒对MDS的诊断具有重要意义，特别是在原始细胞比例较低的情况下，小原粒的出现增加了MDS诊断的可靠性。

MDS-EB的诊断标准：骨髓原始细胞≥5%或外周血原始细胞≥2%，在实际工作中很多原因都可以引起原始细胞增多，如感染、用升白细胞药之后。因此，单用原始细胞去套用标准，难免会有误诊的情况发生，所以原始细胞的性质十分重要，已经明确有奥氏小体的原始细胞为异常原始细胞，那么小原粒也具有同等的意义。

以上2个病例，除小原粒外（MDS-EB-2的小原粒有奥氏小体），都有明显的多系发育异常，这两个病例在形态上具备了多种诊断条件，但是在实际工作中并非所有的病例都如此典型，当1系发育异常或者发育异常比例不是很高时诊断一定要慎重，以免发育异常是其他因素引起。当原始细胞无奥氏小体或不是小原粒时，一定要观察细胞的发育异常情况，了解临床以免原始细胞增多是其他因素所致。虽然诊断MDS-EB时，细胞发育异常不作为诊断条件，但是仍需要计数百分比，并动态观察，为治疗后疗效评估提供参考。

（伍　平　茹进伟　高海燕）

第三节　骨髓增生异常综合征/骨髓增殖性肿瘤

一、慢性粒-单核细胞白血病

慢性粒-单核细胞白血病（CMML）是WHO分类MDS/MPN中最常见的一种髓系肿瘤，发病率每年（1～2）/10^6，大多数在50岁以后发病，男性多于女性。CMML的主要临床特征为外周血单核细胞增多、半数以上患者脾大，伴或不伴髓外浸润。诊断主要依赖形态学特征，必要时参考流式细胞术检测的免疫表型分析，无标志性染色体核型异常，部分患者可被检测到体细胞相关基因突变。

（一）病史

患者，女性，51岁。无明显诱因出现左侧小腿疼痛，后逐渐出现心前区疼痛。于当地医院查血常规发现白细胞计数升高，WBC 29.86×10^9/L，NEUT% 65.6%，MONO% 20.7%，血涂片：MONO% 13%，患者拒绝行骨髓穿刺术。双下肢血管超声示左侧小腿肌间静脉血栓形成，当地医院考虑"左下肢静脉血栓形成"，予以华法林抗凝治疗后小腿疼痛症状缓解，出院后多次复查血常规，白细胞波动（20～30）×10^9/L。发现白细胞增多，单核细胞比例升高1年后就诊于北京一家三级医院，行骨髓穿刺术、骨髓活检、基因检测，诊断为慢性粒-单核细胞白血病，未对本病进行特殊处理，患者为行异基因造血干细胞移植入院。入院体格检查：全身皮肤黏膜无出血点及瘀斑，口腔无溃疡，双呼吸音清，未闻及干湿性啰音，心律齐，未闻及杂音，全身浅表淋巴结未触及肿大，肝肋下未触及，脾肋下4cm。

（二）实验室检查

【血常规】

WBC 49.38×10^9/L（↑），RBC 2.08×10^{12}/L（↓），Hb 82g/L（↓），PLT 97×10^9/L（↑），MCV 117.4fl（↑），MCH 39.2pg（↑），MCHC 334g/L，NEUT% 19.60×10^9/L（↓），LY 15.16×10^9/L，MONO 11.65×10^9/L（↑）。

【生化检查】

GGT 55.0U/L（↑），LDH 294U/L（↑），UA 417mol/L（↑）。

【凝血检查】

PT 26.8s（↑），PT% 30%（↓），INR 2.71（↑），APTT 51.4s（↑），TT 21.5s（↑）。

【影像学检查】

PET/CT：脾大，全身骨髓代谢弥漫升高，符合血液系统疾病表现，双侧颈部、腋窝、腹腔及腹股沟代谢无明显升高。

【细胞形态学】

1. 外周血涂片 白细胞数量明显增多，单核细胞比例明显升高占85%，大部分细胞为异常单核（图17-49）。红细胞轻度大小不均。血小板数量少，散在可见。

2. 骨髓涂片 骨髓增生明显活跃（图17-50），粒红比为17.3：1。粒系占有核细胞36.5%，各阶段可见，原粒细胞占0.5%，中性杆状核细胞比例偏低，分裂象可见，少部分细胞可见轻度类巨变，部分细胞胞质中颗粒增多、增粗，少部分细胞胞质中颗粒缺如，嗜酸性、嗜碱性细胞可见。单核细胞占有核细胞50%，其中幼单核细胞占3.5%（图17-51A），部分为异常单核细胞（图17-51B）。红系占有核细胞5%，各阶段可见，中、晚幼红细胞比例减低，分裂象可见，偶见核畸形，成熟红细胞大小不等。淋巴细胞占有核细胞7%，形态未见明显异常。巨核细胞（2cm×2cm）见189个，其中颗粒型巨核细胞144个，裸核型巨核细胞45个，单圆核、多圆核巨核细胞易见（图17-51C），发育异常细胞约占15%，血小板散在可见。

3. 细胞化学染色 单核细胞酯酶双染色（外周血）：α-NBE阳性100%（图17-52）。

4. 形态学结论 慢性粒-单核细胞白血病（CMML-0），请结合其他实验室检查。

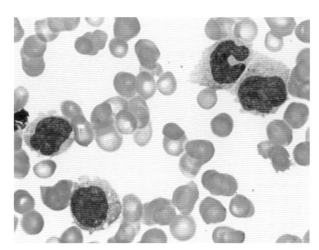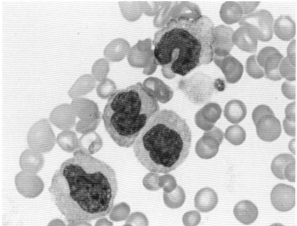

图17-49 外周血瑞特－吉姆萨染色（×1000）

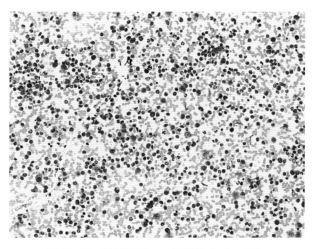

图17-50 骨髓瑞特－吉姆萨染色（×100）

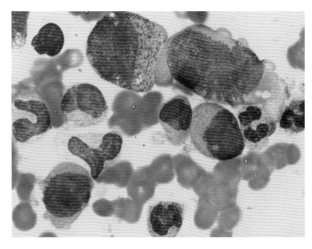 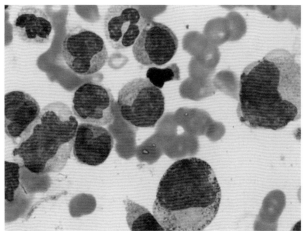

A   B

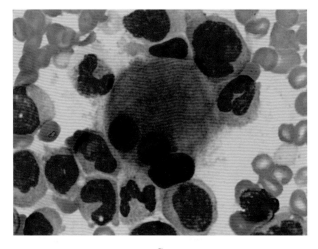

C

图 17-51　骨髓瑞特－吉姆萨染色（×1000）

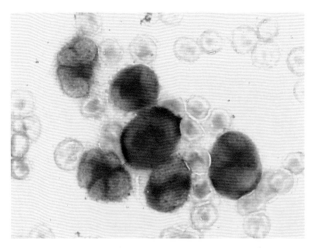

图 17-52　外周血酯酶双染色（×1000）

【流式细胞学】

1. 结果　成熟淋巴细胞占有核细胞6.25%，T细胞占淋巴细胞88%，CD4/CD8=0.42，未见明显异常细胞。NK细胞占淋巴细胞比例不高，未见明显异常表达。成熟B细胞占有核细胞0.18%，未见明显单克隆细胞。浆细胞占有核细胞0.24%，未见明显单克隆细胞。CD117$^+$、CD34$^+$髓系原始细胞占有核细胞0.21%，未见明显异常表达。粒细胞占有核细胞25.51%，发育模式异常。单核细胞占有核细胞58.04%，成熟阶段为主，有核红细胞占有核细胞5.05%，未见明显非造血细胞。

2. 结论　本次检测范围内，成熟淋巴细胞比例不高，未见明显异常细胞。髓系原始细胞比例不高，未见明显异常表达。单核细胞比例升高，成熟阶段为主，不能除外CMML。

【细胞遗传学】

染色体核型：46，XY［13］。

【分子生物学】

白血病相关融合基因筛查阴性，ASXL1突变阳性。

【综合诊断】

慢性粒-单核细胞白血病。

（三）病例分析

CMML是一种以外周血单核细胞绝对值增多（≥1×10^9/L）骨髓中兼具有发育异常和骨髓增殖性肿瘤形态学特征的造血干细胞克隆性疾病。

临床表现最常见的症状为乏力、体重减轻、发热及盗汗；可有肝脾大，主要见于白细胞增多者，淋巴结肿大少见。一旦出现淋巴结肿大，可能是向更为急性期转化，淋巴结可有原粒细胞弥漫性浸润。约半数患者初诊时白细胞计数升高，单核细胞增多（≥1.0×10^9/L），占白细胞比例≥10%，原始细胞＜20%，中性粒细胞前体细胞（早幼、中幼及晚幼粒细胞）比例常小于10%。多有粒系发育异常，包括胞质颗粒减少，中性粒细胞分叶过少或分叶不良。常见轻度正细胞性贫血，有时为大细胞性。血小板数各异，但中度血小板减少常见。可见不典型、体积大的血小板。

骨髓涂片粒系增生为主，白细胞增多的病例多伴有明显的粒系发育异常，与外周血中所见相同。少数白细胞正常或减少的病例粒系发育异常不明显。单核细胞增多，可有胞核及胞质的发育异常。半数以上病例有红系发育异常，如巨幼样改变、核形态不规则及环形铁粒幼细胞。80%的病例可见巨核细胞胞体小、分叶少及微小巨核细胞。细胞化学染色单核细胞α醋酸萘酚酯酶或α丁酸萘酚酯酶染色阳性，NAS-DCE染色阴性。通过骨髓涂片细胞化学染色可以辅助CMML与CML、aCML等的鉴别诊断，后者单核细胞增多少见。

骨髓活检3/4以上的病例骨髓增生极度活跃，粒系细胞增生明显，以早幼至晚幼阶段多见，伴有散在及成簇状或小灶性分布的单核细胞增多，嗜酸性粒细胞不增多，红系细胞很少。总体上，骨髓活检中粒、红系细胞的发育异常不如骨髓涂片清楚。巨核细胞形态多有异常，为小巨核细胞或核分叶过少的巨核细胞。CMML-2原始细胞增多，成簇分布。20%的患者可见结节状分布的成熟浆细胞样树突状细胞，胞体大，少量界线清楚的嗜酸性胞质，核圆，染色质非常疏松，核仁不明显，可见多灶性核碎屑，约30%病例轻至中度网状纤维增多。免疫组化粒细胞表达MPO、CD117、CD15、CD68（KP-1），单核细胞表达CD68（PGMI）、CD163、CD11c、Lysozyme，CMML-2型CD34$^+$原始细胞增多明显，成簇分布。浆细胞样树状细胞为CD123、CD14、CD43、CD68、CD45RA、CD33（弱）和CD4阳性，粒酶B也经常表达，但不表达TIA1及穿孔素。

CMML的诊断标准（WHO，2017年）为：①持续性外周血单核细胞增多，≥1×10^9/L，且白细胞分类计数单核细胞比例≥10%。②不符合 WHO 关于 *BCR-ABL1*⁺CML、PMF、ET 或 PV。③无 *PDGFRA*，*PDGFRB* 或 *FGFR1* 重排或 *PCM1-JAK2*（特别是伴嗜酸性粒细胞增多患者需要除外）。④外周血或骨髓中原始细胞（包括原粒细胞、原始和幼单核细胞）＜20%。⑤髓系细胞≥1 系细胞系别有发育异常，如果无发育异常或极少，但其他条件符合，且有以下表现者，仍可诊断为 CMML：骨髓细胞有获得性细胞遗传学或分子生物学克隆性异常；或单核细胞增多已持续 3 个月以上，且排除所有能引起单核细胞增多的其他原因。

CMML 诊断标准（WHO，2017 年）依据外周血和骨髓原始细胞比例分为以下 3 型：原始细胞外周血中＜2% 和/或骨髓中＜5% 者，诊断为 CMML-0；原始细胞外周血中 2%～4% 和/或骨髓中 5%～9% 者，诊断为 CMML-1；原始细胞外周血中 5%～19%，骨髓中 10%～19% 和/或有奥氏小体，诊断为 CMML-2。

外周血流式细胞术免疫表型分析有助于 CMML 的诊断。单核细胞可被分为 3 类：CD14⁺/CD16⁻（经典型）、CD14⁺/CD16⁺（中间型）和 CD14⁻/CD16⁻（非经典型）。在健康人群中主要是经典型单核细胞（约 85%）。最近研究发现，相对于健康志愿者和反应性单核细胞增多的患者，CMML 患者经典型单核细胞比例升高，以 94% 作为截断值，据此诊断 CMML 的特异性和灵敏度分别为 95.1% 和 91.9%。骨髓细胞免疫表型分析示骨髓异常细胞常表达粒单核细胞抗原，如 CD13 和 CD33、CD14、CD68 和 CD64 亦有不同程度的表达。异常表达的抗原有 CD2、CD15 和 CD56，表达降低的抗原有 CD14、CD13、HLA-DR、CD64 或 CD36。

20%～40% 的患者发现有遗传学的异常，但无特异性。最常见的重现性异常包括＋8，-7 和 del（7q）。73% 的患者为正常核型，7% 有 8 号染色体三体，4% 有 Y 染色体缺失，3% 有复杂核型，1.5% 有异常的 7 号染色体和 10% 有其他畸变。某些髓系肿瘤伴有单独的等臂染色体 17q，除非这类肿瘤具有 CMML 血液学特性，不然最好诊断为 MDS/MPN 不可归类。

CMML 病例常发生多种体细胞突变，最常发生的基因有 *ASXL1*（40%），*TET2*（58%），*SRSF2*（46%），*RUNX1*（15%），*NRAS*（11%）和 *CBL*（10%），很多其他的基因在 CMML 中也可以发生突变（少于 10%）。

外周血单核细胞增多可以是反应性增多，因此，诊断 CMML 首先应除外常见引起的单核细胞增多的非肿瘤因素：①感染，如结核病、布鲁菌病、利什曼病、亚急性细菌性心内膜炎、结节病。②结缔组织病，如系统性红斑狼疮。③由于感染或化疗导致的骨髓抑制后恢复期伴随的单核细胞增多。CMML 还需与外周血白细胞增多同时有单核细胞增多（≥1×10⁹/L）的原发性骨髓纤维化进行鉴别，后者常有 *JAK2*、*CALR* 和 *MPL* 基因突变。

二、幼年型粒-单核细胞白血病

幼年型粒-单核细胞白血病（JMML）是罕见的恶性克隆性造血干细胞疾病，以粒细胞和单核细胞增殖及脏器浸润为主要特点，伴有红系及巨核系细胞发育异常，外周血和骨髓原始细胞＜20%，兼有 MDS 和 MPN 的特点。多发生于婴幼儿，95% 诊断年龄小于 4 岁，男性多于女性，占儿童白血病的 2%～3%，年发病率为（0.6～1.2）/10⁶，15% 可转变为急性髓系白血病。

病例 1

（一）病史

患儿，男，1 岁。2018 年 11 月 2 日因"发热伴喘憋"就诊当地医院，给予甲泼尼龙、丙种球蛋白及头孢菌素治疗未见好转。2018 年 11 月 6 日查血常规：WBC 94.59×10⁹/L，Hb 104g/L，PLT 196×10⁹/L；MONO% 23%，NEUT% 39%，LY% 37%，外周血涂片提示原始细胞、幼稚细胞占 6%，考虑"白血病？"，凝血检查 PT 稍高，生化全项未见异常。腹部 CT：肝脾略饱满，肠管略积气。胸部 CT：双肺肺炎。行骨髓穿刺术,骨髓形态示增生明显活跃,原始细胞及幼单核细胞占12%。免疫分型:表型正常的髓系原始细胞占1.64%。白血病融合基因筛查(32种):阴性。综合考虑不除外白血病。因重症肺炎予鼻导管吸氧支持治疗及积极抗感染治疗,为进一步诊治收入院。体格检查:全身浅表淋巴结未触及肿大,肝肋下6cm,脾肋下5cm,质韧边钝,双下肢无水肿。

(二)实验室检查

【血常规】

WBC 93.93×10⁹/L(↑),RBC 4.05×10¹²/L(↓),Hb 99.80g/L(↓),PLT 413.6×10⁹/L(↑),MCV 82.31fl,MCH 24.67pg(↓),MCHC 299.80g/L(↓),NEUT% 22.52%(↓),LY%37.13%,MONO% 39.85%(↑)。

【生化检查】

TBil 3.1μmol/(↓),GPT 290U/L(↑),GOT 119U/L(↑),GGT 336U/L(↑),ADA 29.3U/L(↑),UA 199μmol/L(↓),HBDH 182U/L(↑),AMY 21U/L(↓),Ca 2.77mmol/L(↑),Mg 1.30mmol/L(↑)。

【凝血检查】

Fbg 1.69g/L(↓),TT 17.3s(↑)。

【细胞形态学】

1. 外周血涂片 白细胞数量明显增多,偶见原始细胞,中幼粒细胞、单核细胞比例明显升高占36%,可见异常单核细胞、多分叶核中性粒细胞(图17-53);红细胞轻度大小不均,有核红细胞比值0.5:100;血小板数量增多,小堆易见,大血小板可见。

2. 骨髓涂片 骨髓增生明显活跃(图17-54),粒红比为13.9:1。粒系占有核细胞59.4%,各阶段可见,原粒细胞占3%,中幼中性粒细胞比例偏高,分裂象可见,部分细胞可见轻度类巨变,少部分细胞核质发育失衡,中性分叶核粒细胞核分叶不良,嗜酸性粒细胞、嗜碱性粒细胞可见(图17-55A)。红系占有核细胞6%,早幼红细胞以下阶段可见,中、晚幼红细胞比例减低,分裂象可见,红细胞轻度大小不均。淋巴细胞占有核细胞10.4%,部分淋巴细胞胞质边缘不整齐。单核细胞占有核细胞24%,其中原幼单核细胞占9%(图17-55A、B)。巨核细胞(2cm×2cm)173个,其中幼稚型1个,颗粒型61个,产板型67个,裸核型44个,单圆核、双圆核、多圆核、小巨核细胞可见(图17-55C、D),发育异常细胞约占15%。血小板成堆易见,大血小板可见(图17-55C)。

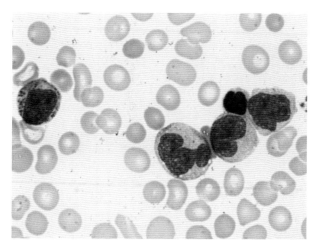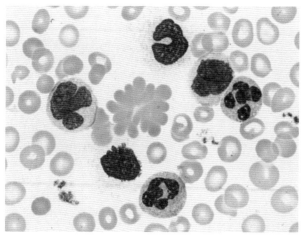

图17-53 外周血瑞特-吉姆萨染色(×1000)

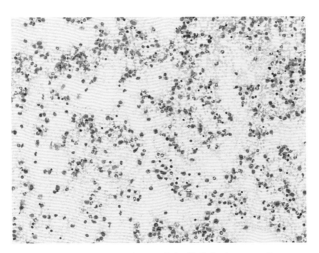

图 17-54　骨髓瑞特－吉姆萨染色（×100）

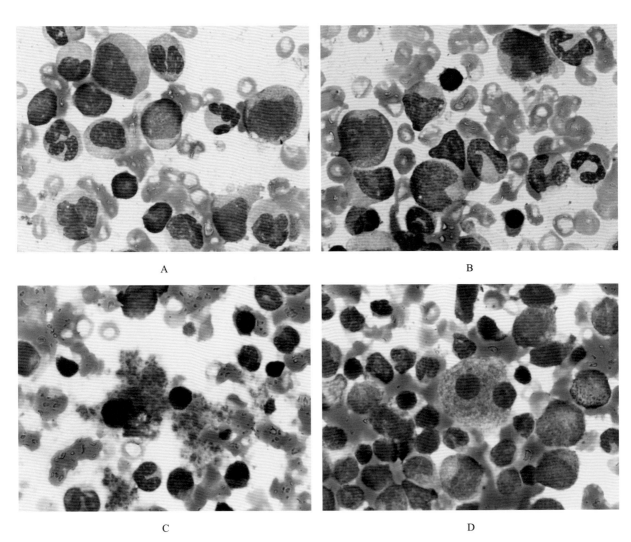

A

B

C

D

图 17-55　骨髓瑞特－吉姆萨染色（×1000）

3. 细胞化学染色　有核红细胞PAS染色：（－）100%。有核红细胞内铁：阴性64%，（＋）24%，（＋＋）11%，（＋＋＋）1%，细胞外铁：（－）。原幼细胞MPO染色：（－）45%，（＋）43%，（＋＋）12%（图17-56）。原始幼稚细胞酯酶双染色：（－）87%，NAS-DCE染色阳性5%，α-NBE染色阳性8%（图17-57）。

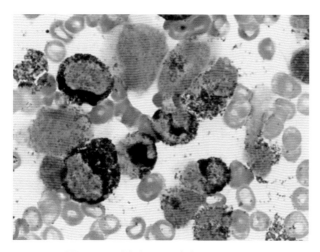

图17-56　骨髓MPO染色（×1000）

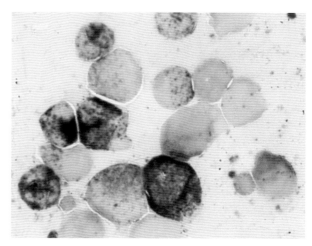

图17-57　骨髓酯酶双染色（×1000）

4. 形态学结论　幼年型粒-单核细胞白血病，请结合临床及其他实验室检查。

【流式细胞学】

CD34+、CD117+髓系原始细胞占有核细胞0.68%，CD38、HLA-DR表达减弱，表型不完全正常，粒细胞占有核细胞的51.21%，未见明显发育异常及异常表达，单核细胞占有核细胞的21.29%，成熟阶段细胞为主。有核红细胞占有核细胞1.40%。嗜碱性粒细胞占有核细胞1.25%。成熟淋巴细胞占有核细胞15.82%，未见明显异常细胞。未见明显非造血细胞。可疑为MDS/MPN（JMML可能性大）。

【细胞遗传学】

染色体核型：46，XY [20]。

【分子生物学】

NF1、*TET2*突变阳性。

【综合诊断】

幼年型粒-单核细胞白血病。

（三）病例分析

JMML患儿常有倦怠、发热等全身症状，就诊时约半数患儿有扁桃体炎或支气管炎等感染及出血表现。40%～50%的患儿有皮肤损害，表现为斑丘疹、黄色瘤，合并*NF-1*者还可有咖啡牛奶色斑。几乎所有患儿都有肝脾大。许多病例的另一个特征是HbF合成增加，尤其是核型正常的病例。

外周血可提供诊断依据。白细胞增多，血小板减少和常见贫血。白细胞中位数（25～35）×10⁹/L，主要为中性粒细胞增多，包括幼粒细胞和单核细胞，原始细胞（包括幼单核细胞）常小于5%。少数患儿嗜酸性粒细胞和嗜碱性粒细胞增多。常见有核红细胞，红细胞异型性明显，大红细胞增多（特别是7单体患儿），但大部分为正红细胞性。血小板计数不定，多为降低。患儿红细胞的HbF水平明显高于同年龄应有值，约2/3患儿HbF＞10%，血红蛋白A₂（HbA₂）水平不升高。

骨髓涂片和切片以粒细胞增殖为主，一部分患者以幼红细胞增生为主。单核细胞常占5%～10%。

原始细胞（包括幼单核细胞）＜20%，不见奥氏小体。一般病态造血不明显（轻度），一些病例中可见假性Pelger-Huët或颗粒过少等病态粒细胞和类巨变有核红细胞，巨核细胞通常减少，无明显发育异常。

骨髓活检中，骨髓增生极度活跃，粒系增生明显，各阶段细胞均可见到（胞质有中性颗粒），无明显发育异常。原单核细胞、幼单核细胞占骨髓细胞的比例＜20%，成熟单核细胞（单核系细胞胞质无颗粒）较多见。红系前体细胞胞体可增大。巨核细胞数量常减少，显著的巨核细胞发育异常不常见。部分病例有网状纤维增生。

细胞化学或免疫表型无特征所见。约半数患儿NAP积分减低。结外组织单核细胞浸润，最佳方法用溶菌酶和CD68R免疫组化鉴定。骨髓涂片可用非特异性酯酶、丁酸萘酚酯酶和CE，单独或联合检测有助于鉴定单核细胞组分。

幼年型粒单细胞白血病（WHO，2016年）的诊断标准为：

1. 临床和血液学特征（需符合所有4个特征）　①外周血单核细胞绝对值≥1×10^9/L。②骨髓/外周血原始细胞＜20%。③脾大。④Ph阴性，*BCR-ABL1*阴性。

2. 遗传学研究（至少满足其中1项）　①体细胞性*PTPN11*或*KRAS*或*NRAS*突变。②临床诊断NF-1或*NF1*突变。③*CBL*胚系突变和*CBL*杂合性缺失。

3. 无遗传学特征的患者，除符合第一条中所列的临床和血液学特征外，必须满足以下标准　单体7或任何其他染色体异常或至少下列标准中的2条：①HbF水平升高（大于年龄应有值）。②外周血涂片可见髓系或红系前体细胞。③粒单系祖细胞在体外培养中对GM-CSF高度敏感。④STAT5高磷酸化。

遗传学多数为正常核型。核型分析显示，约25%的患者存在7号染色单体，10%的患者存在其他异常，65%的患者核型正常。85%～90%原发性JMML患者伴有Ras信号途径基因突变，包括*PTPN11*（35%），*NRAS/KRAS*（30%），*NF1*缺失（10%～15%），*CBL*纯合子突变（10%）。

病例2

（一）病史

患儿，男，11个月。左眼部明显肿胀2个月，曾就诊外院眼科诊断血管瘤，嘱动态观察。近半个月头顶发现一包块，质地偏硬，颈部多处淋巴结肿大，身体可见即将消退的皮疹，1个月前曾有发热，近来无发热，肝脾未触及。

（二）实验室检查

【血常规】

WBC 19.7×10^9/L（↑），Hb 88g/L（↓），PLT 232×10^9/L；白细胞计数一直升高，（10～20）$\times10^9$/L，最高达30×10^9/L。

【细胞形态学】

1. 外周血涂片　白细胞增多，单核细胞比值升高（占20%），大部分形态异常，可见少量幼单核细胞，单核细胞绝对值约为6.82×10^9/L（图17-58）。

2. 骨髓涂片　有核细胞增生明显活跃，粒系增生活跃，原粒细胞占4.0%，EOS比值升高（占12.4%）。单核细胞异常增生（占27.20%），其中原始细胞、幼单核细胞占8.80%，可见异常单核细胞（图17-59）。

3. 细胞化学染色　MPO染色：原始细胞部分阳性、部分弱阳性，阳性率20%（图17-60）。NAP染色：阳性率32%，积分100分。非特异性酯酶染色：原始细胞阳性率70%。NaF抑制试验：原始细胞阳性率18%。

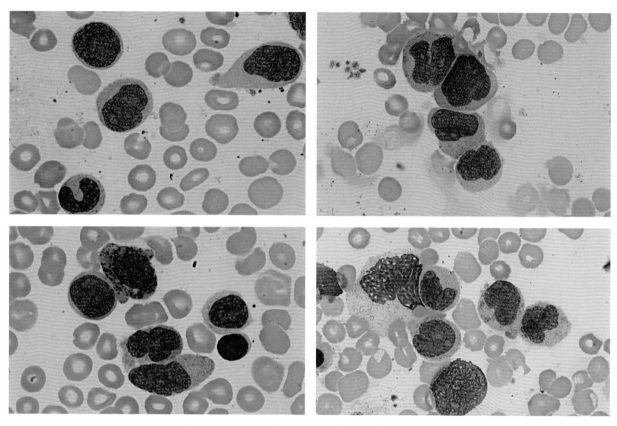

图17-58　外周血瑞特－吉姆萨染色（×1000）

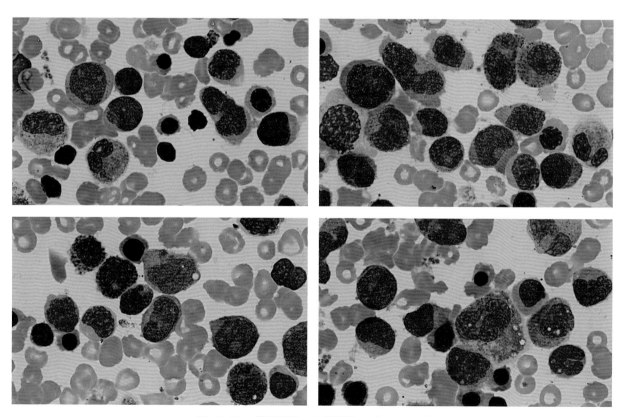

图17-59　骨髓瑞特－吉姆萨染色（×1000）

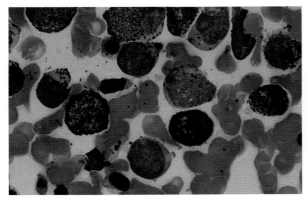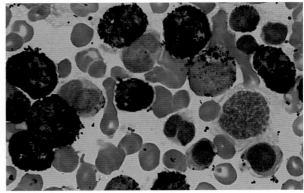

图17-60　骨髓MPO染色（×1000）

4. 形态学结论　JMML-Ⅱ型伴嗜酸性粒细胞增多，请结合临床及相关检查。

【流式细胞学】

1. 结果　①R3可疑为异常幼稚髓细胞，占7.50%（占全部有核细胞），表达CD45dim、CD34、CD117、CD33、CD38、HLA-DR、CD13、BCL-2，部分细胞表达CD56，不表达CD10、CD19、CD7、CD9、CD2、CD15、CD16、CD11b、CD64、cCD79a、cCD3、CD14、MPO。②R6为异常表型单核细胞，占20.81%，比例升高，表达CD45dim、CD33、CD56、CD15、CD38、HLA-DR、CD13、CD11b、CD64、CD14、MPO、BCL-2，部分细胞表达CD4，不表达CD34、CD10、CD19、CD7、CD117、CD9、CD2、CD16、cCD79a、cCD3。③R2为中性粒细胞，占22.67%，其中CD16-CD13结构关系轻度异常。R1为淋巴细胞，占15.63%。④R5为有核红细胞，占17.03%。请结合其他检查。

2. 结论　本次检测范围内，7.50%细胞为恶性髓系幼稚细胞；20.81%细胞为异常表型单核细胞。请结合临床及其他实验室检查。

【细胞遗传学】

染色体核型：46，XY［15］。

【分子生物学】

融合基因筛查：*BCR-ABL*（*P190*）阴性，*BCR-ABL*（*P210*）阴性，*BCR-ABL*（*P230*）阴性；*FIP1L1-PDGFRa*阴性。

MDS/MPN突变基因筛查（共25种基因）结果：*CSF3R*突变比例48.90%，*DNMT3A*突变比例48.53%，*ASXL1*突变比例35.39%，*ETV6*突变比例6.67%。

【其他实验室检查】

CMV-IgG抗体：阳性；EBV-IgG抗体：阳性；肺炎支原体-IgM抗体：阳性；肺炎衣原体-IgM抗体：阳性。

【综合诊断】

幼年型粒–单核细胞白血病。

（三）病例分析

所有JMML患儿都有肝脾大，大多数患儿表现为倦怠、发热、出血等全身症状或感染，可伴有淋巴结、肺部及胃肠道浸润表现，少数有中枢神经浸润，约一半的患儿有皮肤浸润，表现为斑丘疹和黄色瘤，合并*NF1*突变的患儿有咖啡牛奶色斑表现。患儿红细胞胎儿血红蛋白（HbF）水平明显高于同龄正常值，约75%患儿HbF升高≥10%，HbA$_2$不升高。JMML患者白细胞增多、单核细胞增多、肝脾肿大、红系和巨核系异常、HbF水平升高和血小板减少。大约90%的患儿有体细胞或生殖细胞*PTPN11*、*KRAS*、*NRAS*、*CBL*、*NFI*基因突变，这些遗传学异常不同时存在，并激活RAS/MAPK途径，无Ph染色体和*BCR-ABL1*异常。

JMML无特异的流式细胞免疫表型异常。组织切片单核细胞成分可通过CD14、CD11b、CD68R或溶菌酶的表达来检测。

约1/4的患儿有7号染色体单体，10%有其他克隆性遗传学异常，65%为正常核型。

JMML患者Ph染色体和*BCR-ABL1*阴性，85%有1个*PTPN11*、*KRAS*、*NRAS*、*CBL*、*NFI*基因突变，发生频率*PTPN11* > *NFI* > *NRASKRAS* > *CBL*。此外，还可见*SETBP1*、*JAK3*、*SH2B3*、*ASXL1*继发性突变，这些突变可能与疾病的进展有关，与疾病发生无关。

本例患儿白细胞持续升高，外周血单核细胞比例升高，可见幼单核细胞，同时骨髓原始细胞（包括幼单核细胞）升高，综合诊断为幼年型粒-单核细胞白血病。同时需要与各种感染性疾病相鉴别，JMML临床表现与各种感染性疾病相似，同时JMML患者也可能伴随感染，容易混淆。JMML存在克隆性染色体异常或其他缺陷，如*NRAS*突变，证实病程为肿瘤性。还需与其他髓系肿瘤鉴别，5岁以下儿童中*BCR-ABL1*阳性的CML比较少见，需要进行遗传学检查以排除该病的可能；MDS通常伴有白血病减少而非白细胞增多，MDS中通常2系或3系细胞明显的发育异常，脾大发生率也较低；7号染色单体除可见于JMML，还可见于MDS和AML，如有7号染色体异常的患儿诊断需要依赖于临床、实验室和形态学表现而不是只靠核型诊断；AML与JMML鉴别在于外周血与骨髓中的原始细胞（包括幼单核细胞）比例，诊断时，JMML的原始细胞＜20%，而AML原始细胞（包括幼单核细胞）≥20%。

三、不典型慢性髓细胞性白血病

不典型慢性髓细胞性白血病（aCML）是Ph染色体及*BCR-ABL1*融合基因均阴性的罕见的克隆性造血系统恶性肿瘤。其形态特征上有MDS及MPN的双重表现，被归类于MDS/MPN。其主要累及中性粒细胞系，外周血白细胞数增多，以不成熟和成熟中性粒细胞为主，同时伴有明显发育异常的形态学改变。由于该疾病临床发病率低及对其认识有限，导致临床上易发生漏诊或误诊。本病预后较差，中位生存期14～29个月。

病例1

（一）病史

患者，男性，61岁。2个月前发现皮肤磕碰后瘀斑难以消退，后头晕、乏力、气短症状出现，10余天未见好转，到附近医院查血常规：WBC 139.09×10⁹/L，Hb 46g/L，PLT 14×10⁹/L。为进一步诊治收入院。体格检查：双侧锁骨上及腹股沟淋巴结可及，最大者约花生粒大小，脾肋下触及约4cm，质韧，边缘清，表面光滑，无压痛。

（二）实验室检查

【血常规】

WBC 136.50×10⁹/L（↑），RBC 1.59×10¹²/L（↓），Hb 46g/L（↓），PLT 10×10⁹/L（↓），MCV 98.1fl，MCH 28.9pg，MCHC 295g/L（↓），NEUT% 77.90%（↑），LY% 19.30%（↓），MONO% 2.14%（↓）。

【生化检查】

TP 58g/L（↓），Alb 34g/L（↓），CHE 2320U/L（↓），HBDH 819U/L（↑），LDH 731U/L（↑），Ca 1.95mmol/L（↓），Crea 122μmol/L（↑），UA 617μmol/L（↑），TG 1.99mmol/L（↑），T-CHO 3.06mmol/L（↓），HDL-C 0.66mmol/L（↓），Apo-A 0.70g/L（↓），TSGF 81.5U/ml（↑），Lac 22.11mg/dl（↑），SOD 107.1 U/ml（↓）。

【影像学检查】

B超：脾大、双侧颈部、腋窝、腹股沟区淋巴结显示（部分肿大）。

【细胞形态学】

1. 外周血涂片　白细胞数量明显增多，原始细胞占7.5%，幼粒细胞多见（早、中、晚幼粒细胞占33%），中性分叶核粒细胞核分叶不良。红细胞大小不均，有核红细胞比值9：100。血小板少见，形态未见明显异常（图17-61）。

2. 骨髓涂片　骨髓增生极度活跃（图17-62），粒：红=5.14：1。粒系占有核细胞81.2%，各阶段可见，原粒细胞占3%，胞体小（图17-63B），中性中幼粒、分叶核粒细胞比例明显升高，杆状核粒细胞比例减低，分裂象可见，中性分叶核粒细胞多见分叶不良（图17-63）。红系占有核细胞15.8%，早幼红细胞以下阶段可见，比例大致正常，双核幼红细胞及分裂象可见，少部分细胞可见轻度类巨变，核畸形约占8%，红细胞大小不均，嗜多色性红细胞可见。淋巴细胞占有核细胞3%，形态未见明显异常。巨核细胞（2cm×2cm）见18个，其中颗粒型15个，裸核型3个，多为单圆核、双圆核、多圆核巨核细胞。血小板散在可见。

3. 细胞化学染色　原始细胞MPO染色：（－）92%，（＋）8%（图17-64）。有核红细胞PAS染色：（－）90%，（＋）10%（图17-65）。有核红细胞铁染色：细胞内铁（－）59%，（＋）29%，（＋＋）9%，（＋＋＋）3%；细胞外铁（＋）。

4. 形态结论　考虑不典型慢性髓细胞白血病，请结合其他实验室检查。

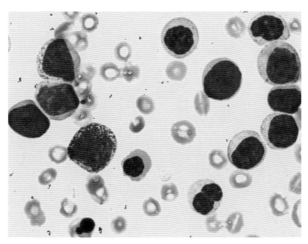 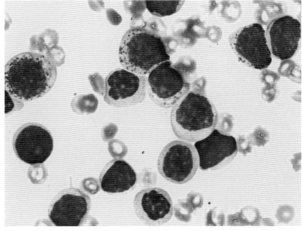

图17-61　外周血瑞特－吉姆萨染色（×1000）

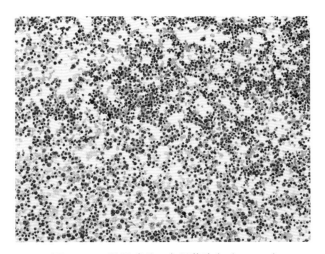

图 17-62 骨髓瑞特-吉姆萨染色（×100）

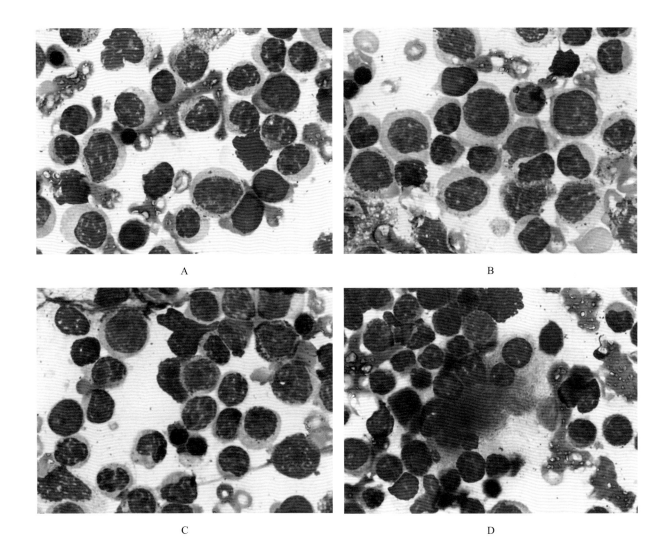

A

B

C

D

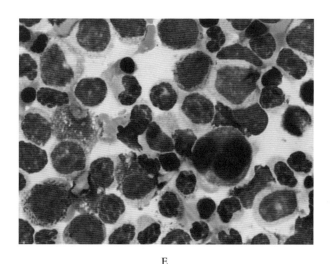

E

图17-63　骨髓瑞特-吉姆萨染色（×1000）

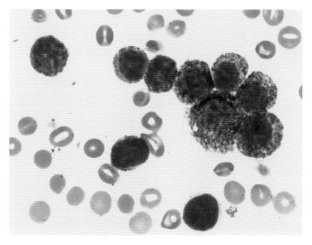

图17-64　外周血MPO染色（×1000）

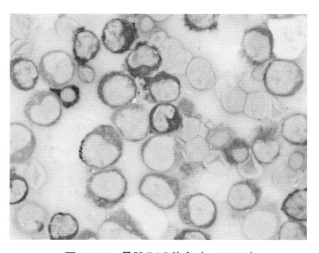

图17-65　骨髓PAS染色（×1000）

【流式细胞学】

2.83%红细胞（占有核细胞）表达CD34、CD117、HLA-DR、CD33、CD13、CD38、CD47、CD11c、不表达CD7、CD19、CD56、CD11b、CD16、CD15、CD96、CD2、CD14、CD64、CD61、CD36、CD4、CD123、Tim3、CD25，为恶性髓系原始细胞。发育阶段粒细胞占有核细胞85.59%，颗粒性减低，发育模式异常，单核细胞占有核细胞0.18%，有核红细胞占有核细胞8.08%，未见明显非造血细胞，考虑为MDS/MPN或MPN可能性大。

【细胞遗传学】

染色体核型：46，XY［20］，未见异常克隆。

【分子生物学】

SRSF2、*ASXL1*、*TET2*、*ETV6*突变阳性。

【综合诊断】

不典型慢性髓细胞性白血病。

（三）病例分析

aCML是一种初诊时伴有骨髓增生异常与骨髓增殖特点的白血病。主要累及中性粒细胞，粒细胞明显增多伴发育异常并因中性粒细胞及其幼粒细胞增多而导致外周血白细胞增多。本病还常见多系发育异常反映了源于造血干细胞的克隆性病变，但肿瘤细胞无*BCR-ABL1*融合基因。aCML较少见，它多见于老年患者，发病中位年龄为60～67岁，男女发病率相当。

主要表现为贫血或血小板减少引起的相关症状及脾大。白细胞计数多大于或等于13×10^9/L，中性粒细胞前体（早幼粒细胞、中幼粒细胞及晚幼粒细胞）≥10%，原始细胞＜20%，单核细胞＜10%，嗜碱性粒细胞＜2%。中性粒细胞发育异常明显，表现为胞质颗粒少，假性Pelger-Huët核或核染色质异常聚集。常有中度贫血，红细胞异型性明显。血小板数量不定，常减少。

骨髓涂片有核细胞增多，主要是粒细胞系增多，且有明显发育异常的形态学改变，如假性Pelger-Huët核异常，核染色质异常聚集，多分叶核，胞质颗粒减少等。原始细胞可轻度增多，但＜20%。粒红比值常＞10：1，但某些患者红细胞系可高达30%，且有明显发育异常。巨核系细胞数量不定，也可有发育异常。

骨髓活检增生极度活跃，粒系增生为主，细胞多分化较为成熟，以中性中幼及以下阶段粒细胞为主，原始及早幼阶段粒细胞增多。原粒细胞增多不明显，呈散在分布，不见原始细胞簇状及片状分布。红系很少或缺乏。巨核细胞数量可减少、正常或增多，多有发育异常，表现为胞体小，分叶少或不分叶，与CML中的巨核细胞形态相似。部分病例伴有纤维组织增生。

老年患者外周血及骨髓中中性粒细胞明显增生，伴有核左移（原始细胞＜20%及多系发育异常，无单核细胞增多，无Ph染色体及*BCR-ABL1*融合基因，无*PDGFRA*或*PDGFRB*基因重排要考虑本病的可能。诊断标准为：①中性粒细胞及其前体细胞增多（早幼粒细胞、中幼粒细胞、晚幼粒细胞，占白细胞比例≥10%），使外周血白细胞增多（≥13×10^9/L）。②粒细胞发育异常（病态造血），包括染色质凝集异常。③嗜碱性粒细胞绝对值不增多或轻度增多，嗜碱性粒细胞比例＜2%。④单核细胞绝对值不增多或轻度增多，单核细胞比例＜10%。⑤骨髓有核细胞增多，粒细胞增殖和粒系发育异常伴或不伴有核红细胞和巨核细胞发育异常。⑥外周血和骨髓原始细胞比例＜20%。⑦无*PDGFRA*、*PDGFRB*或*FGFR1*重排或*PCM1-JAK2*融合的证据。⑧不符合WHO规定的*BCR-ABL1*阳性CML、PMF、PV或ET诊断标准。

流式细胞术对aCML诊断价值有限，可以检测到异常免疫表型的髓系原始细胞，粒细胞相对比例增多，表型特异性不强。

多达80%的患者有核型异常，最常见为＋8及del（20q）。13、14、17、19及12号染色体的异常也较常见。无*BCR-ABL1*融合基因。极少部分病有*JAK2 V617F*。*SETBP1*和*ETNK1*突变在aCML中相对常见，而*CSF3R*突变＜10%。如有*PCM1-JAK2*融合的t（8；9）（p22；p24）应与特定染色体重排相关的其他嗜酸性肿瘤组合在一起，应注意鉴别。

aCML需要鉴别的疾病有CML、CMML和MDS。aCML与CML的主要鉴别为CML无明显粒系发育异常，NAP积分减低甚至为0，有*BCR-ABL1*融合基因阳性。与CMML的鉴别重点是外周血和骨髓中单核细胞的增多程度，与MDS鉴别的重点是骨髓细胞增殖并在外周血中至少有一系血细胞增多。细胞遗传学和/或分子检查的不同也有助于部分病例的鉴别诊断。诊断中，还需要排除治疗相关的有aCML特征的髓系肿瘤。

病例2

（一）病史

患者，男性，66岁。患者1年余前因乏力在外院行骨髓穿刺活检提示粒细胞增多，查血常规提示白细胞计数升高，考虑类白血病反应，给予对症治疗后白细胞计数未明显降低。为求进一步诊治，门诊以"发现白细胞计数升高1年余，发热1月余"收入院。体格检查：T 37℃，R 20次/分，P 119次/分，BP 111/69mmHg。神清、精神差，结膜无苍白，浅表淋巴结未及。巩膜无黄染。颈软，静脉无曲张，甲状腺不大，气管居中，胸廓无畸形，左肺湿啰音，未及啰音。心界不大，心律齐，心率119次/分，无杂音。腹平软，无压痛，未见腹壁静脉曲张，肝脾肋下未及，无压痛，胆囊未及，墨菲征阴性。双肾区无叩痛，肋脊角无压痛，脊柱无异常，四肢关节无红肿及活动障碍，双下肢有散在陈旧性瘀斑，无水肿，无病理神经反射及脑膜刺激征。

（二）实验室检查

【血常规】

WBC 50.8×10^9/L（↑），RBC 4.75×10^{12}/L，Hb 143g/L，PLT 710×10^9/L（↑）。

【细胞形态学】

1. 外周血涂片　白细胞明显增多，中性中幼粒细胞百分比6%，中性晚幼粒细胞百分比10%，粒系病态造血易见（图17-66）。

2. 骨髓涂片　有核细胞增生极度活跃，粒红比为18.2∶1。粒系相对比上升，增生显著，各期均见，嗜酸、嗜碱性粒细胞可见，原粒细胞＋早幼粒细胞占5.0%，偶见双核粒细胞。红系相对减少，以中幼红细胞、晚幼红细胞为主，成熟红细胞大小不一。全片共见350个巨核细胞，血小板成簇可见（图17-67，图17-68）。

3. 细胞化学染色　NAP染色阳性率11%，积分13分（图17-69）。

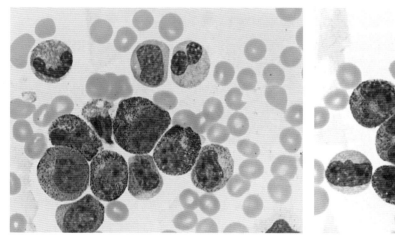 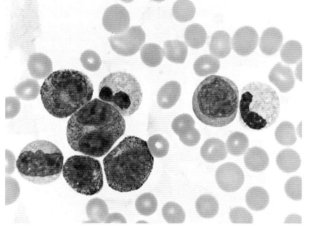

图17-66　外周血瑞特－吉姆萨染色（×1000）

图17-67　骨髓瑞特－吉姆萨染色（×100）

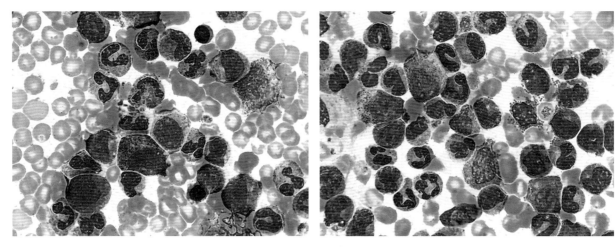

图17-68　骨髓瑞特－吉姆萨染色（×1000）

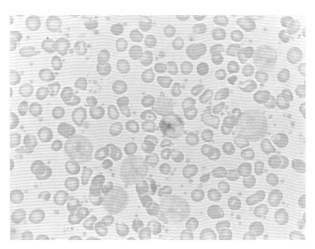

图17-69　外周血NAP染色（×1000）

4. 形态学结论　骨髓象提示慢性髓细胞性白血病不能除外，请结合遗传学及分子生物学等相关检查。

【骨髓活检】

1. "髂后"骨髓　符合骨髓增殖性疾病，慢性髓细胞性白血病可能性大。

2. 免疫组化结果　CD34+（散在）阳性，CD3+（散在），CD20+（个别），MPO+，CD235+（少许），TDT-，CD117+（个别），CD42b+（巨核细胞）。

【流式细胞学】

粒细胞约占有核细胞的94.1%，比例明显升高，且部分异常表达CD56，其在CD15-CD11b、CD13-CD11b、CD16-CD13点图上表现为分化异常，CD34+细胞占有核细胞比例为0.9%。其他未见明显异常免疫表型的细胞。

【细胞遗传学】

染色体核型：46，XY，t（8；22）（p21；q13）[20]。

【分子生物学】

白血病43种融合基因筛查定性检测：阴性。

MPL基因W515L/K突变检测：W515L突变型阴性，W515K突变型阴性。

FIP1L1/PDGFRα融合基因定性检测：阴性。

*ETV6-PDGFRβ*融合基因定性检测：阴性。

*BCR-ABL*融合基因（Major＋Minor断裂点）定性检测：*BCR-ABL*（P190型）阴性。

*BCR-ABL*融合基因（Major断裂点）定性检测：*BCR-ABL*（P210）阴性，*BCR-ABL*（P230）阴性。

*CSF3R*基因突变分析：检测到位点c.485＋71A＞G（杂合），据目前数据库检索该变异为单核苷酸多态性位点，无致病性。

*CALR*基因9号外显子突变检测：未见变异。

FISH检测：nuc i sh（p53，cep17）×2［400］。实验诊断提示：以上检测位点未见信号异常。

【综合诊断】

不典型慢性髓细胞性白血病。

（三）病例分析

本例患者1年前发现白细胞计数持续升高，考虑类白血病反应，对症治疗没有效果，骨髓检查嗜碱性粒细胞不高，通过遗传学及分子生物学等相关检查，综合诊断为aCML。

aCML是一种少见的MDS/MPN亚型，主要累及中性粒细胞系别的白血病性疾病，临床上以白细胞增多、脾大为主要表现。其特征是外周血白细胞数增多，主要以不成熟和成熟中性粒细胞增多，而且有明显发育异常的形态学表现。但白血病细胞没有Ph染色体和*BCR-ABL1*融合基因，《造血与淋巴组织肿瘤WHO分类》第4版诊断标准为：①外周血白细胞增多，中性粒细胞及其前体细胞增多（早幼粒细胞＋中幼粒细胞＋晚幼粒细胞占白细胞比例≥10%）。②粒细胞生成异常，包括染色质凝集异常。③嗜碱性粒细胞绝对数不（明显）增多，嗜碱性粒细胞比例＜2%。④单核细胞绝对数不（明显）增多，单核细胞比例＜10%。⑤骨髓有核细胞增多，粒细胞增殖和粒系病态造血，伴或不伴有核红细胞和巨核细胞病态造血。⑥外周血和骨髓原始细胞比例＜20%。⑦无*PDGFRA*、*PDGFRB*或*FGFR1*重排或*PCM1-JAK2*融合的证据。⑧不符合WHO规定的CML、PMF、PV或ET诊断标准①。

注：①MPN病例中，尤其是加速期和/或PV后或特发性血小板增多症后骨髓纤维化期，如中性粒细胞增多可与aCML类似。MPN既往史，骨髓有MPN特征和/或MPN相关基因（*JAK2*、*CALR*或*MPL*）突变者可以排除aCML的诊断；相反，存在*SETBP1*和/或*ETNK1*突变者则支持aCML的诊断。aCML少见*CSF3R*突变，若存在时应及时认真复核形态学，以排除CNL或其他髓系肿瘤。

aCML、CNL、CMML及CML有一些相似的临床特征而难以鉴别，主要鉴别特点见表17-8。对于aCML与其他同类疾病鉴别，主要特征是粒系发育异常比较明显，中性粒细胞增多伴前体细胞增加（外周血早幼粒细胞、中幼粒细胞、晚幼粒细胞占WBC≥10%），可见假性Pelger-Huët畸形、双核粒细胞及其他核形态异常，部分粒细胞可见多分叶现象。

表17-8　CML、CNL、CMML和aCML的主要鉴别特征

特征	CML	CNL	CMML	aCML
主要增殖细胞成分	粒系，巨核系	成熟粒系	单核，粒系	粒系
单核细胞	常＜3%	＜1×10⁹/L	≥1×10⁹/L；≥10%	＜1×10⁹/L；＜10%
嗜碱性粒细胞	＞2%	＜2%	＜2%	＜2%
发育异常	无或轻微	无，"毒性"改变常见	常见于1系或多系	总是有粒系发育异常，常有3系发育异常
原始细胞（外周血）	＜10%	＜1%	＜20%	＜20%

特征	CML	CNL	CMML	aCML
不成熟粒细胞（外周血）	常＞20%	＜10%	常＜20%	10%～20%
巨核细胞	正常或增多，"侏儒型"，偶尔轻度减少	正常或增多，形态正常	减少、正常或偶尔增多。形态变化不一但常有发育异常	正常、减少或偶尔增多，常有发育异常
常见突变基因	95%Ph染色体 100%BCR-ABL1融合基因	CSF3R突变的患者＞80%	TET2、SRSF2、ASXL1、SETBP1	SETBP1和/或ETNK1患者1/3，CSF3R＜10%

在CNL中有显著增加的成熟中性粒细胞表现，且不伴有病态的粒细胞（可见中毒颗粒）。而鉴别CMML最主要的区别是CMML外周血单核细胞明显升高（单核细胞≥$1.0×10^9$/L，单核细胞比例≥10%），骨髓单核细胞也增多。而相比CML，aCML更易出现脾脏轻度和中度增大，白细胞、嗜酸性粒细胞、嗜碱性粒细胞水平相对较低，粒系病态造血，伴或不伴红系和巨核系病态造血等。本病例未见明显脾脏增大。aCML诊断时与这些疾病鉴别很重要，其治疗方案和预后有很大差别，30%～40%的aCML会发展为AML，其余患者多死于骨髓衰竭，且aCML在临床较为少见，易误诊，应引起足够的重视。

四、MDS/MPN伴环形铁粒幼细胞和血小板增多

2017年《WHO造血与淋巴组织肿瘤分类》已明确骨髓增生异常综合征/骨髓增殖性肿瘤伴环形铁粒幼细胞和血小板增多（MDS/MPN-RS-T）为MDS/MPN的一个亚型。MDS/MPN-RS-T既有MDS-RS的形态学发育异常特点，又有ET的骨髓增殖性特点。临床上该病较少见，发病率低，易漏诊或误诊。

（一）病史

患者，男性，73岁。1年9个月前无明显诱因出现全身乏力，无恶心、呕吐，无头晕、心悸、胸闷等，就诊于当地医院，查血常规：Hb 100g/L，考虑缺铁性贫血，给予补铁治疗后未见明显好转，就诊于当地三级医院，查血常规：WBC $8.59×10^9$/L，Hb 86g/L，PLT $406×10^9$/L，行骨髓穿刺术及活检，考虑为骨髓增生异常综合征，治疗后患者情况好转出院。1个月前患者乏力、活动后心悸加重，为进一步治疗收入院。体格检查：贫血貌，双眼睑轻度水肿，口唇苍白。肝脏肋下未触及，脾脏肋下3cm，周身浅表淋巴结未触及。

（二）实验室检查

【血常规】

WBC $11.0×10^9$/L（↑），Hb 73g/L（↓），PLT $580×10^9$/L（↑）。

【生化检查】

TBil 31.56μmol/L（↑），Dbil 12.54μmol/L（↑），TP 57g/L（↓），Glb 15g/L（↓），A/G 2.8（↑），CHE 4088U/L（↓），CK 21IU/L（↓），HBDH 259U/L（↑），T-CHO 2.24mmol/L（↓），Apo-B 0.34g/L（↓），TSGF 64.2U/ml（↑）。

【影像学检查】

B超：肝脏饱满，脾大。双侧颈部、锁骨上窝、腋窝、腹股沟区未见明显肿大淋巴结。

【细胞形态学】

1. 外周血涂片 白细胞数量偏多，形态未见明显异常。红细胞轻度大小不均。血小板数量明显增

多，易见大血小板、乏颗粒及畸形血小板（图17-70）。

2. 骨髓涂片　骨髓增生极度活跃（图17-71），粒红比为0.62∶1。粒系占有核细胞35.6%，各阶段可见，中性杆状、分叶核细胞比例偏低，分裂象可见，部分细胞可见轻度类巨变，个别中性粒细胞核分叶不良，嗜酸性粒细胞、嗜碱性粒细胞可见。红系占有核细胞58.4%，各阶段可见，中、晚幼红细胞比例升高，双核幼红细胞及分裂象可见，部分细胞可见轻度类巨变或类巨变，核畸形约占8%，血红蛋白分布不均，胞质着色不均、Howell-Jolly小体、嗜碱性点彩晚幼红细胞可见，发育异常细胞约占20%，红细胞轻度大小不均（图17-72）。淋巴细胞占有核细胞5%，形态未见明显异常。巨核细胞（2cm×2cm）见410个，其中幼稚型巨核细胞8个，颗粒型巨核细胞227个，产板型巨核细胞126个，裸核型巨核细胞49个，部分巨核细胞胞体大、深分叶，多圆核巨核细胞可见，血小板成堆易见，可见大血小板、畸形血小板（图17-73）。

3. 细胞化学染色　细胞内铁：（－）24%，（＋）2%，（＋＋）11%，（＋＋＋）3%，（＋＋＋＋）60%，环形铁粒幼细胞占58%（图17-74），细胞外铁：（＋）。

4. 形态学结论　骨髓增生异常综合征/骨髓增殖性肿瘤伴环形铁粒幼细胞和血小板增多，请结合其他实验室检查。

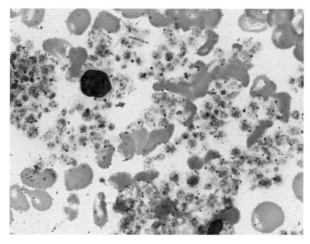 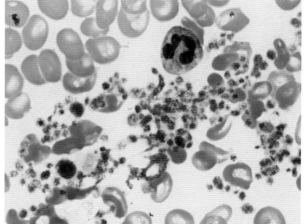

图17-70　外周血瑞特－吉姆萨染色（×1000）

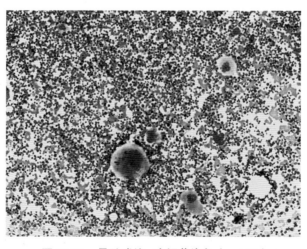

图17-71　骨髓瑞特－吉姆萨染色（×100）

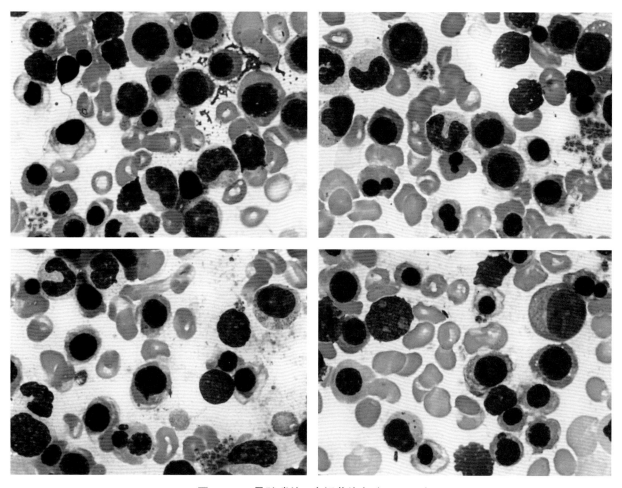

图17-72 骨髓瑞特－吉姆萨染色（×1000）

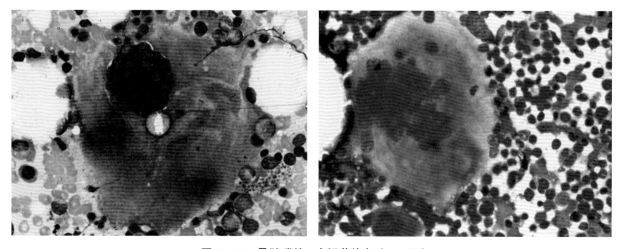

图17-73 骨髓瑞特－吉姆萨染色（×400）

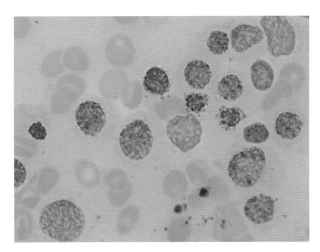

图 17-74　骨髓铁染色（×1000）

【流式细胞学】

CD117$^+$、CD34$^+$原始细胞占有核细胞0.33%，未见明显异常表达，发育阶段粒细胞占有核细胞44.54%，未见明显发育异常及异常表达。单核细胞占有核细胞1.17%，为成熟阶段细胞。有核红细胞占有核细胞36.17%，比例升高，未见明显非造血细胞。

【细胞遗传学】

染色体核型：46，XY，t（9；19）（p13；q13.3）[20]。

【分子生物学】

血液肿瘤突变筛查：*SF3B1*、*JAK2 V617F*突变阳性。

【其他实验室检查】

TBil 31.56μmol/L（↑），DBil 12.54μmol/L（↑），TP 57g/L（↓），Glb 15g/L（↓），A/G 2.8（↑），CHE 4 088U/L（↓），CK 21 IU/L（↓），HBDH 259U/L（↑），T-CHO 2.24mmol/L（↓），Apo-B 0.34g/L（↓），TSGF 64.2U/ml（↑）。

【影像学检查】

B超：肝脏饱满，脾大。双侧颈部、锁骨上窝、腋窝、腹股沟区未见明显肿大淋巴结。

【综合诊断】

骨髓增生异常综合征/骨髓增殖性肿瘤伴环形铁粒幼红细胞和血小板增多。

（三）病例分析

MDS/MPN-RS-T是MDS/MPN的一个亚型，其特点是血小板计数升高（≥450×10^9/L），外周血原始细胞<1%，伴环形铁粒幼红细胞占有核红细胞≥15%，红系发育异常和骨髓中原始细胞<5%。

外周血常呈大细胞正色素或正细胞正色素性贫血。血涂片红细胞形态常大小不均，呈双态性。外周血原始细胞<1%。血小板计数升高（PLT≥450×10^9/L）。血小板常大小不均，小或大及巨大血小板、异形或脱颗粒血小板可见。白细胞计数和分类计数多正常，可见白细胞计数轻度升高。

骨髓有因红系无效增殖所致的幼红细胞增多，伴巨幼样变和/或其他红系发育异常，铁染色环形铁粒幼细胞≥15%。部分病例可多系发育异常，同MDS-RS。巨核细胞增多，形态学特征同*BCR-ABL1*阴性的MPN。

其主要鉴别诊断：CMML有明显的病态造血及原始细胞增多，无Ph染色体及*BCR-ABL1*融合基因阴性，外周血持续性单核细胞绝对值超过1.0×10^9/L，单核细胞百分比大于10%。外周血流式示CD14$^+$、CD16 细胞比例大于94%；铁粒幼红细胞性贫血外周血常规显示低色素性贫血，可见幼红细胞，网织红细胞百分比正常或轻度升高，白细胞和血小板计数正常。骨髓增生明显活跃，红细胞形态有异，并出现环形铁粒幼红细胞超过15%。粒系、巨核系形态正常，血清铁、转铁蛋白饱和度、血浆转换率及红细胞游离原卟啉水平升高，血浆铁结合力、铁利用率降低，NAP积分降低；CML外周血及骨髓涂片易见幼粒细胞，其成熟中性粒细胞胞质中颗粒稀疏，嗜酸性粒细胞、嗜碱性粒细胞增多，NAP积分降低甚至为0；95%以上病例可见Ph染色体，*BCR-ABL1*融合基因阳性；其他MPN除CML外，部分ET或PMF患者亦可出现环形铁粒幼红细胞增多。

MDS/MPN-RS-T的诊断标准（WHO，2017年）为：①红系发育异常相关的贫血，伴或不伴其他系发育异常，环形铁粒幼红细胞≥15%[①]，外周血原始细胞比例＜1%且骨髓原始细胞＜5%。②外周血常规：持续性PLT≥450×10⁹/L。③*SF3B1*突变（＋）[②]，或*SF3B1*突变阴性者近期未接受可产生骨髓MDS/MPN特征的细胞毒性或生长因子治疗。④无*BCR-ABL1*融合基因，无*PDGFRA*、*PDGFRB*或*FGFR1*基因重排，无*PCM1-JAK2*融合基因，无t（3；3）（q21；q26）、inv（3）（q21；q26）或del（5q）。⑤无MPN、MDS（除外MDS-RS）或其他类型的MDS/MPN前期病史。

注：[①]*SF3B1*突变阳性时，诊断MDS/MPN-RS-T仍需要环形铁粒幼红细胞≥15%，此与诊断MDS-RS不同；[②]若*SF3B1*突变（＋）同时伴有*JAK2 V617F*、*CALR*或*MPL*突变时，MDS/MPN-RS-T可能性非常大。

五、骨髓增生异常综合征/骨髓增殖性肿瘤，不能分类型

骨髓增生异常综合征/骨髓增殖性肿瘤，不能分类型（MDS/MPN-U）是指同时具有MDS与MPN的临床及形态学特点，同时不符合CMML、JMML、aCML诊断标准的一类疾病。无*PDGFRA*、*PDGFRB*或*FGFR1*基因重排或*PCM1-JAK2*。

（一）病史

患者，男性，69岁。1年前无明显诱因出现头晕、乏力、咳嗽，无发热，无出血，无骨痛，未重视。因感冒就诊于当地县医院，X线胸片示支气管病变伴肺感染，血常规：WBC 7.1×10⁹/L，Hb 72g/L，PLT 872×10⁹/L。几天后就诊于市中心医院，复查血常规：WBC 9.8×10⁹/L，Hb 79g/L，PLT 1055×10⁹/L，骨髓细胞学：MPN？ MDS？ *JAK2 V617F*、*CALR*、*MPL*未检测到基因突变。为明确诊断收入院。体格检查：贫血貌，皮肤黏膜无出血点及瘀斑，浅表淋巴结无肿大，肝脾未触及。

（二）实验室检查

【血常规】

WBC 10.37×10⁹/L，RBC 1.62×10¹²/L（↓），Hb 57.90g/L（↓）PLT 1515.20×10⁹/L（↑），NEUT% 63.81%，LY% 27.30%，MONO% 5.69%。

【生化检查】

TP 62.3g/L（↓），PA 196mg/L（↓），CHE 4280U/L（↑），Urea 8.94mmol/L（↑），Glu 10.08mmol/L（↑），T-CHO 2.28mmol/L（↓），HDL-C 0.81mmol/L（↓），LDL-C 1.35mmol/L（↓），Apo-A1 1.00g/L（↓），Apo-B 0.42g/L（↓），HBDH 200U/L（↑），LDH 271U/L（↑），Ca 2.15mmol/L（↓），Fe 36μmol/L（↑），UIBC 7umol/L（↓），TS 84%（↑），TIBC 43μmol/L（↓），TRF 1.45g/L（↓）。

【凝血检查】

Fbg 1.69g/L（↓），TT 17.3s（↑）。

【细胞形态学】

1. 外周血涂片　白细胞数量偏多，原粒细胞占1.5%（图17-75A），幼粒细胞可见，红细胞大小不

均。血小板大片多见，易见大血小板（图17-75）。

2. 骨髓涂片　骨髓增生活跃（图17-76），粒∶红=3.91∶1。粒系占有核细胞71.2%，原粒细胞占15.2%（图17-77A～D），大部分细胞胞体小，呈圆形或椭圆形，胞质量少呈灰蓝色，细胞核呈圆形或椭圆形，染色质呈细颗粒状，核仁明显1～2个，中性中幼粒、分叶核粒细胞比例偏高，杆状核粒细胞比例减低，分裂象可见，可见中性分叶核粒细胞核分叶不良、胞质中颗粒缺失，嗜酸、嗜碱性粒细胞可见。红系占有核细胞18.2%，早幼红细胞及以下阶段可见，比例大致正常，双核红细胞及分裂象可见，部分细胞可见轻度类巨幼样变，偶见核畸形，红细胞大小不均。淋巴细胞占有核细胞4.8%，形态未见明显异常。巨核细胞（2cm×0.5cm）见190个，其中颗粒型巨核细胞130个，产板型巨核细胞27个，裸核型巨核细胞33个，单圆核、多圆核巨核细胞易见（图17-77E、F），可见小巨核细胞（图17-77G）（发育异常细胞约占15%），血小板大堆多见。

3. 细胞化学染色　原始细胞MPO染色∶（－）81%，（＋）19%（图17-78）。原始细胞PAS染色∶（－）100%。原始细胞酯酶双染色∶（－）85%，NAS-DCE染色∶阳性15%（图17-79）。有核红细胞PAS染色∶（－）100%。铁染色∶细胞内铁（－）29%，（＋）15%，（＋＋）24%，（＋＋＋）28%，（＋＋＋＋）4%；细胞外铁（＋）～（＋＋）。

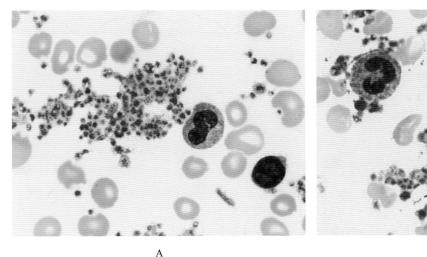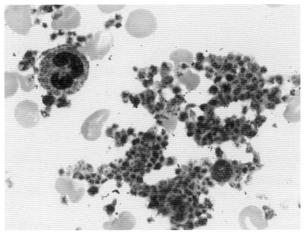

A	B

图17-75　外周血瑞特－吉姆萨染色（×1000）

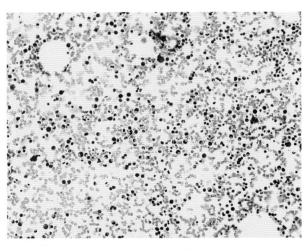

图17-76　骨髓瑞特－吉姆萨染色（×100）

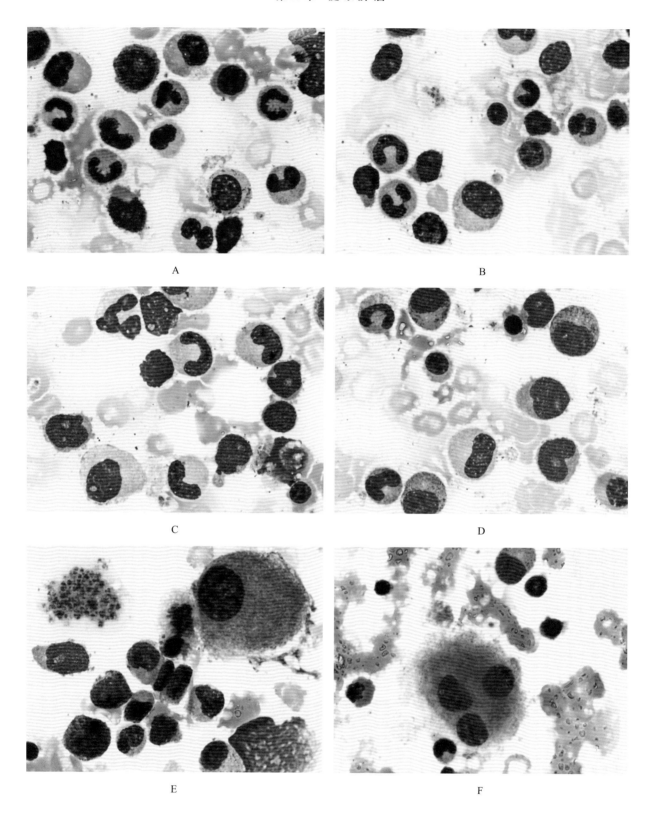

A

B

C

D

E

F

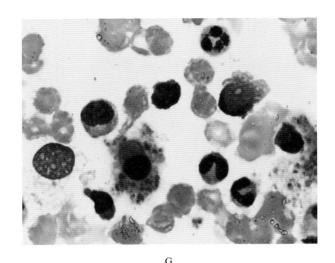

G

图17-77　骨髓瑞特－吉姆萨染色（×1000）

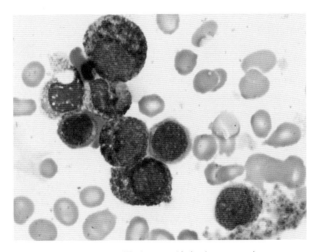

图17-78　骨髓MPO染色（×1000）

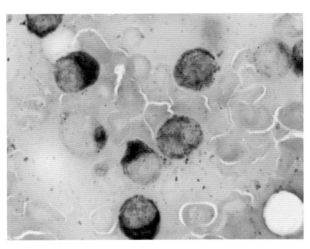

图17-79　骨髓酯酶双染色（×1000）

4. 形态结论　骨髓增生异常综合征/骨髓增殖性肿瘤，不能分型，请结合临床及其他实验室检查。

【流式细胞学】

CD34[+]、CD117[+]系原始细胞占有核细胞8.07%。CD11表达减弱，CD117表达增强，为异常表型髓系幼稚细胞。表达HLA-DR、HLA-ABC，不表达CD184、CD179、CD86、CD80、CD25。粒细胞占有核细胞59.84%，发育模式异常。单核细胞占有核细胞3.09%，成熟阶段为主。嗜酸性粒细胞占有核细胞1.34%，嗜碱性粒细胞占有核细胞1.49%，有核红细胞占有核细胞10.15%，成熟淋巴细胞占有核细胞11.42%，未见明显异常细胞，未见明显非造血细胞，考虑为MSD/MPN-U。

【细胞遗传学】

染色体核型：46，XY［20］。

【分子生物学】

TET2、*U2AF1*突变阳性。

【综合诊断】

骨髓增生异常综合征/骨髓增殖性肿瘤，不能分类型。

（三）病例分析

MDS/MPN-U的临床表现与其他类型的MDS和MPN相同。血常规：不同程度的贫血，有或无巨大红细胞。可有血小板增多（ $\geq 450 \times 10^9$/L）或白细胞增多（ $\geq 13 \times 10^9$/L）。同时有血细胞发育异常的形态学表现。骨髓有核细胞增多，髓系细胞中1～3系增殖，同时至少1系细胞有发育异常。可见巨大的或颗粒少的血小板。骨髓和外周血原始细胞<20%。当原始细胞>10%时示疾病向侵袭性阶段转化（进展加速期）。少见MDS/MPN伴环形铁粒幼细胞≥15%的病例，外周血原始细胞≥1%，骨髓≥5%应归类为MDS/MPN-U。

MDS/MPN-U诊断标准：既有骨髓增殖又有增生异常特征的髓系肿瘤，不符合WHO中MDS/MPN其他类型和MDS与MPN的标准。①外周血和骨髓原始细胞<20%。②有MDS类型之一的临床和形态学特征，符合MDS伴孤立del（5q）标准的病例不管有无血小板增多或白细胞增多都应排除。③有临床和形态学的骨髓增殖特征，PLT ≥ 450×10^9/L，与骨髓巨核细胞增殖和/或WBC ≥ 13×10^9/L。④近期没有使用细胞毒药物或生长因子治疗可以解释相关MDS/MPN特征的病史。⑤无*PDGFRA*、*PDGFRB*或*FGFR1*重排，无*PCM1-JAK2*。

做出MDS/MPN-U的诊断之前：①必须进行Ph染色体和*BCR-ABL1*融合基因检测，如为阳性则应诊断为CML（可能已进入加速期）。②此前曾确诊为MPN的患者，继后出现了MDS的特征，常表明其MPN进入更富于侵袭性的阶段，仍应维持原来MPN的诊断，而不诊断为MDS/MPN-U。③此前曾诊断为MDS-U或MPN-U，并于最近刚接受过细胞毒药物或造血生长因子治疗的患者，应密切随诊，以排除治疗影响的可能性。

在疑难病例中，若有*JAK2 V617F*突变有助于确诊为造血系统肿瘤，尽管这种突变的意义在本病中未明确。偶有伴孤立性del（5q）及*JAK2 V617F*突变的病例有与MDS与MPN重叠的特点，多数有血小板计数升高的特征，建议诊断为孤立性del（5q）综合征。多项研究表明，*TET2*、*NRAS*、*RUNX1*、*CBL*、*SETBP1*和*ASXL1*有相对较高的突变频率，当诊断困难时，在适当的临床病理背景下出现1个或多个此类突变，可能有助于确认/怀疑MDS/MPN-U。具有MDS/MPN特征的病例可能包含典型MPN（即*JAK2*、*MPL*或*CALR*突变）中的一种基因突变，此最可能是有进展特征的MPN，如果以前没有发现慢性疾病或无相关病史，无法确定潜在的MPN，则可诊为MDS/MPN-U。

（伍 平 崔丽芬 周玉利 茹进伟 高海燕）

第四节 急性髓系白血病和相关肿瘤

原始细胞主要用于髓系肿瘤的评估，如AML、MDS、MPN和MDS/MPN，主要包括原粒细胞和原单核细胞等。

IWGM-MDS和ELN共识将原始细胞分为无颗粒和有颗粒两种类型。Ⅰ型为无颗粒原始细胞，Ⅱ型和Ⅲ型原始细胞一般以20颗为界定，这二者细胞核和细胞质的基本形态仍具有原始细胞特点，尤其细胞核必须符合原始细胞形态特点。颗粒原始细胞常是核质发育不同步或有异形性改变的细胞，颗粒一般较细小或大小不一，可以局限于某一区域，胞质内可见浅红色区域，相当于不完全发育或发育异常的高尔基体。不能识别系列的原始细胞，可以归类为"不另作分类原始细胞"。

在WHO髓系肿瘤分类中出现"原始细胞等同意义细胞"的概念，所谓"等同意义"就是本身不是真正的原始细胞，但在特定情况下（如诊断APL、急性粒-单细胞白血病和单核细胞系急性白血病、纯红系细胞白血病及MDS和MDS/MPN时）当原始细胞用。主要包括颗粒增多的早幼粒细胞（常说的异常早幼粒细胞）、幼单核细胞、原始红细胞。

肿瘤性原始细胞形态，实际上非常复杂，具有高度可变的形态，可以比成熟淋巴细胞稍大且规则，也可以体积大并呈多形性特点（表17-9）。

表17-9　原始细胞及等同原始细胞形态特征

细胞类型	主要形态特征
原粒细胞	体积从小到大，高核质比，核染色质疏松细致，核仁多数小而多或无核仁。核圆形或轻度不规则。细胞质通常少，可含有颗粒，可聚集成簇分布。胞质内易见短粗奥氏小体
异常早幼粒细胞	大、中型细胞，核形多变，可见蝴蝶状核，胞质丰富，胞质颗粒多伴融合，可见内外浆；奥氏小体易见（柴捆状奥氏小体）
原单核细胞	通常体积大，核呈卵圆形或轻度扭曲折叠，核仁大而明显，多为1个。胞质丰富，灰蓝色，可见空泡和/或颗粒，奥氏小体多细长
幼单核细胞	中等大小，细胞核染色质疏松，扭曲折叠，可见呈明显的"皱褶"。核仁少而不明显。胞质丰富，可见颗粒和/或空泡
原始红细胞	体积为中到大，核圆，染色质疏松，常可见多核，胞质深嗜碱性，常有空泡，可融合，半圆形钝伪足较易见。在胞质少的情况下，空泡被压扁呈拉长状态
原巨核细胞	体积从中到大，核染色质可见不同程度凝聚，胞质很少至中等量，常无颗粒或很少颗粒，易见细胞质凸起。细胞可以成团

在髓系肿瘤中，原巨核细胞一般不列入前面所述的原始细胞范畴，但形态不典型或缺乏特征的也隐含其中。它多见于急性巨核细胞白血病、其他AML类型和MDS等。与正常原巨核细胞多有不同，与小巨核细胞也不同。其形态变异大，大小不一，胞质丰富，易见凸起。形态可似原始红细胞、原单核细胞，也有部分无显著形态特征。肿瘤性的原巨核细胞的识别需要借助其流式免疫表型，特别是细胞免疫化学标记染色更有意义。

一、急性髓系白血病微分化型

（一）病史

患者，男性，29岁。主因"发热、右腿疼痛伴牙龈、鼻腔出血、全身散在出血点1周"就诊，门诊查血常规：WBC 53.95×10^9/L，NEUT% 1.1%，LY% 96.3%，MONO% 2.5%，RBC 2.72×10^{12}/L，Hb 96g/L，PLT 5×10^9/L，外周血涂片见大量原始和幼稚细胞，遂以急性白血病收入院。体格检查：T 36.6℃，全身皮肤及黏膜略苍白，有皮下瘀斑、出血点及瘀点，全身浅表淋巴结未触及肿大，睑结膜苍白，巩膜无黄染，口唇及甲床苍白，肝、脾肋下未触及，双下肢无水肿，右侧大腿后部中段可触及5cm×6cm包块，质硬、有压痛，皮肤周围无红肿。

（二）实验室检查

【血常规】

WBC 53.95×10^9/L（↑），NEUT% 1.1%（↓），LY% 96.3%（↑），MONO% 2.5%，RBC 2.72×10^{12}/L（↓），Hb 96g/L（↓），PLT 5×10^9/L（↓）。

【细胞形态学】

1. 外周血涂片　白细胞明显增多，可见约96%的原始细胞。成熟红细胞轻度大小不一，形态无明显异常；计数100个白细胞未见有核红细胞。血小板散在偶见（图17-80）。

2. 骨髓涂片 有核细胞增生明显活跃，粒细胞=0.5%，红细胞=0.5%，粒∶红=1∶1。粒系比例极为减低。红系比例极为减低；成熟红细胞轻度大小不一，形态无明显异常。全片巨核细胞罕见；血小板散在偶见。可见约82.5%的原始细胞，该类细胞大小不一，以胞体偏小者为主；胞质量少，多呈透明蓝色；胞核偏大，核质比高，核染色质呈粗颗粒状，染深紫红色，部分可见核切迹和较明显核仁；涂抹细胞较易见（图17-81）。

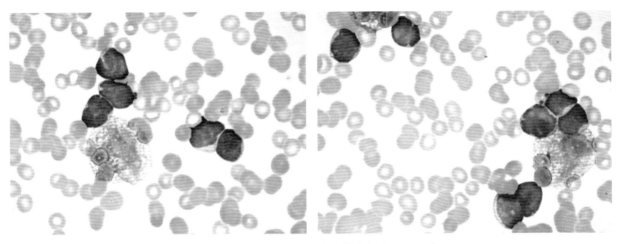

图 17-80 外周血瑞特-吉姆萨染色（×1000）

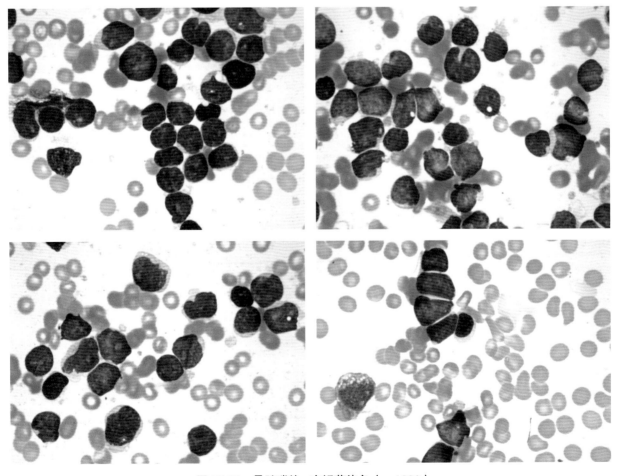

图 17-81 骨髓瑞特-吉姆萨染色（×1000）

3. 细胞化学染色　MPO染色:（-）99%,（+）1%；AS-DCE染色:（-）100%（图17-82,图17-83）。

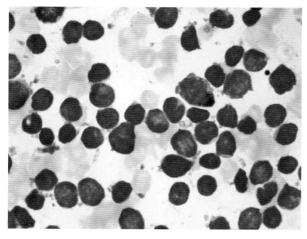

图17-82　骨髓MPO染色（×1000）

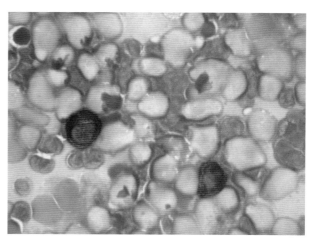

图17-83　骨髓AS-DCE染色（×1000）

4. 形态学结论　急性白血病类型待定,多考虑ALL或AML-M0? 请结合临床及免疫表型分析、骨髓活检、染色体和分析及基因等检测结果综合分析。

【骨髓活检】

1. 结果　肿瘤细胞:CD34$^+$（大片）、CD117$^+$（大片）、MPO$^-$、CD3$^-$、PAX-5$^-$、CD10$^-$。

2. 结论　结合免疫组化,符合急性白血病,请结合骨髓涂片及流式细胞术综合诊断。

【流式细胞学】

1. 结果　CD34$^+$细胞占有核细胞总数约92.3%,其免疫表型为CD34$^+$、CD117$^+$（部分）、CD33$^-$、CD13$^+$（部分）、HLA-DR$^-$、CD14$^-$、CD64$^-$、CD36$^-$、CD56$^+$、CD19$^-$、CD7$^+$、CD5$^-$,胞内CD3$^-$、胞内MPO$^-$、胞内CD79a$^-$、胞内CD22$^-$。

2. 结论　流式结果符合急性白血病免疫表型。目前表型信息未见特异的髓系、T系和B系表达（MPO$^-$,胞内CD3$^-$,胞内CD79a$^-$）,具体分型需结合形态学和化染结果等综合考虑。

【分子生物学】

*BCR-ABL1*融合基因: p210型（-）、p190型（-）、p230型（-）。

【综合诊断】

急性髓系白血病微分化型（AML-M0）。

（三）病例分析

细胞形态学及细胞化学染色是急性白血病诊断与分型的重要依据,绝大多数患者可依此被正确地诊断与分类。急性髓系白血病微分化型（AML-M0）是随着免疫学检测进展而被认识的一个白血病亚型,临床罕见,仅占AML的2%～3%和所有急性白血病的1%～1.5%。AML-M0患者白血病细胞分化极微,缺乏系列相关的形态学与细胞化学染色特征,而髓系抗原呈阳性;形态学极易和急性淋巴细胞白血病相混淆,造成误诊;使临床在AML-M0的诊治上具有一定难度。1991年FAB协作组将它命名为AML-M0并提出诊断标准,描述了白血病细胞形态学特征,规定细胞化学染色MPO/SBB<3%,强调免疫表型有一个或多个髓系相关抗原表达而B/T淋巴细胞抗原阴性。大部分AML-M0患者起病急骤,病情发展迅速,病势凶险,可表现为贫血、发热、出血及相应的浸润症状。

1. AML-M0的诊断　MPO（胞内）阳性或弱阳性;髓细胞相关标志的表达:干细胞抗原CD34阳

性；髓系CD33、CD13、CD11b、CD15单抗中至少1个阳性表达，无淋巴细胞T、B系相关抗原的表达。

2. **AML-M0的遗传学特征** 53.0%的AML-M0伴有染色体核型异常，-5/5q-，-7/7q-，异常的高发生率的表达＋8和三体13；5或7号染色体异常者最常见，在AML-M0的异常核型中占80%，8号染色体三体发生在AML-M0中占13.0%，13号染色体三体发生在AML-M0占7.0%。

3. **AML-M0与ALL-L2的鉴别诊断** AML-M0细胞因分化程度很差，通常无典型的髓细胞形态学及细胞化学特征。细胞形态呈ALL-L2形；胞质嗜碱性，量相对偏少，无颗粒，核质比高，核仁明显，部分细胞质中含有许多空泡；细胞化学染色：MPO/SBB染色：阳性率＜3%，PAS染色：阳性。形态学极易和ALL-L2相混淆，造成误诊。细胞免疫学两者不同，AML-M0：MPO（胞内）阳性或弱阳性，至少伴有1个髓系抗原表达，无淋巴细胞T/B抗原的表达；而ALL-L2：cCD79a阳性，同时伴有淋巴细胞T或B抗原的表达。必须通过白血病细胞免疫学检测区分二者，因此，细胞免疫学分型是AML-M0诊断与ALL-L2鉴别诊断的关键。

4. **AML-M0和AUL的鉴别诊断** 两者细胞分化都很差，无典型形态学区分特征；细胞化学染色特征：MPO/SBB染色阳性率均＜3%；但两者免疫学有差别：AML-M0除CD34、CD38阳性表达外，MPO（胞内）阳性，髓系CD33、CD13、CD11b、CD15单抗中至少1个阳性表达。而AUL除CD34、CD38、HLA-DR阳性外，系列特异性抗原如cCD79a、cCD22、CD3和MPO（胞内）均为阴性，无任何髓系抗原和淋巴细胞T、B抗原的表达。

二、AML不伴成熟型

（一）病史

患者，女性，35岁。体检时发现血常规异常，血常规：WBC 2.39×10^9/L，Hb 103g/L，PLT 123×10^9/L。一周后复查血常规，白细胞呈上升趋势，血红蛋白及血小板呈下降趋势。半个月后复查血常规：WBC 21.75×10^9/L，Hb 99g/L，PLT 39×10^9/L。为进一步诊治收入院。

体格检查：浅表淋巴结未触及肿大，肝、脾肋下未触及。

（二）实验室检查

【血常规】

WBC 30.09×10^9/L（↑），Hb 97.7g/L（↓），RBC 2.8×10^{12}/L（↓），PLT 35.9×10^9/L（↓），NEUT% 1.82%（↓），LY% 12.18%（↓），MONO% 85.65%（↑）。

【生化检查】

LDH 453U/L（↑），TP 64.1（↓）。

【影像学检查】

超声常规检查：无肝、脾、淋巴结增大。

【细胞形态学】

1. **外周血涂片** 白细胞数量增多，原始细胞占87%（图17-84）。红细胞轻度大小不均，有核红细胞1：100（图17-84B）。血小板少见。

2. **骨髓涂片** 骨髓增生极度活跃（图17-85），粒：红=6.82：1。粒系占有核细胞81.8%，各阶段可见，原粒细胞占76.8%（非红系计数=94%），胞体呈圆形或椭圆形，胞质量少呈灰蓝色，奥氏小体可见，细胞核呈圆形或椭圆形，染色质呈细颗粒状，核仁0～2个。中性中幼粒以下阶段细胞比例减低，嗜酸性粒细胞可见。红系占有核细胞12%，早幼红细胞以下阶段可见，比例大致正常，双核红细胞及分裂象可见，偶见核畸形，红细胞轻度大小不均。淋巴细胞占有核细胞5.2%，形态未见明显异常（图17-86）。巨核细胞（2cm×3cm）见50个，其中幼稚型巨核细胞6个，颗粒型巨核细胞39个，裸核型巨核细胞5个，血小板散在可见，形态未见明显异常。

3. 细胞化学染色　原始细胞MPO染色：（－）15%，（＋）56%，（＋＋）29%（图17-87）。原始细胞NAS-DCE染色：（－）46%，（＋）48%，（＋＋）6%（图17-88）。原始细胞酯酶双染色：（－）47%，AS-DNCE染色阳性53%（图17-89）。原始细胞PAS染色：（－）63%，（＋）37%（弥漫状）（图17-90）。原始细胞α-NAE染色：（－）100%（图17-91）。

4. 形态学结论　考虑急性髓系白血病不伴成熟型（AML-M1），请结合免疫分型。

【流式细胞学】

1. 结果　74.95%细胞（占有核细胞）表达CD117、CD13、CD33、CD371、CD123、MPO、CD69、cBCL-2，部分表达CD34，不表达HLA-DR、CD96、CD11b、CD7、CD56、CD19、CD64、CD14、CD15、CD9、CD11c、CD22、cCD3、CD61、CD42、CD36、CD4，为恶性髓系原始细胞。

2. 结论　本次检测范围内，74.95%细胞（占有核细胞）为恶性髓系原始细胞。考虑为AML-M1或M5a可能性大。请结合临床及其他实验室检查。

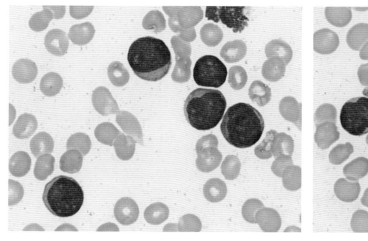
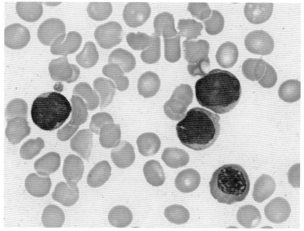

A　　　　　　　　　　　　　　　　　　　B

图17-84　外周血瑞特－吉姆萨染色（×1000）

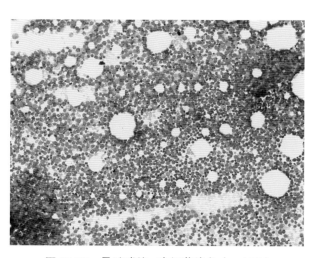

图17-85　骨髓瑞特－吉姆萨染色（×100）

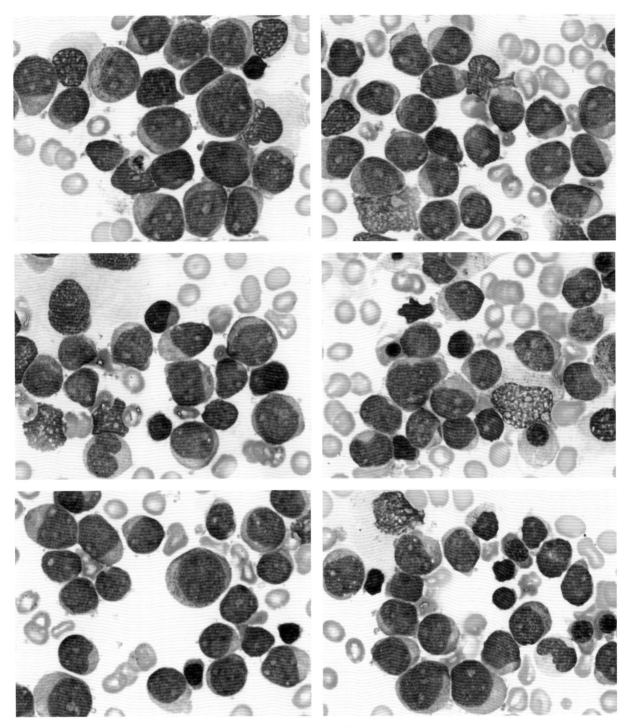

图17-86 骨髓瑞特-吉姆萨染色（×1000）

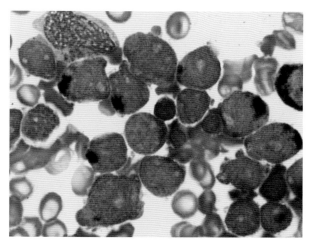

图 17-87　骨髓 MPO 染色（×1000）

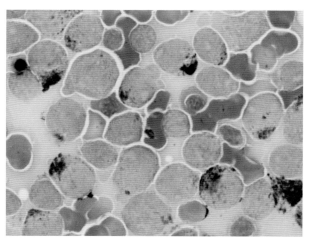

图 17-88　骨髓 NAS-DCE 染色（×1000）

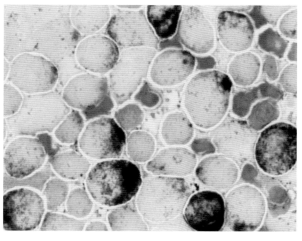

图 17-89　骨髓酯酶双染色（×1000）

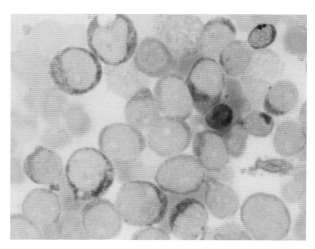

图 17-90　骨髓 PAS 染色（×1000）

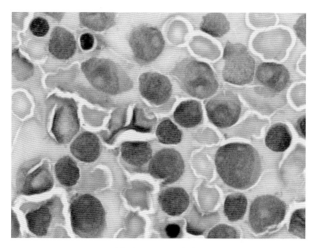

图 17-91　骨髓 α-NAE 染色（×1000）

【分子生物学】

突变基因：FLT 3-ITD、IDH2、DNMT3A 突变阳性。

白血病融合基因筛查：MLL-PLD 基因突变阳性。

【细胞遗传学】

染色体核型：46，XX ［20］。

【综合诊断】

急性髓系白血病不伴成熟型。

（三）病例分析

AML 不伴成熟型是以骨髓中高比例原粒细胞和不伴明显的中性粒细胞成熟（早幼粒及以下阶段细胞＜10%）为特征。原粒细胞 MPO、SBB 染色阳性（阳性率≥3%）和/或有奥氏小体。FAB 分型为 AML-M1，占 AML 病例的5% ～ 10%。可发生在任何年龄，成人常见，中位年龄约为46岁。患者通常表现为贫血、血小板减少和中性粒细胞减少。可能有白细胞增多伴原始细胞显著增多。

骨髓细胞学原粒细胞明显增多，胞体小，核质比高，胞质含有或无嗜天青颗粒，有或无奥氏小体，核圆形、核仁1至多个。罕见或缺乏早幼粒及以下阶段的粒细胞（＜10%）。细胞化学染色原粒细胞 MPO、SBB 染色阳性，阳性率≥3%。

流式细胞术：AML 不伴成熟型通常有一个原始细胞组群表达 MPO 和一个或多个髓系相关抗原（如 CD13、CD33 和 CD117）的原始细胞，大约70%的病例 CD34 和 HLA-DR 阳性。一般不表达粒系分化成熟相关标志（如 CD15 和 CD65）或单核细胞标志（如 CD14 和 CD64）。部分病例表达 CD1b。原始细胞无 B 和 T 细胞相关胞质内淋系标志，如 cCD3、cCD79a 和 cCD22，CD7 见于约30%的病例，10% ～ 20%的病例表达其他淋系相关膜标志如 CD2、CD4、CD19 和 CD56。

无特异性遗传学异常。

本病需与 ALL、AML-M0、急性原单核细胞白血病、急性原巨核细胞白血病等鉴别。根据细胞染色质及细胞化学染色可将上述疾病鉴别。并且 AML 不伴成熟型的 MPO 阳性率≥3%，免疫表型呈 CD13、CD33 和 CD117 阳性而不表达淋巴细胞、单核细胞和巨核细胞抗原（CD41，CD61），借此也可与上述疾病鉴别。

与急性髓系白血病伴成熟型的鉴别，急性髓系白血病伴成熟型的骨髓或外周血原粒细胞≥20%并有粒系成熟表现（早幼粒细胞及其以下阶段的粒细胞≥10%），骨髓中单核系细胞＜20%。

三、急性髓系白血病伴成熟型（AML-M2）

（一）病史

患者，女性，66岁。因不明诱因右侧上肢紫癜伴发热就诊。体格检查：T 38℃，贫血貌，周身散在瘀斑，无浅表淋巴结肿大，肝脾肋下未触及，胸骨无压痛。

（二）实验室检查

【血常规】

WBC $13.71×10^9$/L （↑），Hb 68.20g/L （↓），RBC $2.45×10^{12}$/L （↓），PLT $35×10^9$/L，NEUT% 36.4% （↓），LY% 29.1% （↓），MONO% 34.5 （↑）。

【生化检查】

TP 62.0g/L（↓），Alb 33.4g/L（↓），PA 148mg/L（↓），ADA 37.6U/L（↑），UA 384.3μmol/L（↑），HBDH 520U/L（↑），LDH 303.5U/L（↑），CRP 58.4mg/L（↑），Ca 2.01mmol/L（↓）。

【影像学检查】

未见异常。

【细胞形态学】

1. 外周血涂片　白细胞数量增多，原始细胞占28.5%（图17-92）。红细胞大小不均。血小板数量少，未见明显异常。

2. 骨髓涂片　骨髓增生明显活跃（图17-93），粒：红=3.6：1。粒系占有核细胞72%，各阶段可见，原粒细胞占41.6%，胞体大小不均，呈圆形或椭圆形，胞质量少呈灰蓝色或偏蓝色，细胞核呈圆形或椭圆形，染色质呈细颗粒状，核仁1～3个，分裂象可见。早、中幼粒细胞比例偏高，杆状核比例减低，可见中性分叶核粒细胞分叶不良，嗜酸、嗜碱性粒细胞可见。红系占有核细胞20%，各阶段可见，比例大致正常，双核幼红细胞及分裂象可见，核畸形约占4%，红细胞轻度大小不均。淋巴细胞占有核细胞4.8%，形态未见明显异常（图17-94）。巨核细胞（2cm×3cm）见3个颗粒型。血小板少见。

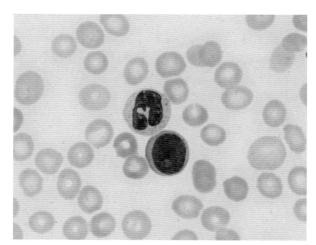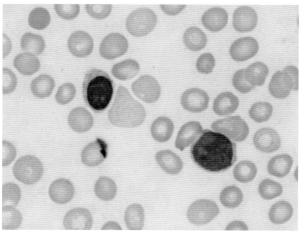

图17-92　外周血瑞特-吉姆萨染色（×1000）

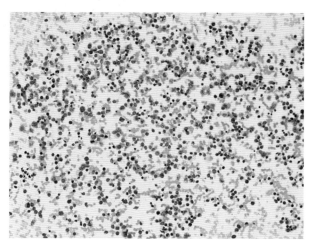

图17-93　骨髓瑞特-吉姆萨染色（×100）

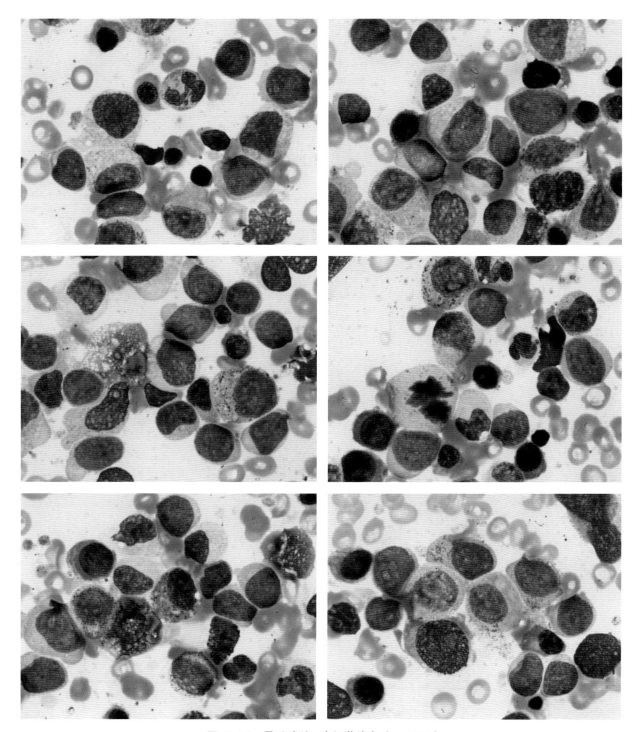

图17-94 骨髓瑞特－吉姆萨染色（×1000）

3. 细胞化学染色 原始细胞MPO染色:（－）71%,（＋）12%,（＋＋）17%（图17-95）。原始细胞NAS-DCE染色:（－）88%,（＋）10%,（＋＋）2%（图17-96）。原始细胞酯酶双染色:（－）88%,NAS-DCE染色阳性12%（图17-97）。原始细胞PAS染色:（－）60%,（＋）40%（弥漫状）（图17-98）。原始细胞α-NAE染色:（－）100%（图17-99）。

4. 形态学结论 急性髓系白血病伴成熟型（AML-M2），请结合免疫分型。

【流式细胞学】

1. 结果 31.49%细胞（占有核细胞）表达CD34、CD117、CD33、CD13、HLA-DR、CD38，部

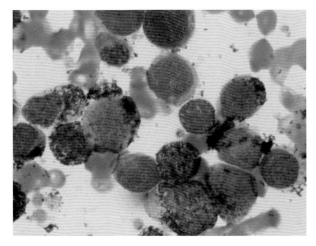

图17-95　骨髓MPO染色（×1000）

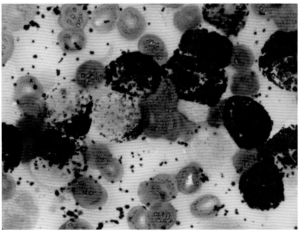

图17-96　骨髓NAS-DCE染色（×1000）

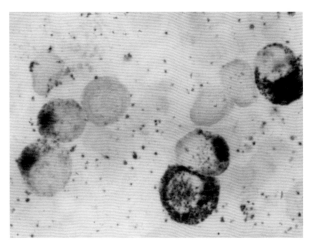

图17-97　骨髓酯酶双染色（×1000）

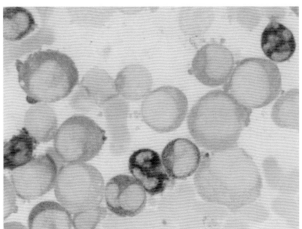

图17-98　骨髓PAS染色（×1000）

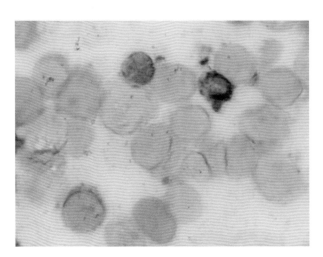

图17-99　骨髓α-NAE染色（×1000）

分表达CD9，不表达CD11b、CD15、CD64、CD14、CD11c、CD5、CD56、CD3、CD4、CD8、CD7、CD36、CD42a、MPO、CD22、cCD3、κ、λ、CD19、CD20，为恶性髓系幼稚细胞。粒细胞占有核细37.22%，成熟单核细胞占有核细胞4.17%，成熟淋巴细胞占有核细胞9.98%，未见明显非造血细胞。

2. 结论　本次检测范围内，31.49%细胞（占有核细胞）为恶性髓系幼稚细胞，考虑为AML，M2或者M4可能性大。

【分子生物学】

血液肿瘤突变组分析：*WT1*、*NRAS*、*KIT*突变阳性。

白血病融合基因筛查：阴性。

【细胞遗传学】

染色体核型：46，XX［20］。

【综合诊断】

急性髓系白血病伴成熟型（AML-M2）。

（三）病例分析

急性髓系白血病伴成熟型，骨髓或外周血原粒细胞≥20%并有粒系成熟表现（早幼粒细胞及以下阶段的粒细胞≥10%），骨髓中单核系细胞<20%。骨髓轻中度病态造血及嗜酸性粒细胞常见，在一部分病例中还见嗜碱性粒细胞和肥大细胞增多。原始细胞的髓系性质可以通过MPO或SBB染色阳性≥3%和/或检出奥氏小体证实。FAB分型为AML-M2，占AML的10%。各年龄均可发病，20%的患者<25岁，40%的患者>60岁。表现为发热、乏力、出血等。

原粒细胞胞质含有或无嗜天青颗粒，常见奥氏小体。早幼粒细胞以下阶段的中性粒细胞至少占骨髓细胞的10%。常见髓系细胞不同程度发育异常，但不符合急性髓系白血病伴骨髓增生异常改变（AML-MRC）的形态学诊断标准。如可见噬血现象，提示可能存在t（8；16）（p11.2；pl3.3）。MPO染色阳性，常在10%以上，阳性产物细小颗粒状或粗大颗粒状。SBB染色阳性，常在50%以上。CE染色部分阴性，部分阳性，与原始细胞分化程度有关。NBE染色多为阴性，NAE染色可见反应不强的阳性产物，呈颗粒状阳性，并不被氟化钠抑制。Phi小体检出率明显高于奥氏小体。

AML伴成熟型中原始细胞表达1种或多种髓系相关抗原，如CD13、CD33、CD65、CD11b和CD15，常表达HLA-DR，CD34和/或CD117，可仅见于一部分原始细胞。单核细胞标志如CD14、CD36和CD64通常阴性，20%～30%病例CD7阳性，约10%的病例表达CD56、CD2、CD19和CD4，并且可能仅在分化差的原始细胞中发现。

无特征性遗传学异常。

本病主要与下述疾病鉴别：骨髓增生异常综合征伴原始细胞增多（MDS-EB）、急性粒-单核细胞白血病（AML-M4）及AML不伴成熟型（AML-M1）等。主要依靠骨髓中原始细胞系列、比例，以及细胞化学染色等区分。AML伴t（8；21）（q22；q22.1）通常具有AML伴成熟型的形态学特征，但应根据其细胞遗传学及分子遗传学异常来分类。

四、急性粒-单核细胞白血病（AML-M4）

（一）病史

患者，女，8岁。2021年4月底无明显诱因出现双下肢及颜面部皮疹，就诊当地医院，查血常规：WBC 31.34×10⁹/L，Hb 112g/L，PLT 64×10⁹/L。骨髓细胞形态学：增生活跃，原及幼单核细胞占88%，诊断为急性单核细胞白血病，未行特殊治疗，为进一步诊治收入院。

既往史：2018年诊断过敏性紫癜，激素治疗1周，出院后口服中药治疗。2018年膀胱囊肿，行腹腔镜下囊肿切除术。2016年发现右肾发育不良，予右肾切除术。

体格检查：双下肢、颜面部散在皮疹，牙龈肿胀，扁桃体Ⅱ度肿大，颈部浅表淋巴结肿大，肝脾肋下未触及。

（二）实验室检查

【血常规】

WBC 148.62×10⁹/L（↑），Hb 94.70g/L（↓），PLT 50.30×10⁹/L（↓），NEUT% 2.50%（↓），LY% 12.55%（↓），MONO% 82.45%（↑）。

【生化检查】

PA 144mg/L（↓），ADA 57.0U/L（↑），UA 388μmol/L（↑），T-CHO 1.75mmol/L（↓），HDL-C 0.61mmol/L（↓），LDL-C 1.08mmol/L（↓），Apo-A1 00.78g/L（↓），Apo-B 0.37g/L（↓），HBDH 628U/L（↑），LDH 1003U/L（↑），Na 135mmol/L（↓）。

【影像学检查】

1. 胸部CT　双肺透亮度不均，考虑小气道阻塞性病变。

2. 肝胆胰脾肾彩超　右肾切除术后。

【细胞形态学】

1. 外周血涂片　白细胞数量明显增多，原始细胞、幼单核细胞占56%（图17-100）。红细胞轻度大小不均。血小板数量少，散在可见，大血小板可见。

2. 骨髓形态　骨髓增生极度活跃（图17-101），M：E=75.5：1。粒系占有核细胞23.8%，原粒细胞占16%，其胞体呈圆或椭圆形，胞质量偏少呈灰蓝色，细胞核呈圆或椭圆形，染色质呈细颗粒状，可见杯口核，核仁0～3个（图17-102）。中性中幼粒细胞以下阶段比例减低，分裂象可见，中性分叶核粒细胞核分叶不良可见，嗜酸性粒细胞可见。原及幼单核细胞占有核细胞61.8%（原单核细胞占28%，幼单核细胞占33.8%），其胞体呈圆形或椭圆形，胞质量略丰富，呈灰蓝色，部分细胞质中可见细小紫红色颗粒，细胞核呈圆、椭圆或不规则形，染色质呈纤细网状，核仁0～2个（图17-102E）。红系占有核细胞1.2%，红细胞大小不均。淋巴细胞占有核细胞8%，形态未见明显异常。巨核细胞（2cm×2cm）见9个颗粒型巨核细胞，偶见小巨核细胞。血小板少见。

3. 细胞化学染色　原幼细胞MPO染色：（－）97%，（＋）3%（图17-103）。原幼细胞NAS-DCE染色：（－）96%，（＋）4%（图17-104）。原幼细胞酯酶双染色：（－）90%，NAS-DCE染色阳性3%，α-NBE染色阳性7%（图17-105）。原幼细胞PAS染色：（－）74%，（＋）26%（弥漫、细颗粒状）（图17-106）。原幼细胞α-NAE染色：（－）89%，（＋）11%（图17-107）。原幼细胞α-NAE染色＋NaF抑制试验：（－）100%（图17-108）。

4. 形态学结论　急性粒-单核细胞白血病（AML-M4），请结合免疫分型。

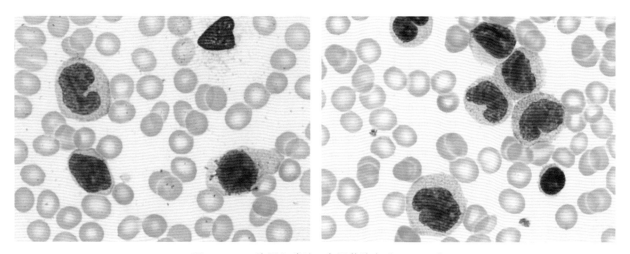

图17-100 外周血瑞特-吉姆萨染色（×1000）

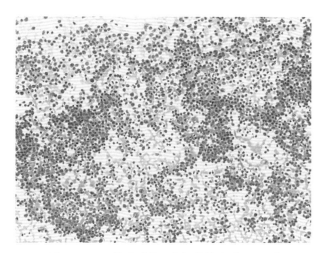

图17-101 骨髓瑞特-吉姆萨染色（×100）

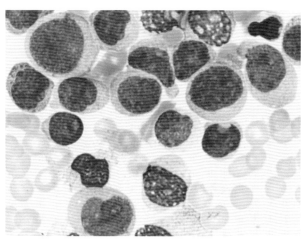

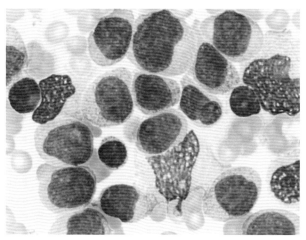

A   B

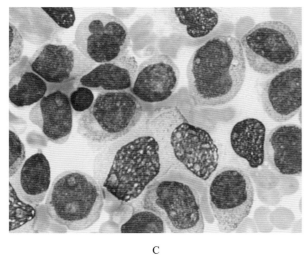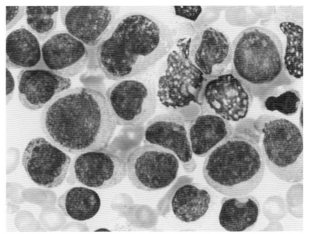

C   D

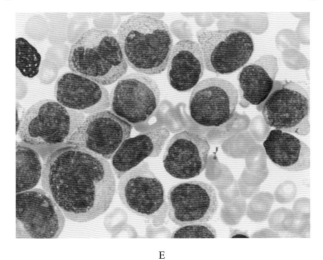

E

图17-102 骨髓瑞特－吉姆萨染色（×1000）

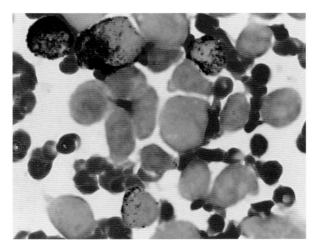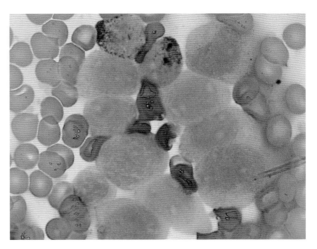

图17-103 骨髓MPO染色（×1000）   图17-104 骨髓NAS-DCE染色（×1000）

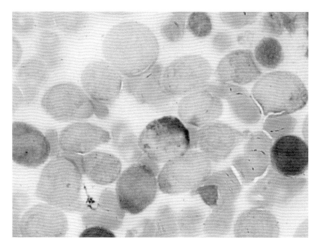

图17-105　骨髓酯酶双染色（×1000）

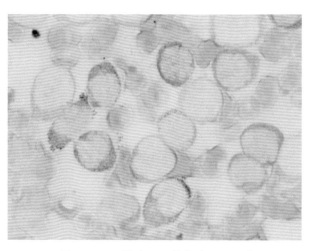

图17-106　骨髓PAS染色（×1000）

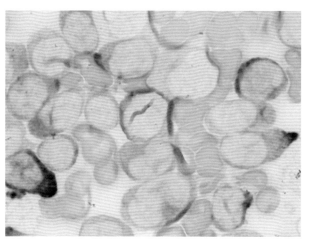

图17-107　骨髓α-NAE染色（×1000）

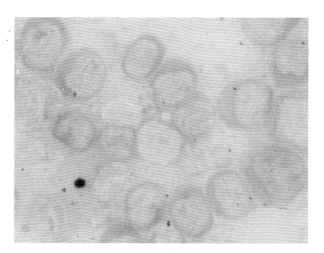

图17-108　骨髓α-NAE染色＋NaF抑制试验（×1000）

【流式细胞学】

1. 结果　37.63%细胞（占有核细胞）表达CD34、CD117、CD13、CD33、HLA-DR、CD38、CD371（表达率100%）、CD123、CD11cdim、cBCL-2、CD69、CD200、HLA-DRDPDQ、HLA-ABC、CD25，部分表达CD16、CD11b、MPO、CD64、CD14、CD42a、TDT、CD22、cCD3、CD300e、CD24、CD72、CD274（PDL1）、CD3、CD4、CD279（PD1）、CD5、CD7、CD8、CD56、CD2、κ、λ、CD10、CD20、CD27、CD19，为恶性幼稚髓系细胞。单核细胞占有核细胞49.18%，其中异常幼单核细胞占有核细胞31.38%，粒细胞占核细胞4.89%，发育模式异常。有核红细胞占有核细胞0.68%。CD3$^+$CD279$^+$淋巴细胞占CD3$^+$T淋巴细胞52.5%，CD4$^+$CD3$^+$CD279$^+$淋巴细胞占CD4$^+$T淋巴细胞43.3%，CD4$^-$CD3$^+$CD279$^+$占CD4 T淋巴细胞57.5%。

2. 结论　本次检测范围内，37.63%细胞（占有核细胞）为恶性幼稚髓系细胞。异常幼单核细胞占有核细胞31.38%。

【分子生物学】

白血病融合基因筛查*NUP98-NSD1*融合基因阳性，血液肿瘤突变组分析：*FLT3-ITD*（突变频率55%）、*WT1*、*RUNX1*突变阳性。

【细胞遗传学】

染色体核型：46，XX［20］。

【综合诊断】

急性粒－单核细胞白血病（AML-M4）。

（三）病例分析

急性粒－单核细胞白血病是一种以中性粒细胞和单核细胞前体细胞共同增殖为特征的急性白血病。外周血或骨髓原始细胞（包括原粒细胞、原单核细胞和幼单核细胞）≥20%；中性粒细胞及其前体细胞和单核细胞及其前体细胞至少各占骨髓有核细胞的20%。相当于FAB类的AML-M4，占AML的5%～10%。见于各年龄段，老年人居多，中位发病年龄50岁。

原单核细胞为大细胞，胞质丰富，中度或强嗜碱性。可有伪足和散在嗜天青颗粒及空泡。核通常为圆形，染色质纤细，丝网状，可有1个或多个大而明显的核仁。幼单核细胞核较不规则，可扭曲折叠，胞质嗜碱性较弱，胞质内颗粒较明显，偶有大的嗜天青颗粒和空泡。外周血中单核细胞计数可能升高（通常≥$5×10^9$/L），而且比骨髓中的多，也更成熟。至少3%的原始细胞MPO阳性。原单核细胞、幼单核细胞和单核细胞NSE阳性，尽管部分呈弱阳性或阴性。如果细胞形态学符合单核细胞标准，NSE阴性也不能排除诊断。NSE和NAS-DCE双染色可显示2种阳性细胞。

流式细胞术显示原始细胞通常强表达髓系抗原CD13、CD33、CD15和CD65，原始细胞应常表达几个单核细胞分化标志物，如CD14、CD4、CD11b、CD11c、CD64（强＋）、CD68、CD36（强＋）和溶菌酶。只有30%的病例CD34阳性，而CD117常阳性。大多数病例为HLA-DR（＋），MPO可在幼单核细胞中表达，但在原单核细胞中表达较少。

大多数病例有髓系相关的非特异性染色体异常，如＋8。

主要鉴别诊断包括AML伴成熟型、急性单核细胞白血病及慢性粒－单核细胞白血病。与其他AML类型不同的是，基于细胞化学染色发现、计数单核细胞的百分比和对原始细胞和原幼单核细胞的正确识别。诊断主要依据骨髓细胞计数，因为在有些情况下，仅依据外周血可能导致原始细胞比例过低误诊为慢性粒－单核细胞白血病而非AML。

本病例*NUP98-NSD1*融合基因，*FLT3-ITD*（高频）、*WT1*、*RUNX1*突变均提示预后差。

五、急性粒－单核细胞白血病（AML-M4c）

（一）病史

患者，男性，23岁。5个月前因间断出现体温升高，最高达39℃，伴有乏力，活动后感心悸，就诊于当地医院，给予"青霉素、头孢类"抗感染治疗后，查血常规：WBC $44.8×10^9$/L，Hb 153g/L，PLT $112×10^9$/L，行骨髓穿刺术检查：形态提示：增生3级，原幼细胞占91%；免疫分型：92.15%恶性细胞，表达CD33、CD38、CD15、CD116、CD64、MPO；部分表达CD36、CD7；融合基因：*WT1*阳性；染色体：45,XY,add（1）（p36）,-7,add（16）（p13）[2]。确诊为急性髓系白血病。因考虑患者白细胞计数升高，给予口服羟基脲及地塞米松治疗后给予去甲氧柔红霉素＋阿糖胞苷（IA）方案化疗，化疗后骨髓抑制期出现肺部感染，给予联合抗感染后治疗，血常规恢复后复查骨髓形态、流式细胞术提示完全缓解，巩固化疗后行异基因造血干细胞移植术。移植2个月复查骨髓形态提示可见60%恶性幼稚细胞。现患者为进一步治疗收入院。

体格检查：无浅表淋巴结肿大，肝脾肋下未触及。

（二）实验室检查

【血常规】

WBC 6.56×10⁹/L，Hb 123.30g/L，RBC 3.73×10¹²/L（↓），PLT 33×10⁹/L（↓），NEUT% 52.92%，LY% 28.71%，MONO% 15.52%（↑）。

【生化检查】

GGT 212U/L（↑），Urea 1.97mmol/L（↓），UA 483μmol/L（↑），Glu 3.89mmol/L（↓），TG 2.49mmol/L（↑），HDL-C 0.78mmol/L（↓），LDL-C 1.61mmol/L（↓），Apo-A1 1.04g/L（↓），HBDH 529U/L（↑），LDH 883U/L（↑），AMY 35U/L（↓），CRP 19.00mg/L（↑），K 3.39mmol/L（↓），Fe 42umol/L（↑），UIBC 6μmol/L（↓），TS 88%（↑），TIBC 48μmol/L（↓），TRF 1.74g/L（↓），IgG 21.25g/L（↑），IgA 0.28g/L（↓），IgM 0.38g/L（↓）。

【影像学检查】

未见异常。

【细胞形态学】

1. 外周血涂片　白细胞数量大致正常，原幼细胞占12%（图17-109）。红细胞轻度大小不均，有核红细胞1:100。血小板少见。

2. 骨髓涂片　骨髓增生极度活跃（图17-110）。原幼细胞占有核细胞91.5%，胞体呈圆形或椭圆形，少部分细胞呈不规则形，胞质量略丰富，呈灰蓝色，大部分细胞质中可见细小紫红色颗粒，细胞核呈圆形或椭圆形，部分细胞可见扭曲或折叠，染色质呈网状，核仁0～2个（图17-111）。粒系占有核细胞4%，嗜酸性粒细胞可见。红系占有核细胞2%，红细胞轻度大小不均。淋巴细胞占有核细胞2.5%，形态未见明显异常。巨核细胞（2cm×2cm）见17个颗粒型巨核细胞，血小板少见。

3. 细胞化学染色　原幼细胞MPO染色：（＋）52%，（＋＋）48%（图17-112）。原幼细胞NAS-DCE染色：（－）23%，（＋）62%，（＋＋）15%（图17-113）。原幼细胞酯酶双染色：（－）21%，NAS-DCE阳性5%，α-NBE染色阳性15%，双阳性59%（图17-114）。原幼细胞PAS染色：（－）74%，（＋）26%（弥漫、细颗粒状，边缘聚集）（图17-115）。原幼细胞α-NAE染色：（－）54%，（＋）46%（图17-116）。原幼细胞α-NAE染色＋NaF抑制试验：（－）100%（图17-117）。

4. 形态学结论　AML移植后复发骨髓象，根据细胞形态及酯酶双染色考虑急性粒-单核细胞白血病（AML-M4c）。

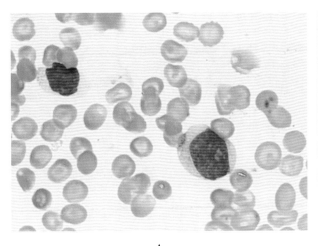
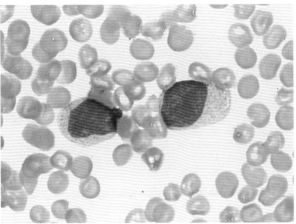

A　　　　　　　　　　　　　　　　　B

图17-109　外周血瑞特-吉姆萨染色（×1000）

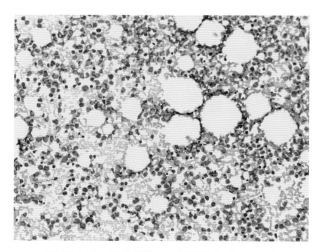

图 17-110　骨髓瑞特－吉姆萨染色（×100）

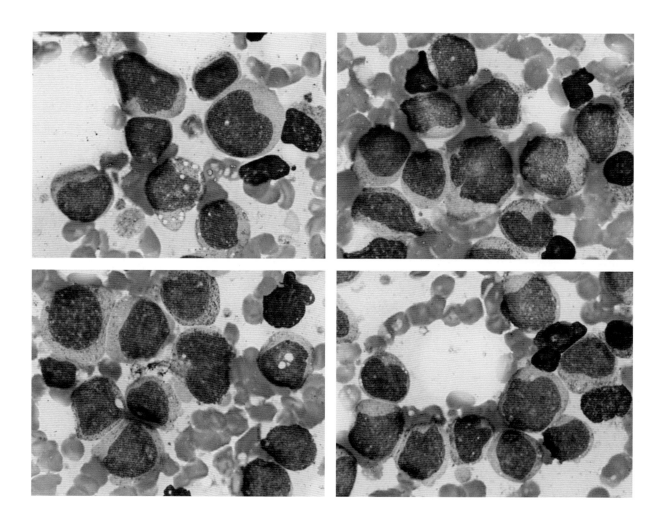

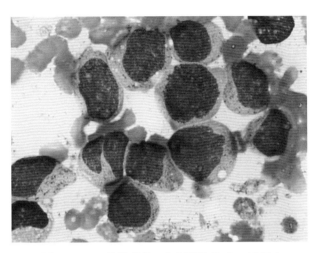

图17-111　骨髓瑞特-吉姆萨染色（×1000）

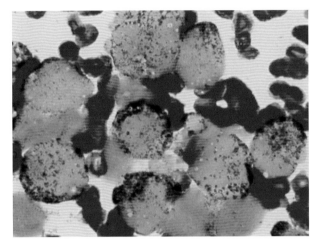

图17-112　骨髓MPO染色（×1000）

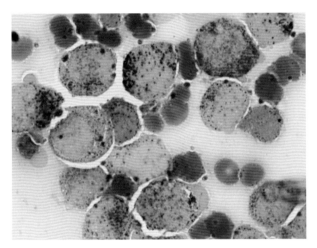

图17-113　骨髓NAS-DCE染色（×1000）

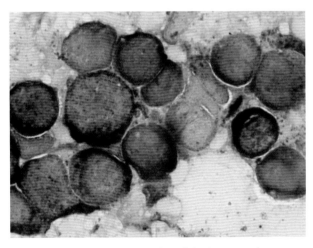

图17-114　骨髓酯酶双染色（×1000）

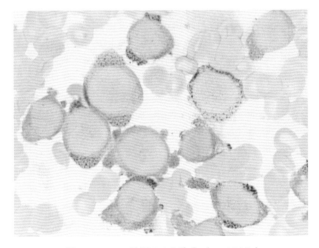

图17-115　骨髓PAS染色（×1000）

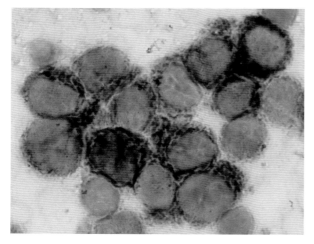

图17-116　骨髓α-NAE染色（×1000）

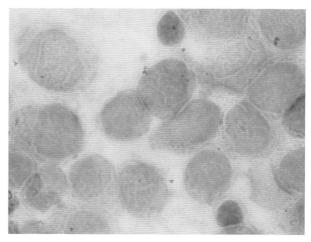

图17-117　骨髓α-NAE染色＋NaF抑制试验（×1000）

【流式细胞学】

1. 结果　61.98%细胞（占全部有核细胞）表达CD117、HLA-DR、MPO、CD64、CD33、CD4、CD15、CD38，部分表达CD11c、CD13、CD96，不表达CD7、CD56、CD11b、CD19、CD34、CD14、cCD3、CD61、CD42b、CD22、CD36、CD24、CD9、CD2、CD123、Tim3，为恶性髓系幼稚细胞。粒细胞占有核细胞19.57%。单核细胞占有核细胞1.18%。

2. 结论　本次检测范围内，61.98%细胞（占全部有核细胞）为恶性髓系幼稚细胞。

【细胞遗传学】

染色体核型：64-65＜3n＞，XY，-X/Y，add（1）（p36.1），add（5）（q13），-6，add（6）（p23），-7，-8，-9，-10，-1，＋13，del（14）（q32），del（14）（q32）x2，-16＋20，-21，＋mar1，＋mar2［cp14］/

63-64＜3n＞，XY，-X/Y，der（1；17）（q10；q10），add（5）（q13），-6，add（6）（p23），-7，-8，-10，-11，＋13，-14，del（14）（q32），-16，＋20，-21，＋mar1，＋mar2［cp4］/

62＜3n＞，XY，-X/Y，add（1）（p13），inv（3）（p21q12），＋4，add（5）（q13），-6，add（6）（p23），-7，-8，-9，-10，-11，-13，del（14）（q32），-16，-21，＋mar1，＋mar2［3］/

65＜3n＞，XY，-X/Y，add（1）（p13），add（5）（q13），-6，add（6（p23），-7，-8，del（9）（q22q34），-10，-11，＋13，del（14）（q32），-16，＋20，-21，＋mar1，＋mar2［1］/

63＜3n＞，XY，-X/Y，add（1）（p36.1），add（5）（q13），6，add（6）（p23），-7，-8，-9，-10，-1，＋13，add（14）（p11.2），del（14）（q32），-16，-19，＋20，-21，＋mar1，＋mar 2［1］/

65＜3n＞，XY，-X/Y，add（1）（p13），add（5）（q13），-6，add（6）（p23），-7，-8，-9，-10，-11，＋13，del（14）（q32）x2，-16，＋20，-21，＋mar1，＋mar2，＋mar3［1］

【分子生物学】

突变基因筛查：*PHF6*、*NF*1、*EZH*2、*WT*1、*ASXL*1、*KRAS*阳性。

白血病融合基因筛查：阴性。

综合诊断：急性粒-单核细胞白血病。

（三）病例分析

在WHO分型中，急性粒-单细胞白血病是急性髓系白血病非特指型之一。

M4c是国内急性白血病诊断分型标准中M4的一种类型，国内诊断标准中对M4c原始细胞的描述为既具有粒细胞系的特征，又具有单核细胞系的特征，未对该类细胞特定命名，国内报道M4c的少量文献中将它描述为粒－单核细胞，该类细胞的形态特征是：细胞胞体大小不一（15～30μm），胞质量多少不等，蓝色或灰蓝色，胞质中有多少不等的嗜天青颗粒，可见空泡，多见伪足，伪足形态多样，长短不等，呈龟状、花瓣状、层状、瘤状等突起，核较规则，核圆形或椭圆形，折叠、扭曲、分叶少见，核染色质细致疏松，核仁清晰。

从形态上分析，粒－单核细胞是一类特殊的原始细胞，既不同于原粒细胞（胞体规则，胞核多偏位，胞质少），也不同于原及幼单核细胞（胞核圆形或不规则，有扭曲、折叠、分叶，核仁大而明显），而是有粒系和单核系合二为一的特征。如果两系表现特别不均衡时，形态可出现偏粒系或偏单核系。

正是因为粒－单核细胞在形态学上的复杂性和特殊性，需要结合细胞化学染色来证明其粒单双重特征。酯酶双染中同一原始细胞表现在两种酯酶均为阳性，印证了该群细胞既具有粒细胞系的特征又具有单核细胞系的特征，属于粒－单核细胞。

本病例原幼细胞胞体中等偏大，胞质量略丰富，胞核多不规则，虽然细胞外形似原幼单核细胞，但染色质没有原幼单核细胞纤细；MPO染色呈中等强度阳性，NAS-DCE染色呈阳性，α-NAE染色呈阳性，被NaF抑制，PAS染色呈弥漫、细颗粒状，边缘聚集，酯酶双染色呈双阳性，结合形态特点及细胞化学染色，此类原幼细胞为粒－单核细胞。

本病例染色体为复杂异常核型，存在多个亚克隆。*PHF6*突变在AML中提示预后较差；*ASXL1*体细胞突变可见于多种髓系肿瘤，为预后不良因素，并与疾病进展相关。

在《血液病诊断及疗效标准》（第4版，沈悌、赵永强主编）中，将急性粒－单核细胞白血病分为4个亚型，AML-M4c是其中之一，诊断标准：原始细胞既具粒细胞系形态特征又具单核细胞系形态特征者＞30%（NEC）。目前WHO诊断标准中并未提及粒－单核细胞，但在实际工作中此种病例并非少见，如果不做酯酶双染色，很难将这部分病例准确分型，当将此类病例诊断为M5时，则会认为单核细胞NAS-DCE染色可以呈阳性，实际上NAS-DCE作为特异性酯酶，对粒细胞有一定的特异性。

免疫表型：典型M4有原始髓系细胞、分化阶段粒细胞和单核细胞，而M4c只有一群细胞，原始细胞同时有粒单分化，单核系特殊标志多于粒系，如HLA-DR、CD4、CD36；MPO可能会较强，而粒系的特征性标志如CD24、CD16不表达；其他标志CD15、CD11b、CD11c、CD64是粒单共有的，可表达。

遗传学：分析笔者所在医院100例AML-M4（M4c 50例，典型M4 50例）患者，涉及以下预后不良基因、染色体核型。

突变基因：*WT1*、*RUNX1*、*MLL-PTD*、*TP53*、*DNMT3A*，典型M4多伴*NPM1*、*FLT3-ITD*、*TET2*、*IKZF1*、*ASXL1*、*PHF6*、*FLT3-ITD*（高频）。

融合基因：*MLL-AF6*、*CALM-AF10*、*NUP98-NSD1*、*NUP98-PHF15*、*DEK-CAN*、*MLL-PTD*、*MLL-ELL*、*TLS-ERG*。

染色体核型：复杂核型、t（6；11）（q27；q23）、t（6；9）（p23；q34）、t（11；19）（q23；p13）、t（10；11）（p12；q23）。

有预后不良的突变基因：M4c占66%，典型M4占46%。

有预后不良的融合基因：M4c占30%，典型M4占16%。

有预后不好的染色体核型：M4c占54%，典型M4占18%，累及*MLL*基因的核型多在M4c中。

有预后不良突变基因、融合基因、染色体核型1种及以上：M4c占78%，典型M4占56%。

此统计M4c预后不良的基因、染色体核型比例高，可能受收治难治、复发患者多及病例数少的影响，但在同一医院、同等条件下对比，还是能够说明在AML-M4中，M4c预后不良的基因、染色体核型的占有比例明显高于典型M4，因此，形态学正确诊断AML-M4c，对临床预后具有指导意义。

六、系列不明急性白血病

（一）病史

患者，男性，75岁。因"发热两天，发现两系减少1天"入院。昨日起无明显诱因出现发热，最高体温39.7℃，恶心、呕吐，呕吐3次，呕吐物为胃内容物，无头痛、头晕，无胸闷、气急，无畏寒、寒战，无腹痛、腹泻。

体格检查：锁骨上淋巴结未及明显肿大，胸骨无压痛，肝脾肋下未及，腹平软，腹部压痛不明显，无反跳痛，双下肢无水肿，双侧巴宾斯基征阴性。

（二）实验室检查

【血常规】

WBC 67.39×10^9/L（↑），RBC 3.11×10^{12}/L（↓），Hb 94g/L（↓），PLT 39×10^9/L（↓）。

【生化检查】

TP 61.4g/L，Alb 30.1g/L，GLB 31.3g/L，A/G 0.96，GPT 29U/L，GOT 22U/L，LDH 431U/L。

【细胞形态学】

1. 外周血涂片　白细胞数增多，可见原始细胞55%，幼稚细胞14%（图17-118）。

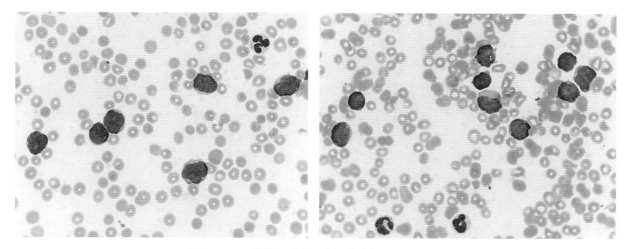

图17-118　外周血瑞特-吉姆萨染色（×1000）

2. 骨髓涂片　骨髓小粒丰富，取材制片染色佳，有核细胞量明显增多，粒红二系增生受抑制，巨核细胞全片可见41个，分类25个，其中产板型巨核细胞1个，散在血小板少见。涂片一类原始细胞明显增生，约占77.0%，该类细胞大小不一，胞质量少，染淡蓝色，胞核类圆形，着紫红色，核染色质细致颗粒状，核仁1～3个，部分不清晰，片尾可见涂抹细胞。涂片部分细胞胞质偏多，可见少量颗粒（图17-119）。

3. 细胞化学染色　MPO染色：阳性率＜3%（图17-120）。DCE染色：（一）（图17-121）。PAS染色：阳性58%（图17-122）。NBE染色：（一）（图17-123）。NaF抑制试验：（一）（图17-124）。

4. 形态学结论　急性白血病骨髓象，根据细胞形态及组织化学染色结果，倾向于ALL，部分细胞可见少量颗粒，不排除伴少量原始髓系成分，请结合流式免疫分型、染色体、基因等检查。

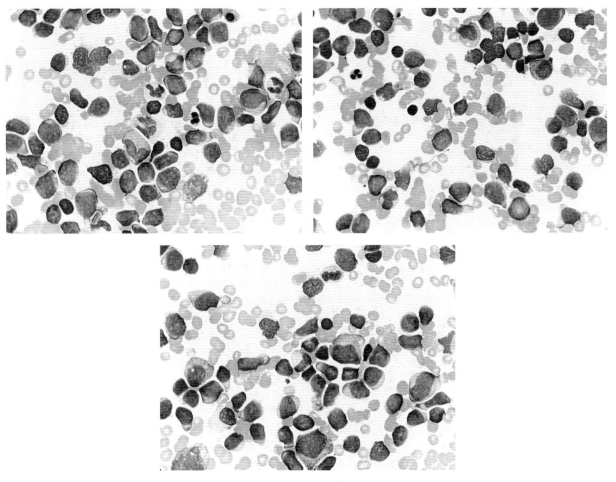

图17-119 骨髓瑞特-吉姆萨染色（×1000）

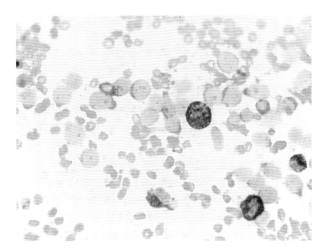

图17-120 骨髓MPO染色（×1000）

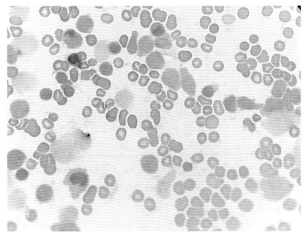

图17-121 骨髓特异性酯酶染色（×1000）

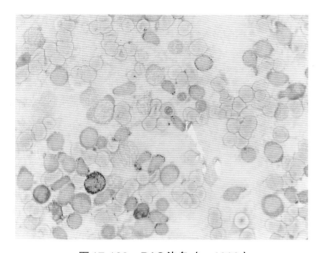

图 17-122　PAS 染色（×1000）

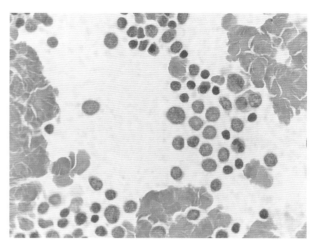

图 17-123　骨髓非特异性酯酶染色（×1000）

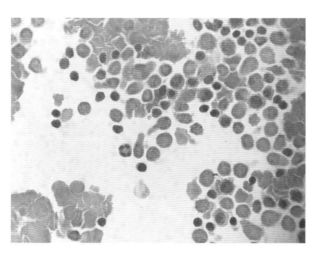

图 17-124　骨髓 NaF 抑制试验（×1000）

【流式免疫分型标记】

1. 结果　①分化极差的原始细胞群占总数的77.917%，CD7$^+$（少量）、CD16$^-$、k$^-$、λ$^-$、CD33$^-$、CD13$^-$、CD38$^+$、CD117$^-$、CD19$^-$、CD34$^+$、HLA-DR^{++}、CD300e$^-$、CD304$^-$、CD64$^-$、CD123$^-$、CD11c$^-$、CD303$^-$、CD24$^+$（少量）、CD36$^-$、7.1$^-$、CD15$^-$、CD25$^-$、CD56$^-$、CD22$^-$、CD11b$^-$、CD2$^-$、CD65$^-$、MPO$^-$、cyCD79a$^+$（少量弱）、cyCD3$^-$、CD10$^-$、CD9$^-$。②原单核细胞群占总数的2.896%，CD7$^-$、CD16$^-$、k$^-$、λ$^-$、CD33$^+$、CD13^{++}、CD38$^+$、CD117$^+$、CD19$^-$、CD34$^-$、HLA-DR^{++}、CD300e$^-$、CD304$^-$、CD64$^-$、CD123$^+$、CD11c$^+$（部分）、CD303$^-$、CD24$^-$、CD36$^+$（部分）、7.1$^+$、CD15$^-$、CD25$^-$、CD56$^-$、CD22$^-$、CD11b$^-$、CD2$^-$、CD65$^-$、MPO$^+$（部分）、cyCD79a$^-$、cyCD3$^-$、CD10$^-$、CD9 dim。

2. 结论　分化极差的原始细胞群占总数的77.9%，系列特异性标记近乎缺如，从分化上，不排除多能祖细胞MPP3阶段可能；原单核细胞群占总数的2.896%。

【细胞遗传学】

染色体核型：46，XY［20］。骨髓细胞经培养后行染色体核型分型（G带），分析20个细胞，均46，XY，为正常男性核型。

【分子生物学】

20种髓系融合基因均为阴性，15种淋系融合基因均为阴性。

【综合诊断】

结合细胞形态学、细胞化学染色、免疫标记、融合基因等检查综合分析，考虑为急性未分化白血病。

（三）病例分析

系列不明急性白血病（acute leukemia of ambiguous lineqge，ALAL）是一组细胞系列不明的急性白血病，包括AUL、MPAL，确诊需依赖细胞免疫表型分析。ALAL的发病率低，预后差。AUL是指未分化造血干细胞克降增殖、成熟停滞的罕见白血病，其增殖的原始细胞形态学、细胞化学染色及免疫表型缺乏足够证据归属于髓系或淋系。起病急骤，病情发展迅速，病史凶险，表现为贫血、发热、出血、淋巴结肿大或脾大等浸润症状。MPO、NSE、NAS-DCE、PAS染色等均呈阴性。骨髓或外周血中原始细胞≥20%，可做出急性白血病骨髓象的诊断意见，但无法确诊AUL。因为AUL的原始细胞无系列分化的形态学特征，形态似淋系且多项细胞化学染色呈阴性，故易误认为急性淋巴细胞白血病，所以如急性白血病似淋系且细胞化学染色均呈阴性，应警惕AUL的可能性。确诊AUL需结合较全面的细胞免疫表型分析，排除不存在罕见细胞系列特异性标志物表达（包括非血液系统来源的细胞），方可诊断AUL。MPAL是指骨髓中髓系、T淋系、B淋系同时存在两个系列以上细胞系受累的白血病，原始细胞分别表达髓系和淋系，或B和T淋系，称为双系列型急性白血病（acute bilineal leukemia，ABL）；也有同时表达髓系、T或B淋系特异性抗原，或同时表达B和T淋系特异抗原，甚至同时表达上述三系抗原标志，称为双表型急性白血病（biphenotypic acute leukemia，BAL）。MPAL发病率较低，预后较差，表现为贫血、发热、出血、淋巴结肿大或肝、脾增大等浸润症状。MPO、NSE、NAS-DCE染色常表现为部分原始细胞呈阴性，部分原始细胞呈阳性；PAS染色呈不同程度阳性，且阳性性状不同。骨髓或外周血中原始细胞≥20%，可做出急性白血病骨髓象的诊断意见。如形态学表现为典型的两群细胞，可进一步做出"疑为混合表型急性白血病"或"混合表型急性白血病待排除"等诊断意见；如形态学不典型或为BAL者，仅靠骨髓检验极易错误判断为急性髓系白血病等。故MPAL的确诊、分型必须结合流式细胞学、免疫组织化学等多种手段界定原始细胞的分化特征，以避免误诊。MPAL的2016年WHO诊断标准见表17-10，临床上成人MPAL患者中髓系、B淋系共表达的发生率多于髓系、T淋系共表达，而三系共同表达发生率最低。

表17-10　混合表型急性白血病的诊断标准（WHO，2017年）

项目	标准
髓细胞系列	MPO阳性（流式细胞术或免疫组织化学或细胞化学染色）或有单核细胞分化标志（至少有下列2项：非特异性酯酶、CD11c、CD14、CD64、溶菌醇）
T淋巴细胞系列	胞质CD3强阳性（CD3ε链抗体）或膜CD3阴性
B淋巴细胞系列	CD19强阳性和下列至少1项阳性表达：CD79a、cCD22、CD10 或CD19弱阳性和下列至少2项强阳性表达：CD79a、cCD22、CD10

ALAL须与ALL、急性髓细胞白血病微分化型进行鉴别诊断。ALL是一种起源于B或T系淋巴细胞并在骨髓内异常增生的恶性肿瘤。一般认为，骨髓中原及幼淋巴细胞≥20%，诊断为ALL；原及幼淋巴细胞<20%时，归为淋巴瘤侵犯骨髓。FAB分型是以形态学为基础，将ALL分为3型：ALL1（以小淋巴细胞为主）、ALL2（以大淋巴细胞为主）、ALL3（以大淋巴细胞为主，现证实部分为Burkitt淋巴瘤），但由于这种分型方案与治疗方案的选择、预后相关性较差，现已较少使用。WHO分型将ALL主要分为B-ALL、T-ALL，现已广为应用。ALL常有淋巴结、肝、脾增大等急性白血病临床表现。原始及幼稚

淋巴细胞的MPO、NAS-DCE染色均呈阴性；α-NAE染色常呈阴性，少数为局灶性颗粒状阳性；PAS染色呈阴性、阳性，阳性呈粗大颗粒、珠状、块状甚至呈冠状。骨髓或外周血中原始细胞（包括幼稚淋巴细胞）≥20%，可做出急性白血病骨髓象的诊断意见，如细胞形态学、细胞化学染色均支持淋系，可做出提示或疑为急性淋巴细胞白血病等诊断意见。需要强调的是，无论形态学典型与否，ALL的确诊必须有细胞免疫表型分析的验证与支持，而其亚分型（包括重现性遗传性异常ALL）更是需要结合流式细胞学、遗传学及分子生物学等检查。ALL的主要需与AML-M0型、M5a、M7及淋巴瘤白血病相区分，鉴别的难点在于这些疾病形态学特点近似，且MPO染色常呈阴性，通过借助细胞免疫表型分析、CD41巨核细胞酶标染色、病理组织活检等手段能够有效辅助判定。

急性髓细胞白血病微分化型属于WHO分型的非特指型AML，相当于FAB分型中的AML-M0。该类型白血病细胞仅有微小的髓系分化特征而不能明确是髓系的某具体类型，此型各年龄阶段均可发病，但以婴幼儿、老年人居多，呈急性白血病临床表现。MPO、NAS-DCE、NSE染色均呈阴性，PAS染色呈阴性或颗粒状阳性。骨髓或外周血中原始细胞≥20%，由于结合细胞化学染色也无法做出细胞系列判断，故通常只能做出急性白血病骨髓象的诊断意见，且形态常似淋系，而易误诊为急淋。由于AML的原始细胞处在较早期的髓系干、祖细胞阶段，无髓系具体细胞类型的分化特征，故通过形态学检查无法确诊。需通过流式细胞学和/或超微结构证实细胞为髓系分化（CD33$^+$和/或CD13$^+$或存在MPO，但不能提示具体朝向红细胞、巨核细胞、单核细胞、粒细胞中的哪个方向，常有早期抗原表达，如CD34＋、CD117＋、HLA-DR＋、TDT＋等。从形态学来看，M0主要需与ALL、M7、MPAL等鉴别，但这些都需要借助细胞免疫表型分析、超微结构检查等。

血液病的诊断离不开细胞形态学（M），但是细胞化学染色和免疫学（I）、遗传学（C）、分子生物学（M）检查都是急性白血病诊断与分型的重要依据。我们在报告中更多时候还需要结合临床及相关检查综合分析，特别是早期原始细胞或形态不典型时，我们更强调MICM综合诊断的重要性，以便给临床提供更有价值的诊断，更好地服务临床和患者。

七、急性原单核细胞白血病（AML-M5a）

（一）病史

患儿，女，5岁。患儿无明显诱因出现"反复发热半月余"，就诊于一家三级医院，血常规：WBC 69.56×10^9/L，伴有全身浅表淋巴结肿大，质硬，扁桃体肿大。为进一步诊治收入院。

体格检查：全身浅表淋巴结触及肿大，肝脏肋下3横指，脾脏肋下0.5横指。

（二）实验室检查

【血常规】

WBC 111.93×10^9/L（↑），Hb 64g/L（↓），RBC 2.17×10^{12}/L（↓），PLT 70×10^9/L（↓），NEUT% 11.6%（↓），LY% 10.3%（↓），MONO% 78.1%（↑）。

【生化检查】

GOT 67U/L（↑），ALP 170U/L（↑），CK 23IU/L（↓），LDH 1182U/L（↑），Crea 22μmol/L（↓）。

【影像学检查】

1. PET/CT　双侧颈部、纵隔内、双侧腋窝、双侧腹股沟多发肿大淋巴结，轻度代谢；肝脾大，未见明显异常代谢。

2. 胸部CT　右肺下叶内侧底段炎性病变，纵隔及腋窝多发淋巴结肿大。

【细胞形态学】

1. 外周血涂片 白细胞明显增多，原、幼单核细胞占92%（图17-125）。红细胞轻度大小不均。血小板数量少，散在可见。

2. 骨髓涂片 骨髓增生明显活跃（图17-126）。原及幼单核细胞占94.8%（原单核细胞占86.4%，幼单核细胞占8.4%），胞体呈圆形或椭圆形，少部分细胞呈不规则形，胞质量略丰富，呈灰蓝色，边缘不整齐，可见伪足，少量细胞质中可见细小紫红色颗粒，细胞核呈圆形或椭圆形，个别细胞可见扭曲或折叠，染色质纤细呈网状，大部分细胞核仁清晰1～3个（图17-127）。粒、红两系增生受抑。淋巴细胞占有核细胞4.4%，形态未见明显异常。巨核细胞（2cm×4cm）未见，血小板少见。

3. 细胞化学染色 原幼细胞MPO染色：（－）100%（图17-128）。原幼细胞NAS-DCE染色：（－）100%（图17-129）。原幼细胞酯酶双染色：（－）45%，α-NBE染色（＋）55%（图17-130）。原幼细胞PAS染色：（－）9%，（＋）91%（弥漫、细颗粒状、粗颗粒，边缘密集分布）（图17-131）。原幼细胞α-NAE染色：（－）25%，（＋）61%，（＋＋）10%，（＋＋＋）4%（图17-132）。α-NAE染色＋NaF抑制试验：（－）100%（图17-133）。

4. 形态学结论 考虑急性原单核细胞白血病（AML-M5a），请结合免疫分型。

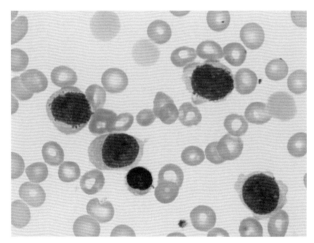
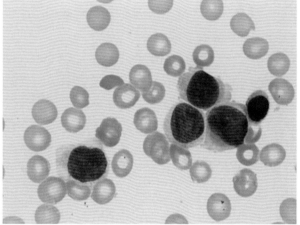

图17-125 外周血瑞特－吉姆萨染色 ×1000

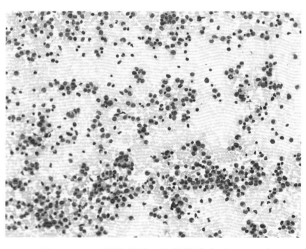

图17-126 骨髓瑞特－吉姆萨染色（×100）

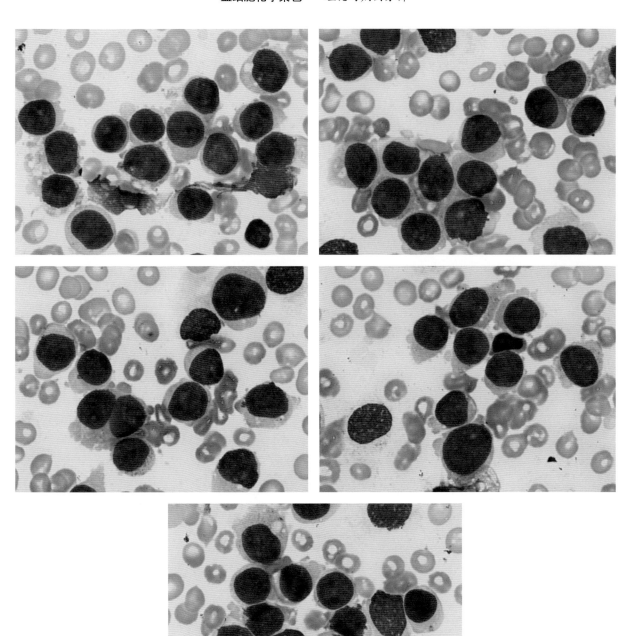

图17-127　骨髓瑞特－吉姆萨染色（×1000）

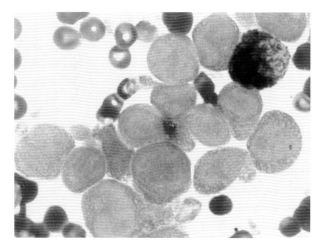

图 17-128　骨髓 MPO 染色（×1000）

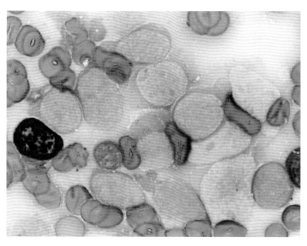

图 17-129　骨髓 NAS-DCE 染色（×1000）

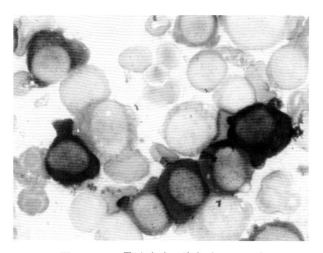

图 17-130　骨髓酯酶双染色（×1000）

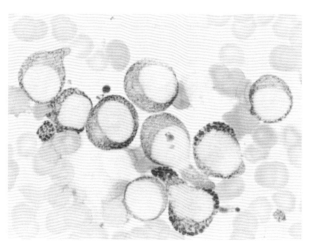

图 17-131　骨髓 PAS 染色（×1000）

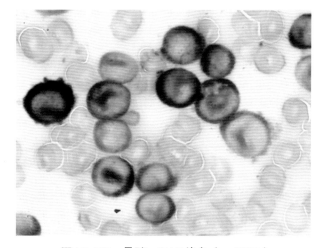

图 17-132　骨髓 α-NAE 染色（×1000）

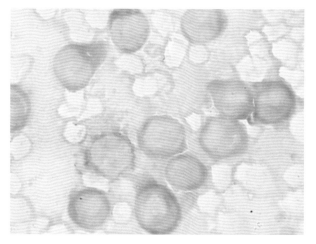

图 17-133　骨髓 α-NAE 染色＋NaF 抑制试验（×1000）

【流式细胞学】

1. 结果　92.19% 细胞（占全部有核细胞）表达 HLA-DR、CD56、CD64、CD9、CD11c、CD371、CD15、CD38、CD33、CD123、CD4，部分表达 CD117、CD11b，不表达 CD7、CD34、CD19、MPO、CD22、cCD3、CD14、CD96、CD2、CD13、CD61、CD42b、CD36、CD24，为恶性髓系幼稚细胞。粒

细胞占有核细胞0.62%，单核细胞占有核细胞0.10%。

2. 结论 本次检测范围内，92.19%细胞（占全部有核细胞）为恶性髓系幼稚细胞。考虑为AML-M5可能性大。请结合临床及其他实验室检查。

【分子生物学】

*MLL-ENL*融合基因阳性，定量检测结果为28.21%。

血液肿瘤突变组分析：送检标本中检测到*NRAS*突变阳性。

【细胞遗传学】

染色体核型：47，XX，＋8，t（11；19）（q23；p13.1）[17] /

46，XX，＋8，-10，der（10）t（10；10）（q11.2；p15），t（11；19）（q23；p13.1）[1] /

46，XX [2]。

【综合诊断】

急性原单核细胞白血病。

八、急性单核细胞白血病（AML-M5b）

（一）病史

患者，女性，25岁。无诱因出现发热，体温最高达40℃，伴咽痛、乏力、咳嗽，到当地卫生站就诊，血常规：WBC $20.2×10^9$/L，Hb 87.6g/L，PLT $98×10^9$/L，转至当地肿瘤医院，骨髓形态学检查提示"急性髓性白血病"。为进一步诊治收入院。

体格检查：贫血貌，无浅表淋巴结肿大，肝脾肋下未触及肿大。

（二）实验室检查

【血常规】

WBC $43.7×10^9$/L（↑），Hb 71g/L（↓），RBC $2.22×10^{12}$/L（↓），PLT $78.3×10^9$/L（↓），NEUT% 5.04%（↓），LY% 27.13%，MONO% 67.01%（↑）。

【生化检查】

TP 58g/L（↓），HBDH 290U/L（↑），LDH 356U/L（↑），Urea 2.3mmol/L（↓），TG 2.71mmol/L（↑），HDL-C 0.87mmol/L（↓），LPa 533.0mg/L（↑），P 1.61mmol/L（↑），NEFA 937μmol/L（↑），CK 11IU/L（↓）。

【影像学检查】

彩超：脾稍厚。肝胆胰双肾未见明显异常。

【细胞形态学】

1. 外周血涂片 白细胞计数明显升高，原、幼单核细胞占65%（图17-134）。红细胞轻度大小不均。血小板数量少，散在可见。

2. 骨髓涂片 骨髓增生极度活跃级，M∶E=441∶1（图17-135）。原、幼单核细胞占有核细胞83.4%（原单核细胞占15.4%，幼单核细胞占68%），胞体呈圆形或椭圆形，部分细胞呈不规则形，胞质量略丰富，呈灰蓝色，大部分细胞质中可见细小紫红色颗粒，细胞核呈圆形或椭圆形，部分细胞可见扭曲、折叠，染色质疏松呈网状，核仁不清楚0～2个（图17-136）。粒、红两系增生受抑。淋巴细胞占有核细胞11.6%，形态未见明显异常。巨核细胞（2cm×3cm）未见，血小板少见。

3. 细胞化学染色 MPO染色：（-）100%（图17-137）。NAS-DCE染色：（-）100%（图17-138）。

酯酶双染色：（－）5%，α-NBE染色阳性95%（图17-139）。PAS染色：（－）35%，（＋）65%（弥漫、细颗粒状，边缘密集）（图17-140）。α-NAE染色：（－）14%，（＋）56%，（＋＋）30%（图17-141）。α-NAE染色＋NaF抑制试验：（－）100%（图17-142）。

4. 形态学结论 急性单核细胞白血病（AML-M5b）。

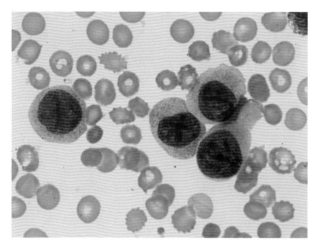
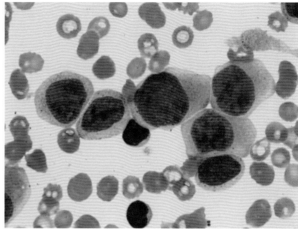

图17-134 外周血瑞特－吉姆萨染色×1000

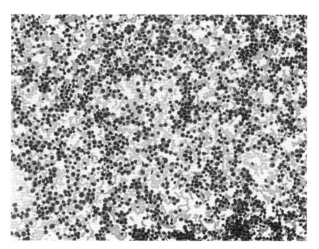

图17-135 骨髓瑞特－吉姆萨染色（×100）

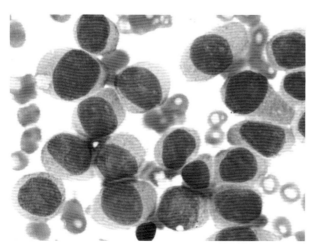
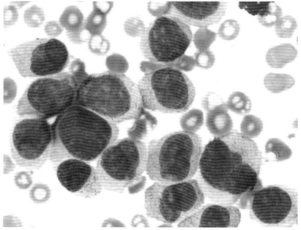

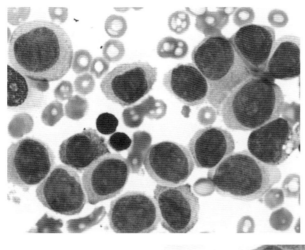
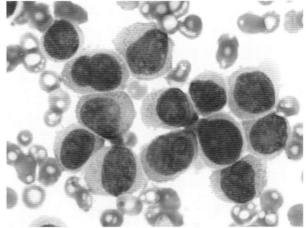
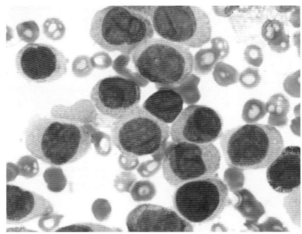

图17-136　骨髓瑞特－吉姆萨染色（×1000）

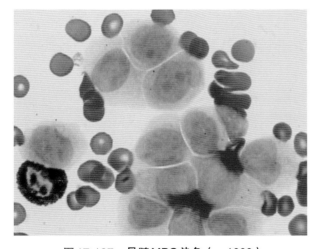

图17-137　骨髓MPO染色（×1000）

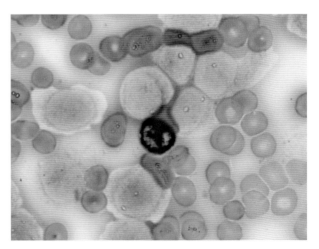

图17-138　骨髓NAS-DCE染色（×1000）

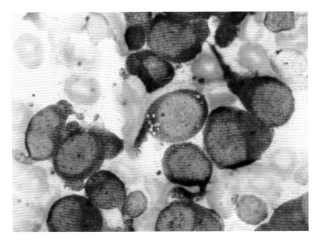

图17-139 骨髓酯酶双染色（×1000）

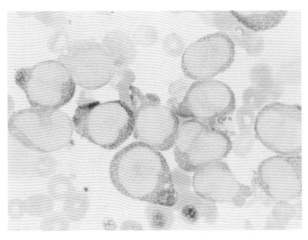

图17-140 骨髓PAS染色（×1000）

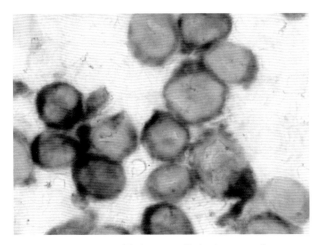

图17-141 骨髓α-NAE染色（×1000）

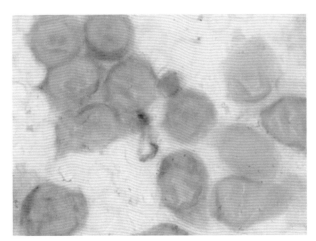

图17-142 骨髓α-NAE染色＋NaF抑制试验（×1000）

【流式细胞学】

1. 结果 35.93%（占有核细胞）表达CD64bri、HLA-DR、CD33、CD15dim、HLA-DRDPDQ、CD4dim、CD86、CD11bdim，部分表达HLA-ABC、CD56，不表达CD117、CD34、CD7、CD19、CD14、CD80、CD2、CD36，为恶性幼单核细胞。

2. 结论 35.93%（占有核细胞）为恶性幼单核细胞。

【分子生物学】

白血病相关融合基因分析：*MLL-AF10*融合基因阳性。

【细胞遗传学】

染色体核型：47，XX，＋8，add（17）（p11.2），add（20）（p13）［21］/46.XX［2］。

【综合诊断】

急性单核细胞白血病。

（三）病例分析

急性原单核细胞白血病和急性单核细胞白血病是骨髓或外周血中原始细胞≥20%（包括幼单核细胞），其中单核系（包括原单核细胞、幼单核细胞和单核细胞）总比例≥80%，粒系细胞成分<20%，急性原单核细胞白血病和急性单核细胞白血病的区别在于原单核细胞和幼单核细胞的相对比例，急性原单核细胞白血病大多数单核系细胞是原单核细胞（≥80%），FAB分型为急性原单核细胞白血病

（M5a）。急性单核细胞白血病大部分单核细胞为幼单核细胞，FAB分型为M5b。急性原单核细胞白血病占AML病例的比例＜5%，可发生于任何年龄段，但更常见于年轻人。急性幼单核细胞白血病占AML病例的比例＜5%，成人多见，中位发病年龄为49岁，男女发病之比为1.8∶1。患者通常有出血倾向，也常见髓外肿块（髓系肉瘤），常侵犯皮肤、牙龈及中枢神经系统。

急性原单核细胞白血病奥氏小体少见，多表现为细长。原单核细胞胞体大，胞质丰富，中等至强嗜碱性，可有伪足形成，可有散在细小的嗜天青颗粒和空泡，胞核圆形，染色质纤细丝网状，有1个或多个大而显著的核仁。幼单核细胞的胞核较不规则，胞质通常弱嗜碱性，有时可见较明显的颗粒，偶尔有大的嗜天青颗粒和空泡。通常MPO染色在原单核细胞为阴性，幼单核细胞弱阳性。原和幼单核细胞NSE染色常为强阳性，但急性原单核细胞白血病中有10%～20%患者的NSE染色可呈阴性或弱阳性。α-NBE染色和α-NAE染色呈明显弥漫状阳性并被NaF所抑制时，可以确认白血病细胞为单核系性质。

当外周血和骨髓涂片出现多量胞体较大或大小不一，胞质较丰富并缺乏颗粒和胞体胞核不规则形状时，或白血病细胞异形性明显、大型低核质比的原始细胞伴胞核虫啃样微曲和核染色质粗糙时，都需要怀疑M5，一部分病例中用血涂片观察单核系细胞比骨髓涂片为典型而利于评判。

原单核细胞CD45荧光强度与成熟单核细胞相似，CD45稍低，但不会低于原粒细胞。M5a细胞表达CD13、CD33、HLA-DR，部分表达CD117、CD34和CD4，MPO在M5a较少表达。单核细胞白血病细胞免疫表型可表达CD13、CD33（常强阳性）、CD15和CD65，一般至少表达两种单核系标记CD14、CD4、CD11b、CD11c、CD64、CD68、CD36和溶菌酶。仅30%的患者CD34阳性，表达CD117者较多。几乎所有患者均表达HLA-DR，急性单核细胞白血病MPO染色可阳性。急性原单核细胞白血病和急性单核细胞白血病20%～40%的患者异常表达CD7和CD56。

大多数病例有髓系相关的非特异性细胞遗传学异常。如伴有t（8；16）（p11.2；p13.3）染色体异常，并且大多数病例伴有白血病细胞噬血细胞现象，尤其是噬红细胞现象及凝血异常。

形态学方面，一部分M5a需要与AML伴未分化型（M1）、ALL和单核系细胞为主的M4混淆。但是，M5a中多少存在不规则形态为特点的中大型原幼单核细胞，结合细胞化学染色反应，大多可以与M1和ALL做出鉴别诊断。胞质嗜碱性并有空泡的原单核细胞易与Burkitt淋巴瘤相混淆，Burkitt淋巴瘤染色质较M5粗糙、致密，核膜更加清晰。但SBB染色M5a呈阳性，Burkitt淋巴瘤呈阴性或可见空泡周边阳性。M5a与单核系细胞为主M4的鉴别有一定困难，M4粒系细胞比≥20%，可通过细胞化学染色鉴别，如MPO阳性强度、PAS阳性性状及酯酶双染色阳性结果等。一部分M5b白血病细胞有较多紫红色细小颗粒，可与不典型M3混淆。分析外周血细胞形态、细胞化学染色（MPO染色、α-NBE染色等），做流式免疫表型检查和基因检测可提供更多的鉴别依据。个别M5b病例原幼单核细胞类似浆细胞，胞质丰富嗜碱性、胞核偏位。也有类似原巨核细胞。这些都可通过细胞化学、细胞免疫化学染色或流式免疫表型检查借以鉴别。

九、治疗相关AML

（一）病史

患儿，男，8岁。16个月前因无明显诱因出现腿痛疼不能行走，伴有高热，抗炎治疗未缓解，就诊于儿童医院，腹部B超提示右肾上腺神经母细胞瘤，全身骨扫描成像提示多发轻度局灶型骨代谢异常，全身PET/CT示腹膜后右侧肾上腺代谢异常升高，软组织密度伴钙化病灶，考虑为神经母细胞瘤伴多发高代谢淋巴结转移及全身骨骼骨髓弥漫性受累，骨髓形态提示大量神经母细胞瘤细胞约占59.5%，诊断为神经母细胞瘤（Ⅳ期，高危）；术前予CAV 3个疗程、CVP 1个疗程，化疗后行右肾上腺神经母细胞瘤切除术，术后病理诊断为神经母细胞瘤，术后继续化疗10个疗程，术后10个月后检查示患儿神经元特异性烯醇化酶水平显著升高，伴有骨痛，腹部CT示右肾上腺腹膜后多发略增大淋巴结，行骨穿示神经母细胞瘤术后骨髓转移复发。复发1个月后（末次化疗时）患儿出现反复发热不退，腿痛，伴有牙龈增生，皮肤紫红色丘疹，抗生素治疗无效，骨髓检查及外周血免疫分型均诊断为急性单核细胞白血病、为进一步治疗收入院。

体格检查：患儿精神差，全身紫红色丘疹，牙龈红肿，口腔左侧舌尖处大块溃疡，疼痛，下颌、腋窝下淋巴结肿大，肝脏肋下未及，脾脏肋下2cm。

（二）实验室检查

【血常规】

WBC 63.67×10⁹/L（↑），Hb 82.9g/L（↓），RBC 2.69×10¹²/L（↓），PLT 31×10⁹/L（↓），NEUT% 3.00%（↓），LY% 5.70%（↓），MONO% 70.90%（↑）。

【生化检查】

DBil 9.00μmol/L（↑），ALP 139U/L（↑），GGT 53U/L（↑），CK-MB 58.0U/L（↑），LDH 675U/L（↑），K 2.90mmol/L（↓），Na 131mmol/L（↓），Cl 94.0mmol/L（↓），Urea 2.4mmol/L（↓），Crea 24μmol/L（↓），UA 445μmol/L（↑），CRP 90.0mg/L（↑），神经元特异性烯醇化酶154μg/L（↑）。

【影像学检查】

颅脑CT平扫示颅脑诸骨弥漫性骨质改变，符合神经母细胞瘤颅脑浸润。

【细胞形态学】

1. 外周血涂片 白细胞明显增多，原、幼单核细胞占98%（图17-143）。红细胞轻度大小不均。血小板少见，形态未见明显异常。

2. 骨髓涂片 骨髓增生极度活跃（图17-144）。原、幼单核细胞占97%（原单核细胞10.5%，幼单核细胞占86.5%），胞体呈圆形或椭圆形，部分细胞呈不规则形，胞质量偏少或略丰富，呈灰蓝色，少量细胞可见少量细小颗粒，细胞核呈圆形或椭圆形，大部分细胞可见扭曲、折叠，染色质呈网状，核仁0～2个。粒、红两系增生受抑。淋巴细胞占有核细胞2%。巨核细胞（2cm×3cm）见1个裸核型巨核细胞，血小板少见。阅全片可见成团细胞：细胞边界不清呈融合状态，核染色质致密，核仁不清晰（图17-145，图17-146）。

3. 细胞化学染色 ①原幼单核细胞。MPO染色：（−）94%（图17-147A），（＋）6%（图17-147B）。NAS-DCE染色：（−）100%（图17-148）。酯酶双染色：（−）10%，α-NBE染色阳性90%（图17-149）。

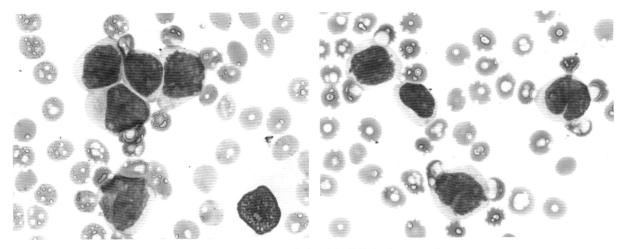

图17-143　外周血瑞特−吉姆萨染色（×1000）

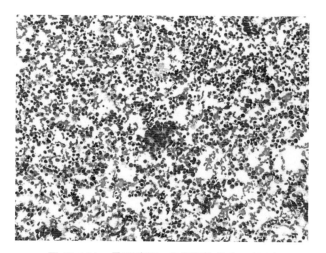

图17-144　骨髓瑞特－吉姆萨染色（×100）

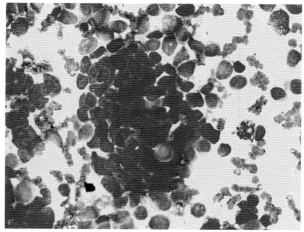

图17-145　骨髓瑞特－吉姆萨染色（×400）

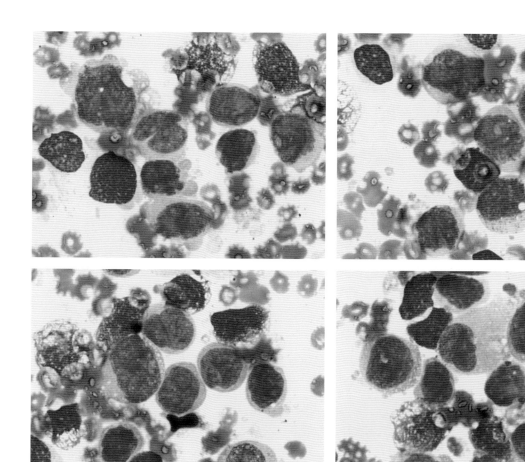

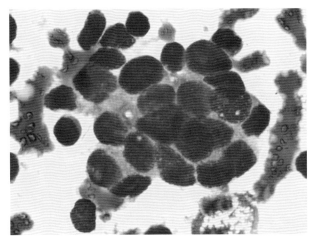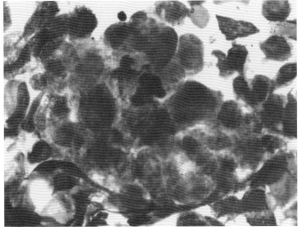

图17-146 骨髓瑞特-吉姆萨染色（×1000）

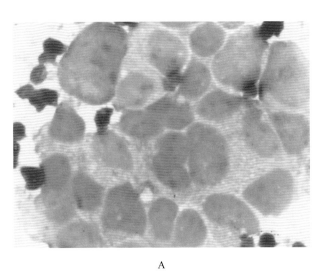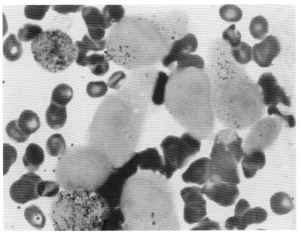

A   B

图17-147 骨髓MPO染色（×1000）

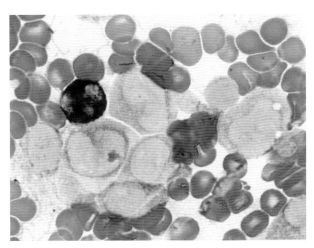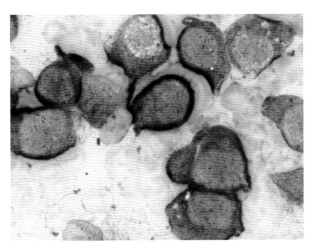

图17-148 骨髓NAS-DCE染色（×1000）　　　图17-149 骨髓酯酶双染色（×1000）

PAS染色：（－）24%，（＋）76%（弥漫、细颗粒状）（图17-150A）。α-NAE染色：（－）15%，（＋）85%（图17-151）。α-NAE染色＋NaF抑制试验：（－）100%（图17-152）。②转移癌细胞。MPO染色：（－）100%（图17-147B）。PAS染色：（－）100%（图17-150B）。

4. 形态结论　骨髓转移癌；急性单核细胞白血病。

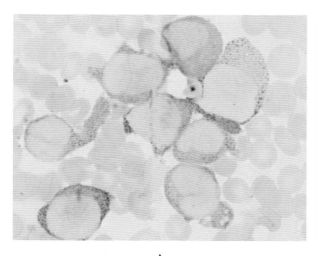
A

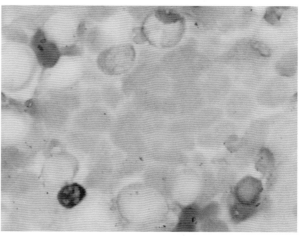
B

图17-150　骨髓PAS染色（×1000）

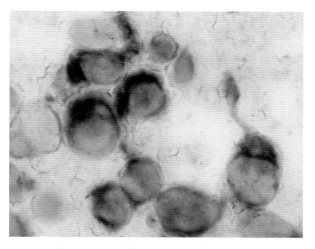

图17-151　骨髓α-NAE染色（×1000）

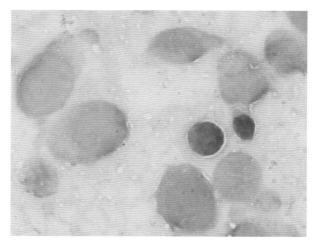

图17-152　骨髓α-NAE染色＋NaF抑制试验（×1000）

【流式细胞学】

1. 结果　93.35%细胞（占有核细胞）表达CD33、CD64、CD81、CD9、CD15、CD13、CD4，部分表达HLA-DR、CD11b，不表达CD96、CD117、CD34、CD7、CD56、CD19、CD14、CD22、cCD3、MPO、CD61、Tim3、CK、GD2，为恶性幼单核细胞。发育阶段粒细胞占有核细胞1.09%。0.69%细胞（占有核细胞）表达CD81、CD56、GD2，部分表达CD9，不表达CD7、CD117、CD34、CD19、CD11b、CD45、CK，为恶性非造血系统肿瘤细胞，非上皮来源可能性大。

2. 结论　93.35%细胞（占有核细胞）为恶性幼单核细胞。0.69%细胞（占有核细胞）为恶性非造血系统肿瘤细胞，非上皮来源可能性大。请结合临床及其他实验室检查。因标本稀释和溶红细胞等原因可能造成幼稚细胞和有核红细胞比例偏低，具体请参考形态学。

【细胞遗传学】

染色体核型：46,XY,add（17）（p13）［7］/46,idem,add（1）（p36.1）［4］/46,idem,i（7）（q10）［3］/46,idem,del（11）（q23）［2］/46,idem,t（2；4）（q11.2；p16），del（14）（q24）［1］/46,idem,del（9）（q13q22）［1］/

46, idem, add（12）（p13）［1］/46, idem, t（11；12）（q13q24.1）［1］/46, idem, t（9；12）（p13；q13）［1］。

【分子生物学】

血液肿瘤突变组分析：*NRAS* 突变阳性。

白血病融合基因筛查：阴性。

【病理活检】

显微镜观察：送检切片可见肾上腺组织，有轻度增生。可见淋巴结及周围神经，淋巴结内可见多量肿瘤细胞呈片状分布，肿瘤细胞部分中等大小、排列紧密，细胞之间可见纤细的神经丝，胞质少，核圆形；部分神经纤维成分丰富，细胞核较少，似脑组织，淋巴窦及脉管内可见肿瘤细胞浸润。可见肾上腺内浸润。

诊断：（肾上包块）肾上腺及周围淋巴结内神经母细胞转移。（注：本例形态学符合神经母细胞瘤转移，未见典型AML改变。）

【综合诊断】

神经母细胞瘤术后复发，急性单核细胞白血病。

（三）病例分析

骨髓转移性神经母细胞瘤是儿童常见的恶性肿瘤，占所有儿童肿瘤的8%～10%。发病年龄大多小于4岁，峰值2～3岁。其主要的转移部位包括骨、淋巴结、肝、骨髓、眼眶和皮肤等，其中约有40%的患儿有骨髓转移。神经母细胞瘤骨髓广泛转移时，可导致面色苍白、皮肤出血点。外周血表现为贫血、白细胞减少，以及出现异型淋巴细胞，部分外周血可见幼红、幼粒细胞。骨髓涂片示神经母细胞瘤的瘤细胞呈圆形、梭形，胞体比小淋巴细胞大，核质比高，胞核呈圆形、椭圆形或不规则形，染色质致密、深染，核仁少、小或无。裸核变性细胞多见。除散在的瘤细胞外，还可见成团成堆的瘤细胞，片尾或边缘多见，聚集成团，胞质量少，彼此融合，界线不清，呈"假菊花团状"和砌墙样排列。中心常出现红色丝状纤维丝，是神经母细胞瘤的细胞特征。细胞化学示神经母细胞瘤细胞过氧化物酶阴性，部分可有糖原阳性。骨髓活检示神经母细胞瘤的骨髓浸润多呈灶性分布，多为小圆细胞型。胞质少或胞界不清，部分呈裸核样，核圆形、梭形或不规则形。核膜厚，染色质细致、深染，有核仁或核仁不明显。肿瘤细胞由纤细的纤维血管间质分隔成小巢状、结节样或团片样，有的集聚分布或呈菊花团状分布，胞质界线不清。在成团的瘤细胞间无或有少到中量红染的纤维细丝（神经原纤维）背景是其特征。瘤细胞也可散在分布，细胞疏密不均，但与周围的造血组织分界一般较清楚。随着浸润程度的增加，骨髓组织结构破坏加重。晚期弥漫性浸润时，骨髓组织大部分由肿瘤组织取代，造血细胞可缺乏。

诊断骨髓转移性神经母细胞瘤主要根据病理组织学和免疫组化证据。骨髓中发现神经源性或有神经节特征的细胞或者肿瘤细胞团块，加上尿液中一种或多种儿茶酚胺类物质，如VMA、HVA、多巴胺水平升高可以确诊。免疫组化：CD56、NSE、PGP9.5、Syn均阳性。

治疗相关急性髓系白血病（t-AML）是此前因为肿瘤性或非肿瘤性疾病接受细胞毒药物化疗和/

或放射治疗而发生的晚期并发症。按照血液或骨髓中原始细胞的≥20%和细胞形态学的角度可以诊断t-AML。

本病可发生于任何年龄组，接受相关治疗至发现AML的间隔期：烷化剂和/或放疗5～10年，拓扑异构酶Ⅱ抑制剂为1～5年。烷化剂和/或放疗患者多首发表现为MDS，部分病例转化为AML，拓扑异构酶Ⅱ抑制剂治疗患者多不经MDS阶段而直接表现为AML，多为急性粒-单核细胞白血病或急性单核细胞白血病，也可为AML伴成熟型、APL、伴病态造血的AML、急性巨核细胞白血病等，起病就是急性白血病并伴有平衡染色体易位。临床表现为骨髓衰竭相关症状，包括乏力、发热、出血等。血常规示外周血一系或多系细胞减少，常见贫血，红细胞发育异常（大红细胞和异型细胞等）；中性粒细胞发育异常，核分叶异常（特别是分叶少）和胞质颗粒减少。常见嗜碱性粒细胞增多。

本病例为合并治疗相关AML（M5b），可见原单核细胞胞体大，胞质丰富，中等至强嗜碱性，可有伪足形成，可有散在细小的嗜天青颗粒和空泡，胞核圆形，染色质纤细丝网状，有1个或多个大而显著的核仁。幼单核细胞的胞核较不规则，胞质通常弱嗜碱性，有时可见较明显的颗粒，偶尔有大的嗜天青颗粒和空泡。细胞化学染色在大多数情况下，原单核细胞和幼单核细胞NSE染色呈强阳性。典型的原单核细胞MPO染色呈阴性，幼单核细胞MPO染色可呈现散在阳性。流式细胞术检测示CD34+、HLA-DR+、CD117+、MPO-/+、CD13-/+、CD33+、CD15-/+和CD65-/+。一般至少表达2种提示单核细胞分化的特征性标记，如CD14、CD4、CD11b、CD11C、CD64+（强）、CD68、CD36+（强）和Lysozyme，25%～40%的病例可有CD7和/或CD56的异常表达。拓扑Ⅱ抑制剂相关性AML遗传学：常有染色体平衡易位，多累及11q23（*MLL*），如t（9；11）（p22；q23），t（11；19）（q23；p13）、t（6；11）；或累及21q22（*RUNX1*），如t（8；21）（q22；q22），t（3；21）（q26.2；q22.1）；少见的有inv（16）（p1；q22），t（8；16），t（6；9）等。

患者有神经母细胞瘤病史及治疗史，骨髓及外周可见典型的原始及幼单核细胞，同时骨髓中还可见成团的肿瘤细胞，结合病史、流式及活检，诊断神经母细胞瘤骨髓转移合并治疗相关急性髓系白血病（M5b）。

十、急性巨核细胞白血病（AML-M7）

（一）病史

患者，男，6岁。因"发热6天，咳嗽3天，皮下出血点2天"就诊于当地儿童医院，血常规：WBC 4.97×10^9/L，Hb 121g/L，PLT 80×10^9/L，骨髓形态学诊断血小板减少性紫癜，临床诊断"急性支气管炎、血小板减少性紫癜"，予抗感染、免疫球蛋白、激素等对症支持治疗，后查血常规一段时间维持在WBC（4～8）×10^9/L，Hb 90～126g/L，PLT（80～100）×10^9/L之间。2个月后开始吃中药治疗，治疗期间WBC及Hb正常，PLT波动在（26～60）×10^9/L之间，9个月后再次高热，鼻出血，骨髓形态提示异常幼稚细胞，未治疗。为进一步诊治收入院。

体格检查：贫血貌，全身皮肤黏膜无出血点及瘀斑。全身浅表淋巴结未触及肿大，肝脾肋下未触及，肺叩诊呈浊音，双肺呼吸音粗，右下肺少量湿啰音。

（二）实验室检查

【血常规】

WBC 11.40×10^9/L（↑），Hb 74.3g/L（↓），RBC 2.26×10^{12}/L（↓），PLT 24×10^9/L（↓），NEUT% 31.40%（↓），LY% 30.80%，MONO% 36.30%。

【生化检查】

GOT 151U/L（↑），Glb 36g/L，CK-MB 129.0U/L（↑），LDH 5888U/L（↑），Crea 30μmol/L（↑），CRP 24.0mg/L（↑）。

【影像学检查】

胸部CT：两肺下叶炎性病变。

【细胞形态学】

1. 外周血涂片　白细胞增多，原始细胞占20%（图17-153）。红细胞轻度大小不均，有核红细胞1∶100。血小板少见。

2. 骨髓涂片　骨髓增生极度活跃（图17-154），粒∶红=6.67∶1。原巨核细胞占有核细胞72.4%，胞体大小不等，大部分细胞胞体大，呈圆形、椭圆形或不规则形，胞质量少或偏少，偏蓝色，部分细胞可见伪足及空泡，细胞核呈圆形、椭圆形或不规则形，可见双核，染色质致密，核仁可见或隐约可见0～2个，可见分裂象（图17-155）。粒系占有核细胞16%，早幼粒细胞以下阶段可见，晚幼粒细胞及以下阶段比例减低，分裂象可见，嗜酸性粒细胞可见。红系占有核细胞2.4%，红细胞轻度大小不均。淋巴细胞占有核细胞8.2%。巨核细胞（2cm×3.5cm）见8个颗粒型巨核细胞。血小板少见。

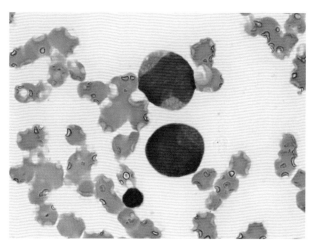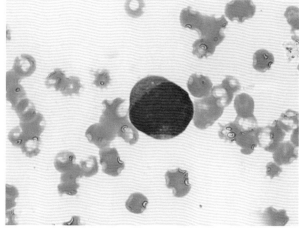

图17-153　外周血瑞特-吉姆萨染色（×1000）

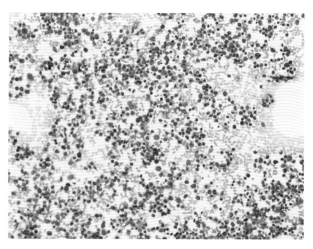

图17-154　骨髓瑞特-吉姆萨染色（×100）

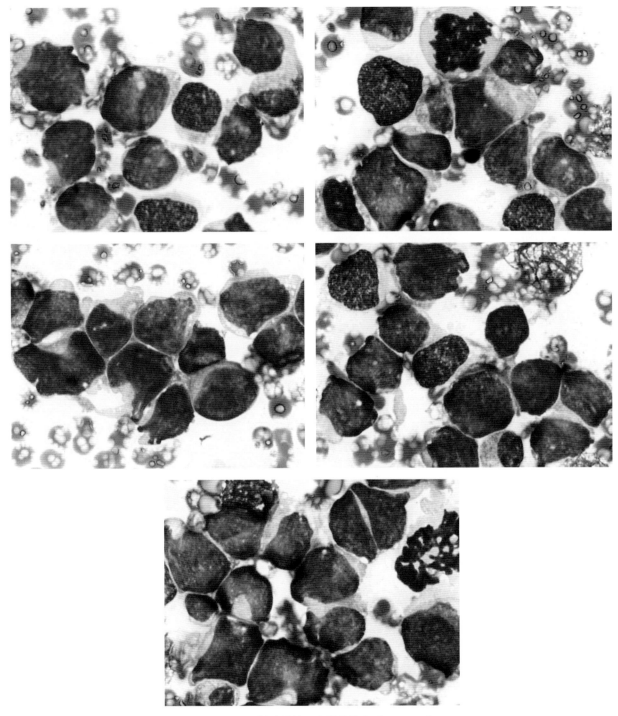

图17-155　骨髓瑞特-吉姆萨染色（×1000）

　　3. 细胞化学染色　原始细胞MPO染色：（－）100%（图17-156）。原始细胞NAS-DCE染色：（－）100%（图17-157）。原始细胞酯酶双染色：（－）100%（图17-158）。原始细胞PAS染色：（－）9%，（＋）91%（粗颗粒状、块状）（图17-159）。原始细胞α-NAE染色：（－）65%，（＋）35%（点状）（图17-160）。原始细胞α-NAE染色＋NaF抑制试验：（－）75%，（＋）25%（点状）（图17-161）。

　　4. 形态学结论　急性巨核细胞白血病（AML-M7），请结合免疫分型检查。

【流式细胞学】

　　1. 结果　33.73%细胞（占全部有核细胞）表达CD117、CD34、CD61、CD41a、CD42b、CD9、

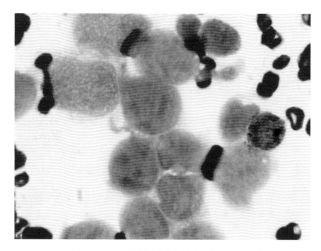

图17-156 骨髓MPO染色（×1000）

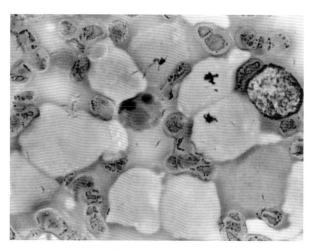

图17-157 骨髓NAS-DCE染色（×1000）

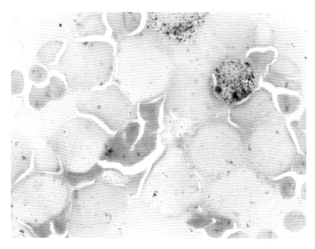

图17-158 骨髓酯酶双染色（×1000）

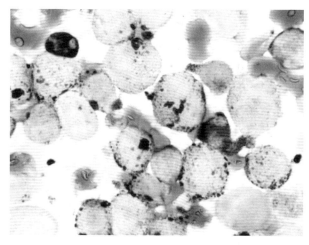

图17-159 骨髓PAS染色（×1000）

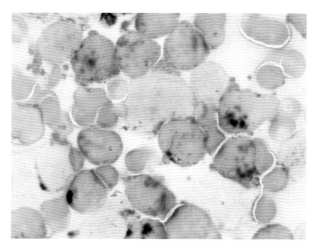

图17-160 骨髓α-NAE染色（×1000）

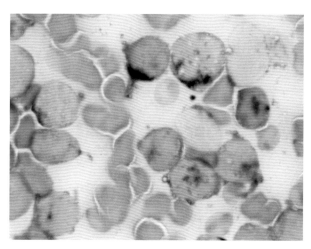

图17-161 骨髓α-NAE染色＋NaF抑制试验（×1000）

HLA-ABC，部分表达CD4dim，不表达CD7、CD19、CD15、HLA-DR、CD56、HLA-DRDPDQ、MPO、cCD3、TdT、CD22、CD10、CD11b、CD13、CD64、CD14、CD33、CD25、CD80、CD86，为恶性幼稚巨核细胞。

2. 结论　33.73%细胞（占有核细胞）为恶性幼稚巨核细胞。考虑为AML-M7可能性大。

【分子生物学】

血液肿瘤突变组分析：*PTPN11 A72V*突变阳性。

白血病融合基因检测：*MLL-AF10*融合基因阳性，定量：84.56%。

【细胞遗传学】

染色体核型：86，XXY，-1，-3，-5，-7，（7；10）（p13；p13）x2，＋8，-11，-13，-14，-15，-16，＋21，＋21［20］。

【综合诊断】

急性巨核细胞白血病。

（三）病例分析

急性原巨核细胞白血病（AMKL）原始细胞≥20%，其中≥50%为原巨核细胞。细胞化学和细胞免疫化学染色支持原始细胞为原巨核细胞性质。无治疗相关、重现性遗传学异常、特定基因突变和骨髓增生异常相关改变等。FAB分型为M7。有血细胞减少，血小板常减少（少数病例血小板计数可升高），可见小巨核细胞、原巨核细胞碎片、发育异常的大血小板和颗粒少的中性粒细胞。肝脾大不常见。约占AML的＜5%。

原巨核细胞一般为中等到大细胞，12～18μm，胞质嗜碱，常无颗粒，有空泡、伪足形成。核圆、稍不规则或有凹陷，染色质凝集较为致密，核仁1～3个。有的原巨核细胞体积较小，核质比大，类似淋巴母细胞。原始细胞偶呈小堆分布。小巨核细胞可有1～2个核，染色质凝聚，胞质成熟，不属于原始细胞。骨髓可因网状纤维增多而发生纤维化，导致骨髓"干抽"。原巨核细胞SBB、NAS-DCE和MPO染色呈阴性；PAS和ACP染色可呈阳性，PAS多呈粗颗粒或块状阳性，颗粒通常盖核；NSE染色呈阴性或点状阳性，不被氟化钠抑制或部分抑制；巨核细胞酶标染色可呈阳性。

原巨核细胞特异性表达CD41（GPIIb/IIIa）和/或CD61（GPIIIa）。与膜表面的相比，流式细胞仪检测胞质CD41和CD61更敏感、特异。比较成熟的标记CD42（GPIb）的阳性率低。CD13、CD33和CD36可阳性，但CD34、CD45和HLA-DR常阴性，尤其是儿童患者。可异常表达CD7，但TdT及其他淋系特异性标记阴性。

原巨核细胞增多常出现的染色体核型：正常核型；合并有21-三体；仅有染色体数量上的异常，而并不存在结构的异常；存在t（1；22）（pl3；q13）或者有OTT-MAL表达异常；t（9；22）（q34；q11）；3q21q26；7. -5/del（5q）或-7/del（7q）或二者同时存在；i（12）（p10）；其他极少数罕见核型；部分AMKL患者中存在*GATA1*，*Tp53*，*RUNX1*等基因异常。诊断AMKL时应排除：AML伴骨髓增生异常相关性改变。某些AML伴重现性遗传学异常，如t（1；22）（p13.3；q13.1），inv（3）（q21.3；q26.2），t（3；3）（q21.3；q26.2）。唐氏综合征相关AML。

需要与AML伴微分化型（M0）及ALL相鉴别，分化差的AMKL形态学难以与M0及ALL区分。借助免疫表型分析与巨核酶标CD41可鉴别。骨髓转移瘤，儿童腺泡样横纹肌肉瘤的骨髓转移可形似急性原巨核细胞白血病。但前者肌源性标记如Desmin阳性，不表达髓系标记。

十一、混合表型急性白血病（T/髓 MPAL-NOS）

（一）病史

患者，男性，18岁。2017年2月因颈部淋巴结肿大伴面部水肿，就诊于某三级医院，WBC 30.91×10⁹/L，行骨髓穿刺术，骨髓形态可见原幼淋巴细胞比例升高，免疫分型：异常细胞约占79.3%，表达CD34、CD38、CD7、TDT，部分表达CD33、cCD3，弱表达CD123、CD117、CD99、CD5，符合急性T淋巴细胞白血病表型。白血病融合基因*WT1* 47.47%，用CCCG-ALL-2015方案规律治疗，33天复查，FCM：0.19%异常T淋巴细胞，CAM后评估，FCM未见异常细胞，维持治疗于2019年12月6日停药，停药3个月后，患者周身散在少量皮下出血，偶有乏力，复查骨髓，FCM原始细胞占有核细胞80.11%，表达CD33、CD117，弱表达CD7，不表达CD3、MPO。考虑急性白血病复发，为进一步治疗收入院。

体格检查：全身浅表淋巴结未触及肿大，腹部皮肤散在出血点，肝脾肋下未扪触及。

（二）实验室检查

【血常规】

WBC 2.47×10⁹/L（↓），Hb 99.60g/L（↓），RBC 2.84×10¹²/L（↓），PLT 43.80×10⁹/L（↓），NEUT% 21.55%（↓），LY% 50.4%（↑），MONO% 23.01%（↑）。

【生化检查】

TP 59.7g/L（↓），DBil 4.5μmol/L（↑），GPT 77U/L（↑），GOT 81U/L（↑），ALP 130U/L（↑），GGT 77U/L（↑），TBA 18.8mmol/L（↑），Urea 2.55mmol/L（↓），Crea 60μmol/L（↓），LDH 276U/L（↑），CRP 19.43mg/L（↑）。

【影像学检查】

1. 淋巴结彩超 探查双侧颈部、双侧锁骨上窝区、双侧颈窝、双侧腹股沟区均未见明显异常淋巴结肿大。

2. 肝胆胰脾肾、腹腔淋巴结超声 未见明显异常。

【细胞形态学】

1. 外周血涂片 白细胞数量偏少，单核细胞比例升高（图17-162）。红细胞大小略不等。血小板数量不少，小簇可见，形态未见明显异常。

2. 骨髓涂片 骨髓增生极度活跃（图17-163）。原始细胞占有核细胞98.5%，胞体大，呈圆形或椭圆形，部分细胞不规则，胞质量少，呈灰蓝色，个别细胞质中可见空泡，细胞核呈圆形、椭圆形或不规则形，染色质粗颗粒状，较致密，核仁0～2个，可见切迹（图17-164）。粒、红两系增生受抑，红细胞轻度大小不均。巨核细胞（2cm×3cm）未见。血小板少见。

3. 细胞化学染色 原始细胞MPO染色：（－）100%（图17-165）。原始细胞NAS-DCE染色：（－）100%（图17-166）。原始细胞酯酶双染色：（－）100%（图17-167）。原始细胞PAS染色：（－）92%，（＋）8%（细颗粒状，边缘颗粒聚集）（图17-168）。原始细胞α-NAE染色：（－）100%（图17-169）。

4. 形态学结论 根据细胞形态及PAS染色特征，ALL伴髓系表达或MPAL可能性大，请结合免疫分型。

【流式细胞学】

1. 结果 66.44%细胞（占有核细胞）表达CD33、CD117dim、CD34、CD13dim、CD56、CD99、cCD3、CD7dim、CD38、cbcl-2 bri，不表达HLA-DR、CD11b、CD15、CD371、CD11c、CD5、CD4、

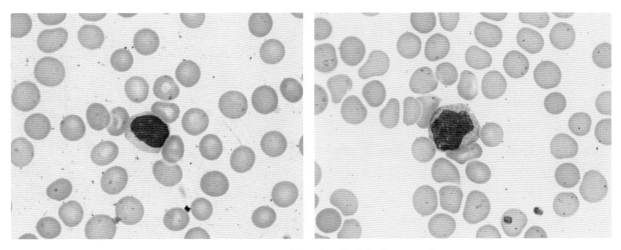

图17-162　外周血瑞特-吉姆萨染色（×1000）

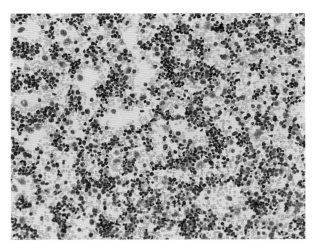

图17-163　骨髓瑞特-吉姆萨染色（×100）

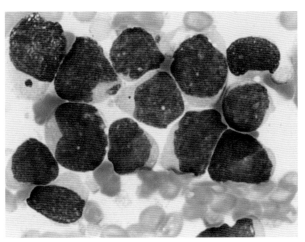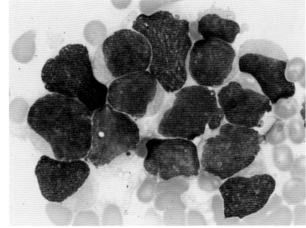

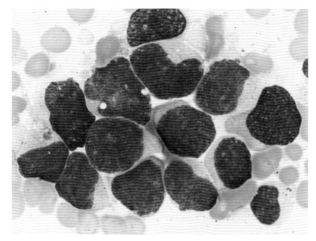
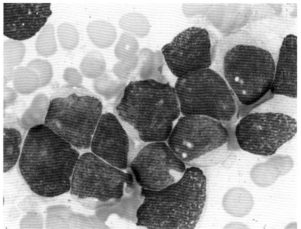
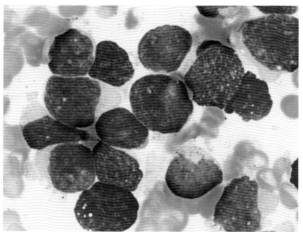

图17-164 骨髓瑞特-吉姆萨染色（×1000）

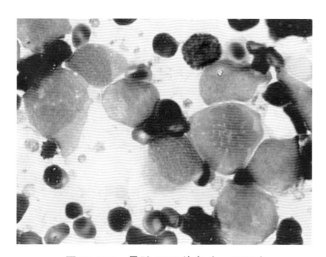
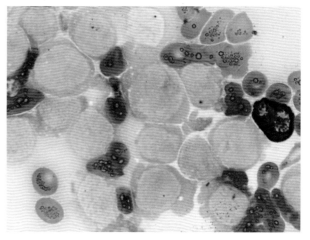

图17-165 骨髓MPO染色（×1000）　　　　图17-166 骨髓NAS-DCE染色（×1000）

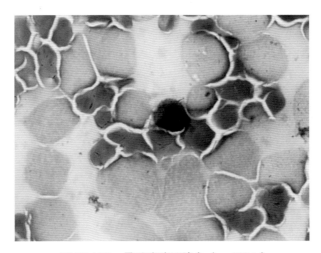

图 17-167　骨髓酯酶双染色（×1000）

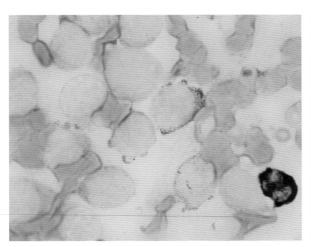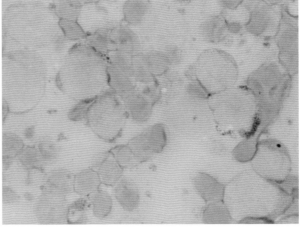

图 17-168　骨髓 PAS 染色（×1000）

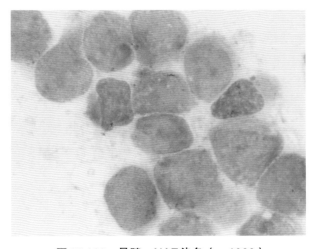

图 17-169　骨髓 α-NAE 染色（×1000）

CD8、CD3、CD36、CD14、CD64、CD4、CD3、CD274（PDL1）、CD279（PD1），为恶性T，髓双表型原始细胞。CD3$^+$CD279（PD1）$^+$淋巴细胞占CD3$^+$淋巴细胞51.1%，CD3$^+$CD4$^+$CD279（PD1）$^+$淋巴细胞占CD4$^+$T淋巴细胞76.6%，CD3$^+$CD4$^-$CD279（PD1）$^+$淋巴细胞占CD4$^-$T淋巴细胞43.6%。

2. 结论 本次检测范围内，66.44%细胞（占有核细胞）为恶性T/髓双表型原始细胞，请结合临床及其他实验室检查。

【分子生物学】

血液肿瘤突变组分析：*PHF6*、*TP53*、*ASXL1*、*PTEN*、*WT1*、*TNFAIP3*、*KMT2D*突变阳性。

融合基因筛查：阴性。

【细胞遗传学】

染色体核型：83-85＜4n＞，XXY，-Y，-1，t（1；3）（p32；p21），-2，-2，-4，add（4）（q33，-5，del（7）（q21），del（8）（p11.2），-9，-12，＋del（13）（q22），-15，dup（16）（p11.2p13.3）x2，-21，＋r，＋mar，ace［cp12］。

【综合诊断】

混合表型急性白血病（T/髓双表型）。

（三）病例分析

MPAL是原始细胞，可以是一群，即原始细胞同时表达多种不同造血系列的抗原，也可以是两群或者多群，多群的原始细胞分别来源于不同的造血系列，或者这两种情况同时出现。T/髓MPAL双表型是一群原始细胞同时表达T淋巴细胞抗原和髓系抗原，诊断MPAL主要依赖于免疫表型。流式细胞术是主要检测办法，同时，免疫组化行MPO抗原检测或细胞化学染色行MPO染色对于髓系抗原的判定也有很好的特异性和敏感性。T/髓MPAL双表型，流式表型符合T/髓MPAL，但没有t（9；22）和*KMT2A*重排。占AL＜1%。儿童和成人均可发病，无特殊临床表现。大多数形态类似ALL，MPO阳性的原粒细胞或原单核细胞通常也表达CD13、CD33、CD117等髓系相关抗原。除胞质CD3表达外，T系原始细胞还可以表达CD2、CD5、CD7等T系标记。大多数患者有克隆性细胞遗传性异常，但是不具有特异性。此类患者预后差。

本病例根据原始细胞核染色质呈粗颗粒状，致密，具有淋巴细胞特点；部分细胞核型不规则，PAS染色呈弥漫、细颗粒状，边缘颗粒密集，为单核细胞特点，因此，考虑为ALL伴髓系表达或MPAL。

基因*PHF6*、*ASXL1*、*WT1*、*TP53*突变，AML中提示预后差，对MPAL的髓系部分，这些基因突变提示预后差。

十二、混合表型急性白血病（B/髓 MPAL-NOS）

（一）病史

患者，男性，64岁。因胸闷、心悸伴乏力就诊。体格检查：贫血貌，精神一般。饮食、睡眠佳，尿便正常，体重无明显变化。全身浅表淋巴结未触及。肝脾肋下未触及。

（二）实验室检查

【血常规】

WBC 24.9×10^9/L（↑），Hb 71g/L（↓），RBC 2.07×10^{12}/L（↓），PLT 34×10^9/L（↓），NEUT% 2.33%（↓），LY% 9.77%（↓），MONO% 87.80%（↑）。

【生化检查】

TP 60.0g/L（↓），Alb 27.0g/L（↓），PA 32mg/L（↓），A/G 0.82（↓），TBil 56.0umol/L（↑），DBil 27.5umol/L（↑），ALP 127U/L（↑），CHE 2766U/L（↓），GGT 109U/L（↑），Urea 10.33mmol/L（↑），UA 171umol/L（↓），Glu 7.96mmol/L（↑），TBil 2.60mmol/L（↓），HDL-C 0.76mmol/L（↓），Apo-A1 0.45g/L（↓），Apo-B 0.55g/L（↓），AMY 14U/L（↓），CRP 239.50mg/L（↑），Ca 1.96mmol/L（↓），Na 131mmol/L（↓），Cl 95.8mmol/L（↓），UIBC 1μmol/L（↓），TS 94%（↑），TIBC 16μmol/L（↓），TRF 0.62g/L（↓）。

【影像学检查】

胸部CT：纵隔多发肿大淋巴结；右肺多发病变，考虑炎症；两侧胸腔少量积液。

【细胞形态学】

1. 外周血涂片　白细胞数量增多，原始细胞占95%（图17-170）。红细胞轻度大小不均。血小板少见。

2. 骨髓涂片　骨髓增生明显活跃（图17-171），粒：红=0.14：1。原始细胞占有核细胞87.5%，胞体大小不均、呈圆形或椭圆形，部分细胞呈不规则形，胞质量少或偏少，呈灰蓝色，部分细胞质中可

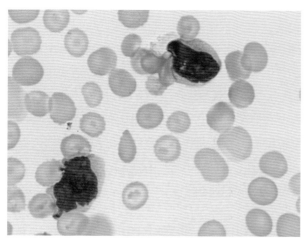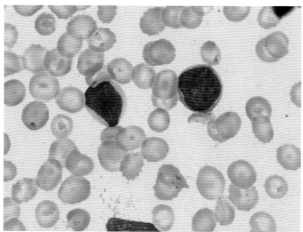

图17-170　外周血瑞特-吉姆萨染色（×1000）

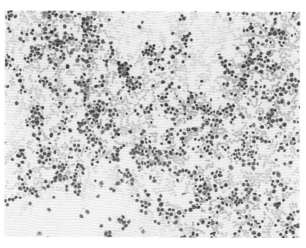

图17-171　骨髓瑞特-吉姆萨染色（×100）

见少量细小紫红色颗粒，胞核呈圆形或椭圆形，染色质呈细颗粒状、较致密，少量细胞可见切迹，核仁0～4个，易见分裂象（图17-172）。粒、红两系增生受抑，红细胞轻度大小不均。淋巴细胞占有核细胞6.0%，形态未见明显异常。巨核细胞（2cm×2.5cm）未见。血小板少见。

3. 细胞化学染色　原始细胞MPO染色：（－）59%，（＋）41%（图17-173）。原始细胞NAS-DCE染色：（－）73%，（＋）27%（图17-174）。原始细胞酯酶双染色：（－）78%，NAS-DCE染色阳性22%（图17-175）。原始细胞PAS染色：（－）17%，（＋）83%（细颗粒、粗颗粒状）（图17-176）。原始细胞α-NAE染色：（－）100%（图17-177）。

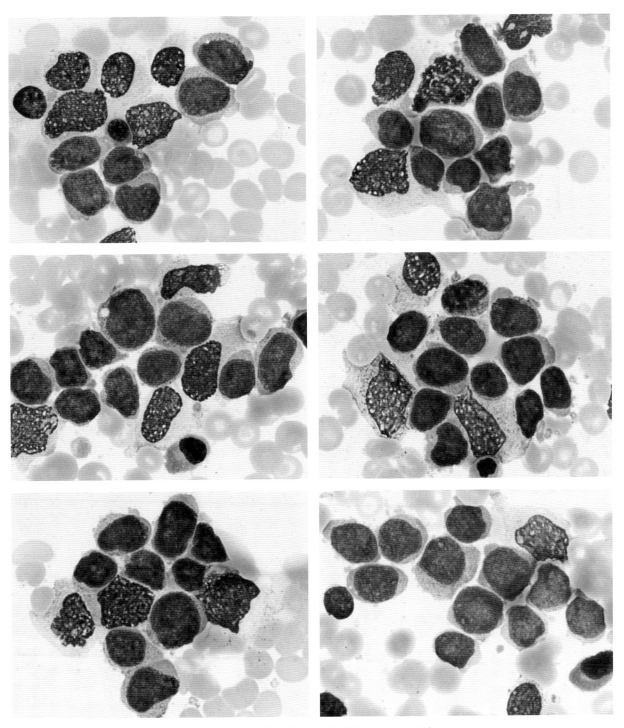

图17-172　骨髓瑞特-吉姆萨染色（×1000）

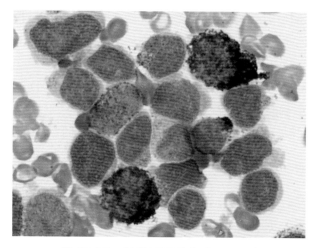

图 17-173　骨髓 MPO 染色（×1000）

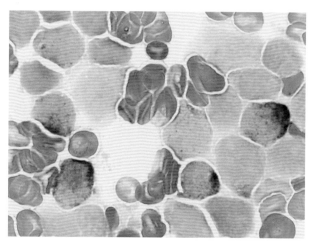

图 17-174　骨髓 NAS-DCE 染色（×1000）

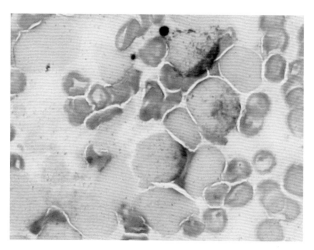

图 17-175　骨髓酯酶双染色（×1000）

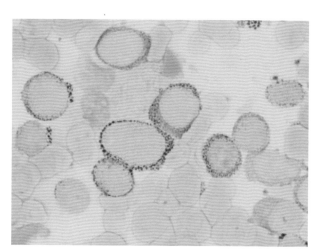

图 17-176　骨髓 PAS 染色（×1000）

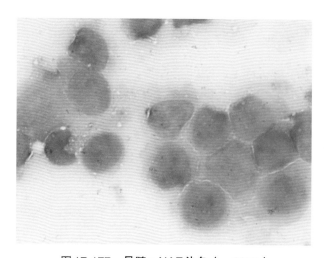

图 17-177　骨髓 α-NAE 染色（×1000）

4. 形态学结论 根据细胞形态及化学染色，考虑混合表型急性白血病（髓/淋）可能性大，请结合免疫分型检查。

【流式细胞学】

1. 结果 89.15%细胞（占有核细胞）表达CD34、CD117、CD13、CD33、HLA-DR、CD123、HLA-DRDPDQ、HLA-ABC、cBCL-2、CD371、CD38、TDT、CD7 dim，部分表达CD15dim、cCD79a、CD19dim、MPOdim，不表达CD11b、CD64、CD14、CD11c、CD36、CD42a、CD4、CD3、CD279（PD1）、CD25、CD56、CD274（PDL 1）、CD184、cIgM、CD24、CD10、CD20、CD22、cCD3，为恶性原始细胞（B、髓双表）。

2. 结论 本次检测范围内，89.15%细胞（占有核细胞）为恶性原始细胞（B、髓双表）。

【分子生物学】

血液肿瘤突变组分析：*FLT 3-ITD*（突变频率47%）、*SF3B1*、*WT1* 突变阳性。

白血病融合基因筛查：阴性。

【细胞遗传学】

染色体核型：46，XY，t（3；21）（q26.2；q22）［19］/46，XY［1］。

【综合诊断】

混合表型急性白血病（B/髓双表型急性白血病）。

（三）病例分析

MPAL是原始细胞可以是一群，即原始细胞同时表达多种不同造血系列的抗原，也可以是两群或者多群，多群的原始细胞分别来源于不同的造血系别，或者这两种情况同时出现。B/髓MPAL双表型为一群细胞既表达B淋巴细胞抗原，同时表达髓系抗原，不伴有其他遗传学异常。在急性白血病中发病率约为1%，儿童和成人均可发病，但成人更多见。

诊断MPAL主要依赖于免疫表型。流式细胞术是主要检测办法，同时，免疫组化行MPO抗原检测或细胞化学染色行MPO染色对于髓系抗原的判定也有很好的特异性和敏感性。

MPAL中B系的确定没有一个特异的标记，虽然CD19是B细胞相对特异的抗原标记，但某些AML，特别是AML伴t（8；21）的患者会出现CD19的表达。WHO规定，双表型MPAL中B系的确定条件如下：①CD19强表达，伴cCD22或cCD79a之一强表达。②CD19弱表达，伴cCD22、cCD79a或CD10，至少2个强表达。

MPAL髓系表达特征可通过FCM或细胞化学染色确定。原粒细胞髓系相关标志CD13、CD33、CD117等阳性或MPO阳性，MPO染色（＋/-），NAS-DCE染色（＋/-）；原幼单核细胞CD11c、CD14、CD64溶菌酶等至少2个抗原标记阳性，MPO染色（-/＋），NSE染色（＋/-），被NaF抑制，PAS染色（+/-）呈弥漫、细颗粒状，边缘颗粒聚集。最近有文献报道，一部分B-ALL患者可出现流式细胞术MPO阳性，所以，对于B-ALL患者，只有单独的MPO弱阳性，而没有其他髓系标记阳性，仍旧诊断B-ALL而不是MPAL。最近有文献报道，一部分B-ALL的患者可以出现流式细胞术检查MPO染色（＋），所以，对于B-ALL患者，只有单独的MPO染色弱阳性，而没有其他髓系标记阳性，仍旧诊断B-ALL而不是MPAL。

本病例原始细胞虽然大小不均，但核染色质没有明显区别，胞体大小不同的原始细胞均可见MPO染色阳性，因此，为一类原始细胞，原始细胞NAS-DCE染色阳性，结合染色质略致密、PAS染色部分细胞呈粗颗粒状，考虑为MPAL。

本病例染色体核型，t（3；21）（q26.2；q22），提示预后差，WT1突变对MPAL髓系部分提示预后差。

十三、混合表型急性白血病（B/髓 MPAL-NOS）

（一）病史

患儿，女，10个月。无明显诱因出现腹部皮肤出血点，发热，体温38.3℃左右，就诊当地一三级医院，血常规 WBC 29.35×10⁹/L，Hb 90.00g/L，PLT 24.00×10⁹/L；外周血分类：原幼细胞占48%，考虑急性白血病，给予输血小板对症支持治疗，未予化疗。现为进一步诊治收入院。

体格检查：皮肤巩膜无黄染，无皮疹、瘀斑、出血点。全身浅表淋巴结未触及肿大。肝脾肋下未触及。

（二）实验室检查

【血常规】

WBC 33.32×10⁹/L（↑），Hb 83.00g/L（↓），RBC 3.28×10¹²/L（↓），PLT 95×10⁹/L（↓），NEUT% 6.20%（↓），LY% 77.60%（↑），MONO% 15.90%（↑）。

【生化检查】

PA 101mg/L（↓），GOT 48U/L（↑），ADA 48.8U/L（↑），Crea 9μmol/L（↓），TG 4.04mmol/L（↑），HDL-C 0.56mmol/L（↓），Apo-A1 0.86g/L（↓），HBDH 795U/L（↑），LDH 1199U/L（↑），AMY 31U/L（↓），CRP 8.27mg/L（↑），Ca 2.66mmol/L（↑），UIBC 21μmol/L（↓），TIBC 43μmol/L（↓），TRF 1.82g/L（↓）。

【影像学检查】

腹部超声：肝大，肝实质回声增强，双肾稍大，请结合临床。

【细胞形态学】

1. 外周血涂片　白细胞数量增多，原始细胞占54%，胞体大小不均（图17-178），胞体小的细胞染色质致密，可见切迹（图17-178B）。红细胞轻度大小不均。血小板数量少，散在可见。

2. 骨髓涂片　骨髓增生极度活跃（图17-179）。粒系占有核细胞32.4%，原粒细胞占30.6%，胞体呈圆或椭圆形，胞质量偏少，呈灰蓝色，部分细胞质中可见少量紫红色颗粒，奥氏小体可见（图17-180A～C），胞核呈圆或椭圆形，染色质呈细颗粒状，核仁0～3个（图17-180）。淋巴细胞占有核细胞66.4%，其中原幼淋巴细胞占66.0%，胞体呈圆或椭圆形，胞质量少或极少呈灰蓝色，细胞核呈圆或椭圆形，染色质呈粗颗粒状、致密，少部分细胞可见切迹，核仁0～2个（图17-180）。红系占有核细胞0.8%，成熟红细胞大小略不等。巨核细胞（2cm×2cm）未见。血小板少见。

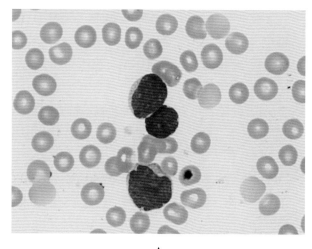

A

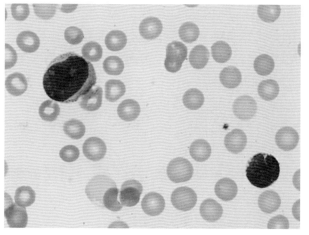

B

图17-178　外周血瑞特－吉姆萨染色（×1000）

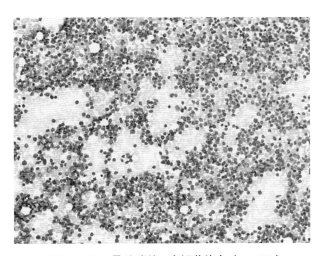

图 17-179　骨髓瑞特－吉姆萨染色（×100）

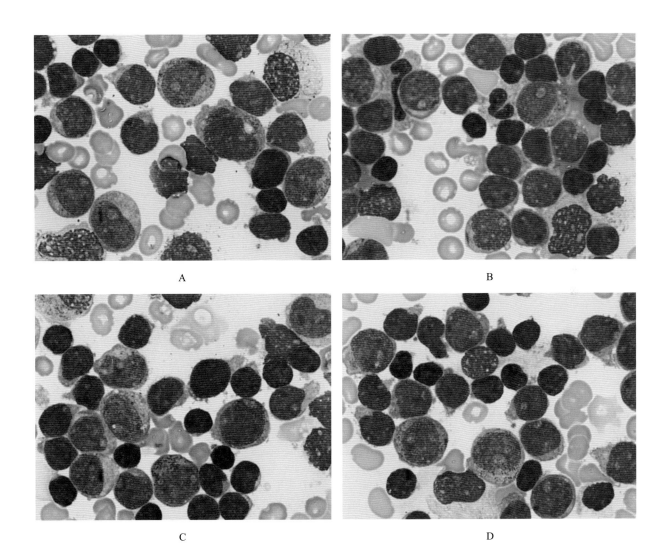

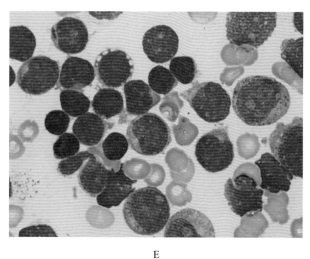

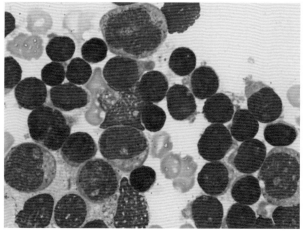

E   F

图17-180　骨髓瑞特-吉姆萨染色（×1000）

3. 细胞化学染色　原幼细胞MPO染色：（－）70%，（＋）30%（图17-181）。原幼细胞NAS-DCE染色：（－）68%，（＋）32%（图17-182）。原幼细胞酯酶双染色：（－）61%（图17-183），NAS-DCE染色：阳性39%（图17-183）。原幼细胞PAS染色：（－）90%，（＋）9%，（＋＋）1%（粗颗粒状）（图17-184）。原幼细胞α-NAE染色：（－）100%（图17-185）。

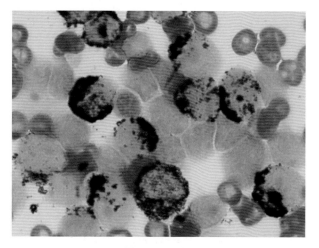

图17-181　骨髓MPO染色（×1000）

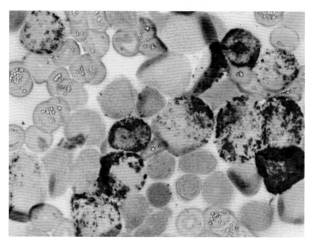

图17-182　骨髓NAS-DCE染色（×1000）

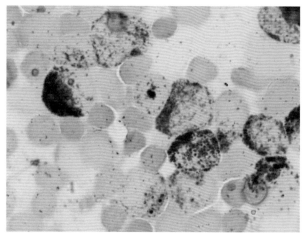

图17-183　骨髓酯酶双染色（×1000）

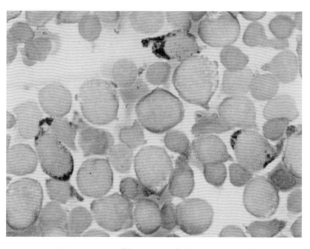

图17-184　骨髓PAS染色（×1000）

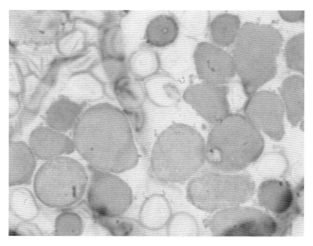

图17-185 骨髓α-NAE染色（×1000）

4. 形态学结论 混合表型急性白血病（髓/淋），请结合免疫分型检查。

【流式细胞学】

1. 结果 ①42.31%细胞（占全部有核细胞）表达CD19、CD34、HLA-DR、CD22dim、cCD79a、CD24、TDT，部分表达CD10，不表达CD117、CD7、CD56、CD11b、MPO、cCD3、CD20、CD13、CD33、cIgM、CD15、CD64、CD11c，为恶性幼稚B淋巴细胞。②37.72%细胞（占全部有核细胞）表达CD19dim、CD34、HLA-DR、CD33、CD13dim、CD15、CD64，部分表达CD117、CD11c，不表达CD7、CD56、CD11b、MPO、CD22、cCD3、CD10、TDT、cCD79a、CD20、cIgM、CD24、CD14，为恶性髓系原始细胞。

2. 结论 本次检测范围内：①42.31%细胞（占全部有核细胞）为恶性幼稚B淋巴细胞。②37.72%细胞（占全部有核细胞）为恶性髓系原始细胞。考虑为急性混合细胞白血病（B系、髓系双克隆）。

【细胞遗传学】

染色体核型：47，XX，＋8，add（11）（q23）［19］/47，XX，t（1；2）（q25；p13）；＋8，add（11）（q23）［1］

【分子生物学】

血液肿瘤突变组分析：*CARD*突变阳性。

白血病融合基因筛查：阴性。

【综合诊断】

混合表型急性白血病（B/髓双克隆）。

（三）病例分析

急性双系列白血病是是MPAL的一种，具有2个或2个以上不同的原始细胞组群，其中1个原始细胞组群符合急性髓系白血病免疫表型标准，其他组群符合淋系的免疫表型标准，形态学类似于原淋巴细胞及髓系原始细胞两类原始细胞组群，但也有部分患者并无如此显著的特征。免疫学检测多数患者原始细胞符合B细胞和髓细胞表型，一些病例也可为T细胞和髓系原始细胞。三系列表型的病例也有报道，但甚为罕见。MPAL的发病率是很低的，在全部急性白血病中＜4%。可发生于儿童和成人，成人更多一些。

MPAL髓系表达特征可通过FCM或细胞化学染色确定。原粒细胞髓系相关标志CD13、CD33、

CD117等阳性或MPO阳性，MPO染色（＋/－），NAS-DCE染色（＋/－），PAS染色（＋/－），呈弥漫或细小颗粒状。原幼单核细胞CD11c、CD14、CD64溶菌酶等至少2个抗原标记阳性，MPO染色（－/＋），NSE染色（＋/－），被NaF抑制，PAS染色（＋/－），呈弥漫、细颗粒状，边缘颗粒聚集。B系的确定条件为：①CD19强表达，伴cCD22或cCD79a之一强表达。②CD19弱表达，伴cCD22、cCD79a或CD10至少2个强表达。T系表达特征是指原始细胞或其中一群原始细胞强表达cCD3、CD7，而sCD3在MPAL中罕见。cCD3最好用FCM检测，且推荐使用荧光强度较高的PE或APC荧光染料标记，一般认为，cCD3表达强度要和正常的T细胞CD3强度相当才能认为cCD3是阳性，原始淋巴细胞PAS染色（＋/－）呈粗颗粒状。

本病例，形态学从原始细胞胞体大小、染色质致密程度上可明显区分为两群原始细胞，细胞化学染色：胞体大的细胞MPO染色阳性，NAS-DCE染色阳性，辅助支持原粒细胞，胞体小的细胞MPO染色阴性，PAS染色呈粗颗粒阳性，辅助支持原幼淋巴细胞；流式表型可见两群异常幼稚细胞，分别表达B淋巴和髓系抗原，支持诊断。

十四、急性混合细胞白血病［B/髓伴*BCR-ABL*1（*p210*）融合基因阳性］

（一）病史

患者，男性，29岁。2020年6月无明显诱因出现全身红疹，伴瘙痒，就诊至当地诊所，予中药对症治疗，症状缓解；7月底患者出现全身皮肤黏膜呈黑色，伴不同程度脱屑，就诊至当地皮肤病医院，考虑"红皮病"，药物（具体药物不详）治疗5个疗程，症状无好转；12月16日查血常规：WBC 14.4×10⁹/L，Hb 127g/L，PLT 240×10⁹/L，未做任何处理，继续药物治疗皮肤病。2021年1月4日复查血常规：WBC 22.92×10⁹/L，Hb 99g/L，PLT 31×10⁹/L，建议到上级医院进一步诊疗，故就诊于某医学院附属医院，完善骨穿，送检相关检查，提示急性白血病，未治疗。为进一步诊治收入院。

体格检查：贫血貌，全身皮肤粗糙，发红，四肢不同程度脱屑，足底部多数密集小水泡，头皮厚鳞屑附着，全身浅表淋巴结未触及肿大。脾、脏肋下未触及。

（二）实验室检查

【血常规】

WBC 22.00×10⁹/L（↑），Hb 71.4g/L（↓），RBC 2.28×10¹²/L（↓），PLT 45.80×10⁹/L（↓），NEUT% 7.91%（↓），LY% 22.58%，MONO% 67.78%（↑）。

【生化检查】

TP 54.2g/L（↓），Alb 29.4g/L（↓），PA 108mg/L（↓），CHE 3812U/L（↓），UA 533μmol/L（↑），Glu 7.52mmol/L（↑），TG 2.17mmol/L（↑），T-CHO 2.40mmol/L（↓），HDL-C 0.45mmol/L（↓），LDL-C 1.76mmol/L（↓），Apo-A1 0.64g/L（↓），Lpa 323mg/L（↑），HBDH 948U/L（↑），LDH 1425U/L（↑），AMY 32U/L（↓），CRP 25.59mg/L（↑），Ca 2.12mmol/L（↓），P 1.51mmol/L（↑），UIBC 12μmol/L（↓），TS 66%，TIBC 35μmol/L（↓），TRF 1.40g/L（↓）。

【影像学检查】

胸部CT：两侧腋窝多发淋巴结，大者10mm。

【细胞形态学】

1. 外周血涂片　白细胞数量增多，原始细胞占49.5%（图17-186）。红细胞轻度大小不均。血小板数量少，散在可见，形态未见明显异常。

2. 骨髓涂片 骨髓增生明显活跃（图17-187）。粒系占有核细胞35.8%，原粒细胞占有核细胞27%，胞体呈圆形或椭圆形，胞质量少或略丰富，呈灰蓝色，部分细胞质中可见少量紫红色颗粒，细胞核呈圆形、椭圆或不规则形，染色质呈细颗粒状，略疏松，核仁1～4个，其余阶段可见，中幼粒细胞以下阶段比例均减低，嗜酸性粒细胞、嗜碱性粒细胞可见。淋巴细胞占有核细胞61%，原幼淋巴细胞占55.6%，胞体呈圆形或椭圆形，胞质量少呈灰蓝色，细胞核呈圆形或椭圆形，染色质较致密，部分细胞可见切迹，核仁清或不清楚0～3个（图17-188）。红系占有细胞2.8%，早幼红细胞以下阶段可见，红细胞大小不均。巨核细胞（2cm×3.5cm）见13个颗粒型巨核细胞。血小板少见。

3. 细胞化学染色 原始细胞MPO染色：（－）89%，（＋）11%（图17-189）。原始细胞NAS-DCE染色：（－）90%，（＋）10%（图17-190）。原始细胞酯酶双染色：（－）92%，NAS-DCE染色阳性8%（图17-191）。原始细胞PAS染色：（－）93%，（＋）7%（粗颗粒、珠状）（图17-192）。原始细胞α-NAE染色：（－）100%（图17-193）。

4. 形态学结论 考虑混合表型急性白血病（淋/髓）可能性大，请结合免疫分型检查。

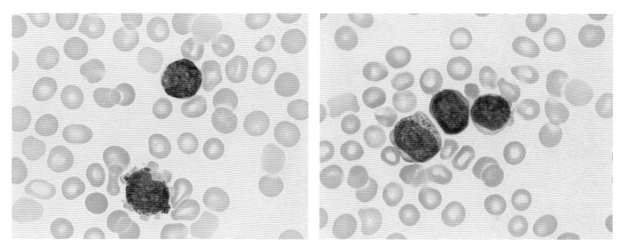

图17-186 外周血瑞特-吉姆萨染色（×1000）

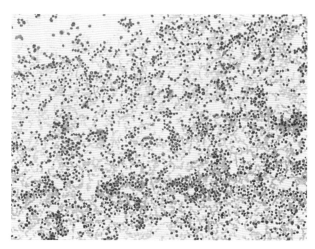

图17-187 骨髓瑞特-吉姆萨染色（×100）

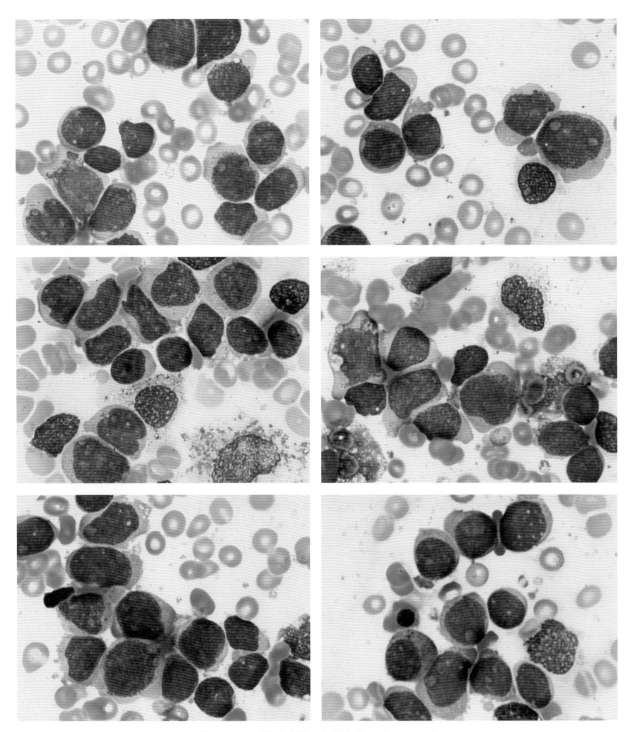

图17-188　骨髓瑞特-吉姆萨染色（×1000）

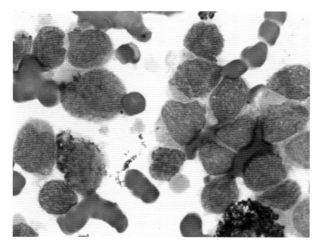

图 17-189　骨髓 MPO 染色（×1000）

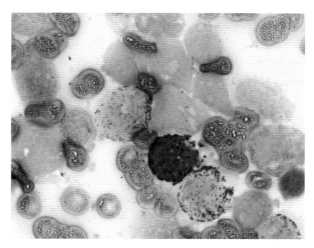

图 17-190　骨髓 NAS-DCE 染色（×1000）

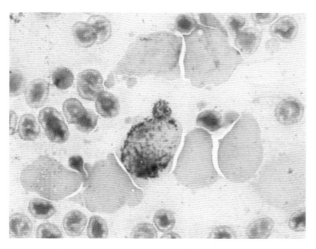

图 17-191　骨髓酯酶双染色（×1000）

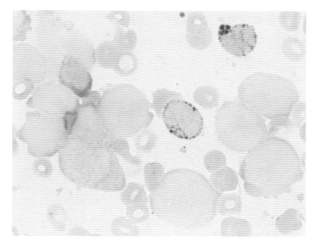

图 17-192　骨髓 PAS 染色（×1000）

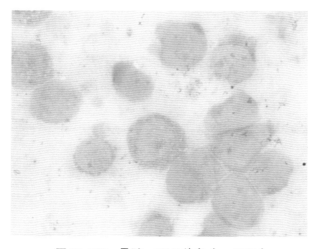

图 17-193　骨髓 α-NAE 染色（×1000）

【流式细胞学】

1. 结果　①36.39% 细胞（占有核细胞）表达 CD10、CD38、CD19、cCD79a、cTDT、CD13、HLA-DR、CD34，部分表达 CD22，不表达 CD7、CD117、CD5、CD3、CD4、CD8、CD56、CD2、cκ、cλ、CD20、CD16、CD33、CD11b、MPO、CD64、CD42a、CD14、cCD3、CD36、CD371、CD15，为

恶性幼稚B淋巴细胞。②14.77%细胞（占有核细胞）表达CD34、CD371、CD19、CD33、CD13、HLA-DR、CD38，不表达CD7、CD117、CD5、CD3、CD4、CD8、CD56、CD2、cκ、cλ、CD20、CD16、CD11b、MPO、CD64、CD42a、CD14、cCD3、CD36、CD15、TDT、CD22、cCD79a、CD10，为恶性髓系幼稚细胞。

2. 结论　本次检测范围内，36.39%细胞（占有核细胞）为恶性幼稚B淋巴细胞。14.77%细胞（占有核细胞）为恶性髓系幼稚细胞。考虑为急性混合细胞白血病（B、髓双克隆）可能性大。

【细胞遗传学】

染色体核型：45，XY，-7，der（9），inv（9）（p12；q13），t（9；22）（q34；q11.2），der（22）t（9；22）[5]/

45，idem，add（19）（p13.3）[14]/46，XY，inv（9）（p12；q13）[4]

【分子生物学】

白血病融合基因筛查：*BCR-ABL1*（*p210*）阳性。

血液肿瘤突变组分析：阴性。

【综合诊断】

混合表型急性白血病[B/髓伴*BCR-ABL1*（*p210*）融合]。

（三）病例分析

表达两类或两类以上造血系列抗原的白血病称为MPAL，MPAL的原始细胞可以是一群，也可以是多群，或两者都有。MPAL伴t（9；22）（q34.1；q11.2），*BCR-ABL1*占AL＜1%。儿童和成人均可发生，成人居多。临床特征与其他AL类似，尤其是ALL伴*BCR-ABL1*，就诊时WBC计数可较高。在诊断MPAL时，应排除AML伴t（8；21），APL或者inv（16）/t（16；16），AML伴（8；21）经常表达泛B标志，但不要诊断为MPAL。CML急变期、MDS相关AML和治疗相关AML，即使存在混合表型仍然需要按前面的分类，不要诊断为MPAL。

诊断标准流式细胞学符合MPAL的诊断条件，同时伴有t（9；22）（q34.1；q11.2）；*BCR-ABL1*。t（9；22）重现性染色体异常是MPAL中最常见的重现性染色体异常。在诊断此病时，一定要排除CML急变的AL同时表型又符合MPAL的情况。形态上，许多患者原始细胞分为两群，一群为髓系原始细胞，一群为原淋巴细胞。绝大多数患者的免疫表型为B/髓混合型，患者具有t（9；22）（q34.1；q11.2）；或者*BCR-ABL1*融合基因，p190比p210更常见，如p210阳性，更需要鉴别诊断是否为CML急变。也可以出现其他细胞遗传学异常，而复杂核型常见。

本病例原始细胞大小不均，胞体大的细胞染色质呈细颗粒状，略疏松，核仁清晰，MPO染色呈中等强度阳性，NAS-DCE染色阳性，考虑为原粒细胞，胞体偏小的细胞染色质略致密，核仁多不清晰，MPO染色呈阴性，PAS染色呈颗粒或珠状阳性，考虑为原幼淋巴细胞。本病例没有明确CML病史，患者无脾大，形态学无嗜酸、嗜碱性粒细胞增多，因此，不倾向CML急变。

MPAL伴t（9；22）（q34.1；q11.2），*BCR-ABL1*预后较其他类型的MPAL更差。治疗可试用伊马替尼及其他相关酪氨酸激酶抑制剂。

十五、急性未分化细胞白血病

急性未分化白血病（AUL）是指分化造血干细胞克隆性增殖、成熟停滞的罕见白血病，其增殖的原始细胞形态、细胞化学染色剂免疫表型缺乏足够证据归属于髓系或淋系。在诊断急性未分化白血病之前，必须用一组综合组合的单克隆抗体做免疫表型分析以排除罕见系别的白血病。

（一）病史

患者，女性，26岁。门诊患者，发现全血细胞减少2天。

（二）实验室检查

【血常规】

WBC 1.5×10^9/L（↓），Hb 60g/L（↓），PLT 110×10^9/L（↓）。

【细胞形态学】

1. 外周血常规　原始细胞占5.0%（图17-194）。

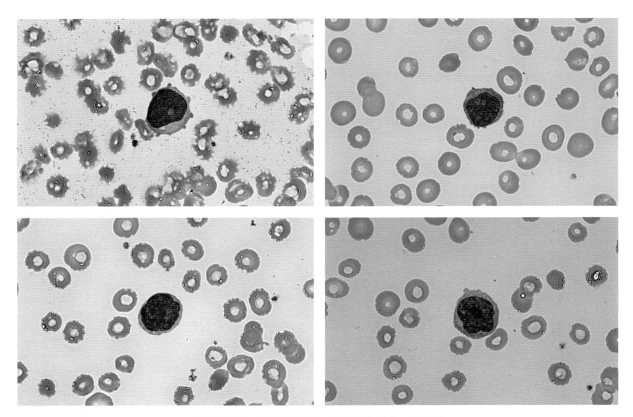

图17-194　外周血瑞特-吉姆萨染色（×1000）

2. 骨髓象　原始细胞占84.8%（图17-195）。

3. 细胞化学染色　原始细胞MPO染色：（-）（图17-196）。PAS染色：原始细胞阳性率15%，呈细小弥漫状阳性（图17-197）。NAE染色：原始细胞阳性率25%。NaF抑制试验：原始细胞阳性率15%。NAP染色：阳性率78%，积分230分。

4. 形态学结论　急性白血病，请综合MICM分型确诊。

【流式细胞学】

1. 结果　R3为恶性原始细胞，占63.95%，表达CD45dim、CD7、CD56、CD36、CD38、CD99、HLA-DR，部分表达CD117、CD2、CD33、cTdT，不表达CD34、CD19、CD10、CD5、CD1a、CD4、CD8、CD3、CD13、CD11b、CD16、CD300e、CD14、cCD3、cMPO、cCD79a、CD235a、CD15、CD61、CD41、CD42a、CD64、CD42b、TCRγ-λ、TCα-β。

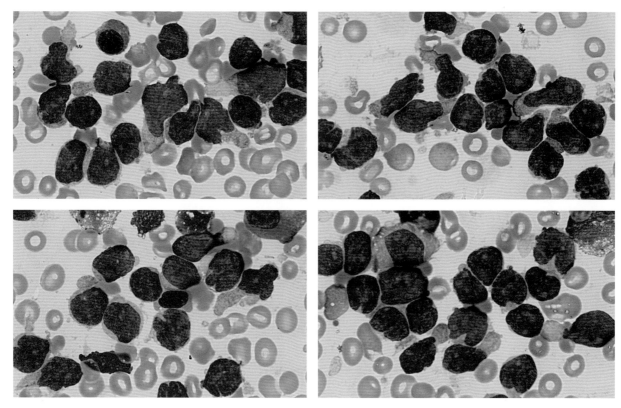

图17-195　骨髓瑞特-吉姆萨染色（×1000）

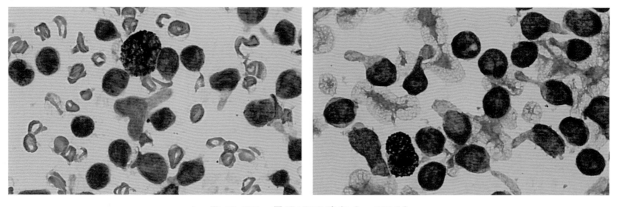

图17-196　骨髓MPO染色（×1000）

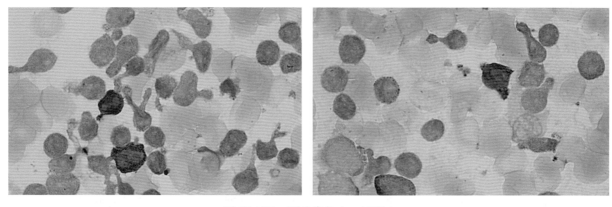

图17-197　PAS染色（×1000）

2. 结论 本次检测范围内，63.95%细胞（占全部有核细胞）为恶性原始细胞，表达T系抗原CD7；部分表达髓系抗原CD117、CD33，考虑为急性系别不明型白血病。请结合临床及其他检查。

【细胞遗传学】

染色体核型：45，XY, ins（3；6）（q26；q22q26），add（7）（p21），-8，add（9）（q34），-10，del（13）（q31），＋der（22）t（9；22）（q34；q11）［7］/46，XY［3］，建议完善FISH检测。

【分子遗传学】

白血病43种融合基因筛查：阴性。AML突变基因筛查（20种基因）：未检测到相关意义明确的基因突变。

【综合诊断】

急性未分化细胞白血病。

（三）病例分析

AUL的诊断须采用全面的免疫表型分析，建立非常严格分类标准，需要排除髓系前体细胞或浆细胞样树状突细胞前体细胞，NK细胞前体细胞，嗜碱性粒细胞或甚至非造血细胞肿瘤的白血病，其发生率不足1%。

AUL主要以一种显著且一致的原始细胞增生为特征。原始细胞缺乏任何与特异性分化模式相关的形态学特征。原始细胞小到中等大小，核圆形、核仁明显、胞质少，无奥氏小体或胞质颗粒。MPO或苏丹黑B染色阳性率＜3%，非特异性酯酶、PAS和ACP染色均为阴性。

免疫表型没有系别特异性表达，可以表达干细胞标记CD34和TDT，不同程度表达前体造血细胞抗原如CD38和HLA-DR，不表达髓系标记CD13、CD33和MPO，也不表达B/T淋系标记cCD22、cCD79a、强CD19和cCD3，常有CD7表达。

尚未发现与AUL相关特异的细胞遗传学改变，大多数病例具有异质性混合性克隆性染色体异常，部分病例具有复杂核型。

AUL的诊断需要和AML-M0、M6、M7和ALL鉴别，这些白血病亚型SBB和MPO染色均为阴性，AML-M0共同表达CD13、CD33和CD117提示髓系。M6有CD71、血红蛋白A和GPHA表达，M7有CD42和CD61表达，T-ALL有cCD3表达，B-ALL有CD22、CD79a和CD19强表达。

本例病例流式细胞术原始细胞群表达CD45、CD34、CD117、CD7、CD38，少部分细胞表达HLA-DR，符合AUL的诊断标准。

十六、急性髓系白血病伴*NPM1*和*FLT3-ITD*基因突变

（一）病史

患者，女性，56岁。主因"干咳、气短、喘息、双下肢水肿17天，血细胞异常2天"就诊。患者遂急诊来院就诊，急诊行胸部CT提示双肺感染，遂以"肺炎、心力衰竭"收入呼吸内科，给予镇咳平喘、抗感染、改善心功能等对症治疗后，患者不适明显好转，住院期间查血常规：WBC 36.79×10⁹/L，NEUT 11.0%，LY% 14.4%，MONO% 65.1%（仪器分类），RBC 1.84×10¹²/L，Hb 67g/L，PLT 51×10⁹/L。

血涂片镜下复检：可见大量原始、幼稚细胞。建议转至血液科进一步诊治，患者采纳，遂以"急性白血病"收入血液科。体格检查：T 36.1℃，贫血貌，神志清楚，精神欠佳，全身皮肤及黏膜苍白，未见黄染、皮疹、紫癜。全身浅表淋巴结未触及肿大。巩膜无黄染，口唇及甲床苍白。双肺叩诊呈清音，听诊呼吸音粗，可闻及少量湿啰音，未闻及干性啰音及胸膜摩擦音。肝、脾肋下未触及。

（二）实验室检查

【血常规】

WBC 39.68×10⁹/L（↑），NEUT 8.9%（↓），LY% 8.1%（↓），NONO% 82.9%（仪器分类）（↑），Ig 2.9%（↑），RBC 1.75×10¹²/L（↓），Hb 61g/L（↓），PLT 53×10⁹/L（↓）。

【细胞形态学】

1. 外周血涂片　白细胞明显增多，可见约71%的原始和幼单核细胞，部分细胞呈"杯状核"，部分可见奥氏小体（图17-198）。

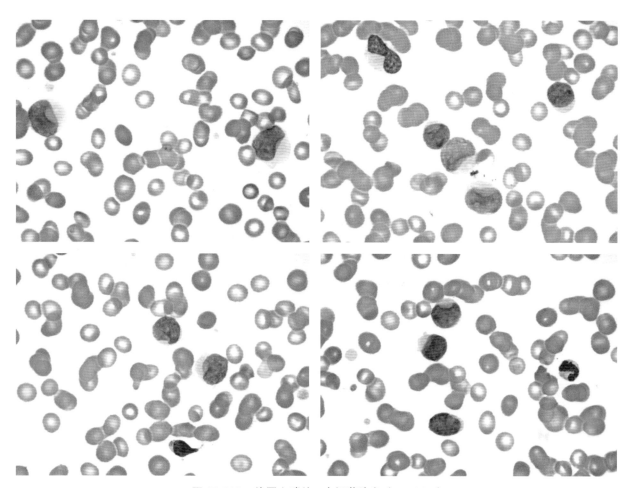

图17-198　外周血瑞特-吉姆萨染色（×1000）

2. 骨髓涂片　有核细胞增生明显活跃，粒细胞=2.5%，红细胞=0.5%，粒：红=5.0：1。粒系比例极为减低，可见部分中性粒细胞胞质颗粒减少。红系比例极为减低；成熟红细胞轻度大小不一，形态无明显异常。单核细胞系比例明显升高，原始和幼单核细胞约占71.5%，部分细胞呈"杯状核"，部分可见奥氏小体（图17-199）。全片巨核细胞罕见。血小板散在偶见。

3. 细胞化学染色　MPO染色：阳性率4%，为弥散性弱阳性（图17-200）。AS-DCE染色：阳性率11%，多为弱阳性（图17-201）。α-NBE染色：阳性率41%，多为较强阳性（图17-202）。α-NBE染色＋NaF抑制试验：染色阳性率14%，为弱阳性（图17-203）。

4. 形态学结论　多考虑AML-M5骨髓象，请结合免疫表型分析、骨髓活检、染色体核型分析及

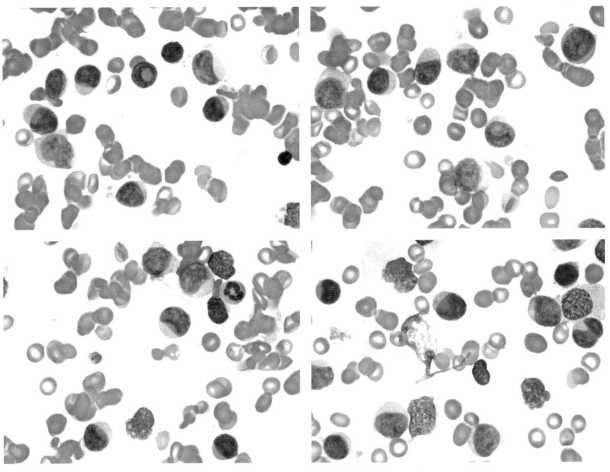

图17-199 骨髓瑞特-吉姆萨染色（×1000）

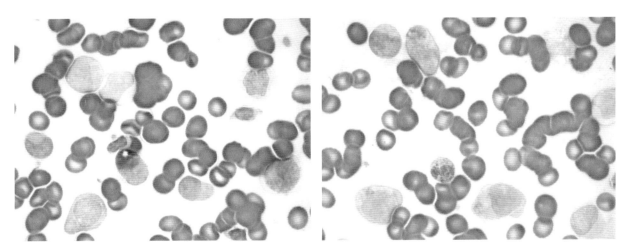

图17-200 骨髓MPO染色（×1000）

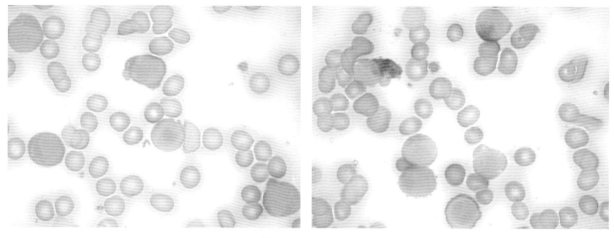

图17-201　骨髓AS-DCE染色（×1000）

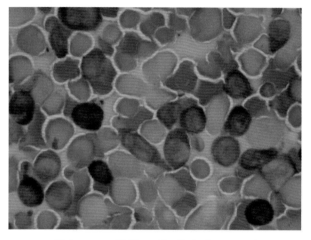

图17-202　骨髓α-NBE染色（×1000）

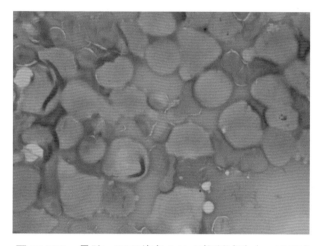

图17-203　骨髓α-NBE染色＋NaF抑制试验（×1000）

NPM1、*FLT3-ITD*基因突变等检测结果综合分析。

【骨髓活检】

免疫组化：肿瘤细胞：CD34少量（＋）、CD117片状弱（＋）、CD3（－）、PAX-5（－）、MPO广泛（＋）。

分析结论及意见：结合免疫组化，符合急性髓系白血病，请结合骨髓涂片检查明确分型。

【流式细胞学】

CD45弱阳性细胞占有核细胞总数约91.2%，其免疫表型为CD34$^+$（部分）、CD117$^+$（部分）、CD33$^+$、CD13$^+$、HLA-DR$^+$（部分）、CD14$^-$、CD64$^+$（部分）、CD36$^+$（部分）、CD56$^-$、CD4$^-$、CD19$^-$、CD7$^+$（部分）、胞内MPO$^+$（少量）、胞内CD3$^-$。

分析结论：流式结果符合急性髓系白血病（AML，非M3）免疫表型；目前表型信息提示未见明显的单核/红系/巨核系列分化标志物表达，具体分型需结合形态学和化染结果等综合考虑。

【细胞遗传学】

染色体核型：46，XX［16］。

【分子生物学】

*NPM1*基因突变检测：检测到突变（＋）。*FLT3*基因*ITD*突变检测：检测到突变（HIGH＋）。

【综合诊断】

急性髓系白血病伴 *NPM1* 和 *FLT3-ITD* 基因突变。

（三）病例分析

1. 杯状核细胞定义及阳性判定标准　杯状核细胞（cuplike nuclei cell）是指细胞核凹陷程度超过细胞直径的25%或形成典型的鱼嘴样细胞（fish mouth）。Kussick等人的研究发现，杯状核细胞可以出现明显核内陷（prominent nuclear invaginations），裂开呈双叶。杯状核细胞的凹陷区域较细胞核颜色浅，较胞质颜色深，有些细胞凹陷区在细胞核周边，有些则在细胞核内部，貌似胞核的一部分，有时易被误认为是核仁。透射电子显微镜下显示，核内陷部位聚集着大量的细胞器或颗粒，杯状核细胞的MPO染色阳性率和积分都相对较高，所以应用MPO染色可以区分该细胞是核内陷还是巨大的核仁。当杯状核细胞占骨髓原始细胞的比例≥10%时为杯状核细胞阳性。

2. 杯状核细胞与基因突变的关系　在常规的临床实践中，对所有基因异常进行快速、实时检测是不可行的。因此，发现特征性的细胞形态学改变，有助于临床简化或优先选择适当的分子测试。大量研究显示，杯状核细胞的形成与 *NPM1* 突变及 *FLT3* 突变密切相关，能够对该类分子改变进行较为准确的预测。杯状核细胞形态最初是由Kussiek等报道，首先提出在非APL及AML-M4/M5的患者中杯状核细胞与 *FLT3* 突变密切相关。后来Jain P等的研究发现，在 *NPM1* 突变的AML患者中也发现杯状核细胞，因为 *NPM1* 位于核仁颗粒区，穿梭于细胞核和胞质之间，这种核膜蛋白的突变正是导致细胞核内陷重要原因之一，Bennett等的研究与之印证。也有研究发现，杯状核细胞阳性的AML患者 *IDH* 突变的发生率高。庄倩等的研究显示杯状核细胞阳性者 *FLT3-ITD* 突变发生率为阴性者的2.59倍，可见此形态学表现对于 *FLT3-ITD* 突变具有较高的判断价值。目前白血病MICM诊断中，形态学检查仍为最为快速的检测手段，因此，对于形态学发现的杯状核细胞阳性的AML患者，应优先进行 *FLT3-ITD* 突变的检测，如为阴性再检测 *NPM1*、*IDH* 及 *CEBPA* 是否存在突变，这将大大提高临床诊治的效率。

3. 杯状核细胞基因突变与预后的关系　大量文献显示，*NPM1* 及 *FLT3* 突变与AML的预后密切相关。2011年NCCN指南中明确指出，单独的 *NPM1* 突变者预后相对较好，而 *FLT3* 突变预后差。*NPM1* 与 *FLT3-ITD* 突变在诱导治疗的反应、生存率方面具有显著相关性。*NPM1*⁺/*FLT3-ITD*⁺的患者治疗反应差，预后较差，应早期给予更强的诱导治疗方案，缓解后大剂量巩固治疗及更积极的异基因造血干细胞移植。

杯状核细胞阳性与 *NPM1* 及 *FLT3* 突变高度相关，故对杯状核细胞进行准确识别及分类显得尤为重要，因杯状核细胞与APL有着较为相似的免疫表型（CD34⁻，HLA-DR⁻），可通过形态学特征与APL进行准确的鉴别。而双叶核内陷这种特殊的细胞核内陷，具有更加独特的形态特征，研究发现，在 *FLT3* 突变的患者中，出现双叶核凹陷的概率较高，这在一定程度上可以用来区分单独 *NPM1* 突变与伴有 *FLT3* 突变，对该类AML患者的预后将会有更加重要的判断价值。

综上所述，杯状核细胞阳性的AML，有着特征性的形态学改变、典型的免疫表型（CD34⁻、HLA-DR⁻），染色体核型正常，同时伴有 *NPM1* 和/或 *FLT3* 基因突变，提示这类AML将被列为一种新的AML亚型，其更加深层次的发生机制及预后有待进一步大数据的研究。

十七、急性髓系白血病伴 *CEBPA* 双等位基因突变

（一）病史

患者，女性，27岁。主因"间断性双下肢皮肤紫癜3月余，咳嗽、咳痰、发热5天"就诊。患者

于入院前3月余无明显诱因出现双下肢皮肤紫癜，5天前患者受寒后出现间断性发热，体温最高39℃，伴有咳嗽、咳痰，并逐渐出现牙龈渗血、肿痛，左侧下颌部淋巴结肿大，当地医院查血常规：WBC 8.0×10^9/L，NEUT 5.0%，LY% 93.7%，Hb 75g/L，PLT 36×10^9/L。门诊以"血细胞异常待查"收入血液科。

体格检查：T 36.8℃，贫血貌，神志清楚，精神欠佳，全身皮肤及黏膜无明显苍白，双下肢散在出血点及紫癜。左侧下颌部可触及约1cm×2cm大小淋巴结。口唇及甲床苍白。双肺叩诊呈清音，听诊呼吸音粗，未闻及干湿啰音及胸膜摩擦音。肝、脾肋下未触及。

（二）实验室检查

【血常规】

WBC 6.71×10^9/L，NEUT% 1.8%（↓），LY% 57.4%（↑），MONO% 40.5%（仪器分类）（↑），RBC 2.63×10^{12}/L（↓），Hb 58g/L（↓），MCV 76.8fL（↓），MCH 22.1pg（↓），MCHC 287g/L（↓），PLT 35×10^9/L（↓）。血涂片镜下复检：可见较多原、幼核细胞。

【细胞形态学】

1. 外周血涂片　白细胞数无明显增减，可见约36%的原始和幼单核细胞，部分细胞可见奥氏小体及胞质空泡等现象（图17-204）。

2. 骨髓涂片　有核细胞增生明显活跃，粒细胞=2.0%，红细胞=8.5%，粒：红=0.2：1。粒系比例极为减低。红系比例明显减低，以晚幼红细胞为主；成熟红细胞大小不一，可见椭圆形、泪滴形及嗜多色性红细胞等。单核细胞系比例明显升高，原始和幼单核细胞约占69.5%，部分细胞可见奥氏小体及胞质空泡等现象（图17-205）。全片巨核细胞少见。血小板散在少见。

3. 细胞化学染色　MPO染色：阳性率100%，多为粗颗粒较强阳性（图17-206）。NAS-DCE染色：阳性率2%，为较强阳性（图17-207）。α-NBE染色：阳性率12%，多为较弱阳性（图17-208）。α-NBE染色＋NaF抑制试验：阳性率5%，为弱阳性（图17-209）。

4. 形态学结论　多考虑AML-M5骨髓象，请结合免疫表型分析、骨髓活检、染色体核型分析 *MLLT3-KMT2A* 融合基因及 *NPM1*、*CEBPA* 基因突变等检测结果综合分析。

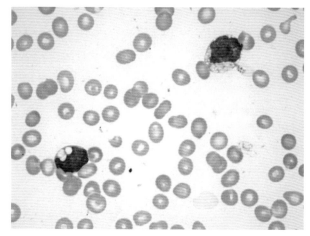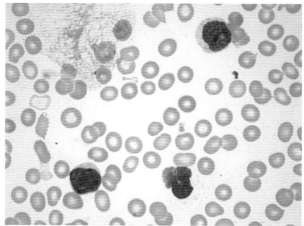

图17-204　外周血瑞特－吉姆萨染色（×1000）

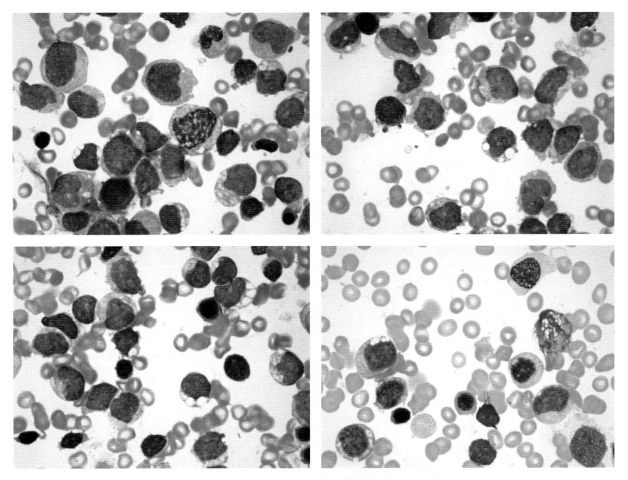

图17-205 骨髓瑞特-吉姆萨染色（×1000）

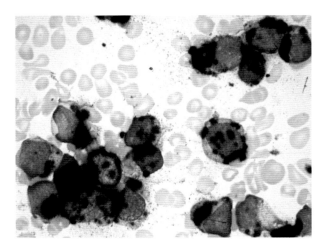

图17-206 骨髓MPO染色（×1000）

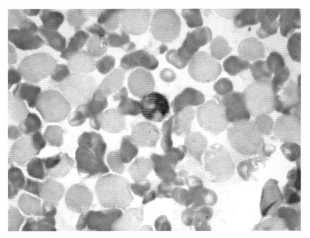

图17-207 骨髓NAS-DCE染色（×1000）

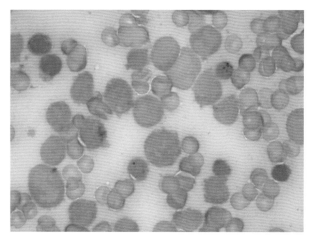

图17-208　骨髓α-NBE染色（×1000）

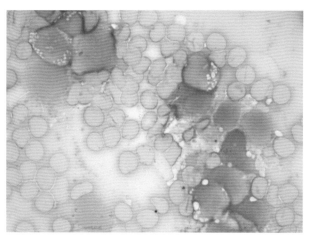

图17-209　骨髓α-NBE染色＋NaF抑制试验（×1000）

【骨髓活检】

免疫组化：CD34多（＋），CD117多（＋），MPO多（＋）。

分析结论及意见：符合急性髓系白血病，请结合临床及其他检查等。

【流式细胞学】

1. 结果　CD117阳性细胞占标本有核细胞总数约74.8%，为原始/幼稚髓细胞，其免疫表型为CD34$^+$（部分）、CD117$^+$、CD33$^+$、HLA-DR$^+$、CD13$^+$、CD7$^+$、CD56$^-$、CD19$^-$、CD10$^-$、CD3$^-$、CD5$^-$、CD14$^-$、CD64$^+$（少量）、CD2$^-$、CD15$^-$、cCD3$^-$、cCD79a$^-$、cMPO$^+$（部分）；粒细胞相对病例明显减少，其免疫表型CD13、CD16、CD11b、CD15可见表达紊乱。

2. 结论　流式结果提示为急性髓系白血病（非M3）免疫表型；目前表型信息提示未见明显的红系/巨核系列分化标志物表达，具体分型需结合形态学和化染结果等综合考虑。

【细胞遗传学】

染色体核型：46，XX［14］。

【分子生物学】

*NPM1*基因突变检测（片段分析）：未检测到突变（－）。

*CEBPA*基因突变检测（Sanger测序）：①*CEBPA*基因N端转录激活结构域，检测到突变（＋）②*CEBPA*基因C端bZIP结构域，检测到突变（＋）。

【综合诊断】

急性髓系白血病伴*CEBPA*双等位基因突变。

（三）病例分析

AML是一组异质性很强的恶性血液系统肿瘤，不同患者的形态学、免疫学、细胞遗传学、分子生物学和临床表现差异很大。目前对白血病的研究和应用已进入了"突变组"时代，基因突变检测可以指导临床对AML患者进行精确分层诊断、预后评估、靶向治疗或更合适的化疗方案的选择。2016年WHO造血和淋巴组织肿瘤重新修订了AML的分型，已将AML伴*CEBPA*双等位基因突变列为独立的具有重现性细胞遗传学异常AML亚型之一。重现性细胞遗传学异常和基因突变进行整合能够提高AML的预后价值，从而确立了基因突变在AML预后中的重要性。

白血病中常见的基因突变按功能主要可分为3类：Ⅰ类主要指激酶通路信号转导分子突变，为细胞提供增殖优势；Ⅱ类主要为转录因子突变，导致细胞的分化和凋亡异常；Ⅲ类主要为表观遗传调控分子突变，可使多种基因表达调控异常、细胞分化和功能紊乱。王芳等的研究显示，各种基因突变在初诊 AML 患者中的发生频率由高到低依次为 *CEBPA*、*FLT3*、*NPM1*、*TET2*、*KIT*、*DNMT3A*、*PHF6*、*IDH1*、*IDH2*、*ASXL1*；按检测到的突变数计算，最常发生突变的基因依次是 *CEBPA*、*FLT3-ITD*、*NPM1* 和 *TET2*，所有基因均存在与其他一种或多种基因同时发生突变的情况。

CEBPA 基因位于染色体 19q13，编码一个长为 356 个氨基酸残基的蛋白质，属于髓系特异性的碱性区域 / 亮氨酸拉链（bZIP）家族，是维持造血系统粒系增殖与分化平衡的重要转录因子。研究发现，*CEBPA* 突变绝大多数见于 AML，占 AML 的 6% ~ 15%，占标危组 AML 的 15% ~ 18%，多见于 FAB 分型的 M1 或 M2，多数同时具有 N 端和 C 端双侧突变，且分布在不同的等位基因上。研究显示，*CEBPA* 基因突变（尤其 *CEBPA* 双等位基因突变）是正常核型 AML 患者预后好的指标，其完全缓解率、无病生存期率及总生存期率均明显优于无突变者，且 *CEBPA* 基因双侧突变患者才具有良好预后，而单侧突变与无突变患者预后大致相当，但其预后意义还受共同存在的 *FLT3-ITD* 等其他基因突变的显著影响，显示同时进行多种基因突变检测的重要性。

Kurosawas 等发现，在 AML 化疗缓解后期，*CEBPA* 双等位基因突变患者预后较好，支持继续化疗，而 *CEBPA* 单等位基因突变或野生型患者预后差，化疗缓解后需行自体干细胞移植（auto-HCT）。我国的相应研究也发现了 *CEBPA* 突变的完全缓解、总生存期较高，预后较好，同时伴有高 WBC 计数和 Hb，CD7 和 HLA-DR 高表达，CD34 和 CD56 低表达。Lavallée 和 Maxson 等的研究均表明，*CEBPA* 突变与 JAK-STAT 通路调控因子继发突变高度一致，尤其是粒细胞集落刺激因子 3 受体（*CSF3R*）突变，因此，针对 *CEBPAdm* 患者的 JAK-STAT 通路抑制剂的靶向治疗已进入临床试验。

十八、初诊时仅表现为白细胞减少的急性早幼粒细胞白血病

（一）病史

患者，男性，40 岁。1 个月无明显诱因出现咳嗽症状，伴有轻微气短，无明显咳痰、咯血，无发热、寒战、胸闷、心悸、胸痛、黑矇、晕厥等表现，遂来医院就诊。血常规：WBC 1.99×10^9/L，NEUT% 61.3%，LY% 31.7%，MONO% 3.5%，RBC 4.45×10^{12}/L，Hb 138g/L，PLT 135×10^9/L；胸部 X 线片：左侧胸腔积液。以"白细胞减少原因待查、胸腔积液"收入院。体格检查：T 36.5℃。神志清楚，精神欠佳。全身皮肤及黏膜无明显苍白，未见黄染、皮疹、紫癜。全身浅表淋巴结未触及肿大。双肺叩诊呈清音，听诊呼吸音粗，未闻及干湿啰音及胸膜摩擦音。肝脾肋下未触及。

（二）实验室检查

【血常规】

WBC 1.36×10^9/L（↓），NEUT% 60.3%，LY 28.7%，MONO% 6.6%，RBC 4.03×10^{12}/L，Hb 125g/L，NRBC 0.7%（↑），Ig 1.5%（↑），PLT 125×10^9/L。

【凝血检验】

PT 12.6s，INR 1.05，APTT 27.0 s，TT 15.4 s，Fbg 3.02g/L。

【细胞形态学】

1. 外周血涂片　白细胞明显减少，以成熟中性粒细胞为主，未见原始和异常早幼粒细胞。成熟红细胞大小不一，球形红细胞较易见，可见嗜多色性、泪滴形及裂红细胞等；计数 100 个白细胞未见有核红细胞。血小板散在或小簇分布（图 17-210）。

2. 骨髓涂片　有核细胞增生明显活跃，粒细胞=88.0%，红细胞=4.0%，粒：红=22.0：1。粒系比

例极为升高，以粗颗粒增多的异常早幼粒细胞为主，约占85.0%。红系比例明显减低，以中、晚幼红细胞为主；成熟红细胞大小不一，球形红细胞较易见，可见嗜多色性红细胞等（图17-211）。全片巨核细胞较易见；血小板散在或小簇分布。

3. 细胞化学染色　MPO染色：阳性率100%，为强阳性（图17-212）。NAS-DCE染色：阳性率98%，多为强阳性（图17-213）。

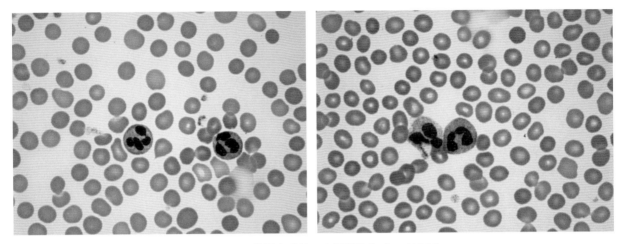

图17-210　外周血瑞特－吉姆萨染色（×1000）

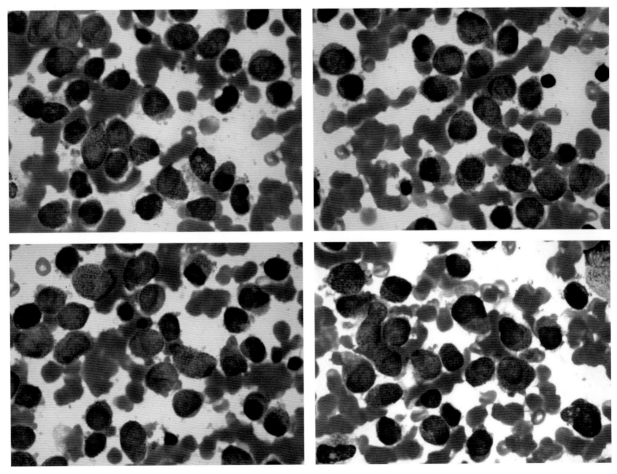

图17-211　骨髓瑞特－吉姆萨染色（×1000）

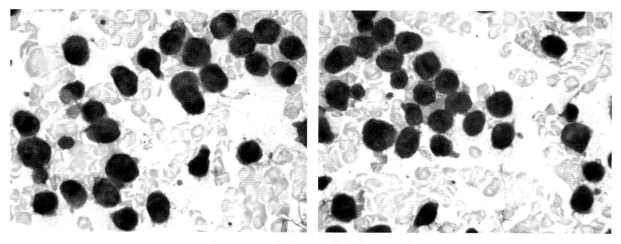

图17-212 骨髓MPO染色（×1000）

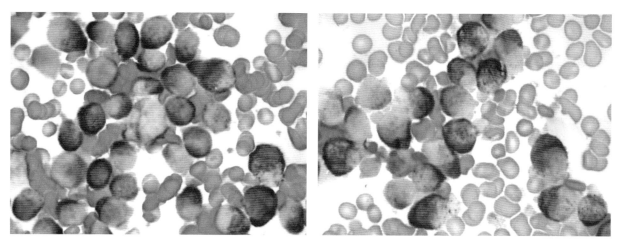

图17-213 骨髓NAS-DCE染色（×1000）

4. 形态学结论 多考虑急性早幼粒细胞白血病骨髓象，请结合临床及免疫表型分析、染色体核型分析、*PML-RARα*融合基因等检测结果综合分析。

【流式细胞学】

1. 结果 异常细胞占有核细胞总数约76.3%，其免疫表型为CD34⁻、CD117⁺、CD33⁺、CD13⁺、HLA-DR⁻、CD64⁺、CD14⁻、CD56⁻、CD19⁻、CD7⁻、CD20⁻。

2. 结论 流式结果符合急性早幼粒细胞白血病免疫表型，请结合FISH-*PML-RARα*检查结果综合考虑。

【细胞遗传学】

染色体核型：46，XY，t（15；17）（q24；q21）［10］

【分子生物学】

*PML-RARα*融合基因分型定量检测：bcr-1（L型）（＋）。

【综合诊断】

急性早幼粒细胞白血病伴*PML-RARα*。

（三）病例分析

APL是一种特殊类型的AML，即FAB分类中的AML-M3，WHO造血与淋巴组织肿瘤分类中将它归于伴有重现性遗传学异常AML，2016版WHO分类中将它命名为APL伴*PML-RARα*。

APL的主要特征如下。①细胞形态学：原始细胞为异常早幼粒细胞，核不规则，常为肾形或双叶形，胞质颗粒染红或紫红色，密集且粗大，致使核、质分界不清楚，但也有细胞颗粒纤细、较少，类似单核细胞；奥氏小体常见，有时呈束状。MPO染色强阳性，25%的患者NSE染色弱阳性。②免疫表型：CD33、CD13阳性，CD34和HLA-DR常阴性，CD15阴性或弱阳性，常共表达CD2和CD9。③遗传学：显示t（15；17）（q22；q12）核型异常和/或*PML-RARα*融合基因。变异型有t（11；17）（q23；q21）（*PLZF-RARα*）或t（11；17）（q13；q21）（*NuMA-RARα*）和t（5；17）（q23；q21）（*NPM-RARα*）。伴*PLZF-RARα*的变异型核形常规则，胞质颗粒多，常无奥氏小体。而伴t（5；17）的变异型以粗颗粒早幼粒细胞为主，也有少颗粒早幼粒细胞，亦常无奥氏小体。

APL占AML的5%～8%，以中年成人患者为主，临床上除有发热、感染、贫血和浸润等急性白血病的症状外，广泛而严重的出血常是本病的特点，易并发弥散性血管内凝血，可发生原发性纤溶亢进。典型APL白细胞常不增多或减少，细颗粒型白细胞常很多。李少兰对49例初诊的APL患者的血常规和凝血、纤溶功能进行了分析，结果显示，APL早期血常规主要表现为三系减少，全血细胞减少者占69.4%，其中WBC＜1.0×10⁹/L者占20.4%，49%患者的Hb为60～90g/L，全部病例血小板均减少，且低于50×10⁹/L，高达87.8%。外周血分类计数中，以淋巴细胞为主（＞55%），初诊时见异常早幼粒细胞者占83.2%。Fbg水平降低者占81.6%，合并PT或/和APTT延长者占40.8%；全部病例D-二聚体水平均升高，3P试验阳性者占46.9%，合并弥散性血管内凝血者占38.8%。可见，初诊APL患者多表现为全血细胞明显减少，外周血大多可见异常早幼粒细胞，凝血、纤溶功能大多异常（Fbg水平降低，D-二聚体水平升高，3P可见阳性，临床易见出血现象等），不伴有贫血和血小板减少、外周血未见异常早幼粒细胞，凝血、纤溶功能正常者很少见。

本例患者初诊APL时，血常规仅表现为白细胞减少，无贫血及血小板减少，外周血未见异常早幼粒细胞，凝血功能也未见异常，实属罕见，极易漏诊。好在患者住进血液科病房，血液科医生的职业敏感性使然，及时为他进行骨髓穿刺检查，确诊为APL，没有造成漏诊和误诊，也为临床及时治疗赢得了宝贵的时间，何况该患者得的是为数不多的可以完全治愈的白血病之一。遗憾的是，由于患者凝血功能正常，临床当时并未进行D-二聚体、FDP、3P试验等纤溶功能及AT3活性检测。患者骨髓形态学诊断APL后，转上级医院进一步诊治了，后来在患者复查血常规时，获知了其免疫表型、染色体核型分析及*PML-RARα*融合基因等检测结果，也进一步彰显了及时而准确的形态学提示性诊断在APL患者诊断、治疗及预后中的重要意义。随访得知，患者在上级医院进行规范化诱导化疗后，一直处于临床和血液学完全缓解状态。

十九、AML伴t（6；9）（p23；q34.1）DEK-NUP214

（一）病史

患者，女性，54岁。患者因"反复腹痛2个月，发热5天"入医院。查血常规：WBC 33.57×10⁹/L，Hb 90.00g/L，PLT 89×10⁹/L，骨髓形态提示：骨髓增生极度活跃，原幼细胞占60%，急性白血病象。流式细胞学：异常髓系原始细胞占有核细胞的33.9%，为进一步诊治收入院。

体格检查：皮肤巩膜无黄染，全身浅表淋巴结未触及肿大，双侧扁桃体无肿大。甲状腺不大，胸骨无压痛，双肺呼吸音粗，双下肺可闻及大片湿啰音。腹平坦，柔软，无压痛、反跳痛，肝脾肋下未及。

（二）实验室检查

【血常规】

WBC 43.09×10⁹/L（↑），Hb 89.20g/L（↓），RBC 2.91×10¹²/L（↓），PLT 54.50×10⁹/L（↓），NEUT% 26.73%（↓），LY% 0.39%（↓），MONO% 72.88%（↑）。

【生化检查】

TP 65.5g/L（↓），Crea 108μmol/L（↑），Glu 7.59mmol/L（↑），LDH 545U/L（↑），K 2.76mmol/L（↓），CRP 141.80mg/L（↑）。

【影像学检查】

肝胆胰脾肾、腹腔淋巴结彩色超声：脾稍大，副脾，右肾皮质回声增强。

【细胞形态学】

1. 外周血涂片　白细胞明显增多，原幼细胞占55%（图17-214），嗜碱性粒细胞占1%（图17-214A），中性粒细胞核分叶不良易见（图17-214B）。红细胞轻度大小不均。血小板数量少，散在可见，形态未见明显异常。

2. 骨髓涂片　骨髓增生明显活跃（图17-215），M：E=95.5：1。粒系占有核细胞73%，原粒细胞占

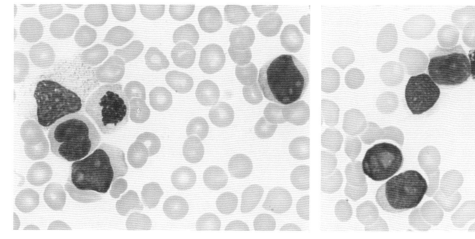
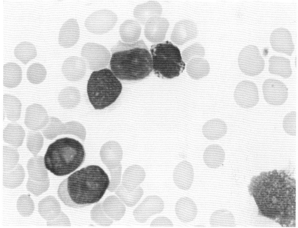

A   B

图17-214　外周血瑞特-吉姆萨染色（×1000）

图17-215　骨髓瑞特-吉姆萨染色（×100）

44%（图17-216），胞体呈圆形或椭圆形，胞质量少呈灰蓝色，部分细胞质中可见数量不等的紫红色颗粒，细胞核呈圆形或椭圆形，染色质呈细颗粒状，核仁1～3个。中性中幼粒细胞比例偏高，杆状核细胞比例减低，分裂象可见，部分细胞可见轻度类巨变或类巨变，核质发育失衡、中性分叶核粒细胞核分叶不良易见（图17-216A、B），嗜碱性粒细胞占1%（图17-216E）。单核细胞占有核细胞22.5%，原

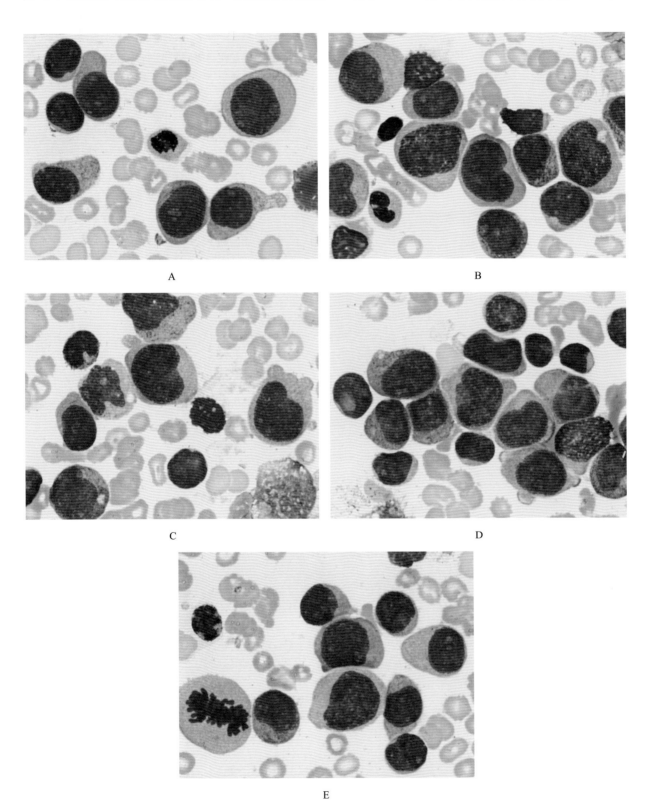

A

B

C

D

E

图17-216　骨髓瑞特-吉姆萨染色（×1000）

始及幼单核细胞占18.5%，细胞呈圆形或椭圆形，胞质量略丰富呈灰蓝色，染色质呈网状，核仁1～2个（图17-216）。红系占有核细胞1%，红细胞轻度大小不均。淋巴细胞占有核细胞3%，形态未见明显异常。巨核细胞（2cm×3.5cm）见5个，其中颗粒型巨核细胞4个，裸核型巨核细胞1个。血小板散在可见，形态未见明显异常。

3. 细胞化学染色 原幼细胞MPO染色：（－）26%，（＋）50%，（＋＋）24%（图17-217）。原幼细胞PAS染色：（－）68%，（＋）32%（弥漫、细颗粒状）（图17-218）。原幼细胞NAS-DCE染色：（－）90%，（＋）10%（图17-219）。原幼细胞酯酶双染色：（－）64%，NAS-DCE染色阳性20%，a-NBE染色阳性16%（图17-220）。原幼细胞α-NAE染色：（－）88%，（＋）12%（图17-221）。原幼细胞α-NAE染色＋NaF抑制试验：（－）100%（图17-222）。

4. 形态学结论 考虑急性粒单核细胞白血病（AML-M4），请结合免疫分型。

【流式细胞学】

1. 结果 44.81%细胞（占有核细胞）表达CD34、CD117、CD33、CD13、CD38、CD371、CD123、部分表达CD64，不表达CD96、HLA-DR、CD11b、CD7、CD56、CD19、CD14、CD24、CD9、CD2、CD4、CD61、CD36、CD12a、MPO、CD22、cCD3、CD11c、CD1为恶性髓系幼稚细胞，

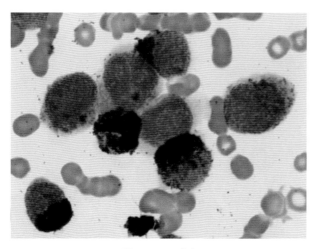

图17-217 骨髓MPO染色（×1000）

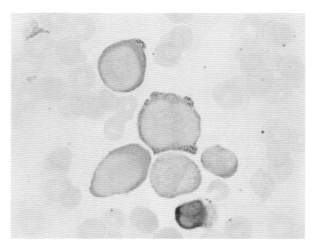

图17-218 骨髓PAS染色（×1000）

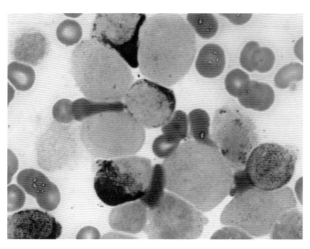

图17-219 骨髓NAS-DCE染色（×1000）

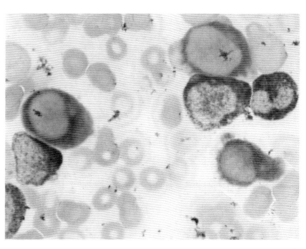

图17-220 骨髓酯酶双染色（×1000）

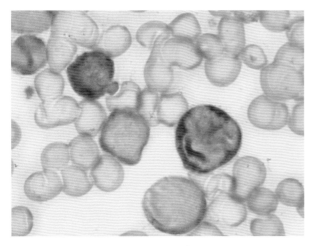

图17-221　骨髓α-NAE染色（×1000）

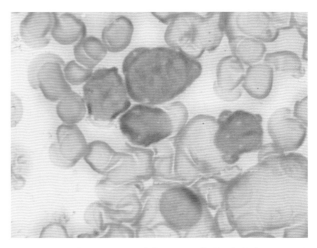

图17-222　骨髓α-NAE染色＋NaF抑制试验（×1000）

粒细胞占有核细胞41.89%。单核细胞占有核细胞4.37%，其中异常幼单核细胞占有核细胞1.57%。有核红细胞占有核细胞0.45%。

2. 结论　本次检测范围内，44.81%细胞（占有核细胞）为恶性髓系幼稚细胞。异常幼单核细胞占有核细胞1.57%。请结合临床及其他实验室检查。

【分子生物学】

1. 融合基因筛查　*DEK-NUP214*融合基因阳性。

2. 突变基因筛查　*WT1*、*FLT3-ITD*突变阳性。

【细胞遗传学】

染色体核型：46，XX，t（6；9）（p22.3；q34）［5］。

【综合诊断】

急性髓系白血病伴*DEK-NUP214*融合。

（三）病例分析

AML伴t（6；9）（p23；q34.1）产生的*DEK-NUP214*，这种类型的AML是在外周血和骨髓中原始细胞≥20%伴或不伴单核细胞的特征，且临床预后差的一种独立分型。常伴有嗜碱性粒细胞增多和多系细胞发育异常。本型占AML的0.7%～1.8%。见于儿童和成人。儿童和成人患者的中位年龄分别为13岁和35～44岁。通常出现贫血和血小板减少，也常出现全血细胞减少。在成人中，此类型白细胞计数一般低于其他AML类型中的白细胞，白细胞的中位数为12×10^9/L。

形态学：多具有M2或M4的形态特征。1/3的患者可见有奥氏小体。MPO染色阳性，NSE染色阴性或阳性。44%～62%的患者骨髓和外周血嗜碱性粒细胞≥2%，这在其他类型AML中不常见。多有粒细胞和红系病态造血，部分病例环形铁粒幼细胞增多，但巨核细胞系病态造血较少见。

原始细胞具有非特异性的髓系免疫表型，MPO、CD9、CD13、CD33、CD38、CD123和HLA-DR表达一致。绝大多数病例也表达CD117、CD34和CD15，一些病例表达单核细胞相关标志物CD64，大约一半是TdT阳性。其他淋巴抗原表达不一致。嗜碱性粒细胞可以视作独立的类群，其CD123，CD33和CD38阳性，但HLA-DR阴性。

遗传学：t（6；9）（p23；q34.1）产生6号染色体上*DEK*基因和9号染色体上*NUP214*（又称*CAN*基因）基因的易位，形成融合基因。在绝大多数情况下，t（6；9）是唯一的克隆性染色体异常，但一些患者存在 t（6；9）（p23；q34.1）表型伴随复杂的核型。在伴 t（6；9）（p23；q34.1）的 AML 普遍存在 *FLT3-ITD* 突变，这在69%的儿童患者和78%的成人患者中存在。*FLT3-TKD* 在此类型患者中不常见。

二十、AML 伴 t（9；11）（p21.3；q23.3）；KMT2A-MLLT3

（一）病史

患者，女性，27岁。主因"确诊急性髓系白血病5月余，复发半月余，口腔疼痛，咳嗽咳痰，继续治疗"入院。

患者5个多月前因"发热，耳后、颈部、下颌淋巴结肿大，伴疼痛"就诊于当地医院，查血常规示白细胞计数升高，血小板计数降低，行骨髓穿刺术，骨髓增生极度活跃，原幼单核细胞占92.4%。考虑 AML-M5b，免疫分型：87.2%细胞为恶性髓系幼稚细胞，*MLLT3-KMT2A* 融合基因阳性，*TP53* 突变基因阳性，确诊为急性髓系白血病，诱导化疗1个疗程后，复查骨髓形态达完全缓解状态，MRD：恶性髓系细胞占0.44%，继续强化治疗，5个月时患者最后一次化疗10天后外周血可见原始细胞，考虑疾病进展，随后出现口腔疼痛，且逐渐加重，白细胞计数进行性升高，经治疗未见好转，为进一步治疗收入院。

体格检查：全身皮肤黏膜无黄染，未见出血点，浅表淋巴结未触及肿大，口腔内左后磨牙牙龈及上腭处可见一3cm×5cm肿块，表面附着少量白膜，无出血、溢液。咽部无充血，双侧扁桃体未见肿大，双肺呼吸音清，未闻及干湿啰音，全腹柔软，无压痛、反跳痛，肝脾肋下未及。

（二）实验室检查

【血常规】

WBC 31.40×10^9/L（↑），Hb 73.20g/L（↓），RBC 2.31×10^{12}/L（↓），PLT 59.40×10^9/L（↓），NEUT% 93.79%（↑），LY% 5.05%（↓），MONO% 0.18%（↓）。

【生化检查】

PA 79mg/L（↓），ALP 138U/L（↑），GGT 148U/L（↑），TG 2.75mmol/L（↑），T-CHO 2.83mmol/L（↓），HDL-C 0.62mmol/L（↓），Apo-A1 0.70g/L（↓），Lpa 596mg/L（↑），HBDH 1670U/L（↑），LDH 2693U/L（↑），AMY 26U/L（↓），CRP 141.80mg/L（↑），Na 131mmol/L（↓），K 2.72mmol/L（↓），Cl 89.1mmol/L（↓），TIBC 46μmol/L（↓），TRF 1.79g/L（↓），IgA 0.58g/L（↓），IgM 0.33g/L（↓）。

【影像学检查】

PET/CT：全身骨骼及骨髓腔内代谢弥漫性升高，考虑仍有高代谢肿瘤活性可能性大，建议结合骨穿结果进一步明确诊断；左侧上颌软组织密度肿块，代谢升高；双侧颈部、腹膜后多发高代谢肿大淋巴结；以上考虑白血病髓外侵犯可能性大；全身其余部位未见明显高代谢髓外侵犯病灶。

【细胞形态学】

1. 外周血涂片 白细胞明显增多，原始幼稚细胞占94%（图17-223）。红细胞轻度大小不均。血小板数量少，散在可见，形态未见明显异常。

2. 骨髓涂片 骨髓增生明显活跃（图17-224）。原幼粒单核细胞占98%，其胞体呈圆形或椭圆形，胞质量丰富、偏蓝色，大部分细胞质中可见细小紫红色颗粒及较多量空泡，细胞核呈圆形或椭圆形，部分细胞可见扭曲或折叠，染色质呈网状，核仁大而明显1～3个（图17-225）。粒系占有核细胞0.5%。有核红细胞未见，红细胞轻度大小不均。淋巴细胞占有核细胞1.5%，形态见明显异常。巨核细胞（2cm×3.5cm）见4个，颗粒型巨核细胞3个，裸核型巨核细胞1个。血小板少见。

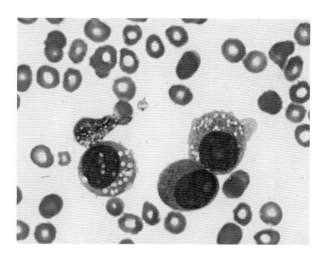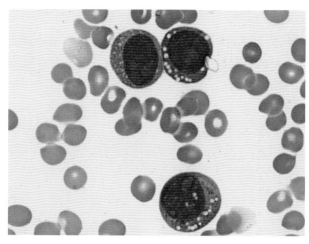

图17-223　外周血瑞特－吉姆萨染色（×1000）

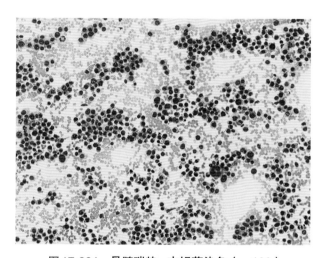

图17-224　骨髓瑞特－吉姆萨染色（×100）

3. 细胞化学染色　原幼细胞MPO染色：（－）86%，（＋）14%（图17-226）。原幼细胞NAS-DCE染色：（－）61%，（＋）39%（图17-227）。原幼细胞酯酶双染色：（－）6%，α-NBE染色阳性14%，NAS-DCE染色阳性9%，双阳性71%（图17-228）。原幼细胞PAS染色：（－）91%，（＋）9%（弥漫、细颗粒状）（图17-229）。原幼细胞α-NAE染色：（－）5%，（＋）18%，（＋＋）25%，（＋＋＋）42%，（＋＋＋＋）10%（弥漫状）（图17-230）。原幼细胞α-NAE染色＋NaF抑制试验：（－）83%，（＋）17%（弥漫状）（图17-231）。

4. 形态学结论　AML复发骨髓象。根据细胞形态及化学染色考虑急性粒单核细胞白血病（AML-M4c），请结合其他实验室检查。

【流式细胞学】

1. 结果　93.90%细胞（占有核细胞）表达HLA-DR、CD33、CD13、CD11c、CD56、CD64、CD15dim、CD36、CD9、CD371、CD123、CD38、CD4、CD69，不表达CD34、CD117、CD7、CD42a、CD16、CD2、MPO、CD22、CD19、cCD3、CD5、CD24、CD14，为恶性幼单核细胞。

2. 结论　本次检测范围内，93.90%细胞（占有核细胞）为恶性幼单核细胞。请结合临床及其他实验室检查。

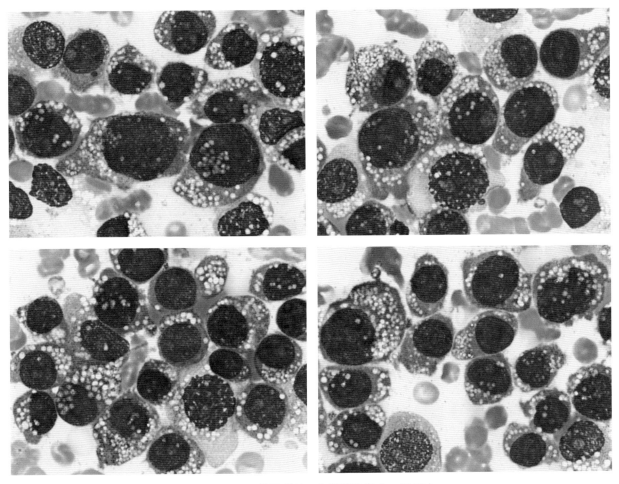

图17-225 骨髓瑞特－吉姆萨染色（×1000）

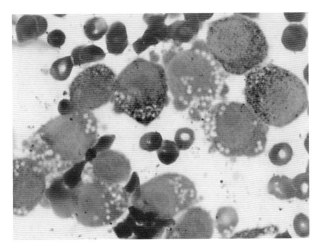

图17-226 骨髓MPO染色（×1000）

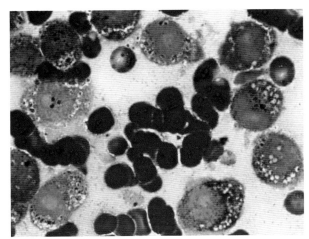

图17-227 骨髓NAS-DCE染色（×1000）

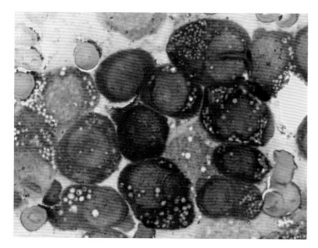

图17-228　骨髓酯酶双染色（×100）

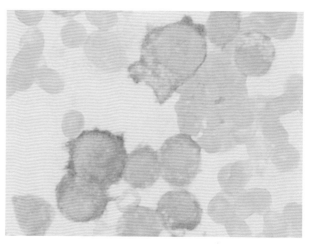

图17-229　骨髓PAS染色（×1000）

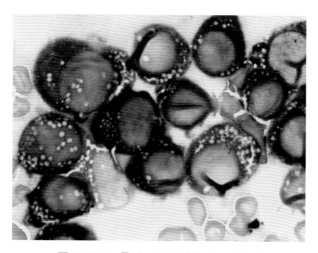

图17-230　骨髓α-NAE染色（×1000）

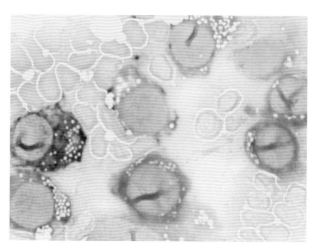

图17-231　骨髓α-NAE染色＋NaF抑制试验（×1000）

【细胞遗传学】

染色体核型：46,X,del（X）（p11.2p21）,-1,t（1；12）（q32；q24.3）,add（3）（q27）,der（5）t（1；5）（p22；p13）,del（8）（q11.2q13）,＋i（8）（q10）,der（9）del（9）（p22p24）add（9）（q22）,der（9）t（9；11）（p22；q23）,-10,del（10）（q22）,der（11）add（11）（p15）t（9；11）（p22；q23）,add（12）（p11.2）,der（13）,t（1；13）（q25；q22）,add（14）（q21）,der（17；2）（q10；q10）,add（19）（p13.3）,add（20）（q11.2）,＋add（21）（p11.2）,＋der（?　）t（?　；15）（?　；q11.［19］/46,XX,del（1）（q25）,t（1；20）（q21；11.2）,add（3）（q27）,del（4）（p14p16）,del（8）（q11.2q13）,＋i（8）（q10）,der（9）del（9）（p22p24）add（9）（q22）,t（9；11）（p22；q23）,-10,der（13）t（1；13）（q25；q22）,add（14）（p11.2）,der（17；22）（q10；q10）,＋i（?　）（?　q10））［2］。

【分子生物学】

融合基因筛查：*KMT2A-MLLT3*融合基因阳性，定量分析：25.742%。

突变基因筛查：*TP53*、*FLT3-TKD*突变阳性。

【综合诊断】

急性髓系白血病复发（AML伴*KMT2A-MLLT3*融合）。

（三）病例分析

AMI伴t（9；11）（p21.3；23.3）导致*MLLT3-KMT2A*融合基因产生，具有单核细胞特征及预后较差的AML，相当于FAB分型的急性单核细胞白血病（M5）或急性粒-单核细胞白血病（M4）。本病可发生在任何年龄，儿童较常见；占儿童AML的9%～12%，成人AML的2%。可出现髓系肉瘤，齿龈、皮肤和中枢神经系统浸润，可表现为弥散性血管内凝血。

形态学上与单核细胞和粒单细胞白血病显著相关，累及的11q23主要见于急性原单核细胞/单核细胞白血病，偶见于AML伴或不伴成熟类型。原幼单核细胞形态较为典型。原单核细胞胞体大，胞质丰富；胞质嗜碱性较明显，可见突起伪足、散在细小的嗜苯胺蓝颗粒和空泡；胞核染色质细致，有一至多个大而明显的核仁。幼单核细胞有明显不规则和扭曲折叠的核形；胞质常缺乏嗜碱性，有时见较明显的颗粒，偶见粗大颗粒和空泡。原始及幼单核细胞α-NAE染色常为强阳性，MPO染色常为阴性或弱阳性。

流式细胞术：儿童AML伴t（9；11）（p21.3；q23.3）与CD33、CD65、CD4和HLA-DR强表达有关，而CD13、CD34和CD14表达通常较低。绝大多数伴有11q23.3异常的AML患者表达单核细胞的分化标志物，包括CD14、CD4、CD11b、CD11c、CD64、CD36和溶菌酶，而不定性地表达不成熟标志物，如CD34、CD117，以及已经报道的CD56。

遗传学：*KMT2A*易位涉及*AFFI*（*MLLT2*，*AF4*），主要发生于淋巴母细胞白血病；而涉及*MLLT3*（*AF9*）则主要常见于AML中。AML中其他*KMT2A*易位常以*MLLT1*（*ENL*）、*MLLT10*（*AF10*）、*AFDN*（*MLLT4*，*AF6*）或*ELL*作为伙伴基因。这些融合基因主要在AML中发生，但也可以在淋巴母细胞白血病中见到。*EV11*（*MECOM*）在此类型AML中有40%病例是高表达的，发生*AFDN*（*MLLT4*）易位的AML中*EV11*的表达水平最高。

此病例部分原幼细胞胞体大或偏大，胞质量丰富，嗜碱性，多见空泡，可见细小嗜苯胺蓝颗粒，化学染色：MPO染色呈弱阳性，PAS染色呈弥漫、细颗粒状，α-NAE染色强阳性、被NaF抑制，以上特点符合原幼单核细胞，但是酯酶双染色呈双阳性，NAS-DCE呈阳性，表示此类细胞既具粒细胞系，又具单核细胞系的细胞化学特征，属于粒-单核细胞，所以应诊断为粒-单核细胞白血病。

二十一、APL伴*PML/RARα*

（一）病史

患儿，女，7岁。20天前患儿无明显诱因出现鼻出血，填塞后止血。2周前出现食欲减退，恶心、呕吐1次。1周前出现低热，体温37.5℃，伴头晕、头痛、恶心、乏力，无牙龈出血，无皮肤瘀斑、瘀点，无晕厥等症状，未予特殊治疗。2天前出现高热，体温最高39.7℃，伴畏寒，无寒战，就诊于当地医院，查血常规提示WBC 1.02×10⁹/L，N 0.27×10⁹/L，Hb 103g/L，PLT 30×10⁹/L，CRP 219mg/L，PCT 0.55ng/ml。抗感染治疗发热无明显好转。患儿精神差、饮食差，睡眠可，体重无明显减轻。无明显诱因鼻出血，发热，体温持续在39℃，头晕、恶心，为进一步诊治收入院。

体格检查贫血貌，巩膜无黄染，未触及浅表淋巴结肿大。咽充血，双侧扁桃体Ⅱ度肿大，表面充血。胸骨无压痛，肝脾肋下未及。

（二）实验室检查

【血常规】

WBC 2.90×10⁹/L（↓），Hb 102.00g/L（↓），RBC 3.53×10¹²/L（↓），PLT 11×10⁹/L（↓），

NEUT% 15.6%（↓），LY% 39.3%，MONO% 44.8%（↑）。

【血清生化】

LDH 290U/L（↑），Na 129mmol/L（↓），CO_2CP 20mmol/L（↓），Crea 32μmol/L（↓）。

【影像学】

腹部B超未见异常。

【细胞形态学】

1. 外周血涂片　白细胞计数少，异常早幼粒细胞占41%（图17-232），奥氏小体可见，并可见柴捆样奥氏小体（图17-232B）。红细胞轻度大小不均。血小板计数少，散在可见，形态未见明显异常。

2. 骨髓涂片　骨髓增生明显活跃（图17-233）。异常早幼粒细胞占89.8%，其胞体大小不均、呈圆或椭圆形，部分细胞呈不规则形，胞质量偏少或略丰富呈灰蓝色，可见内外浆，大部分细胞质中可见多量大小不等的紫红色颗粒并置核上，柴捆状奥氏小体易见，细胞核多呈不规则形，染色质较细致，核仁1～2个（图17-234）。红系占有核细胞1.4%，红细胞轻度大小不均。淋巴细胞占有核细胞7.8%，形态未见明显异常。巨核细胞（2cm×2cm）见6个颗粒型巨核细胞。血小板少见。

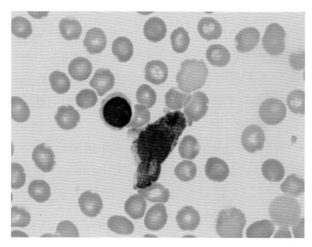
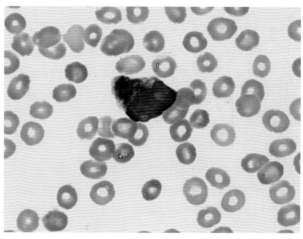

A B

图17-232　外周血瑞特-吉姆萨染色（×1000）

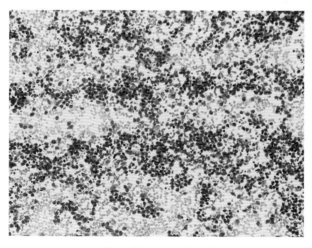

图17-233　骨髓瑞特-吉姆萨染色（×100）

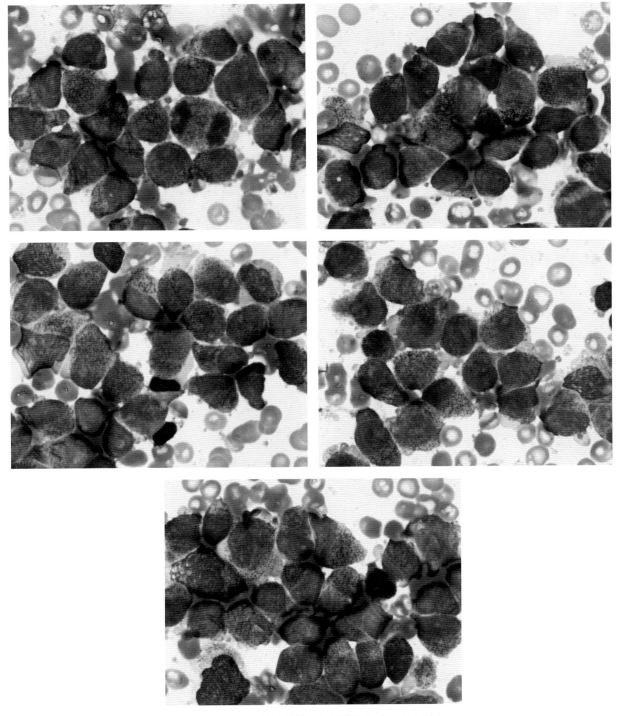

图 17-234　骨髓瑞特-吉姆萨染色（×1000）

3. 细胞化学染色　MPO染色：（＋＋）7%，（＋＋＋）＋63%，（＋＋＋＋）30%（图17-235）。NAS-DCE染色：（－）3%，（＋）17%，（＋＋）44%，（＋＋＋）36%（图17-236）。PAS染色：（－）15%，（＋）46%，（＋＋）39%（弥漫状）（图17-237）。α-NAE染色：（－）100%（图17-238）。

4. 形态学结论　形态符合急性早幼粒细胞白血病，请结合*PML-RARα*融合基因检查。

【流式细胞学】

1. 结果　92.77%细胞（占全部有核细胞）表达CD117、CD96、CD13、CD33、MPO、CD64、CD9，不表达CD34、HLA-DR、CD11b、CD4、CD8、CD3、CD7、CD56、CD5、CD19、κ、λ、CD22、

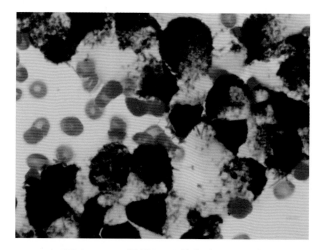

图17-235　骨髓MPO染色（×1000）

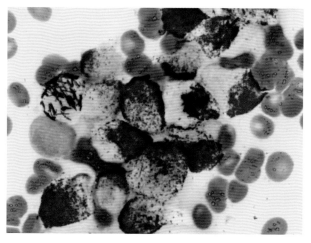

图17-236　骨髓NAS-DCE染色（×1000）

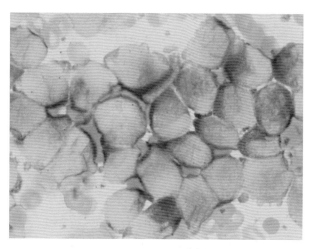

图17-237　骨髓PAS染色（×1000）

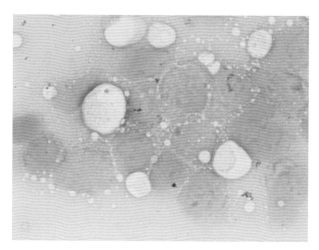

图17-238　骨髓α-NAE染色（×1000）

cCD3、CD15、CD36、CD11c、CD14、CD110、CD24、CD61，为恶性髓系幼稚细胞，细胞大，颗粒性大，可疑为异常早幼粒细胞。

2. 结论　本次检测范围内，92.77%细胞（占全部有核细胞）为恶性髓系幼稚细胞，可疑为异常早幼粒细胞，考虑为APL可能性大。

【分子生物学】

1. 融合基因　*PML-RARα*-L型融合基因阳性。

2. 突变基因　*WT1*突变阳性。

【细胞遗传学】

染色体核型：46，XX，t（15；17）（q24；q21）[20]。

【综合诊断】

APL伴*PML-RARα*。

（三）病例分析

APL伴*PML-RARα*是一种以异常早幼粒细胞为主的AML，形态学有颗粒过多（多颗粒）型与细颗粒（颗粒少）型APL两种类型。t（15；17）（q22；q11-12）易位及其*PML/RARα*融合基因形成是APL

的典型。这一融合基因还可见于隐蔽易位或复杂的细胞遗传学重排。WHO（2017年）为了强调该融合基因的意义，将有此融合的APL更名为APL伴*PML-RARα*。APL伴*PML-RARα*占年轻患者AML的5%～8%，各年龄组均可发病，多见于中年人。常与弥散性血管内凝血和纤溶增加有关。全反式维A酸（ATRA）疗效好。多颗粒型的白细胞计数常降低，细颗粒型的白细胞计数明显升高。血红蛋白和血小板通常中至重度降低，个别APL患者血红蛋白正常，甚至血小板正常。

典型的APL（即多颗粒型）白血病异常的早幼粒细胞核不规则，常为肾形或双叶形；胞质颗粒密集、粗大，呈红或紫红色，致使胞质与核分界不清；有的病例胞质内充满细尘状颗粒。奥氏小体常见，多呈柴捆状，是APL特征性细胞。细颗粒型核多呈双叶形，胞质颗粒稀少。有的细胞镜下无明显嗜天青颗粒，易与急性单核细胞白血病混淆。但多数病例至少部分细胞有镜下可见的颗粒、柴捆状奥氏小体。无论是粗颗粒型还是细颗粒型，MPO均呈强阳性。这一点可与急性单核细胞性白血病鉴别，后者呈弱阳性或阴性。细胞化学染色异常，早幼粒细胞MPO染色强阳性、SBB染色强阳性、NAS-DCE染色强阳性、PAS染色阳性（弥漫状）、NSE染色一般为阴性。

典型的APL不表达或低表达CD34、HLA-DR、白细胞整合素CD11a、CD11b和CD18，均质性强表达CD33。虽然表达CD13，但不均一。有些病例的CD117呈阳性，尽管有时较弱。常表达粒细胞分化标记CD64，但CD15和CD65阴性或弱阳性。细颗粒型或*PML-RARα*为bcr3的病例，至少部分细胞表达CD2和CD34，约20%的APL病例表达CD56，提示预后不良。

由于APL细胞对全反式维A酸的敏感性，发现17q21.2上的*RARα*基因与15q24.1（PML）的核调节因子基因融合，产生了*PML-RARα*融合基因产物。在常规细胞遗传学研究中缺乏经典t（15；17）（q24.1；q21.2）的APL罕见病例描述了涉及15号和17号染色体的复杂变异型易位，具有额外的染色体或具有亚微观水平的*RARα*插入PML导致*PML-RARα*转录产物表达；在亚微观水平*RARα*插入PML的病例被认为具有隐蔽或掩盖的t（15；17）（q24.1；q21.2），并且被划分在具有*PML-RARα*的AML/APL类别中。t（15；17）（q24.1；q21.2）阳性组与无t（15；17）（q24.1；q21.2）的*PML-RARα*阳性组之间没有明显形态学差异。

急性白血病变异型*RARα*易位：变异型融合的伙伴基因包括11q23.2的*ZBTB16*（曾称PLZF）11q13.4的*NUMA1*，5q35.1的*NPM1*和17q21的*STAT5B*，具有这些变异型易位的病例应该被诊断为具有变异型*RARα*易位的APL。t（11；17）（q23.2；q21.2）导致*ZBTB16-RARα*的病例亚群显示出某些形态差异，占优势的细胞群具有规则的细胞核，伴许多胞质颗粒，通常无奥氏小体，中性粒细胞增多和MPO活性强。一些APL变异型，包括伴*ZBTB16-RARα*和*STAT5B-RARα*融合的病例，对维A酸耐药。伴t（15；17）（q35.1；q21.2）的APL似乎对维A酸有反应。

二十二、AML伴*CEBPA*双等位基因突变

（一）病史

患者，女性，21岁。2017年4月1日无明显诱因出现发热，咳嗽，恶心，呕吐，全身皮肤黏膜散在瘀斑、瘀点，就诊于当地医院，查血常规示Hb水平降低（未见报告），予抗感染治疗后体温降至正常。5月11日就诊另一家医院，经血常规及骨髓相关检查，诊断为急性髓系白血病，未治疗，为进一步治疗转入院。入院体格检查；中度贫血貌，睑结膜苍白，双侧扁桃体Ⅱ度肿大，肝脾肋下未触及，余体格检查未见异常。

（二）实验室检查

【血常规】

WBC 10.87×10⁹/L（↑），Hb 80.70g/L（↓），RBC 2.37×10¹²/L（↓），PLT 14.80×10⁹/L（↓），NEUT% 0.95%（↓），LY% 97.12%（↑），MONO% 0.95%（↓）。

【生化检查】

TP 65.8g/L（↑），Alb 34.1g/L（↓），PA 167mg/L（↓），TBil 32.8μmol/L（↑），DBil 5.7μmol/L（↑），CHE 4437U/L（↓），Glu 4.07mmol/L（↓），T-CHO 2.69mmol/L（↓），HDL-C 0.51mmol/L（↓），LDL-C 1.86mmol/L（↓），Apo-A1 10.70g/L（↓），HBDH 355U/L（↑），LDH 483U/L（↑），AMY 37U/L（↓），CRP 6.03mg/L（↑），P 1.53mmol/L（↑），UIBC 20μmol/L（↓），TIBC 38μmol/L（↓），TRF 1.52g/L（↓）。

【细胞形态学】

1. 外周血涂片　白细胞偏多，原始细胞占88%，易见奥氏小体（图17-239）。红细胞轻度大小不均。血小板数量少，形态未见明显异常。

2. 骨髓涂片　骨髓增生明显活跃（图17-240），粒∶红=1.43∶1。粒系占有核细胞56%，原粒细胞占55.4%（非红系计数=98.9%），其胞体大小不均、呈圆形或椭圆形，部分细胞略不规则，胞质量少或略丰富，呈灰蓝色，少部分细胞胞质着色不均，可见空泡，奥氏小体易见。部分胞质中可见细小紫红色颗粒，细胞核呈圆形或椭圆形，少部分细胞核不规则，染色质呈细颗粒状，核仁1～3个（图17-241），早幼粒及以下阶段少见。红系占有核细胞39.2%，各阶段可见，晚幼红细胞比例升高，双核红细胞及分裂象可见，少部分细胞可见轻度类巨变，核畸形约占15%（图17-241A～C），红细胞轻度大小不均。淋巴细胞占有核细胞4.4%，形态未见明显异常。巨核细胞（2cm×2cm）见2个颗粒型巨核细胞，血小板少见。

3. 细胞化学染色　原始细胞MPO染色：（－）2%，（＋）30%，（＋＋）68%（图17-242）。原始细胞NAS-DCE染色：（－）100%（图17-243）。原始细胞酯酶双染色：（－）100%（图17-244）。原始细胞PAS染色：（－）27%，（＋）73%（弥漫状）（图17-245）。原始细胞α-NAE染色：（－）90%，（＋）10%（点状）（图17-246）。原始细胞α-NAE染色＋NaF抑制试验：（－）92%，（＋）8%（点状）（图17-247）。

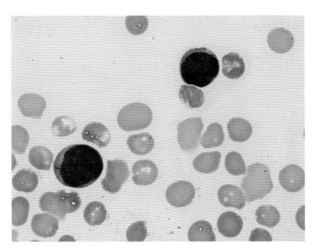
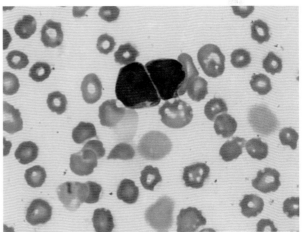

图17-239　外周血瑞特－吉姆萨染色（×1000）

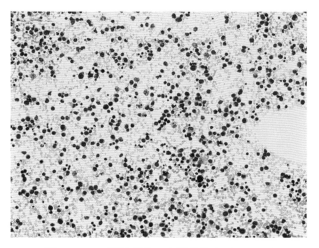

图17-240　骨髓瑞特－吉姆萨染色（×100）

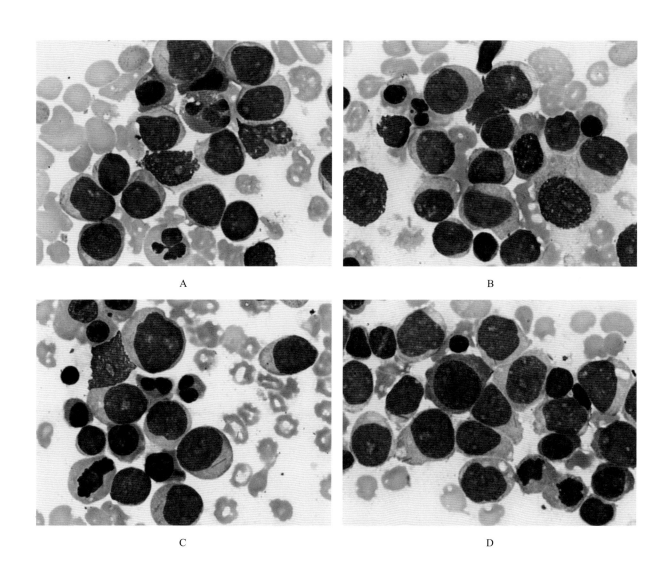

A

B

C

D

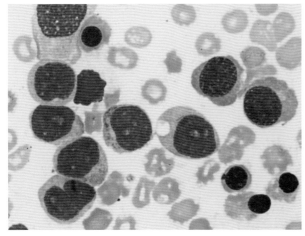
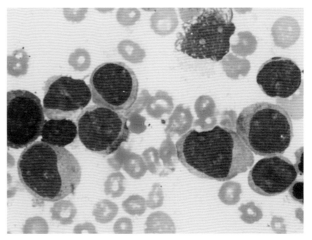

E   F

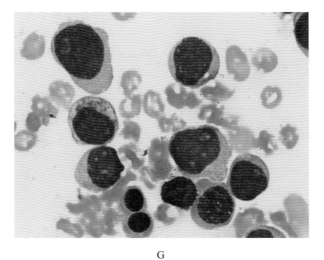

G

图17-241　骨髓瑞特-吉姆萨染色（×1000）

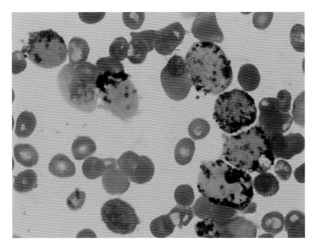
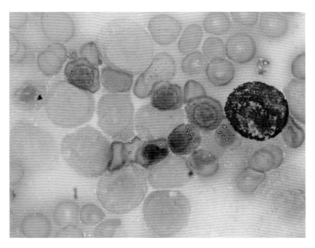

图17-242　骨髓MPO染色（×1000）   图17-243　骨髓NAS-DCE染色（×1000）

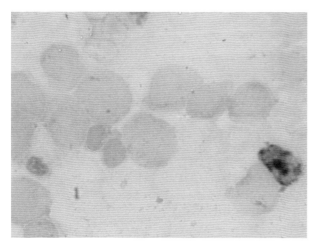

图17-244 骨髓酯酶双染色（×1000）

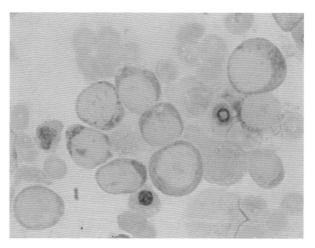

图17-245 骨髓PAS染色（×1000）

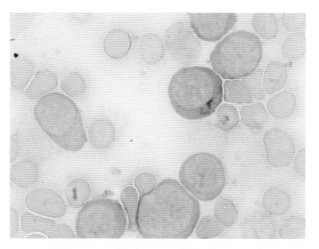

图17-246 骨髓α-NAE染色（×1000）

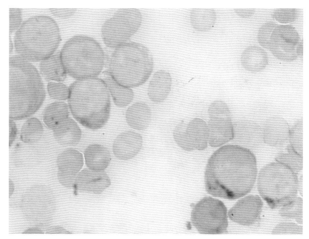

图17-247 骨髓α-NAE染色＋NaF抑制试验（×1000）

4. 形态学结论 急性髓系白血病不伴成熟型（AML-M1），请结合免疫分型。

【流式细胞学】

1. 结果 68.23%细胞（占全部有核细胞，占非红系细胞97.8%）表达CD117、CD34、HLA-DR、CD7、MPO、CD33、CD13、CD110、CD38、Tim 3、CD15、CD96、部分表达CD64，不表达CD56、CD19、CD11b、CD22、cCD3、CD14、CD9、CD11c、CD24、CD36、CD4、CD61、CD42b、CD2、CD123，为恶性髓系原始细胞。粒细胞占有核细胞1.15%，单核细胞占有核细胞0.40%。有核红细胞占有核细胞19.57%。

2. 结论 本次检测范围内，68.23%细胞（占全部有核细胞），占非红系细胞97.8%为恶性髓系原始细胞，考虑为AML-M1或M5a可能性大。请结合临床及其他实验室检查。

【分子生物学】

突变组筛查：WT1、CEBPA双等位基因、TET2、TP53突变阳性。

【细胞遗传学】

染色体核型：46，XX［20］。

【综合诊断】

AML伴*CEBPA*双等位基因突变。

（三）病例分析

AML伴*CEBPA*双等位基因突变是一种骨髓或外周血原始细胞≥20%的原发性白血病，见于4%～9%的儿童和青年AML，老年患者中发生率较低。诊断时需注意年轻患者是否具有AML易感的胚系细胞突变，Hb水平低和外周血原始细胞数较高，而血小板计数和乳酸脱氢酶水平较低，很少伴发淋巴结病及髓系肉瘤。诊断AML伴*CEBPA*双等位基因突变需要外周血或骨髓原始细胞≥20%，具有特征性的*CEBPA*双等位基因突变，排除其他伴有重现性遗传学异常的AML、治疗相关髓系肿瘤或AML伴增生异常相关改变、伴胚系遗传的髓系肿瘤。

原始细胞胞体中等或偏小，胞质着色不均，似有小空泡，可见紫红色颗粒，奥氏小体易见，可有多条，但不会呈柴捆状，有的病例细胞核可不规则，有凹陷或折叠。最大特点是MPO染色强阳性，呈粗颗粒、块状。CE、酯酶双染色多呈阴性，绝大多数为AML不伴成熟型或伴成熟型，也可有急性粒-单核细胞白血病。26%的患者可见多系发育异常，对预后无不良影响，此类患者不应诊断为AML-MRC。

原始细胞通常表达一个或多个髓系相关抗原：CD13、CD65、CD11b或CD15等，多数表达HLA-DR和CD34，不表达CD14和CD64等单核细胞抗原。50%～73%的患者伴随表达CD7，一般不表达CD56或其他淋系抗原。

与伴*CEBPA*单等位基因突变相比，伴*CEBPA*双等位基因突变AML具有不同的特异性基因表达谱，预后良好。70%以上的双等位基因突变患者为正常核型，5%～9%同时有*FLT3-ITD*突变，约39%有*GATA2*突变。AML伴*CEBPA*双等位基因突变常见del（9q），但不影响预后，同时检测到*CEBPA*双等位基因突变和del（9q）不应归为AML伴发育相关改变。其他MDS相关遗传学异常少见，如有仍应归为AML伴发育异常相关改变。

二十三、AML伴RUNX1-RUNX1T1

（一）病史

患者，女性，18岁。以"乏力、皮肤出血点9天"就诊。体格检查：贫血貌，全身浅表淋巴结未触及肿大，眼睑无水肿，球结膜无充血，睑结膜苍白，巩膜无黄染，双侧扁桃体无肿大，甲状腺未触及肿大，胸骨无压痛，腹软，无压痛、反跳痛，肝脾肋下未触及，未触及包块。

（二）实验室检查

【血常规】

WBC 10.61×10^9/L，Hb 64.50g/L（↓），RBC 1.93×10^{12}/L（↓），PLT 29.30×10^9/L（↓）。

【生化检查】

TP 62.8g/L（↓），LDH 258U/L（↑）。

【影像学检查】

腹部B超未见异常。

【细胞形态学】

1. 外周血涂片　白细胞略偏多，原始细胞占25%（图17-248），奥氏小体可见（图17-248B）。红细胞轻度大小不均。血小板数量少，散在可见，形态未见明显异常。

2. 骨髓涂片　骨髓增生明显活跃（图17-249），粒：红=26.29：1。粒系占有核细胞92%，原粒细胞占75%，其胞体大小不均，呈圆或椭圆形，胞质量偏少或略丰富呈灰蓝色，可见核周淡染区，部分细胞质中可见数量不等的嗜苯胺蓝颗粒（图17-250），奥氏小体易见（图17-250A～C），可见假性Chediak-Higashi颗粒（图17-250A），细胞核呈圆或椭圆形，染色质呈细颗粒状，核仁1～3个，异常中幼粒占4%。中性分叶核粒细胞核分叶不良可见（图17-250B～D）。红系占有核细胞3.5%。淋巴细胞占有核细胞3%。巨核细胞（2cm×3cm）见24个，其中颗粒型巨核21个，产板型巨核细胞2个，裸核型巨核1个。血小板散在可见，形态未见明显异常。

3. 细胞化学染色　原始细胞MPO染色：（＋）18%，（＋＋）＋82%（图17-251）。原始细胞NAS-DCE染色：（－）16%，（＋）23%，（＋＋）61%（图17-252）。原始细胞酯酶双染色：（－）20%，NAS-DCE染色阳性80%（图17-253）。原始细胞PAS染色：（－）70%，（＋）30%（弥漫状）（图17-254）。原始细胞α-NAE染色：（－）100%（图17-255）。

4. 形态学结论　急性髓系白血病伴成熟型（AML-M2），请结合*RUNX1-RUNX1T1*基因检测。

【流式细胞学】

1. 结果　67.29%细胞（占有核细胞）表达CD117、CD33、CD38、HLA-DR、CD13、CD56、CD11c dim、CD371、CD123、MPO、CD4dim，部分表达CD34、CD15，不表达CD11b、CD7、CD19、

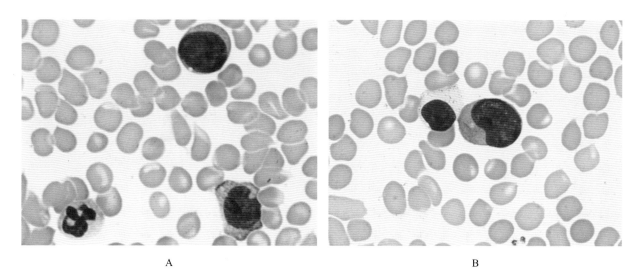

图17-248　外周血瑞特－吉姆萨染色（×1000）

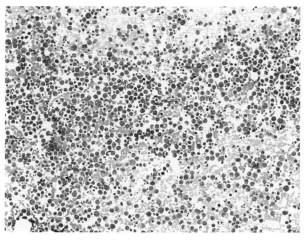

图17-249　骨髓瑞特－吉姆萨染色（×100）

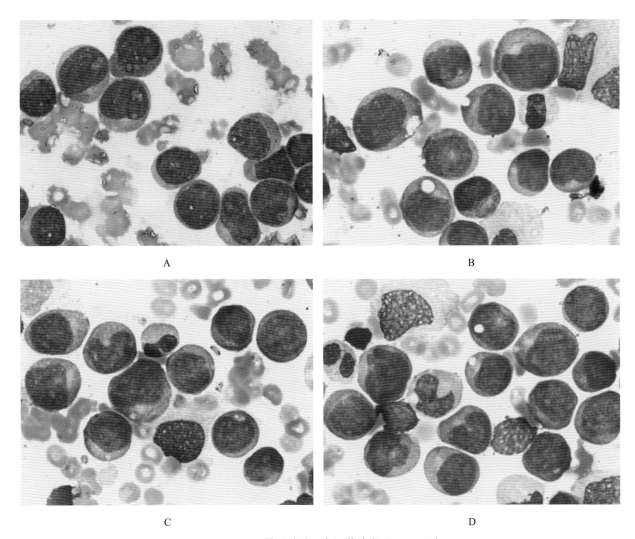

A   B

C   D

图 17-250　骨髓瑞特－吉姆萨染色（×1000）

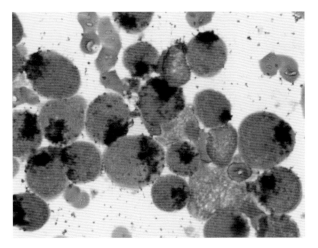

图 17-251　骨髓 MPO 染色（×1000）

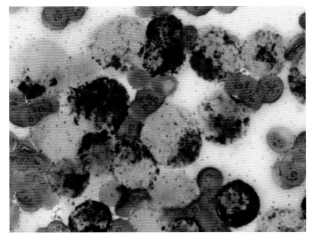

图 17-252　骨髓 NAS-DCE 染色（×1000）

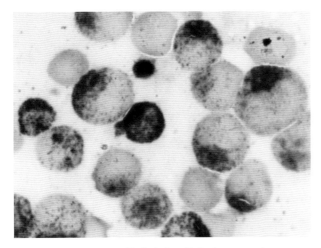

图17-253 骨髓酯酶双染色（×1000）

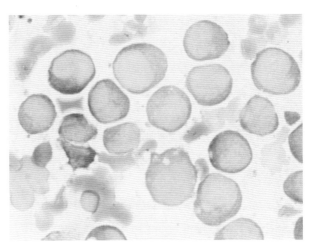

图17-254 骨髓PAS染色（×1000）

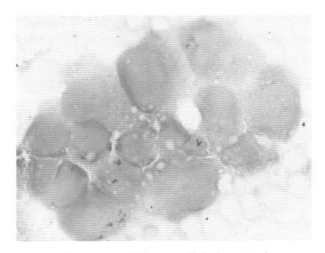

图17-255 骨髓α-NAE染色（×1000）

CD14、CD64、CD36、CD42a、CD96、CD22、cCD3、CD9、CD69、CD2，为恶性髓系幼稚细胞。

2. 结论 本次检测范围内，67.29%细胞（占有核细胞）为恶性髓系幼稚细胞。

【分子生物学】

白血病融合基因筛查：*RUNX1-RUNX1T1*融合基因阳性，定量289.737%。

【细胞遗传学】

染色体核型：46，XX，t（8；21）（q22：q22）[2]/46，XX，t（4；4）（q33；q35），t（8；21）（q22；q22）[17]/45，XX，t（4；4）（q33；q35），t（8；21）（q22；q22），t（14；16）（q24；p13.3），-20[1]/46，XX[1]。

【综合诊断】

AML伴*RUNX1-RUNX1T1*融合。

（三）病例分析

AML伴（8；21）（q22；q22.1）；*RUNX1-RUNX1T1*是形态学常显示粒系细胞成熟特征和临床预后良好的AML。多见于年轻人，占AML的1%～5%，占AML伴成熟AML核型异常的1/3以上。常伴有髓系肉瘤（发生在骨髓以外部位，由白血病细胞浸润引起的肿物）。在这种情况下，最初的骨髓穿刺可能表现出少量的原始细胞。白细胞计数多少不一，血红蛋白和血小板常减少；白细胞增多者易见发育异常的中幼粒细胞。

原始细胞较大且有丰富的嗜碱性胞质，常含较多的嗜苯胺蓝颗粒和核旁淡染区（发育的高尔基体）；一些原始细胞可见假性Chediak-Higashi颗粒，认为是颗粒的异常融合；奥氏小体常见，并可出现于成熟中性粒细胞。在骨髓中，早幼粒细胞和异常中幼粒细胞常增加，异常中幼粒细胞表现为胞质染色异常呈均匀灰粉色，可见空泡，细胞核多不规则，可见明显核仁，常见异常核分叶（如假性Pelger-Huët核）。部分患者可见幼稚嗜酸性粒细胞、嗜碱性粒细胞和肥大细胞增加。少数患者原始细胞＜20%。肿瘤细胞MPO、SBB、NAS-DCE染色呈阳性，异常中幼粒细胞NSE染色可见阳性（团块状，位于胞核旁凹陷处），异常中幼粒细胞等同于原始细胞，尤其在治疗后形态学评估中需引起注意，勿将此类细胞漏掉。

原始细胞中有的高表达CD34、HLA-DR、MPO和CD13，相对弱表达CD33。因本型AML有粒细胞分化特征，因此有一群白血病细胞表达CD15、CD65，原始细胞表面标记表达有时不同步，如CD34和CD15共表达。常表达淋系抗原CD19、PAX5和cCD79a，甚至TdT也可呈弱阳性。CD56阳性者预后不佳。

核心结合因子（CBF）、RUNX1（又称为AML1和CBFA）和CBFB的异二聚体成分的基因参与急性白血病相关的重排。t（8；21）（q22；q22.1）涉及编码CBF的α亚基的RUNX1和RUNX1T1（ETO）。在AML伴t（8；21）（q22；q22.1）患者中始终检测到RUNX1-RUNX1T1融合基因转录产物。CBF转录因子对造血功能至关重要；RUNX1-RUNX1T1转化可能是由于正常RUNX1靶基因通过异常聚集核转录共抑制复合物而受到的转录抑制。超过70%的病例显示额外的染色体异常，如某条性染色体丢失或del（9q）丢失9q22。KIT突变发生在20%～30%的病例中。KRAS或NRAS次级协同突变是常见的，发生在30%的儿童和10%～20%的成人CBF相关白血病。ASXL1突变发生在大约10%的患者中，大多数是成人，ASXL2突变发生在所有年龄段的20%～25%的患者中。

二十四、AML伴NPM1突变

（一）病史

患者，男性，13岁。2018年12月26日，患者无诱因发热，最高体温39.0℃，自服退热药（具体药物不详），体温可降至正常，6小时后再次发热，伴有咳嗽、咳白痰及咽痛。体格检查：牙龈红肿。就诊于当地医院，查血常规：WBC 33×10⁹/L。转入县医院，查血常规：WBC 77×10⁹/L，未予治疗。2019年1月就诊于另一家医院进行骨穿，诊断"急性髓系白血病"，未予治疗。现为进一步治疗收入院。体格检查：全身皮肤无出血点及瘀斑，颈部可触及数个肿大淋巴结，最大约蚕豆大小，质韧，无压痛，与周围组织无粘连，局部皮温不高，双巩膜无黄染，咽无充血，双侧扁桃体未肿大。双肺呼吸音清，未闻及干湿啰音，腹软，无压痛及反跳痛，肝脾肋下未触及。

（二）实验室检查
【血常规】

WBC 245.90×10⁹/L（↑），Hb 95.70g/L（↓），RBC 3.30×10¹²/L（↓），PLT 121.40×10⁹/L，NEUT% 55.06%，LY% 43.10%，MONO% 0.47%（↓）。

【生化检查】

TP 94.3g/L（↑），PA 186mg/L（↓），Glb 52.2g/L（↑），A/G 0.81（↓），ADA 34.4U/L（↑），Urea 2.75mmol/L（↓），Glu 2.91mmol/L（↓），HDL-C 0.81mmol/L（↓），Apo-A 10.95g/L（↓），HBDH 296U/L（↑），LDH 492U/L（↑），CRP 19.61mg/L（↑），Na 133mmol/L（↓），K 2.95mmol/L（↓），

TIBC 49μmol/L（↑），TRF 1.95g/L（↓），IgG 24.74g/L（↑）。

【影像学检查】

1. 胸部CT平扫　纵隔及两侧腋窝多发淋巴结肿大。

2. 淋巴结常规超声（颈部、锁骨上窝、腋下、腹股沟）　双侧颈部、腋窝、腹股沟区淋巴结肿大。

3. 肝胆胰脾肾、腹腔淋巴结彩色超声　肝大，脾大。

【细胞形态学】

1. 外周血涂片　白细胞明显增多，原幼细胞占84%，易见杯口核细胞（图17-256）。红细胞轻度大小不均。血小板数量少，散在可见。可见大血小板。

2. 骨髓涂片　骨髓增生极度活跃（图17-257），M：E=49.3：1。粒系占有核细胞72.6%，各阶段可见，原粒细胞占68.2%，细胞呈圆形或椭圆形，胞质量少，呈灰蓝色，少部分细胞可见数量不等的颗粒，细胞核呈圆或椭圆形，易见杯口核细胞，染色质呈细颗粒状，核仁0～2个（图17-258A～C）。单核细胞占22.6%，原幼单核细胞占15.6%，胞体偏大，呈圆或椭圆形，部分细胞呈不规则形，胞质量略丰富，呈灰蓝色，可见细小颗粒，细胞核呈圆或椭圆形，部分细胞可见凹陷、折叠，染色质呈纤细网状，核仁不清楚（图17-258）。红系占有核细胞2%，早幼红细胞以下阶段可见，红细胞轻度大小不均。淋巴细胞占有核细胞2.8%，形态未见明显异常。巨核细胞（2cm×2cm）未见。血小板少见。

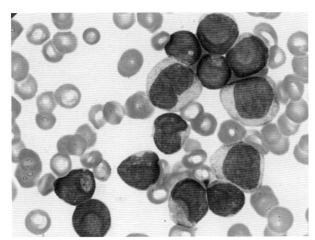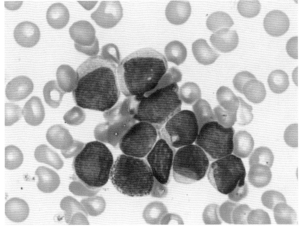

图17-256　外周血瑞特－吉姆萨染色（×1000）

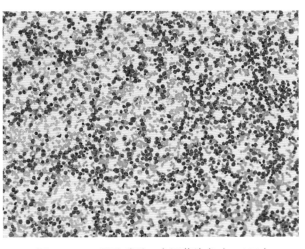

图17-257　骨髓瑞特－吉姆萨染色（×100）

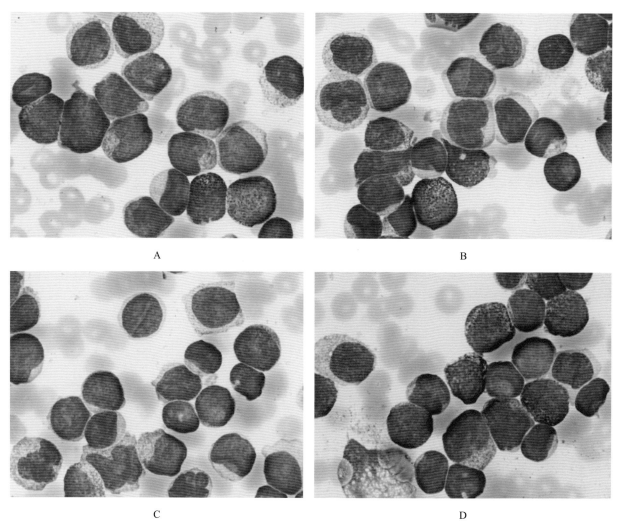

图 17-258　骨髓瑞特-吉姆萨染色（×1000）

3. 细胞化学染色　原幼细胞 MPO 染色：（－）13%，（＋）21%，（＋＋）63%，（＋＋＋）3%（图 17-259）。原幼细胞 NAS-DCE 染色：（－）52%，（＋）48%（图 17-260），原幼细胞酯酶双染色：（－）65%，NAS-DCE 染色阳性 35%（图 17-261）。原幼细胞 PAS 染色：（－）82%，（＋）18%（弥漫状）（图 17-262）。原幼细胞 α-NAE 染色：（－）100%（图 17-263）。

4. 形态学结论　考虑急性粒单核细胞白血病（AML-M4），易见杯口核原始细胞，不除外 AML 伴 *NPM1* 突变，请结合 *NPM1* 基因检查。

【流式细胞学】

1. 结果　68.18% 细胞（占有核细胞）表达 CD38、CD371、CD117dim、CD33、CD123，部分表达 CD64、CD9、CD11c，不表达 CD7、CD34、CD56、CD19、HLA-DR、CD11b、MPO、CD22、cCD3、CD115、CD14、CD13、CD36、CD110、CD2、CD61、CD42b、CD42a、CD4，为恶性髓系幼稚细胞。单核细胞占有核细胞 15.31%，异常幼单核细胞占有核细胞 8%。粒细胞占有核细胞 8.91%。有核红细胞占有核细胞 0.93%。

2. 结论　本次检测范围内，68.18% 细胞（占有核细胞）为恶性髓系幼稚细胞。异常幼单核细胞占有核细胞 8%。考虑为 AML，M5 或 M2 可能性大。因不表达 CD34，HLA-DR，可疑为伴有 *NPM1* 基因突变的 AML。请结合临床及其他实验室检查。

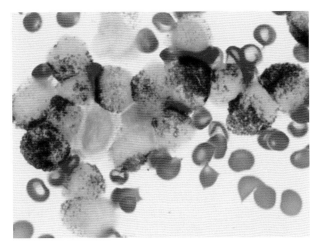

图17-259　骨髓MPO染色（×1000）

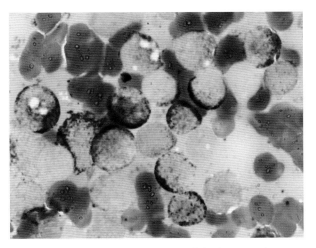

图17-260　骨髓NAS-DCE染色（×1000）

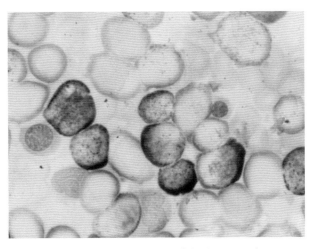

图17-261　骨髓酯酶双染色（×1000）

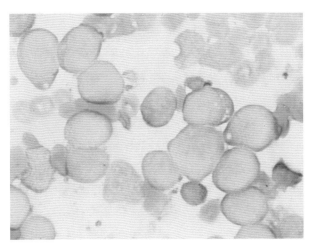

图17-262　骨髓PAS染色（×1000）

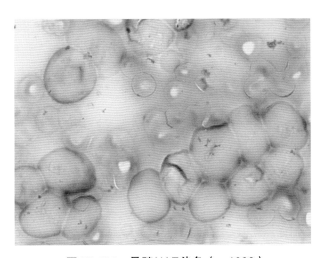

图17-263　骨髓NAE染色（×1000）

【分子生物学】

*WT1*基因定量：*WT1*基因表达定量为38.031%。

突变筛查：*NPM1*、*IDH2*、*FLT3-ITD*突变阳性。

【细胞遗传学】

染色体核型：46，XY［20］。

【综合诊断】

AML伴*NPM1*突变。

（三）病例分析

AML伴*NPM1*突变主要发生在外显子12，多为插入突变，导致C端核定位信号异常，造成*NPM1*在胞质中异常聚集，表现为胞质特异性异常表达。发病率随年龄升高，占儿童AML的2%～8%，成人AML的27%～35%。在正常核型AML患者中高达45%～64%，携带NPM1突变，女性更多见，是AML中最常见的重现性基因突变之一。

AML伴*NPM1*突变患者一般表现为贫血和血小板减少，没有MDS或MPN病史，但白细胞和血小板计数较其他类型AML高，可有髓外累及，常有牙龈、淋巴结和皮肤等组织受累。

*NPM1*突变与急性粒-单核细胞白血病和单核细胞白血病有很强的相关性，超过80%的急性单核细胞白血病存在*NPM1*突变。但也见于AML成熟型、未成熟型，部分患者有多系发育异常，伴多系发育异常不影响诊断和预后。少数慢性粒单核细胞白血病伴NPM1突变，但很快在1年内进展为AML。与其他类型核型正常的AML相比，本型骨髓原始细胞比例较高，原始细胞通常具有特征性的杯口核细胞形态。在AML未成熟型、AML成熟型及急性粒-单核细胞白血病的原粒细胞中杯口核细胞一般比例高，同时部分细胞中可有数量不等的呈深紫红色的颗粒，MPO染色呈中等强度阳性，PAS染色呈弥漫状阳性，NAS-DCE染色可呈阳性，部分病例胞体偏小，10～12μm；伴NPM1突变的急性单核细胞白血病（M5b），杯口核细胞少见，此时MPO染色呈阴性或弱阳性。由于部分AML不成熟型和AML成熟型的原粒细胞含有较多颗粒，有时还置核上，所以容易误认为异常早幼粒，需要注意鉴别。

AML伴*NPM1*突变通常高表达CD33，CD13表达不定（通常为低表达）；中等强度表达CD117、CD123和CD110；HLA-DR常阴性。因为AML伴*NPM1*突变的原始细胞一般CD34和HLA-DR双阴性，所以在没有细胞形态学的情况下，单纯从流式免疫表型分析很容易与急性早幼粒细胞白血病相混淆。也有少量病例表达CD34，但预后差。该类白血病的免疫表型主要分为两种类型：一种是未成熟髓系表型，另一种表达单核细胞免疫表型（CD36$^+$，CD64$^+$，CD14$^+$），多数患者中可检测到一小部分CD34$^+$CD38$^-$CD123$^+$的白血病干细胞，原始细胞表达CD34、CD25、CD123、CD99多与*FLT3-ITD*突变有关。

约85%的*NPM1*突变多出现在正常核型AML中，罕见于AML伴重现性遗传学异常，有5%～15%的患者存在＋8和del（9q）等染色体异常。在大多数AML中，del（9q）被认为是MDS相关异常，用来定义AML-MRC，但当存在*NPM1*突变时，这类病例应被诊断为AML伴*NPM1*突变。其他AML-MRC中MDS相关遗传学异常在AML伴*NPM1*突变中罕见，如存在则应诊断为AML-MRC。AML伴*NPM1*常伴其他继发的突变，其中以*FLT3*和*DNMT3A*最常见，*TET2*、*IDH2*、*IDH1*、*KRAS*、*NRAS*和黏合素复合物基因突变也较常见。

不伴或伴低频*FLT3-ITD*突变的正常核型AML伴*NPM1*突变的患者，诱导治疗缓解率高，预后良好。同时伴*NPM1*和高频*FLT3-ITD*突变较单独*NPM1*突变的年轻患者预后差，但仍比只伴高频*FLT3-ITD*突变且*NPM1*为野生型的患者预后好。同时出现*NPM1*、*FLT3-ITD*和*DNMT3A*突变的患者预后极差。

对于老年（特别是≥70岁）AML同时伴*NPM1*突变、*FLT3-ITD*突变对预后影响尚不清楚。伴*NPM1*突变而*FLT3-ITD*为野生型的染色体核型异常AML，由于病例数较少，是否预后良好尚不肯定。NPM1突变较稳定，可作为MRD监测的指标，其MRD水平与预后显著相关。

二十五、AML伴CBFβ-MYH11

（一）病史

患者，女，11岁。因"发现白细胞计数升高伴发热及咳嗽、咳痰5天"入院。体格检查：贫血貌，眼结膜苍白，全身皮肤黏膜无出血点及瘀斑，全身浅表淋巴结未触及肿大，双侧扁桃体无肿大，咽部无充血，颈软，未见颈静脉曲张。胸骨无压痛，双肺肺底散在湿啰音，腹软，无压痛、反跳痛及肌紧张，肝脾肋下未触及，双下肢无凹陷性水肿。

（二）实验室检查

【血常规】

WBC 58.89×10^9/L（↑），Hb 72.10g/L（↓），PLT 32×10^9/L（↓），NEUT% 0.77%（↓），LY% 26.6%（↓），MONO% 72.32%（↑）。

【生化检查】

TP 61.9g/L（↓），Alb 30g/L（↓），A/G 0.94（↓），CHE 5030U/L（↓），Urea 1.87mmol/L（↓），CO_2CP 26.4mmol/L（↑）。

【影像学检查】

胸部CT：左肺炎性病变。

【细胞形态学】

1. 外周血涂片　白细胞明显增多，原幼细胞占78.5%（图17-264）。红细胞轻度大小不均，有核红细胞1：100。血小板数量少，散在可见，形态未见明显异常。

2. 骨髓涂片　骨髓增生极度活跃（图17-265）。M：E=119.3：1。粒系占有核细胞31.4%，原粒细胞占16.8%，其胞体呈圆形或椭圆形，胞质量少，呈灰蓝色，细胞核呈圆形或椭圆形，染色质较细致，核仁0～2个（图17-266）。嗜酸性粒细胞占9.8%，部分细胞为异常嗜酸性粒细胞，胞质中可见粗大嗜碱性颗粒（图17-266B～E）。单核细胞占有核细胞64%，其中原和幼单核细胞占60.8%，其胞体呈圆形或椭圆形，部分细胞呈不规则形，胞质量偏少或略丰富，呈灰蓝色，少部分细胞质中可见少量紫红色颗粒，细胞核呈圆或椭圆形，少部分细胞可见凹陷、折叠，染色质呈网状，核仁0～4个（图17-266B～E）。红系占有核细胞0.8%，红细胞轻度大小不均。淋巴细胞占有核细胞3.6%，形态未见明显异常。巨核细胞（2cm×2.5cm）见5个，颗粒型巨核细胞4个，产板型巨核细胞1个。

3. 细胞化学染色　原幼细胞MPO染色：（－）6%，（＋）82%，（＋＋）12%（图17-267）。原幼细胞NAS-DCE染色：（－）94%，（＋）6%（图17-268）。原幼细胞酯酶双染：（－）74%，NAS-DCE染色：阳性9%，a-NBE染色阳性17%（图17-269）。原幼细胞PAS染色：（－）100%（图17-270）。原幼细胞α-NAE染色：（－）73%，（＋）27%（弥漫状，图17-271）。原幼细胞α-NAE染色＋NaF抑制试验：（－）100%（图17-272）。

4. 形态学结论　急性粒单核细胞白血病（AML-M4Eo），请结合免疫分型及*CBFB-MYH11*融合基因。

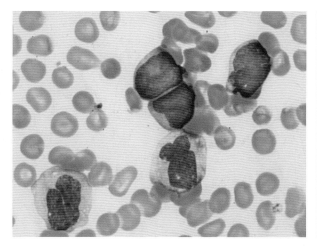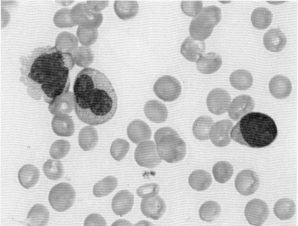

图17-264　外周血瑞特－吉姆萨染色（×1000）

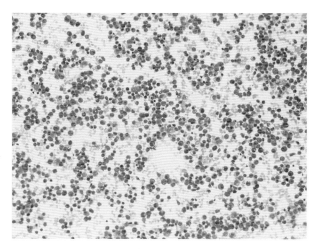

图17-265　骨髓瑞特－吉姆萨染色（×100）

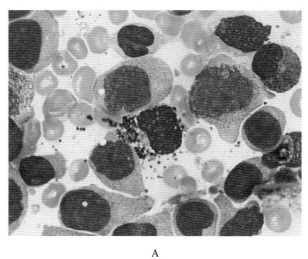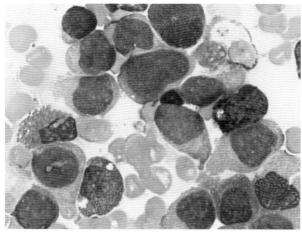

A

B

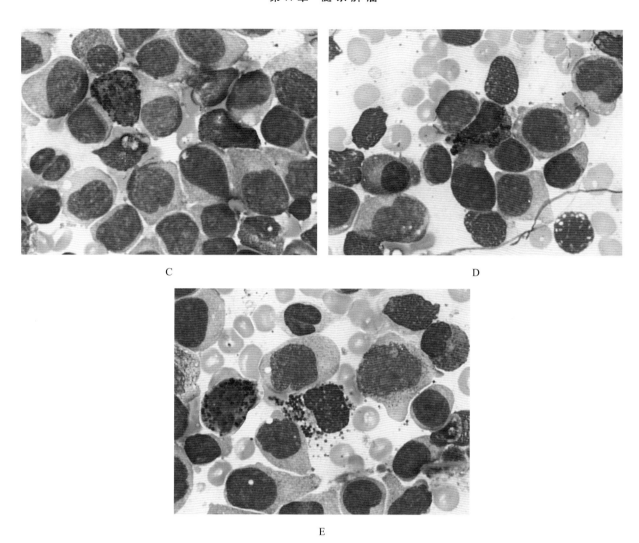

C

D

E

图 17-266 骨髓瑞特-吉姆萨染色（×1000）

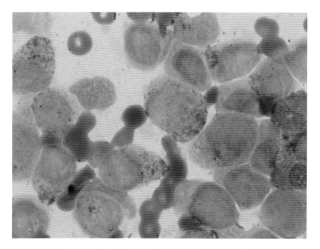

图 17-267 骨髓MPO染色（×1000）

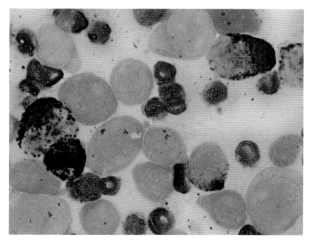

图 17-268 骨髓NAS-DCE染色（×1000）

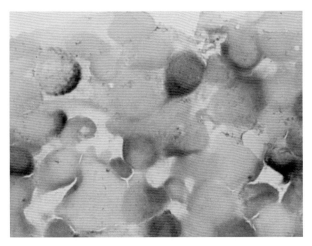

图17-269　骨髓酯酶双染色（×1000）

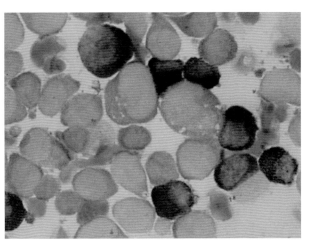

图17-270　骨髓PAS染色（×1000）

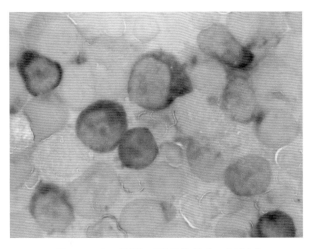

图17-271　骨髓α-NAE染色（×1000）

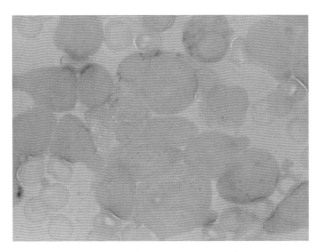

图17-272　骨髓α-NAE染色＋NaF抑制试验（×1000）

【流式细胞学】

1. 结果　44.12%细胞表达CD117、CD33、CD34、CD13bri、HLA-DR dim，部分表达CD64、CD15，不表达CD2、CD56、CD3、CD4、CD8、CD7、CD96、CD11b、MPO、CD22、cCD3、κ、λ、CD19、CD14、CD11c、CD61、CD36、CD123、Tim-3、CD24，为恶性髓系幼稚细胞，粒细胞占有核细胞8.86%，单核细胞占有核细胞20.66%，幼单核细胞占有核细胞9.3%，有核红细胞占有核细胞0.92%，嗜酸性粒细胞占有核细胞14.41%。

2. 结论　44.12%细胞（占有核细胞）为恶性髓系幼稚细胞。异常幼单核细胞占有核细胞8.26%，嗜酸性粒细胞比例升高。考虑为AML。M5或M4伴嗜酸性粒细胞增多可能性大。

【分子生物学】

白血病融合基因筛查：*CBFβ-MYH11*融合基因阳性。

【细胞遗传学】

染色体核型：46，XX，inv（16）（p13.1q22）[20]。

【综合诊断】

AML伴*CBFβ-MYH11*融合。

（三）病例分析

AML伴inv（16）（p13.1q22）或t（16；16）（pl3.1；q22）；*CBFβ-MYH11*患者常示单核系和粒系分化，骨髓中有特征性的异常嗜酸性粒细胞。多见于年轻人，占AML的5%～8%，白细胞常增多、贫血、血小板减少。初诊或复发病例中可见髓外浸润。化疗可获得较高的完全缓解率，是预后良好的AML类型。

具有急性粒-单核细胞白血病特点，骨髓可见各阶段嗜酸性粒细胞，数量通常增多，但有时可＜5%。虽无成熟停滞，但早、中幼嗜酸性粒细胞可有明显异常，即胞质颗粒较正常粗大而密集，呈紫红色，这在晚幼及此后分化阶段的嗜酸性粒细胞中一般见不到；成熟的嗜酸性粒细胞偶尔会表现出核固缩。原始细胞中可出现奥氏小体。骨髓中性粒细胞减少，尤其是成熟中性粒细胞。外周血嗜酸性粒细胞通常不增多，偶有异常嗜酸性粒细胞增多。在某些情况下，原始细胞的百分比是在20%的临界值，有时甚至更低。有inv（16）（p13.1q22）或t（16；16）（p13.1；q22）的患者，骨髓原始细胞＜20%也应诊断为AML，MPO、SBB、NAS-DCE染色阳性，原幼单核细胞呈NSE染色阳性（可被NaF完全抑制）。嗜酸性粒细胞NAS-DCE染色阴性，但异常嗜酸性粒细胞NAS-DCE染色特征性地呈阳性。

根据免疫表型，多数病例原始细胞可分成多个亚群，即高表达CD34和CD117的原始细胞、具有粒细胞（CD13、CD33、CD15、CD65和MPO阳性）和单核细胞（CD14、CD4、CD11b、CD11c、CD64、CD36、溶菌酶阳性）分化特征的白血病细胞群。分化标记表达不同步现象常见。CD2可与髓系标记共表达，但缺乏诊断价值。

在该亚型中发现的绝大多数的inv（16）（p13.1q22）和相对少见的t（16；16）（p13.1q22）都会导致16p13的*CBFβ*与16p13.1处的*MYH11*发生融合。偶有AML具有异常嗜酸性粒细胞的细胞学特征，却没有16号染色体异常的传统核型分析证据，但通过分子遗传学研究可证实*CBFβ-MYH11*的存在。在传统的细胞遗传学分析中，如果细胞染色体中期制片准备不理想，inv（16）（p13.1q22）这个隐匿的重排可能会被阅片人忽略，此时FISH和RT-PCR方法可能是发现此遗传学异常的必要手段。大约40%的病例发生继发性细胞遗传学异常，其中常观察到22号和8号染色体的获得（各自发生率为10%～15%）、del（7q）和21号染色体的获得（约5%）。22号染色体三体在伴inv（16）（p13.1q22）的AML中具有一定的特异性，但少见于伴其他原发异常的AML中，而8号染色体的增加在伴其他原发异常的AML患者中较常见。在此亚型AML中有超过90%病例出现继发性基因突变（如*KIT*突变、*NRAS*突变、*KRAS*突变和*FLT3*突变），但*ASXL2*并不常见。

CBFβ-MYH11具有多种变异型，其中最常见的为A型，占80%，D型和E型各约占5%。Ⅰ型更少见，此型病例基本没有异常嗜酸性粒细胞。

（窦心灵 伍 平 林慧君 夏万宝 贺 飞
何 昕 王占龙 茹进伟 崔丽芬 高海燕）

第五节 其他髓系肿瘤

一、肥大细胞增生症

肥大细胞增生症（mastocytosis）是由于肥大细胞的克隆性、肿瘤性增殖，在一个或多个器官系统内积聚，其特征为异常肥大细胞呈多灶性紧密集簇或黏附性聚集/浸润。主要包括皮肤肥大细胞增生症、系统性肥大细胞增生症及肥大细胞肉瘤三大类。本病可发生于任何年龄，且异质性明显，轻型可自发消退，重型可呈高度侵袭性。肥大细胞增生症亚型的鉴别主要依据病损的分布与临床表现。本文的病例为系统性肥大细胞增生症的一个亚型。

（一）病史

患者，男性，85岁。主因"乏力、厌食半年"入院。患者半年前无明显诱因出现乏力，未诊治，后自觉乏力加重，伴头痛、头晕、胸闷气短。既往高血压病史20年，糖尿病病史15年，冠心病病史10年，均规律服药。65年前诊断肺结核，规范治疗后好转。60年前行面部皮下血管瘤切除术，15年前行心脏起搏器植入术，9年前于胸腔镜下行肺部良性肿瘤切除术。体格检查：T 36.0℃，P 56次/分，R 20次/分，BP 120/60mmHg。神志清楚，言语流利，体格检查合作。全身浅表淋巴结未及肿大。胸骨无压痛。双肺叩诊呈清音，双肺呼吸音清，未闻及干湿啰音及胸膜摩擦音。心界不大，心率56次/分，心律齐，各瓣膜区未闻及杂音。腹部外形正常，全腹柔软，无压痛及反跳痛。肝脾肋下未触及。双下肢无水肿。

（二）实验室检查

【血常规】

WBC $2.48×10^9$/L（↓），Hb 79.2g/L（↓），MCV 106.6fl（↑），PLT $89×10^9$/L（↓）。

【细胞形态学】

1. 外周血涂片　白细胞减少，粒细胞占34%，可见少量晚幼粒细胞。淋巴细胞占46%，原单核细胞占16%，幼单核细胞占2%，成熟单核细胞占2%。成熟红细胞大小不一。血小板少见。

2. 骨髓涂片　增生明显活跃，粒系占22.5%，形态大致正常；红系罕见，成熟红细胞大小不一；淋巴细胞2%；原单核细胞占11%，幼单核细胞占26.5%，成熟单核细胞占1%；肥大细胞明显增多，占37%，散在或成团分布，胞体偏大，形态不规则，椭圆形或梭形，胞质量较丰富，散在分布深紫红色或粉色颗粒，颗粒大小不一，多数细胞颗粒较多，少部分细胞颗粒少见，核不规则，多数呈椭圆形或梭形，染色质偏粗糙（图17-273）。巨核细胞51个。血小板少见。

3. 细胞化学染色　MPO染色：原始细胞多数阴性，少数弱阳性，肥大细胞阴性（图17-274）。NAS-DCE染色：原始细胞多数阴性，少数弱阳性，肥大细胞部分为强阳性，部分为弱阳性（图17-275）。甲苯胺蓝染色：肥大细胞阳性（图17-276）。

4. 形态学结论　肥大细胞增生症合并AML-M5，请结合病理活检、流式细胞学、C-KIT突变等检查。

【骨髓活检】

1. 结果　HE及PAS染色示送检多为骨质及皮质下低增生区，幼稚细胞增多，胞体大，胞核圆形或不规则，核染色质细致，部分可见核仁，散在肥大细胞。成熟粒红系细胞和巨核细胞少见。网状纤维染色（MF-0至1级）。

2. 结论　系统性肥大细胞增生症合并急性髓系白血病（M5）。

【流式细胞学】

1. 结果　异常髓系原始细胞约16.37%，表达CD34、CD117、HLA-DR、CD38、CD33、CD13、CD123，部分表达CD56、TDT，不表达CD7、CD15、CD64、CD11b、CD16、CD5、CD19、CD20、CD10、CD36、CD14、cCD3、mCD3、cCD79a、MPO，为异常髓系原始细胞表型，原单核细胞可能性大。异常细胞约9.85%，表达CD38、CD15、CD33、CD64、CD13、CD123、CD36、HLA-DR，部分表达CD11b、CD4，弱表达CD56，不表达CD34、CD117、CD7、CD16、CD5、CD10、CD20、CD19、CD14、MPO、cCD3、mCD3、cCD79a，为幼单核细胞表型。

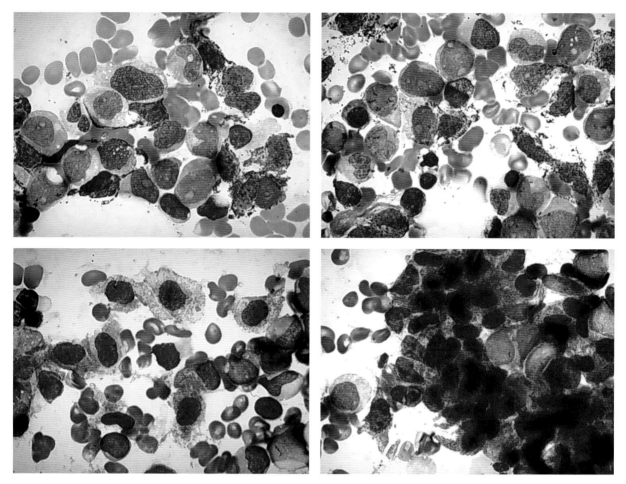

图17-273 骨髓瑞特-吉姆萨染色（×1000）

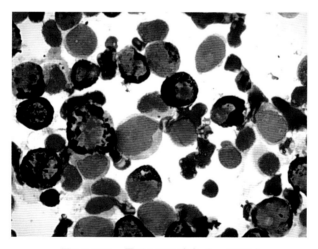

图17-274 骨髓MPO染色（×1000）

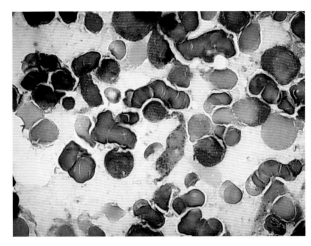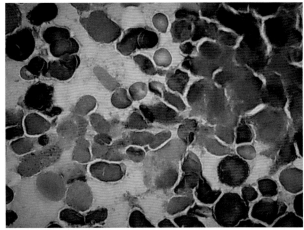

图17-275　骨髓NAS-DCE染色（×1000）

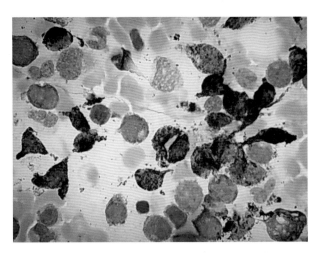

图17-276　骨髓甲苯胺蓝染色（×1000）

2. 结论　符合急性髓系白血病表型（AML-M5），另见肥大细胞占有核细胞12.20%，强表达CD117、CD33、CD9，表达CD123、CD13、CD25、CD2，不表达CD11b、CD16，SSC偏大，表型异常，肥大细胞增生症?

【分子生物学】

43种融合基因阴性。C-KIT（EXON17）突变阳性，该测序区域检测出第816位天冬氨酸突变为酪氨酸。

【细胞遗传学】

染色体核型：46，XY［20］。

【综合诊断】

系统性肥大细胞增生症合并急性髓系白血病（M5）。

（三）病例分析

皮肤肥大细胞增生症的肥大细胞浸润局限于皮肤，而系统性肥大细胞增生症则至少侵犯一个皮肤外器官，可伴有或不伴有皮肤损害。血液系统相关的肥大细胞增生症主要为系统性肥大细胞增生症（systemic mastocgtosis，SM），其诊断标准见表17-11所示。

表17-11 系统性肥大细胞增生症的诊断标准

确诊SM需符合主要标准和1项次要标准或符合至少3项次要标准	
主要标准	次要标准
骨髓和/或其他皮肤外器官的切片中可见到肥大细胞多灶性、密集（肥大细胞≥15个）的浸润	骨髓穿刺涂片所有肥大细胞中＞25%为不成熟、不典型细胞；或内脏器官活检切片中，浸润的肥大细胞＞25%为纺锤形 骨髓或皮肤外器官查到*KIT*基因第816密码子的点突变 骨髓、外周血或其他皮肤外器官的肥大细胞除表达正常肥大细胞标志外，还表达CD2和/或CD25 血清总类胰蛋白酶持续＞20ng/ml（存在无关的髓系肿瘤时此参数无效）

SM又分为4个亚型，包括惰性系统性肥大细胞增生症（indolent systemic mastocytosis，ISM）、血液肿瘤相关的系统性肥大细胞增生症（systemic mastocytosis with an associated hematological neoplasm，SM-AHN）、侵袭性系统性肥大细胞增生症（aggressive systemic mastocytosis，ASM）、肥大细胞白血病（mast cell leulcemia，MCL），除依据SM诊断外，各亚型的诊断标准又依据"B所见"和"C所见"，如表17-12所示，SM各亚型的诊断标准为：

1. ISM 符合SM的诊断标准。无"C所见"，无SM-AHN证据。本型中肥大细胞的负荷低且几乎总有皮肤病损。

（1）骨髓肥大细胞增生症：同上面ISM所述，而伴有骨髓侵犯，无皮肤病损。

（2）冒烟性系统性肥大细胞增生症：同上面ISM所述，但伴有≥2个"B所见"，而无"C所见"。

2. SM-AHN 符合SM及合并的血液系统肿瘤（包括MDS、MPN、AML、淋巴瘤或符合WHO分类中其他独特类型的血液肿瘤）的标准。

3. ASM 符合SM的标准。有≥1项"C所见"。无肥大细胞白血病的证据。通常无皮肤病损。

淋巴结肿大性肥大细胞增生症伴嗜酸粒细胞增多：进行性淋巴结肿大伴外周血嗜酸粒细胞增多，常伴有广泛性骨侵犯和肝脾肿大，但一般无皮肤病损。应排除有*PDGFRA*重排的病例。

4. 肥大细胞白血病 符合SM的标准。骨髓活检示不典型、不成熟的肥大细胞弥漫性浸润，常为紧压性。骨髓穿刺液涂片示肥大细胞≥20%。外周血白细胞中肥大细胞≥10%为经典型的肥大细胞白血病，外周血白细胞中的肥大细胞＜10%，为非白血性肥大细胞白血病，且常无皮肤病损。

表17-12 "B所见"和"C所见"

B所见	C所见
1. 骨髓活检示肥大细胞浸润＞30%（灶性，紧密聚集）和/或血清总类胰蛋白酶＞200ng/ml	1. 肿瘤性肥大细胞浸润所致骨髓功能障碍，表现为一系或多系细胞减少（ANC＜1.0×10^9/L，Hb＜100g/L或BPC＜100×10^9/L）
2. 非肥大细胞系出现发育异常或骨髓明显增生，但诊断造血组织肿瘤的条件不足，血细胞计数正常或仅轻度异常	2. 可触及的肝大伴肝功能损害，腹水和/或门脉高压
3. 肝大，无肝功能损害和/或可触及的脾大而无脾功能亢进和/或触诊或影像学检查淋巴结肿大	3. 骨侵犯伴有大的溶骨性病损和/或病理性骨折
	4. 可触及的脾大伴有脾功能亢进
	5. 胃肠道肥大细胞浸润致吸收不良，体重减轻

SM患者就诊时症状轻重不一，包括乏力、体重减轻、发热、出汗、皮肤瘙痒、荨麻疹、皮肤划痕症、腹痛、胃肠道不适、颜面潮红、晕厥、头痛、低血压、心动过速、呼吸道症状、肌痛、骨痛、骨

质疏松、骨折、关节痛等。SM就诊时体征包括脾大（多数轻微），且淋巴结肿大和肝大发生率低。SM血液学异常包括贫血、白细胞增多、外周血嗜酸性粒细胞常增多、中性粒细胞减少及血小板减少，骨髓衰竭仅见于ASM或肥大细胞白血病患者，外周血出现大量肥大细胞时提示肥大细胞白血病。SM-AHN患者的临床症状及病程取决于合并的血液系统疾病和SM。

诊断SM的关键是异常肥大细胞的确定，实验室检查主要依靠形态学、免疫表型及*KIT*基因突变分析。异常肥大细胞的形态多种多样，包括不成熟的肥大细胞及呈纺锤形、梭形、双核或多核、胞质颗粒减少的肥大细胞。在涂片中可散在、聚集或成团分布。细胞化学有助于确定和鉴别肥大细胞，甲苯胺蓝染色肥大细胞及嗜碱粒细胞阳性，其他系列的细胞均阴性。而CE染色嗜碱性粒细胞阴性，肥大细胞阳性，借助这两个染色可区分嗜碱性粒细胞及肥大细胞。值得注意的是，当肥大细胞不成熟或颗粒减少时，甲苯胺蓝和/或CE染色可为弱阳性甚至阴性。免疫表型中CD117为强阳性，常是提示该类细胞为肥大细胞的线索，CD2和/或CD25表达则提示为异常肥大细胞。病理活检可见异常细胞增多，细胞常呈梭形或纺锤形，胞质较丰富，可见明显的颗粒或较涂片上少的颗粒。免疫组化有助于证实骨髓活检标本中存在多灶性集簇或黏附性聚集/浸润的肥大细胞，除CD2、CD25、CD117等抗体外，类胰蛋白酶亦是肥大细胞较特异性抗体。*KIT*突变是肥大细胞增生症的常见分子异常，可作为疾病克隆性的证据，70%～90%的SM患者存在*D816V*突变。

二、肥大细胞白血病

肥大细胞白血病又称组织嗜碱细胞白血病，是SM的变异型，较罕见，占全部肥大细胞增生症的比例不到1%，约占恶性肥大细胞白血病的15%。男性多于女性。不少病例先有SM，少数以MCL发病。

肥大细胞白血病恶性程度高，具有极强的侵袭性，骨髓中以白血病形式存在。经典肥大细胞白血病中，骨髓肥大细胞至少占有核细胞的20%，循环肥大细胞≥10%，当循环肥大细胞<10%时，诊断为非白血病性肥大细胞白血病。是恶性程度很高的肿瘤，以骨髓和血液中异型肥大细胞显著增生为特征，肥大细胞和嗜碱性粒细胞是仅有胞质中含有异染颗粒的髓系细胞，具有髓系细胞的显著组织化学特性。肥大细胞成熟后，存在于结缔组织的血管周围；而嗜碱性粒细胞在骨髓分化，成熟后迁移至血管周围组织。正常的嗜碱性粒细胞和肥大细胞在骨髓涂片中可以区分，但肿瘤性的时候，几乎不能鉴别。二者的颗粒不同，前者为水溶性，在骨髓切片（经福尔马林固定）中检测不到，但单克隆抗体2D7和BB1可以特异性标记在嗜碱性粒细胞上；肥大细胞可特异性表达CD25和CD2，CD25是最敏感的免疫标记。

病例1

（一）病史

患者，男性，29岁。因"胸痛伴乏力1天"入院。患者1天前无明显诱因出现左侧上胸部疼痛，间断性钝痛，诉大便发黑，不伴发热、咳嗽、胸闷、咯血、气短等，无腹痛腹泻、头晕、心悸等，自服"健胃消食片"无明显好转。遂于外院诊治，测体温38℃，予外周血涂片检查，结果提示"急性早幼粒细胞白血病"可能。本次就诊胸痛较前无明显变化，转移至左下胸部，门诊拟"胸痛待查：急性早幼粒细胞白血病"收入院。

体格检查：神清，精神可，全身皮肤巩膜无黄染、出血点及瘀点、瘀斑，双侧颈部、腋下、腹股沟浅表淋巴结未触及肿大，胸骨无压痛，两肺呼吸音清，心律齐，未闻及病理性杂音。腹平软、无压痛，脾大，肝肋下未及，脾区压痛、叩击痛，脊柱四肢无畸形，无双下肢水肿，神经系统检查无阳性体征。

（二）实验室检查

【血常规】

WBC 15.66×10^9/L（↑），RBC 2.51×10^{12}/L（↓），Hb 82g/L（↓），PLT 38×10^9/L（↓）。

【细胞形态学】

1. 外周血涂片　有核细胞增多，以颗粒增多的异常细胞增多为主，可见晚幼红细胞，成熟红细胞大小不一，血小板少见（图17-277）。

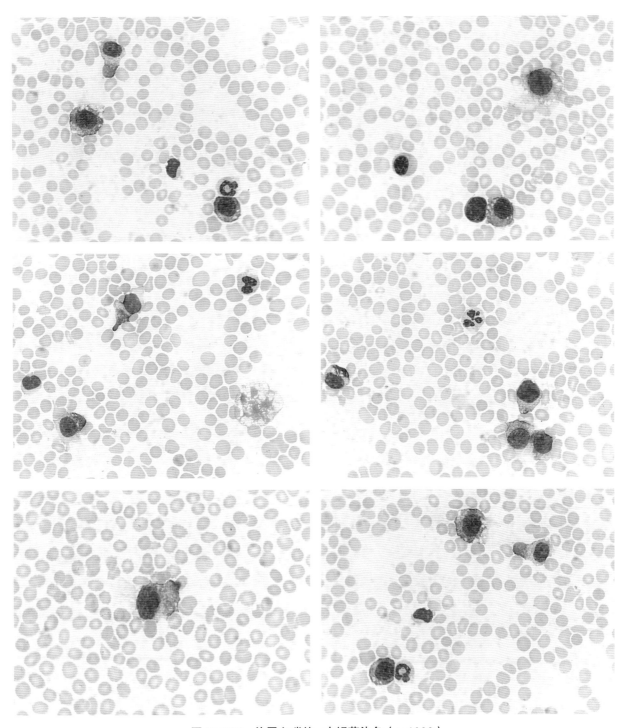

图17-277　外周血瑞特-吉姆萨染色（×1000）

2. 骨髓涂片　骨髓小粒丰富，取材制片染色佳，有核细胞增生明显活跃，粒红比为5∶1。粒系增生明显活跃，占78%，以异常颗粒增多细胞增生为主，此类细胞占32%，该细胞形态不规则，大小不一，胞质量多少不一，胞质内可见大量紫红色颗粒，部分颗粒较粗，个别细胞体积巨大，易见成堆分布；原始细胞少见，中性中晚幼阶段粒细胞易见。红系增生欠活跃，占15.5%，以中晚幼红细胞增生为主，部分幼红细胞体积偏小，胞质量偏少，成熟红细胞大小不一（图17-278）。巨核细胞全片共计数751个，分类25个，其中产板巨4个，功能较差，成簇血小板少见。

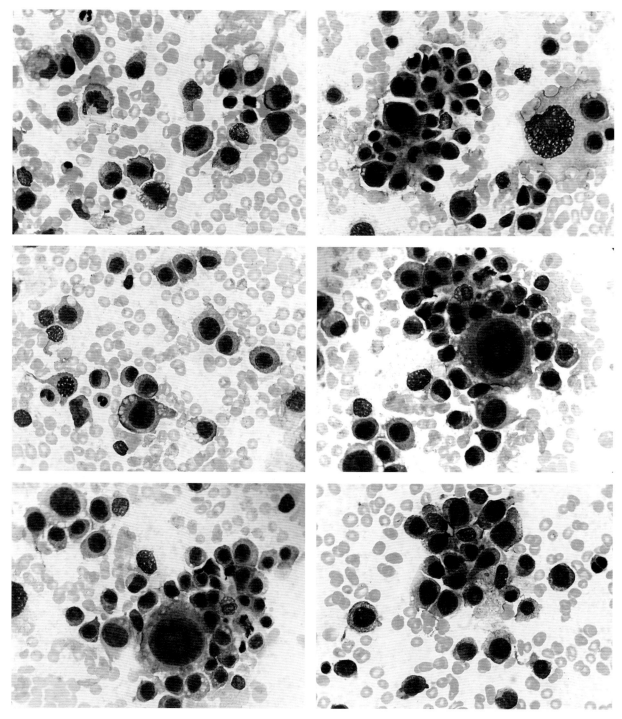

图17-278　骨髓瑞特-吉姆萨染色（×1000）

3. 细胞化学染色 MPO染色：（－）（图17-279）。特异性酯酶染色：（－）（图17-280）。非特异性酯酶染色＋NaF抑制试验：（－）（图17-281，图17-282）。甲苯胺蓝染色：阳性率36%（图17-283）。

4. 形态学结论 涂片异常颗粒细胞明显增多，易见各阶段组织嗜碱细胞，符合肥大细胞白血病，请结合临床及流式、染色体、基因等相关检查。

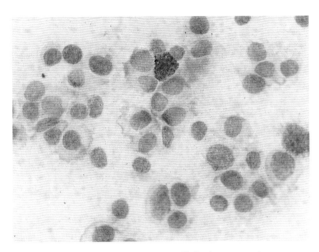

图17-279 骨髓MPO染色（×1000）

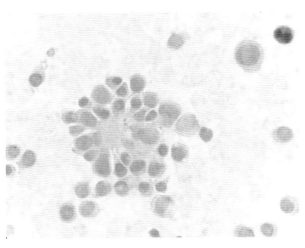

图17-280 骨髓特异性酯酶染色（×1000）

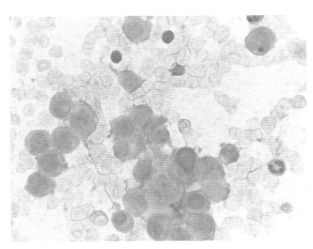

图17-281 骨髓非特异性酯酶染色（×1000）

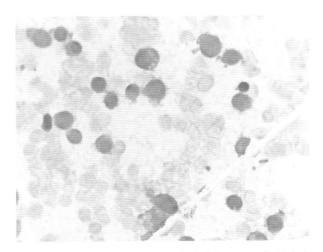

图17-282 骨髓非特异性酯酶染色＋NaF抑制试验（×1000）

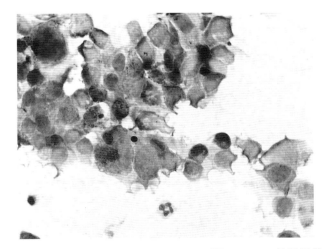

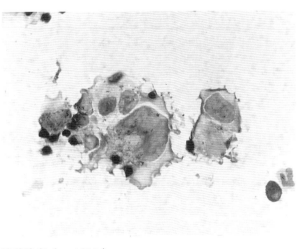

图17-283 骨髓甲苯胺蓝染色（×1000）

【骨髓活检】

HE及PAS染色示骨髓增生极度活跃（＞90%），肥大细胞弥漫增生（约70%），胞体大，胞质丰富，胞核圆形；少量中幼及以下阶段粒红系细胞散在分布，巨核细胞不少，分叶核为主。网状纤维染色MF-1级。

免疫组化示肥大细胞CD117$^+$，CD2$^-$，CD25$^+$，CD34$^-$，Tryptase$^+$，CD3 T细胞$^+$，CD20 B细胞$^+$，MPO粒细胞$^+$。

诊断结果：送检骨髓中肥大细胞弥漫增生，不除外为肥大细胞增生症，请结合临床症状、*C-Kit*基因检测及流式免疫表型进一步确定。

【流式细胞学】

1.外周血　异常髓系细胞群约占非红系细胞的2.85%，表达CD117、CD33、CD13、CD123、CD11c、CD4、CD38、CD22、CD25，不表达CD34、CD10、CD36、HLA-DR、CD14、CD64，考虑异常肥大细胞，请结合骨髓常规等检查。

2.骨髓　异常髓系细胞群约占非红系细胞的64.23%，表达CD117、CD33、CD13、CD123、CD11c、CD4、CD38、CD22、CD25、CD2（弱）、MPO（弱），不表达CD34、CD10、CD36、HLA-DR、CD14、CD64、BCL2，考虑异常肥大细胞，请结合骨髓常规等结果。

基因：*AML-ETO*阴性，*IDH2*突变阴性，*IDH1*突变阴性，*KIT D816V*突变阳性。

【细胞遗传学】

染色体核型：46，XY［20］男性核型，未见明显克隆性异常。

【分子生物学】

*AML-ETO*阴性，*IDH2*突变阴性，*IDH1*突变阴性，*KIT D816V*突变阴性。

【其他实验室检查】

凝血检查：PT 14.7s，INR 1.28，TT 14.6s，APTT 35.3s，D-二聚体2110.0μg/L。

【影像学检查】

PET/CT：全身骨代谢弥漫性升高，肝脾大伴氟代脱氧葡萄糖（FDG）代谢轻度升高，结合病史，符合血液系统疾病表现，请结合骨穿病理，建议随访。前纵隔恶性畸胎瘤术后＋放化疗后，前上纵隔局部胸膜增厚，胸骨术后改变。对比前片（2014年8月11日），原左侧第3、4前肋间肌下结节消失，原左肺下叶较大结节明显变小，考虑治疗后改变；右肺上叶、右肺下叶及左肺下叶数枚小结节，FDG代谢未见升高，较前片增大，考虑转移可能，建议密切随访。左肺上叶纵隔旁肺组织呈放疗后改变；右肺下叶钙化灶；双肺少量纤维灶。双侧上颌窦炎症；双侧下颌下腺、颈部淋巴结FDG代谢稍升高，考虑炎性，建议随访。肝右叶前缘钙化斑；结直肠条状FDG代谢升高灶，考虑生理性摄取或炎性病变，建议必要时肠镜检查；盆腔少许积液；右侧盆壁旁钙化灶；右侧髂骨骨岛。

【综合诊断】

肥大细胞白血病。

(三) 病例分析

肥大细胞白血病是一种由肥大细胞恶性增生，导致多个器官如肝脏、脾脏、皮肤、血液及淋巴造血系统一系列病理学改变的疾病。

肥大细胞白血病的临床表现：①肥大细胞浸润所致如肝、脾、淋巴结增大，或骨损害、骨压痛或溶骨性损害；皮肤浸润导致瘙痒、发红、出现色素性荨麻疹，范围大小不等，皮肤划痕试验阳性。②肥大细胞胞质颗粒内活性物质（组胺、肝素等）释放，导致一系列变态反应。释放组胺可导致胃十二指肠溃疡，出现腹痛、呕血、黑便，以及头痛、面部四肢水肿。大量组胺释放可引起皮肤潮红、支气管痉挛、心悸、荨麻疹，甚至休克。肝素释放过多可导致出血倾向。此外，肥大细胞白血病还可出现乏力、发热、体重下降、厌食等症状。一般均有贫血及血小板减少，白细胞水平高低不定，分类可见肥大细胞。

除贫血、出血、发热外，肿瘤性肥大细胞可浸润肝、脾、腹膜、骨和骨髓，并且随着肥大细胞颗粒内容物（组胺、前列腺素D$_2$、类胰蛋白酶、肝素等）的释放，部分患者出现肥大细胞活化综合征（mast cell activation syndrome，MCAS），表现为面色潮红、发热、瘙痒、低血压、支气管痉挛等，消化道症状包括胃十二指肠溃疡、腹痛、呕吐和腹泻。大部分患者自述乏力，超过1/3的患者发病后体重减轻＞10%。

肥大细胞白血病的外周血常规多呈正细胞正色素性贫血、血小板减少。骨髓象特点为有核细胞增生活跃或明显活跃，粒系、红系、巨核系细胞减少，肥大细胞明显增生，幼稚及成熟肥大细胞＞20%。在国内肥大细胞形态主要分成幼稚和成熟2种：①幼稚肥大细胞形态特征。圆形或椭圆形，直径15～20μm；核圆形或卵圆形，可见双叶核或三叶核，居中或偏位，染色质呈细致网状，有1～2个核仁或显示不清晰；胞质量中等，淡蓝色，胞质内可见数量不等的紫黑色或淡紫红色颗粒。②成熟肥大细胞形态特征。大小不等，形态多样；核圆形，偏位，染色质呈固缩粗块状，无核仁；胞质较多，可见伪足及空泡，充满密集、大小较一致、深紫色粗颗粒，可掩盖核上。

肥大细胞白血病WHO诊断标准是符合SM的标准。骨髓活检示不典型、不成熟的肥大细胞弥漫性浸润，常为间质性。骨髓穿刺涂片示肥大细胞≥20%。典型的肥大细胞白血病外周血中肥大细胞占白细胞总数≥10%。变异型：非白血病性肥大细胞白血病，同上所见，但外周血中的肥大细胞＜10%，且常无皮肤病损。

肥大细胞白血病主要需与嗜碱性粒细胞白血病及系统性肥大细胞增生症鉴别：①嗜碱性粒细胞白血病。常无组胺等介质引发的变态反应表现，细胞形态较圆整，可以查见原始细胞及各阶段嗜碱性粒细胞，MPO染色阳性有助于鉴别。②系统性肥大细胞增生症。骨髓中肥大细胞＜20%，外周血中无肥大细胞。

病例2

（一）病史

患者，女性，53岁。外院怀疑中枢性甲状腺功能减低来院检查。体格检查：体温正常，P 62次/分，BP 112/85mmHg。无咳嗽、咳痰、血尿、血便，无皮肤结节及皮损。心电图未见异常。腹部B超：脾大。

（二）实验室检查

【血常规】

WBC 12.79×10⁹/L（↑），Hb 80g/L（↓），PLT 68×10⁹/L（↓），NEUT% 82%（↑），LY% 14%（↓）。

【细胞形态学】

1. 外周血涂片　白细胞偏多，血小板偏少，未见有核红细胞，成熟红细胞形态正常（图17-284）。

2. 骨髓涂片　有核细胞增生极度活跃（图17-285），粒红系增生减低，肥大细胞异常增生，占97%，其胞体大小不一，部分胞体巨大，外形圆形或不规则，胞质见大量嗜碱性颗粒，核圆形或不规则（图17-286）。全片查见巨核细胞51个，血小板可见。

3. 细胞化学染色　MPO染色：肥大细胞阴性（图17-287）。PAS染色：肥大细胞阳性（图17-288）。非特异性酯酶染色：阳性15%，非特异性酯酶染色＋NaF抑制试验阳性13%（图17-289，图17-290）。甲苯胺蓝染色：肥大细胞阳性（图17-291）。NAS-DCE染色：肥大细胞阳性（图17-292）。

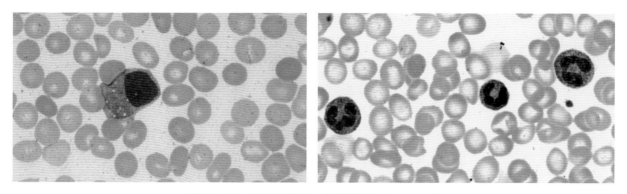

图 17-284　外周血瑞特－吉姆萨染色（×1000）

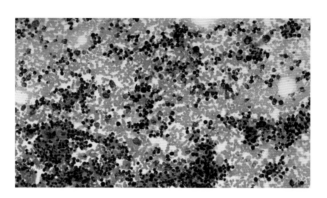

图 17-285　骨髓瑞特－吉姆萨染色（×100）

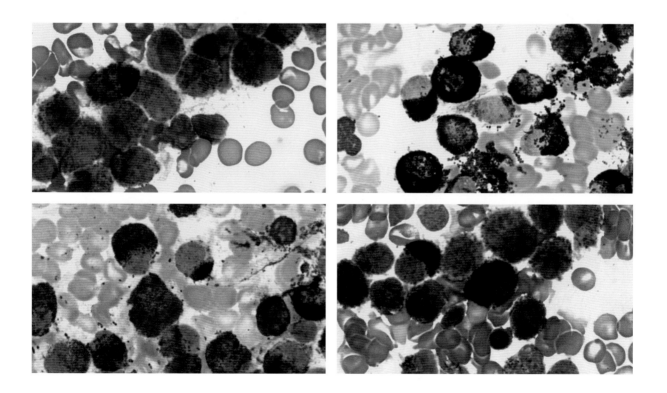

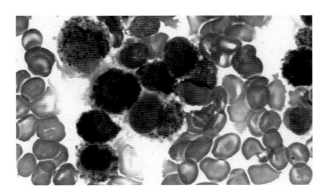

图17-286　骨髓瑞特-吉姆萨染色（×1000）

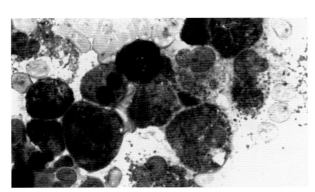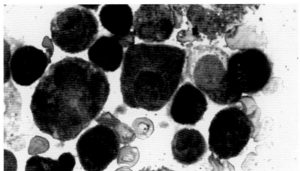

图17-287　骨髓MPO染色（×1000）

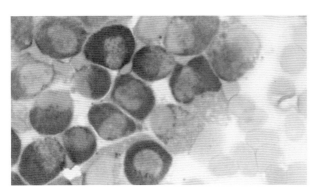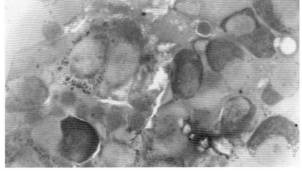

图17-288　骨髓PAS染色（×1000）

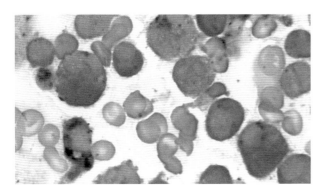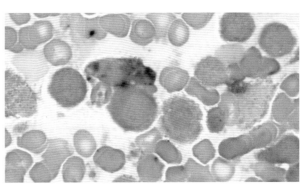

图17-289　骨髓非特异性酯酶染色（×1000）　　　　图17-290　骨髓非特异性酯酶＋NaF抑制试验（×1000）

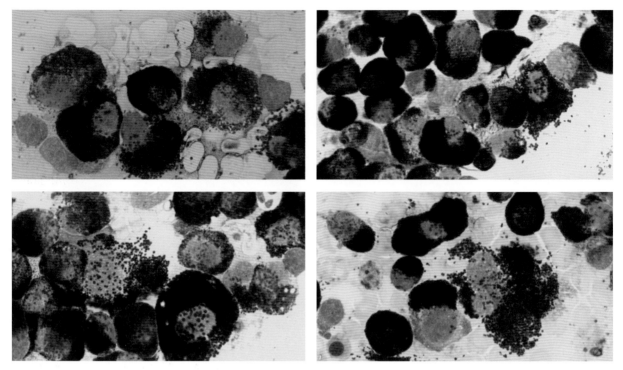

图 17-291　骨髓甲苯胺蓝染色（×1000）

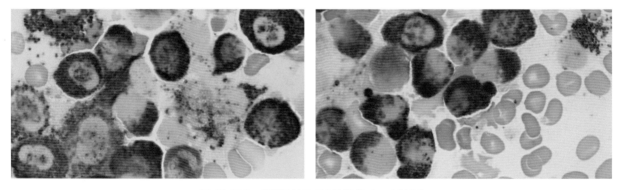

图 17-292　骨髓 NAS-DCE 染色（×1000）

4. 形态学结论　肥大细胞白血病。

【骨髓活检】

1. 结果　①骨髓增生极度活跃，粒红巨三系增生减低，异型细胞异常增生，呈弥漫分布，其胞体大，胞质丰富，颗粒饱满，染色质细致。纤维组织增生。②免疫组化：CD34⁻、CD117⁺、MPO⁻、CD31⁻、CD20⁻、CD79a⁻、CD2⁺、CD3⁻、CD5⁻、CD25⁺。

2. 结论　肥大细胞白血病。

【流式细胞学】

1. 结果　异常细胞占79.45%，SSC增大，表型CD34dim、CD117⁺、CD38⁻、HLA/DR⁻、CD13⁺、CD33bri⁺、CD15⁻、CD16⁻、CD14⁻、CD64⁺、CD56⁻、CD123⁻、CD19⁻、CD10⁻、CD20⁻、CD22dim/＋、cCD79a⁻、MPO⁻、CD2⁺、CD3⁻、CD4⁻、CD8⁻、CD36⁻、CD25⁺、CD9⁺，表型异常考虑肥大细胞或嗜碱性粒细胞。

2. 结论　结合细胞形态考虑异常表型肥大细胞，考虑肥大细胞白血病。

【细胞遗传学】

1. 染色体核型 46，XX［20］。
2. FISH检测 *BCR-ABL*阴性。

【分子生物学】

*WT1*阴性，常见白血病融合基因（43种）阴性。

【其他实验室检查】

肿瘤标志物：CA125 39.8 U/mol（↑）。凝血检查：PT 16.45s，APTT 40.9s，INR 148；抗PM-Scl抗体（＋）；血清Fe 7.3μmol/L，胰岛素生长因子＜25ng/ml，甲状腺结合球蛋白2.87μg/L，T_3 0.74nmol/L，T_4 49.29nmol/L。

【综合诊断】

肥大细胞白血病。

（三）病例分析

肥大细胞白血病是SM最少见的亚型，也是极少见的白血病类型。常表现为AML的临床特点，外周血细胞可多系减少，通常缺乏皮肤表现，偶见于播散性白血病；肝大较脾大易见，可见潮红发作。大多数MCL患者存活期短，少于1年，偶有特殊病例可呈长期生存，称慢性MCL。

肥大细胞白血病实验室检查主要包括骨髓涂片分析、流式细胞学的免疫分型及分子和遗传学检测。①骨髓涂片：呈急性白血病骨髓象，弥漫致密浸润，可见大量高度异型肥大细胞，常呈圆形。肥大细胞白血病中的肥大细胞常为不成熟的母细胞阶段，可呈单核样、双核或多分叶核，常见异染性原始细胞。罕见病例中，肥大细胞可呈成熟样，伴圆形核及大量异染性颗粒。②免疫表型：特异性表达CD25、trypatse及*KIT*，可表达CD2，但有研究认为CD2表达较少，水平较低；CD52、HLA-DR、CD123可高表达。②分子遗传学：肥大细胞分化受细胞因子肥大细胞生长因子及*KIT*（CD117）结合影响，*KIT*是酪氨酸激酶受体，*KIT*原癌基因的某些区域存在点突变，尤其*KIT* D816V，50%～80%患者中可检测到。

本病例肥大细胞形态异型性明显，骨髓涂片可见原始样肥大细胞，单核、双核幼稚肥大细胞及多核或分叶状成熟肥大细胞，这类肥大细胞胞体大小不一，以大细胞为主，形态可见核偏位、椭圆、纺锤丝样改变，胞质充满粗细不一的紫红色、紫黑色颗粒且把细胞核覆盖。外周血涂片分类未见肥大细胞，从分型上可分为非白血病性肥大细胞白血病，定义为肥大细胞占外周血白细胞总数＜10%。

肥大细胞需与嗜碱性粒细胞、异常早幼粒细胞、成骨细胞、破骨细胞等形态有相似性的细胞鉴别。嗜碱性粒细胞胞体较肥大细胞小，原始及幼稚嗜碱性粒细胞在正常骨髓极少见，以成熟杆状及分叶为主，嗜碱性颗粒整体较肥大细胞的胞质颗粒稀少、细小；异常早幼粒细胞特点为核畸形变明显，胞质充满大量粗细不一A颗粒，MPO强阳性，可见奥氏小体或柴捆样细胞，内外浆明显；成骨细胞常为单个核，细胞核有明显脱核感，染色质粗网状，核仁可见，胞质多呈蓝色，多无颗粒；破骨细胞常为多核，染色质粗，部分核仁可见，胞质多有粗细不一紫红色颗粒。结合MPO、CE、PAS及甲苯胺蓝染色可以分别鉴别CML、ABL、MDS、MDS/MPN、MPN，部分AML可伴嗜碱性粒细胞和/或肥大细胞增多，完善MICM相关检查可与肥大细胞白血病相鉴别，有文献报道，伴嗜碱性粒细胞和/或肥大细胞增多的髓系肿瘤预后差。

三、髓系肿瘤伴*PDGFRB*重排

髓系肿瘤伴*PDGFRB*重排（myeloid neoplasm with PDGFRB-rearrangement）是染色体易位导致的

*PDGFRB*基因重排且有*ETV6-PDGFRB*融合基因形成，通常为 t（5；12）（q31-q33；p12）导致的髓系肿瘤，血液学特点有明显异质性，推测本病细胞可能起源于多能造血干细胞，定向发育为中性粒细胞、嗜酸性粒细胞、单核细胞及肥大细胞。

（一）病史

患者，男性，53岁。主因"白细胞增多，嗜酸性粒细胞增多6天"，入院。体格检查：T 36.5℃，P 85次/分，R 22次/分，BP 113/75mmHg。周身皮肤无皮疹、黄染、出血点，浅表淋巴结无肿大。胸骨无压痛，双肺呼吸音清，未闻及干湿啰音。心率正常，律齐，各瓣膜听诊未闻及病理性杂音。腹部平坦，无压痛及反跳痛，肝肋下未触及，脾肋下未触及，双下肢无水肿。超声提示：肝胆胰脾肾未见异常。

（二）实验室检查

【血常规】

WBC $41.62×10^9$/L（↑），Hb 112g/L，PLT $157×10^9$/L。

【细胞学检查】

1. 外周血涂片　白细胞增多，幼粒细胞可见，嗜酸性粒细胞占37%。血小板可见。成熟红细胞形态正常（图17-293）。

2. 骨髓涂片　有核细胞增生明显活跃（图17-294），粒系增生活跃，形态可见巨幼样变，S颗粒发育差且分布不均；嗜酸性粒细胞比例升高，占24%，部分嗜酸性粒细胞可见胞体较大，幼稚嗜酸细胞可见两种颗粒，胞质可见空泡。红系增生活跃，形态可见晚幼红细胞芽孢、花瓣等核畸形变（图17-295）。全片查见巨核细胞27个，其中产板巨核细胞11个。血小板可见。

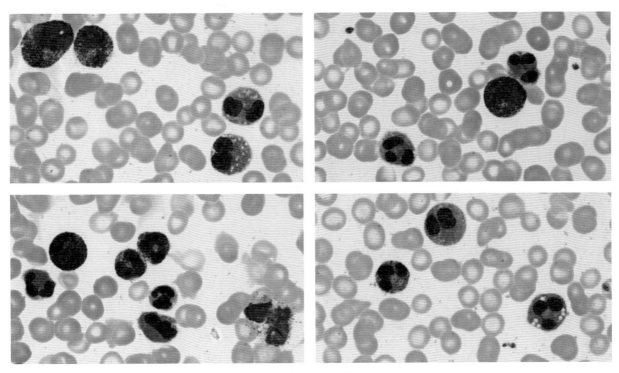

图17-293　外周血瑞特-吉姆萨染色（×1000）

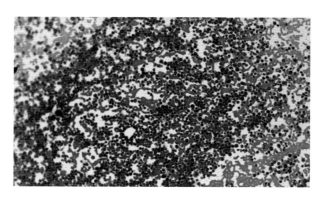

图17-294 骨髓瑞特-吉姆萨染色（×100）

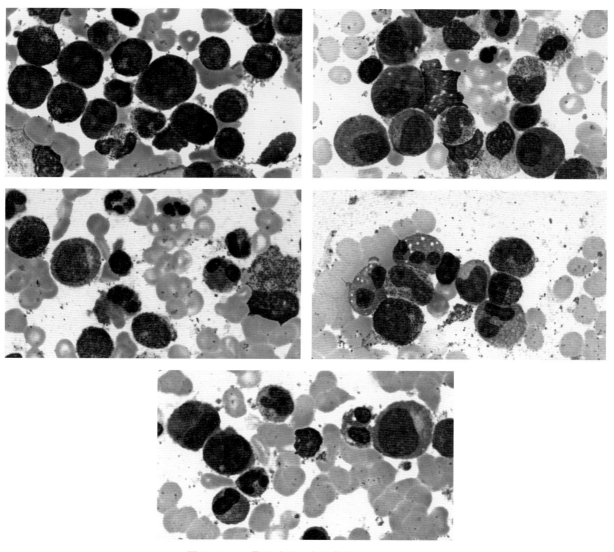

图17-295 骨髓瑞特-吉姆萨染色（×1000）

315

3. 细胞化学染色　NAS-DCE染色：中性粒细胞阳性，嗜酸性粒细胞阴性（图17-296）。NAP染色：阳性率24%，积分32分（图17-297）。

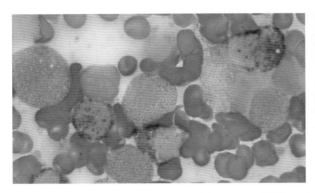
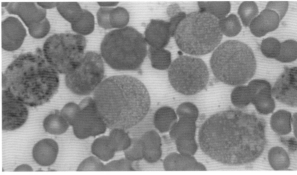

图17-296　骨髓NAS-DCE染色（×1000）

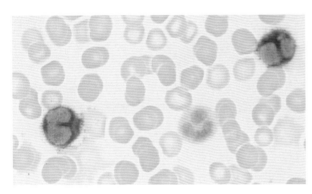
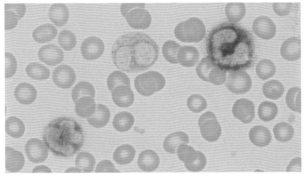

图17-297　骨髓NAP染色（×1000）

4. 形态学结论　粒系异常增生伴嗜酸性粒细胞增多，考虑髓系肿瘤；CML或aCML等待查，建议结合BCR-ABL及PDGFRA/B等髓系肿瘤基因筛查。

【骨髓活检】

1. 结果　骨髓增生极度活跃，粒系显著增生，前体细胞成簇分布现象可见，嗜酸性粒细胞明显增多，红系增生减低，巨核细胞增生，纤维组织异常增生（MF-2级）。

2. 结论　骨髓增生极度活跃，粒系显著增生，嗜酸性粒细胞明显增多，请结合BCR-ABL及PGDFRA/B鉴别CML或CEL等可能；继发MF。

【流式细胞学】

1. 结果　髓系细胞、B细胞、T淋巴细胞及NK细胞表型正常。

2. 结论　未见明显异常，请结合相关临床分析。

【细胞遗传学】

1. 染色体核型　46，XY［10］。

2. FISH检测　BCR-ABL融合基因定量0，PDGFRB基因断裂分离试验阳性。

【综合诊断】

髓系肿瘤伴PDGFRB基因重排。

（三）病例分析

髓系肿瘤伴 *PDGFRA/B* 基因重排罕见，是由 *PDGFRA/B* 基因重排导致的髓系肿瘤，儿童到老年均可发病（8～72岁），平均年龄接近50岁，男性是女性2倍。本病为多系统疾病，常累及外周血及骨髓，大多数伴有脾大，偶见伴有肝大，通常表现为嗜酸性粒细胞增多，偶尔可转变为急性白血病、淋巴瘤及单核细胞肿瘤（CMML）等。

外周血和骨髓细胞形态特点主要是白细胞增多，可伴或不伴贫血或血小板减少。大多数患者有嗜酸性粒细胞增多，但并不是全部。血液学特点与CEL、aCML伴嗜酸性粒细胞增多或CMML类似，偶尔可表现为慢性嗜碱性粒细胞白血病。慢性期外周血及骨髓中原始细胞小于20%。

骨髓组织活检中，骨髓增生极度活跃，粒系显著增生，伴嗜酸性粒细胞增多，可有肥大细胞增生（若为异常肥大细胞，其表达CD2和/或CD25）。可见纤维组织增多。

细胞遗传学特点为 *PDGFRB* 基因定位于5q32，最常见的染色体改变为t（5；12）（q32；p13.2）易位，形成 *ETV6-PDGFRA/B* 融合基因，除此以外，伴随5q32的染色体改变可见20多种。

本病例以外周血白细胞增多为首要表现，血涂片检查嗜酸性粒细胞比例升高，形态可见胞质空泡，幼粒细胞也增多易见。骨髓增生明显活跃，粒细胞异常增生，中性粒细胞形态可见巨幼样变、S颗粒发育差且分布不均等病态造血现象，以及嗜酸性粒细胞胞质空泡等改变。形态学考虑髓系肿瘤伴嗜酸性粒细胞增多，结合外周血涂片分类幼粒细胞大于10%，形态学结论不排除aCML伴嗜酸性粒细胞增多可能。需与寄生虫感染、过敏反应、免疫异常相关疾病引起的伴嗜酸性粒细胞增多相鉴别，以上病因引起嗜酸性粒细胞增多为反应性增多，外周血基本不会伴随幼粒细胞增多和病态造血现象。其次还需与其他髓系肿瘤的基因改变相鉴别，如 *BCR-ABL*、*PGDFRA*、*AML1-ETO*、*CBFB/MYH11*、*FGFR1* 及 *PCM1-JAK2* 等。此病例中幼稚嗜酸性粒细胞要注意与AML伴 *CBFB-MHY11* 的异常嗜酸性粒细胞鉴别。幼稚嗜酸性粒细胞的颗粒瑞特－吉姆萨染色呈蓝色和橘红色两种，异常嗜酸粒细胞胞体更大，胞质充满粗大、均匀的深红色、紫红色、紫黑色异常嗜酸颗粒，常覆盖细胞核。异常嗜酸性粒细胞MPO染色呈阳性，NAS-DCE染色呈阳性。而本病例嗜酸性粒细胞NAS-DCE染色呈阴性。结合外周血、骨髓细胞形态学和完善相关细胞化学染色，可以做到较好的诊断与鉴别诊断，完善相关伴嗜酸性粒细胞增多的髓系肿瘤基因检测，可精确诊断及分型。

髓系和淋系肿瘤伴嗜酸性粒细胞增多除 *PDGFRA/B* 基因重排，还可见 *FGFR1* 重排或存在 *PCM1-JAK2* 基因。在 *FGFR1* 相关疾病中，常表现为淋巴瘤，特别是T-LBL伴嗜酸性粒细胞增多。其他表现包括：在CEL，B-ALL/LBL或AML.PCM1-JAK2相关病例中，以T（8；9）（P22；P24）/*PCM1-JAK2* 易位和嗜酸性粒细胞增多增等髓系肿瘤为特征（如嗜酸性粒细胞白血病、MDS/MPN，可以发生急性变），也可有极少病例表现为B-ALL或T-ALL/LBL。

四、精原细胞瘤骨髓转移合并治疗相关AML

（一）病史

患者，男性，32岁。有左侧睾丸精原细胞瘤3年余，其间使用"顺铂＋依托泊苷＋博来霉素"2个疗程化疗，"吉西他滨＋奥沙利铂"1个疗程化疗，"紫杉醇＋异环磷酰胺＋顺铂"2个疗程化疗。现患者腰部隐痛，无咳嗽、咳痰，无胸闷、气短，无恶心、呕吐，无腹痛、腹胀。为进一步治疗门诊以"睾丸精原细胞瘤"收入院。

（二）实验室检查

【血常规】

WBC $5.58×10^9/L$，Hb 128g/L，PLT $36×10^9/L$（↓），血细胞分析仪分类及散点图均正常。

【细胞形态学】

1. 外周血涂片　可见58.0%髓系原始细胞（图17-298）。

2. 骨髓涂片　取材，涂片，染色良好。骨髓有核细胞增生活跃，粒红比为2.58∶1。粒系占64.5%，原粒细胞占30.5%，此类细胞胞体偏大，多呈圆形，胞核多不规则，可见凹陷、折叠、肾形等，核染色质细致，核仁可见，胞质呈蓝色，胞质量中等。红系占25%，以中晚幼红细胞为主，晚幼红细胞比例偏高，成熟红细胞大小不等。淋巴细胞减少，形态大致正常。全片未见巨核细胞，血小板少见。可见成簇分类不明细胞，此类细胞胞体偏大，染色质细致，胞质量丰富，呈泡沫样改变（图17-299）。

3. 细胞化学染色　MPO染色:（＋＋）（图17-300）。PAS染色：呈块状阳性（图17-301）。

4. 形态学结论　①急性髓系白血病骨髓象，倾向M2，建议做流式细胞分析及 *AML1/ETO* 融合基因、*NPM1* 基因突变检测进一步诊断。②考虑骨髓转移瘤，建议取骨髓活检进一步诊断。

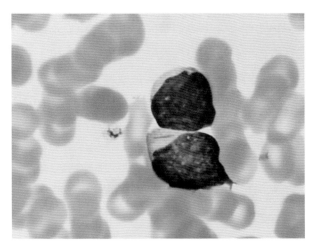
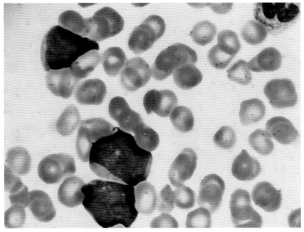

图17-298　外周血瑞特-吉姆萨染色（×1000）

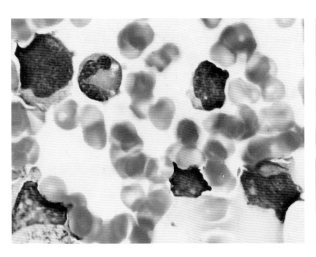
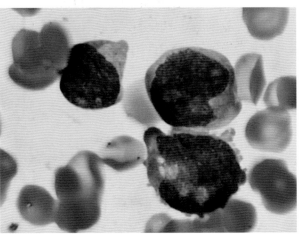

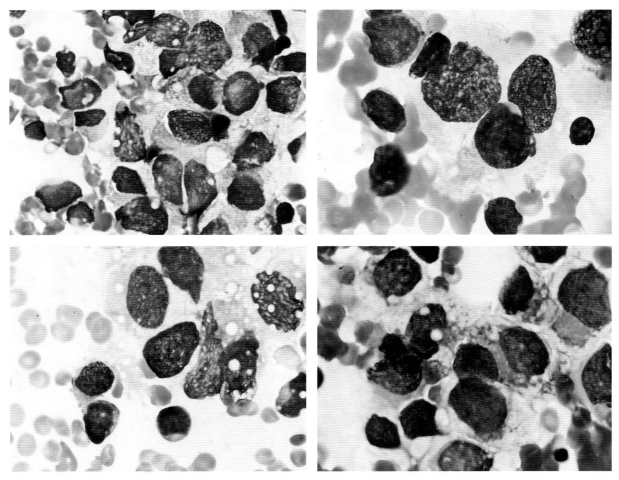

图17-299 骨髓瑞特-吉姆萨染色（×1000）

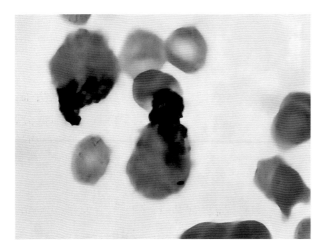

图17-300 骨髓MPO染色（×1000）

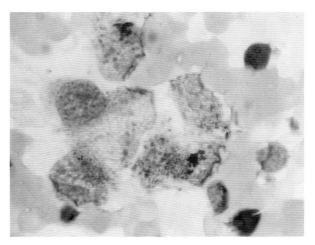

图17-301 骨髓PAS染色（×1000）

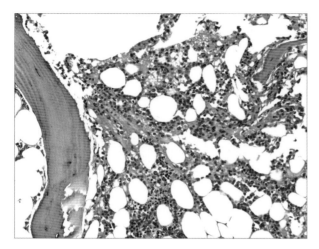

图17-302　骨髓活检HE染色

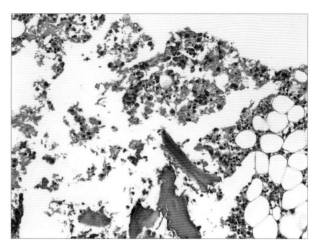

图17-303　骨髓活检PLAP（×100）

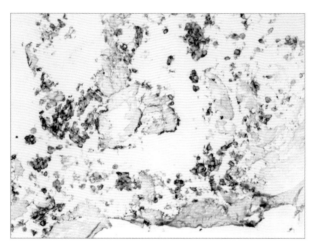

图17-304　骨髓活检SMALL4（×100）

【骨髓活检】

（髂骨）骨髓内可见巢片状分布的圆形及卵圆形细胞上皮样细胞，结合病史及免疫组化结果：MPO$^+$、SALL4^{++}、PLAP$^+$、Viment in$^+$、CD117$^-$，髓腔内精原细胞瘤转移。另可见少许骨髓造血成分，三系可见，CD34阳性原始细胞可见小簇状增生，但未见弥漫性分布，间质网状纤维增生，请结合相关检查综合分析骨髓造血成分的改变（图17-302～图17-304）。

【流式细胞术】

1. 结果　原始细胞占有核细胞总数约为35.71%，该群细胞表达CD34、CD13、CD33、CD56、CD117、HLA-DR、MPO；部分表达CD15、CD19；不表达CD3、CD5、CD8、CD10、CD11、CD14、CD16、CD20、CD64、cCD22、cCD3。

2. 结论　流式结果符合急性髓系白血病（AML，非M3）免疫表型；目前存在CD19表达，提示AML伴t（8；21）（q22；q22.1）可能性大；具体分型请结合形态学和AML1/ETO融合基因结果等综合考虑。

【分子生物学】

AML1/ETO阳性。

【综合诊断】

精原细胞瘤骨髓转移合并治疗相关AML伴t（8；21）（q22；q22.1）；*RUNX1-RUNX1T1*。

（三）病例分析

骨髓转移癌为原发于非造血组织的恶性肿瘤转移至骨髓的一个总称。一般情况下为恶性肿瘤的晚期表现。细胞形态由于癌细胞的多少存在差异，所以可见涂片呈现弥漫癌细胞，一般片尾及两侧比较容易见到散在或者是成团的癌细胞，胞体的大小差异明显，一般情况骨髓转移癌细胞具有肿瘤细胞"三大""三深"的特点，"三大"指胞体大、胞核大、核仁大，"三深"指胞质深、胞核深、核仁深。

治疗相关AML（t-AML），是此前因为肿瘤性或非肿瘤性疾病接受细胞毒药物化疗和/或放射治疗而发生的晚期并发症。主要与烷化剂/放疗相关和拓扑异构酶Ⅱ抑制剂相关，最常见于接受烷化剂和/或电离辐射后5～10年。当外周血或骨髓原始细胞增多，≥20%时，符合t-AML的细胞学诊断；并按细胞化学染色的结果，对白血病类型作出评判。拓扑异构酶Ⅱ抑制剂相关t-AML，常无MDS过程，也无明显病态造血。后续检查有重现性遗传学异常，需要加以解释，它对于确定治疗方案和预后评估是重要的，但不对诊断类别产生影响。

拓扑异构酶Ⅱ抑制剂相关AML形态学主要累及单核系细胞，多数病例白血病分类属于急性原单核细胞白血病或急性粒单细胞白血病，也可以为AML伴成熟型和APL，相关者常有t（4；11）（q21；q22）易位。细胞遗传学最明显的异常是累及11q23（*MLL*）的平衡易位，常见有t（9；11）、t（11；19）和t（6；11）；部分累及21q22.3（*RUNX1*），如t（8；21），t（3；21）；也可见inv（16），t（8；16），t（6；9）和（15；17），这些患者应该诊断为t-AML并注明相应的细胞遗传学异常。平衡易位占tMN的20%～30%。

本病例患者有精原细胞瘤3年余，其间使用烷化剂和拓扑异构酶Ⅱ抑制剂化疗，骨髓出现成簇肿瘤细胞，细胞胞体偏大，染色质细致，胞质量丰富，呈泡沫样改变。经病理活检诊断髓腔内精原细胞瘤转移，同时外周血可见58%髓系原始细胞，骨髓可有30.5%原始细胞，流式细胞学检测符合髓系原始细胞表达，分子遗传学提示AML/ETO基因阳性，最终诊断符合精原细胞瘤骨髓转移合并治疗相关AML伴t（8；21）（q22；q22.1）；*RUNX1-RUNX1T1*。

（田 欣 王占龙 林慧君 墙 星 李桂英 李 佳 茹进伟 崔丽芬）

第18章 淋系肿瘤

淋系肿瘤主要包括前体淋巴细胞肿瘤和成熟淋巴细胞肿瘤。

一、前体淋巴细胞肿瘤

1. B淋巴母细胞白血病/淋巴瘤非特指型

2. 伴重现性基因异常的B淋巴母细胞白血病/淋巴瘤

（1）B淋巴母细胞白血病/淋巴瘤伴t（9；22）（q34.1；q11.2）；*BCR-ABL1*

（2）B淋巴母细胞白血病/淋巴瘤伴t（v；11q23.3）；KMT2A重排

（3）B淋巴母细胞白血病/淋巴瘤伴t（12；21）（p13.2；q22.1）；*ETV6-RUNX1*

（4）B淋巴母细胞白血病/淋巴瘤伴超二倍体染色体

（5）B淋巴母细胞白血病/淋巴瘤亚二倍体染色体

（6）B淋巴母细胞白血病/淋巴瘤伴t（5；14）（q31.1；q32.3）；*IL3-IGH*

（7）B淋巴母细胞白血病/淋巴瘤伴t（1；19）（q23；p13.3）；*TCF3-PBX1*

（8）B淋巴母细胞白血病/淋巴瘤，*BCR-ABL1* 样

（9）B淋巴母细胞白血病/淋巴瘤伴 *iAMP21*

3. T淋巴母细胞白血病/淋巴瘤

（1）早期T前体淋巴细胞白血病

4. NK淋巴母细胞白血病/淋巴瘤

二、成熟B细胞肿瘤

1. 慢性淋巴细胞白血病/小淋巴细胞淋巴瘤（chronic lymphocytic leukemia/small lymphocytic lymphoma，CLL/SLL）

2. 单克隆B淋巴细胞增多症（monoclonal B lymphocytosis，MBL）

3. B细胞幼淋巴细胞白血病（B-cell prolymphocytic leukemia，B-PLL）

4. 脾边缘区淋巴瘤（splenic marginal zone lymphoma，SMZL）

5. 毛细胞白血病

6. 脾脏B细胞淋巴瘤/白血病，未分类

（1）脾脏弥漫红髓小B细胞淋巴瘤

（2）毛细胞白血病变异型（HCLv）

7. 淋巴浆细胞淋巴瘤

8. IgM型意义未明单克隆丙种球蛋白病

9. 重链病

（1）μ重链病

（2）γ重链病

（3）α重链病

10．浆细胞骨髓瘤（plasma cell myeloma，PCM）

（1）意义未明非IGM型单克隆内种球蛋白病

（2）浆细胞骨髓瘤

（3）浆细胞骨髓瘤变异型

1）冒烟型（无症状型）浆细胞骨髓瘤

2）非分泌型骨髓瘤

3）浆细胞白血病

（4）浆细胞瘤

1）骨孤立性浆细胞瘤

2）骨外浆细胞瘤

（5）单克隆免疫球蛋白沉积病

1）原发性淀粉样病

2）轻链及重链沉积病

（6）浆细胞肿瘤伴副癌综合征

1）多发神经病/器官肿大/内分泌病/单克隆蛋白/皮肤改变综合征（POEM综合征）

2）毛细血管扩张/红细胞生成素增多/单克隆内种球蛋白病/肾周围积液/肺内分流综合征（TEMPI综合征）

11．结外黏膜相关淋巴组织边缘区淋巴瘤

12．结内边缘带淋巴瘤

（1）儿童结内边缘带淋巴瘤

13．滤泡性淋巴瘤（follicular lymphoma，FL）

（1）睾丸滤泡淋巴瘤

（2）原位滤泡恶性肿瘤

（3）十二指肠型滤泡淋巴瘤

14．儿童滤泡淋巴瘤

15．大B细胞淋巴瘤伴 *IRF4* 重排

16．原发皮肤滤泡中心淋巴瘤

17．套细胞淋巴瘤（mantle cell lymphoma，MCL）

（1）白血病性非淋巴结MCL

（2）原位套细胞肿瘤

18．弥漫大B细胞淋巴瘤（diffuse large B-cell lymphoma，DLBCL）非特指型

19．富含T细胞/组织细胞大B细胞淋巴瘤

20．原发中枢神经系统DLBCL

21．原发皮肤DLBCL，腿型

22．EBV阳性DLBCL，NOS

23．EBV阳性黏膜皮肤溃疡

24．与慢性炎症相关的DLBCL

（1）与纤维蛋白相关的DLBCL

25．淋巴瘤样肉芽肿病

26．原发纵隔（胸腺）大B细胞淋巴瘤

27．血管内大B细胞淋巴瘤

28．ALK阳性大B细胞淋巴瘤

29．浆母细胞淋巴瘤

30．原发渗出性淋巴瘤

31．HHV8相关淋巴增殖性疾病

（1）多中心卡斯尔曼（Castleman）病

（2）*HHV8*阳性DLBCL，NOS

（3）HHV8阳性生发中心淋巴增殖性疾病

32．伯基特淋巴瘤

33．伯基特样淋巴瘤伴11q异常

34．高级别B细胞淋巴瘤（highgrade B cell lymphoma，HGBL）

（1）HGBL伴MYC及*BCL-2*和/或*BCL-6*重排

（2）HGBL-NOS

35．B细胞淋巴瘤，未分类型，介于DLBCL与经典型霍奇金淋巴瘤之间

三、成熟T细胞及NK细胞恶性肿瘤

1．T细胞幼淋巴细胞白血病（T-cell prolymphocytic leukemia，T-PLL）

2．T细胞大颗粒淋巴细胞白血病（T-cell large granular lymphocyte leukemia，T-LGL）

3．慢性NK淋巴细胞增殖性疾病

4．侵袭性NK细胞白血病

5．儿童系统性EBV＋T细胞及NK细胞淋巴细胞增殖性疾病

（1）儿童系统性EBV＋T细胞淋巴瘤

（2）T细胞和NK细胞型慢性活动性EBV感染，系统型

（3）水疱种痘样淋巴增殖性疾病

（4）严重蚊虫叮咬过敏症

6．成人T细胞白血病/淋巴瘤

7．结外NK/T细胞淋巴瘤，鼻型

8．肠道T细胞淋巴瘤

（1）肠道病相关T细胞淋巴瘤

（2）单形性嗜上皮性肠道T细胞淋巴瘤

（3）肠道T细胞淋巴瘤非特指型

（4）胃肠道惰性T细胞淋巴细胞增殖性疾病

9．肝脾T细胞淋巴瘤

10．皮下脂膜炎样T细胞淋巴瘤

11．覃样肉芽肿

12．塞扎里（Sèzary）综合征

13．原发性皮肤CD30$^+$T淋巴细胞增殖性疾病

（1）淋巴瘤样丘疹病

（2）原发性皮肤间变性大细胞淋巴瘤

14．原发性皮肤外周T细胞淋巴瘤，罕见亚型

（1）原发性皮肤γδT细胞淋巴瘤

（2）原发性皮肤CD8$^+$侵袭性嗜表皮细胞毒性T细胞淋巴瘤

（3）原发性皮肤肢端CD8$^+$T细胞淋巴瘤

（4）原发性皮肤CD4$^+$小/中等大小T细胞淋巴增殖性疾病

15．外周T细胞淋巴瘤（peripheral T-cell lymphoma，PTCL）非特指型

16．血管免疫母细胞性T细胞淋巴瘤（angioimmunoblastic T cell lymphoma，AITL）及其他T滤泡辅助细胞来源的淋巴结淋巴瘤

（1）AITL

（2）滤泡T细胞淋巴瘤

（3）结内外周T细胞淋巴瘤伴TFH表型

17．间变大细胞淋巴瘤（anaplastic large cell lymphoma，ALCL），ALK阳性

18．ALCL，ALK阴性

19．乳腺植入相关ALCL

四、霍奇金淋巴瘤

1．结节性淋巴细胞为主的霍奇金淋巴瘤（Hodgkin lymphoma，HL）

2．经典型HL（classical HL，cHL）

（1）结节硬化型cHL

（2）富淋巴细胞cHL

（3）混合细胞型cHL

（4）淋巴细胞消减型cHL

五、免疫缺陷相关淋巴细胞增殖性疾病

1．原发免疫缺陷相关淋巴增殖性疾病

2．HIV感染相关的淋巴增殖性疾病

3．移植后淋巴增殖性疾病（post-transplant lymphoproliferative disorder，PTLD）

（1）非破坏性PTLD

（2）多形性PTLD

（3）单形性PTLD（B及T/NK细胞型）

1）单形性B细胞型PTLD

2）单形性T/NK细胞型PTLD

（4）CHL型PTLD

4．其他医源性免疫缺陷相关淋巴增殖性疾病

第一节　B淋巴母细胞白血病/淋巴瘤

B淋巴母细胞白血病/淋巴瘤（B-lymphoblastic leukemia/lymphoma，B-ALL/LBL）是一种常见的恶性血液病，是以骨髓和淋巴结或结外组织中不成熟B淋巴细胞的异常增殖为特点。目前认为B-ALL和

B-LBL是同一种疾病的不同表现形式。如果有明显的外周血或骨髓浸润，诊断为B-ALL；如果肿瘤原发于髓外，表现为肿块，而外周血或骨髓很少或没有被累及，则诊断为B-LBL。当同时累及组织、外周血和骨髓时，骨髓原始B淋巴细胞≥20%时，诊断为B-ALL。

一、病史

患者，男性，55岁。因"血小板减少3个月"于2021年3月13日入院。体格检查：T 36.8℃，R 16次/分，P 80次/分，BP 117/71mmHg，神志清，精神可，锁骨上淋巴结未触及肿大。胸骨无压痛，双肺听诊呼吸音粗，未闻及广泛干湿啰音，律齐。各瓣膜听诊区未闻及明显病理性杂音，肝脾肋下未触及，腹平软，无压痛、反跳痛，双下肢无水肿。神经系统检查未见明显异常。

二、实验室检查

【血常规】

WBC $1.51×10^9$/L（↓），NEUT% 25.3%（↓），LY% 57.3%（↑），MONO% 16%（↑），RBC $2.78×10^{12}$/L（↓），Hb 98g/L（↓），PLT $47×10^9$/L（↓）。

【细胞形态学】

1. 外周血涂片　可见原始细胞（图18-1）。

2. 骨髓涂片　有核细胞增生极度活跃。红系、巨核系增生受抑。颗粒增多的原始细胞明显增多，高达93%，该类细胞大小15～18μm，胞质量丰富，灰蓝色，多数细胞质中可见散在紫红色颗粒，个别颗粒偏大，似嗜碱性颗粒样改变，无奥氏小体，胞核较小，胞核较规则，核染色质排列致密，核仁不清晰，数目1～2个（图18-2）。

3. 细胞化学染色　MPO染色：（－）（图18-3）。AS-DCE染色：（－）。PAS染色：26%（图18-4）。SBB染色：阳性率2%（图18-5）。NBE染色：（－）（图18-6）。骨髓非特异性酯酶染色＋NaF抑制试验：（－）（图18-7）。

4. 形态学结论　涂片有核细胞增生极度活跃，以颗粒增多的原始细胞增生为主，提示急性白血病（淋巴细胞来源可能），请结合流式、染色体、基因等检查。

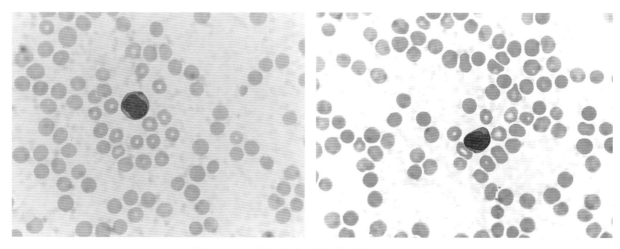

图18-1　外周血瑞特－吉姆萨染色（×1000）

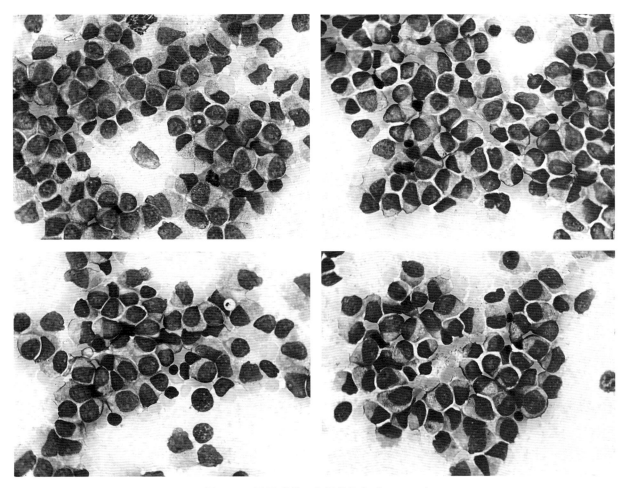

图18-2　骨髓瑞特-吉姆萨染色（×1000）

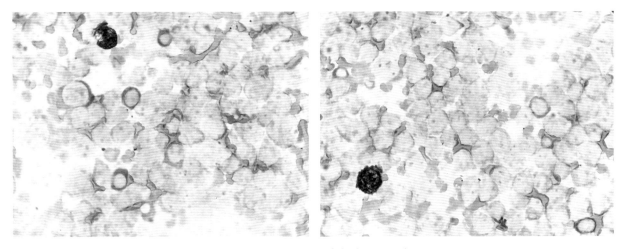

图18-3　骨髓MPO染色（×1000）

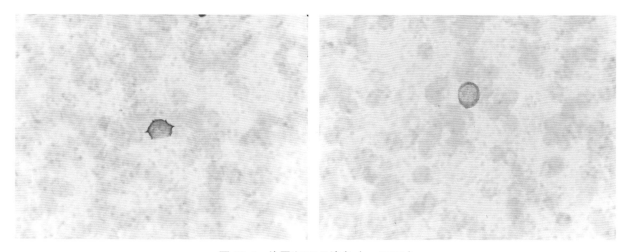

图 18-4　外周血 PAS 染色（×1000）

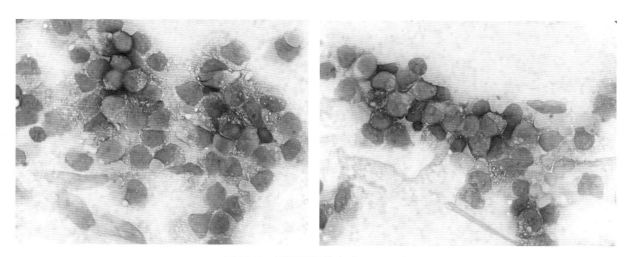

图 18-5　骨髓 SBB 染色（×1000）

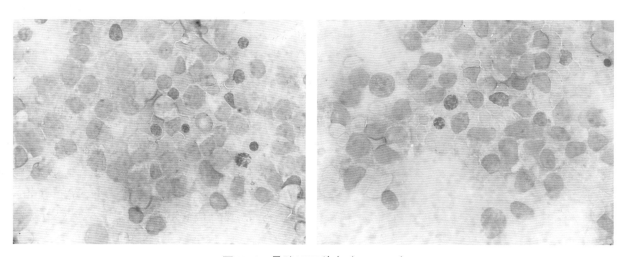

图 18-6　骨髓 NBE 染色（×1000）

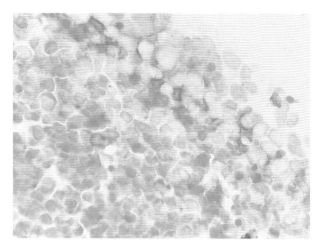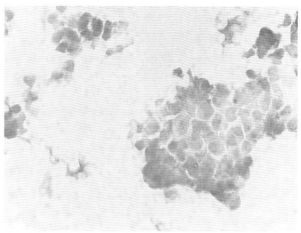

图18-7　骨髓非特异性酯酶染色＋NaF抑制试验（×1000）

【流式细胞学】

1. 结果　原始B淋巴细胞群占总数96.096%。CD45$^-$，FSC大，SSC中等偏大，CD7$^-$，CD16$^-$，λ^-，κ^-，CD13dim、CD33少量表达，CD38$^+$，CD117$^-$，CD19$^+$，CD34^{++}，HLA-DR^{++}，CD22$^+$，CD123dim，CD58^{++}，CD10$^-$，CD20$^-$，sIgM$^-$，7.1$^-$，CD94$^-$、CD27$^-$，CD99$^+$，CD28$^-$，CD9$^+$，cyCD79a$^+$，MPO$^-$，cyCD3$^-$，cyCD22$^+$，cIgM$^-$，CD15$^-$，CD24$^+$。

2. 结论　原始B淋巴细胞群占总数96.096%。MPO$^-$，cyCD22$^+$，cyCD79a$^+$，CD19$^+$，CD10$^-$，cIgM$^-$，CD24$^+$，CD9$^+$，CD58^{++}，CD22$^+$，CD123dim，CD33少量表达，提示Pro B-ALL可能。

【细胞遗传学】

本次样本经培养后仅见1个分裂象，质量差，无法分析。

【分子生物学】

急性髓系白血病相关4种基因（*CEBPA*、*NPM1*、*FLT3-ITD/TKD*、*C-KIT exon8&17*）突变检测阴性，*BCR-ABL1*融合基因阴性，*PML-RARα*融合基因阴性。

【其他实验室检查】

凝血功能：PT 13.3s，INR 1.23，D-二聚体 3570.0μg/L（↑），FDP 12 080μg/L（↑）。

【综合诊断】

急性B淋巴细胞性白血病。

三、病例分析

本例患者起病时主要症状与一般急性白血病症状相符，但未发现浅表淋巴结及肝、脾明显大，与文献记载急性淋巴细胞白血病患者淋巴结肿大达30%以上不相符。形态学显示骨髓和外周血中出现含有大量细小颗粒的原始细胞，而淋巴细胞白血病其原始细胞胞质内通常无或仅含少数极细小的颗粒，极易考虑为急性髓系白血病（急性早幼粒细胞白血病）可能。急性早幼粒细胞白血病以颗粒增多的异常早幼粒细胞增生为主，形态学典型，细胞胞体呈圆形或椭圆形，部分细胞呈不规则形；核呈圆形或椭圆形，部分细胞核可见扭曲或折叠，染色质较细致，核仁0～2个，部分不清晰；胞质量略丰富，内外浆明显，大部分胞质内可见大小不等的嗜苯胺蓝颗粒，易见柴捆样奥氏小体。细胞化学染色：MPO、AS-DCE染色一般呈强阳性。流式常表达髓系标记。*PML-RARα*融合基因阳性率高，大多数为t（15；17）（q24；q21）所致。此病例结合细胞化学染色、流式、染色体、基因均不支持APL诊断。另外，需与T/NK细胞型的LGLL进行形态学和免疫学鉴别，LGLL形态学特点为：外周血表现为大颗粒淋巴细胞增多，占淋巴细胞总数比例常大于50%；此类淋巴细胞胞体较大，胞质丰富，浅蓝色，胞质中含数个粗细不等的嗜天青颗粒。按免疫表型分为两类：①T-LGLL：CD3$^+$、CD4$^{-/+}$、CD8$^{+/-}$、CD16$^+$、CD56$^-$、CD57$^+$。②NK-LGLL：CD3$^-$、CD4$^-$、CD8$^-$、CD16$^+$、CD56$^+$、CD57$^{-/+}$。其中T-LGLL约占85%，T-LGLL $TCR\beta/\gamma$基因重排阳性是T细胞克隆性标志。

颗粒型急性B淋巴细胞白血病（G-ALL）是急性淋巴细胞白血病的一种特殊细胞形态，是相对少见的急性淋巴细胞白血病形态亚型。G-ALL骨髓中恶性增殖的原始细胞胞质呈灰蓝色且易见细小的紫红色颗粒，仅从形态学很难与APL、LGLL区别开，需结合细胞化学染色、流式免疫标记、染色体、基因检查作出MICM综合诊断，以提高诊断准确率。

（林慧君　茹进伟　墙　星）

第二节　T淋巴母细胞白血病/淋巴瘤

T淋巴母细胞白血病/淋巴瘤（T-lymphoblastic leukemia/ lymphoma，T-ALL/ LBL）是一种T淋巴相关的淋巴母细胞肿瘤，典型表现为由小到中等大小的淋巴母细胞组成。如果外周血和骨髓没有或很少受累，仅表现为髓外的肿块性病变则称为T淋巴母细胞淋巴瘤（T-lymphoblastic lymphoma，T-LBL）。如果外周血或骨髓存在广泛受累，骨髓中淋巴母细胞数≥20%（世界卫生组织标准为25%），无论是否存在肿块性病变，均应诊断为T急性淋巴细胞白血病（T-lymphoblastic leukemia，T-ALL）。本病具有高度侵袭性，最常发生于青少年和年轻人，但任何年龄均可发病，男女比例为2∶1。

一、病史

患者，女性，54岁。因"发现左颈部肿块1月余"入院。患者1月前发现左颈部肿块，无疼痛、发热、盗汗等不适，于当地医院就诊，诊断为淋巴结炎，予阿莫西林口服1周，病情未见好转。入院体格检查：T 36.8℃，P 100次/分，R 20 次/分，BP 134/72mmHg。神志清，精神萎靡，病容平静，皮肤巩膜黄染，颈部、颌下、腋窝、腹股沟可触及多发淋巴结肿大，以颌下为甚，颈静脉未见曲张，皮疹未见，未闻及两肺啰音，心律齐，心音中等，心杂音未闻及。腹部外形膨隆，腹壁静脉未见曲张，胃肠异常蠕动波未见，振水音未闻及，腹肌软，肝脾肋下未触及，腹部压痛阴性，反跳痛阴性，墨菲征阴性，无双下肢水肿，病理征未引出。

二、实验室检查

【血常规】

WBC 1.7×10^9/L（↓），Hb 118g/L（↓），PLT 298×10^9/L，NEUT% 35.8%，LY% 62.5%（↑）。

【细胞形态学】

1. 外周血涂片　白细胞减少，粒细胞形态无明显异常，淋巴细胞比例轻度升高，以成熟淋巴细胞为主，血小板数量和形态无殊。

2. 骨髓涂片　骨髓细胞增生明显活跃，粒系占9.5%，红系占11.5%，粒红比为0.83；涂片以淋巴细胞增生为主，原淋巴细胞＋幼稚淋巴细胞占75.0%，此类细胞呈圆形或类圆形，核染色质呈粗颗粒状，核仁明显可见，胞质量可，染蓝色（图18-8）；全片可见巨核细胞64个，血小板小簇可见。

3. 细胞化学染色　MPO染色：相关细胞阳性率0（图18-9）。PAS染色：相关细胞偶见颗粒状阳性反应（图18-10）。

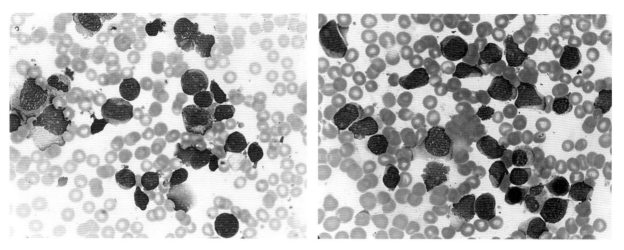

图18-8 骨髓瑞特－吉姆萨染色（×1000）

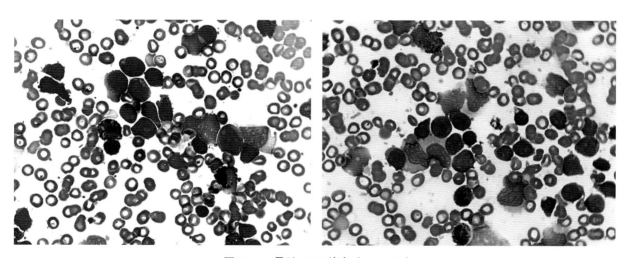

图18-9 骨髓MPO染色（×1000）

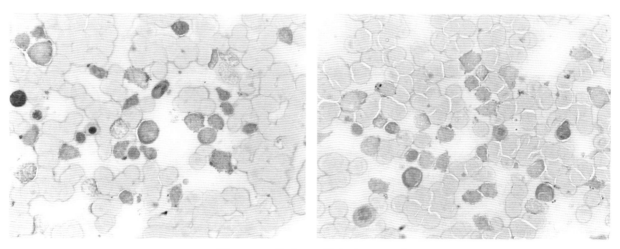

图18-10 骨髓PAS染色（×1000）

4. 形态学结论　增生明显活跃骨髓象，原淋巴细胞＋幼稚淋巴细胞大量增多，考虑急性淋巴细胞白血病，建议结合流式细胞学及骨髓病理活检及免疫组化分析。

【流式细胞学】

1. 结果　T淋巴母细胞约占有核细胞总数的73.0%，其免疫表型为CD34$^-$、CD5$^-$、CD7$^+$、CD2$^+$（少量）、CD8$^-$、CD4$^-$、sCD3$^-$、CD56$^+$（部分）、cCD3$^+$dim、CD19$^-$、CD10$^+$（部分）、CD20$^-$、nTdT$^+$（部分）、CD99$^+$、cCD79a$^-$、cCD22$^-$。

2. 结论　符合T淋巴母细胞白血病/淋巴瘤免疫表型。

【细胞遗传学】

染色体核型：46，XX［20］。

结果分析：未见克隆性结构和数目异常

【分子生物学】

淋系白血病中常见融合基因筛查均为阴性。

ALL相关基因突变和融合基因检测：突变基因*DNMT3A*、*ETV6*、*IDH2*、*JAK1*、*JAK3*、*SETD2*均为阳性。

融合基因未检测到异常。

【其他实验室检查】

1. 生化检查　Alb 38.0g/L（↓），TG 1.94mmol/L（↑），抗链球菌溶血素O 284.2IU/ml（↑）。

2. 贫血五项　维生素B$_{12}$ 126.48ng/L（↓）。

3. 免疫球蛋白　IgM 0.50g/L（↓）。

4. 病毒基因检查　EBV-DNA＜1000.00copies/ml，巨细胞病毒DNA＜1000.00copies/ml。

【影像学检查】

胸部CT平扫＋增强扫描：颈部、纵隔内、两侧腋窝多发淋巴结肿大。

【综合诊断】

急性T淋巴细胞白血病/淋巴母细胞淋巴瘤。

三、病例分析

T淋巴母细胞白血病和淋巴瘤是同一病变谱系的两端，但具有明确的基因表达谱差异。总体上80%～90%的淋巴母细胞淋巴瘤是T细胞表型，形态学由大小不一、染色质细腻而分散、核仁不清晰的母细胞构成。

T-ALL/LBL患者表现为典型高荷瘤状态，包括外周血白细胞计数升高，表现出B症状和乳酸脱氢酶水平升高。大多数患者由于纵隔肿物而表现为呼吸困难，食管受压致吞咽困难，常伴有上腔静脉阻塞症状，以及胸腔积液及锁骨上淋巴结肿大。常表现为贫血、全血细胞减少、器官增大和骨痛。85%以上患者出现症状时即为进展期（Ⅲ期或Ⅳ期），易发生骨髓和中枢神经系统播散。

患者出现纵隔肿块高度提示T-ALL/LBL，及时诊断、及时治疗可阻止肿瘤迅速生长。伴有组织和外周血嗜酸性粒细胞增多的T淋巴母细胞淋巴瘤之后可发生AML、骨髓增生异常综合征及髓系增生。这种少见而高度侵袭性的综合征具有独特的染色体易位——t（8；13）（p11；q11），可检测出*FGFR1*/*ZNF198*融合基因。

1. 细胞形态学　淋巴母细胞可以是核质比高、染色质相对致密，核仁不清晰的、小的、圆的母细胞，也可以是具有中等量灰蓝色到蓝色胞质、细胞核形态不规则、染色质分散、核仁清晰且多少不等的大细胞，偶尔可见胞质空泡。典型的母细胞具有更异质的细胞学特征和扭曲的核形，部分病例核扭曲非常明显，而被称为曲核变异型。细胞化学染色：MPO和SBB染色阳性＜3%；PAS染色（±）～（＋＋）；T-ALL时酸性磷酸酶呈阳性反应，酶型为块状或颗粒状；非特异性酯酶阴性。曲核非常明显，而被称为曲核变异型。组织学方面，淋巴结结构可完全或部分消失，肿瘤细胞浸润周围组织常呈单行排列，有时可呈结节状的假滤泡结构。肿瘤细胞中等大小，弥漫致密单一形浸润，核仁不明显，核分裂计数高，核呈圆形或脑回状，脑回状核显示深的折叠，总体保持圆形轮廓，胞质稀少，细胞核密集，细胞大小略有差异，多核瘤细胞少见，可见散在的着色体巨噬细胞，呈"星空"现象。

2. 免疫分型　T-ALL/LBL淋巴母细胞表达T细胞系列特异性抗原CD3（sCD3或cCD3），以及常表达TdT、CD7，不同程度表达CD1a、CD2、CD4、CD5、CD8。CD4、CD8常见共表达。CD10可阳性。10%的T-ALL病例中可见CD79a阳性表达，20%～30%的T-ALL/LBL可见髓系标记CD13、CD33。CD117偶尔阳性，与FLT3突变相关。即使混合表达这些髓系标记，既不能排除T-ALL/LBL诊断，也不能因此诊断混合细胞白血病。ETP-ALL具有特殊的免疫表型，其原始细胞表达cCD3和CD7，但缺乏CD1a和CD8，CD5为阴性或弱阳性（＜75%的淋巴母细胞阳性），并表达1个或1个以上的髓系/干细胞标记物（CD34、CD117、HLA-DR、CD13、CD33、CD11b或CD65），不成熟T细胞标记CD7、CD2、CD5、cCD3-epsilon等也可以在NK细胞中表达，CD56是NK细胞较特异的标记，但T细胞也可以不同程度表达，不能以此区分T-ALL和NK-ALL。

3. 细胞学和分子遗传学　50%～70%的ALL/LBL病例发现染色体异常。大约35%的T-ALL发生TCR的染色体易位，伙伴基因有TAL1、TAL2、LVL1、OL1G2、LMO1、LMO2、TLX1（HOX11）、TLX3（HOX11L2）、MYC及HOXA等。部分T-ALL/LBL病例累及ABL1基因的隐匿性染色体重排，常见的融合基因有NUP214-ABL1、EML1-ABL1及ETV6-ABL1，大约60%的T-ALL初诊时发现有突变型NOTCH1基因，约30%伴FBXW7基因突变，有研究表明，同时伴有NOTCH1和FBXW7基因突变的患者预后良好。约70%的T-ALL伴细胞周期调节因子位点基因CDKN24A的缺失（9p-），ETP-ALL往往缺乏T-ALL常见遗传学改变的特点，如无NOTCH1活化突变和CDKN1/2突变。ETP-ALL高表达髓系或干细胞相关基因如CD44、CD34、KIT、GATA2和CEBPA，可有FLT3，RAS家族、DNMT3A等基因的高频突变。

4. 鉴别诊断

（1）与髓系肉瘤鉴别：其形态类似于淋巴母细胞淋巴瘤，髓系肉瘤核仁比正常时明显，许多核具有肾形外观，核仁清楚；散在嗜酸性粒细胞；胞质可见细颗粒，免疫表型具有髓系表达。

（2）与CLL/SLL鉴别：常见于老年男性，镜下表现为成熟小淋巴细胞，可见由幼淋巴细胞和副免疫母细胞组成的假增殖中心，免疫表型肿瘤细胞表达CD5、CD23，支持小B淋巴细胞淋巴瘤的诊断。本例患者年轻，镜下可见中等、相对一致的母细胞增生，染色质粉尘状，核分裂活跃，且免疫组化TdT核阳性表达，支持淋巴母细胞淋巴瘤的诊断。

（3）与母细胞变异型套细胞淋巴瘤鉴别：淋巴母细胞淋巴瘤TdT⁺、CyclinDl⁻，而套细胞淋巴瘤则显示相反的免疫表型。特点：黏附性生长，不表达淋巴标记，核仁不明显或无核仁。

（周玉利　茹进伟　墙　星）

第三节　急性早期T淋巴母细胞白血病

急性早期T淋巴母细胞白血病（acute early T lymphoblastic leukemia）属于早期非成熟的急性T淋巴母细胞白血病，占T-ALL的5.5%～35%。早期前体T细胞起源于造血干细胞，是新由骨髓迁移到胸腺的细胞亚群，保留了一定的多向分化潜能。儿童患此病治疗效果差，诱导缓解失败率、复发率均较成人高。

一、病史

患者，男性，57岁。发现双侧颈部淋巴结肿大，持续不消退，当地医院考虑感染，给予左氧氟沙星治疗，效果欠佳。做活检提示T淋巴母细胞淋巴瘤/白血病。为求进一步治疗收入院。体格检查：T 36.8℃，P 106次/分，R 23次/分，BP 104/64mmHg。全身浅表淋巴结多发肿大，无压痛，边界清楚，可推动。周身皮肤无皮疹、黄染、出血点，胸骨无压痛，双肺呼吸音清，未闻及干湿啰音。PET/CT：全身多发淋巴结肿大，代谢升高。全身骨髓腔代谢弥漫性升高。

二、实验室检查

【血常规】

WBC $5.41×10^9$/L，Hb 113g/L（↓），PLT $24×10^9$/L（↓）。

【细胞形态学】

1. 外周血涂片　白细胞不少，原淋巴细胞占42%，幼粒细胞可见（图18-11）。

2. 骨髓涂片　骨髓增生明显活跃。原淋巴细胞占有核细胞95%，其胞体呈圆形或椭圆形，细胞核呈圆形、椭圆形或不规则形，染色质呈粗颗粒状，少部分细胞可见切迹，核仁清或不清楚，0～4个，胞质量少或偏少、呈灰蓝色，部分细胞胞质边缘不整齐。粒、红两系增生受抑。巨核细胞（2cm×3cm）见1个颗粒型。血小板少见（图18-12，图18-13）。

3. 细胞化学染色　原始细胞MPO染色：（－）99%，（＋）1%（图18-14）。PAS染色：（－）59%，（＋）35%，（＋＋）6%（粗颗粒、细颗粒状）（图18-15）。α-NAE染色：（－）100%（图18-16）。α-NAE染色＋NaF抑制试验：（－）100%（图18-17）。NAS-DCE染色：（－）100%（图18-18）。酯酶双染色：（－）100%（图18-19）。

4. 形态学结论　根据细胞形态及化学染色考虑：急性淋巴细胞白血病伴髓系表达可能性大，请结合免疫分型。

【流式细胞学】

73.06%细胞表达CD7bri、CD5dim、CD34、CD99bri、TDT、cCD3、CD33、CD13dim、CD10、cCD79a，部分表达CD19dim、CD11c，不表达CD4、CD8、CD3、CD56、CD117、CD11b、CD371、HLA-DR、

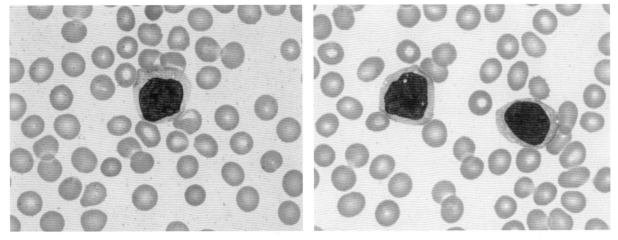

图18-11　外周血瑞特－吉姆萨染色（×1000）

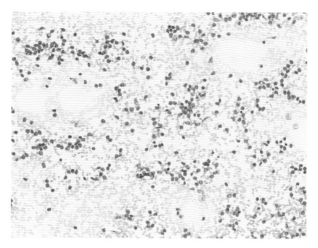

图18-12　骨髓瑞特－吉姆萨染色（×100）

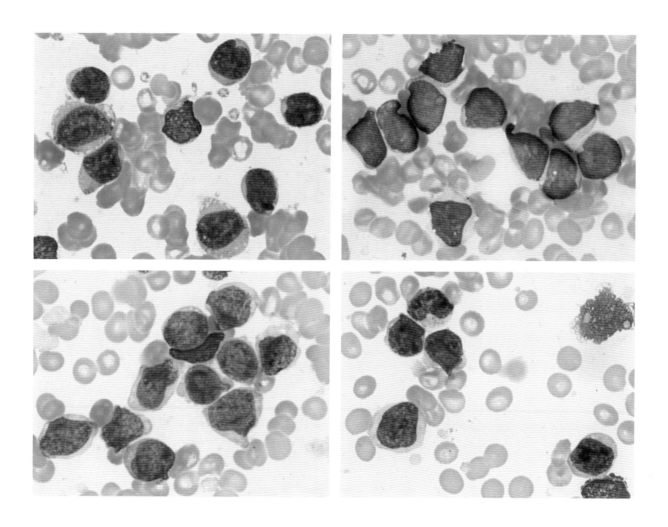

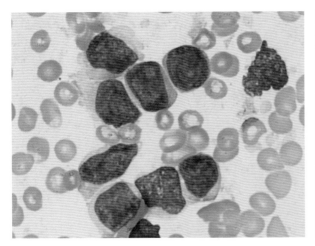 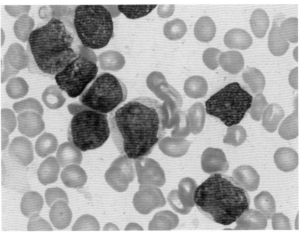

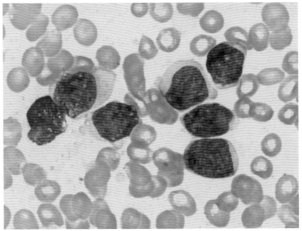

图18-13　骨髓瑞特－吉姆萨染色（×1000）

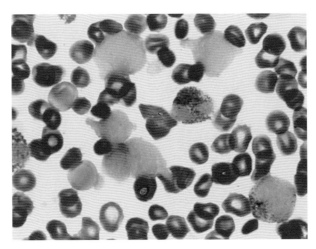

图18-14　骨髓MPO染色（×1000）

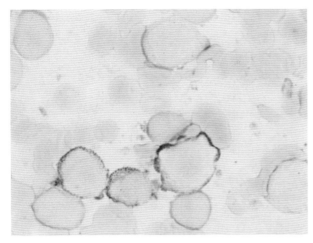
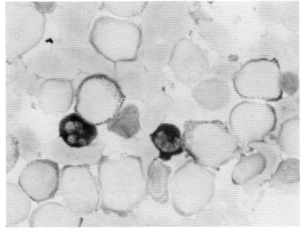
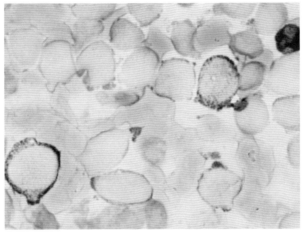

图 18-15　骨髓 PAS 染色（×1000）

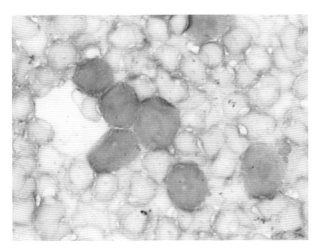
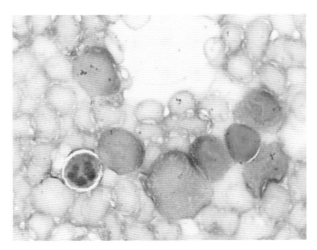

图 18-16　骨髓 α-NAE 染色（×1000）　　　图 18-17　骨髓 α-NAE 染色＋NaF 抑制试验（×1000）

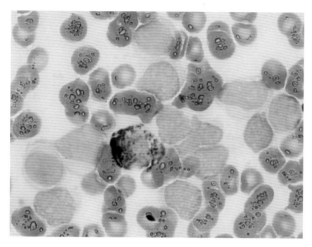

图18-18　骨髓NAS-DCE染色（×1000）

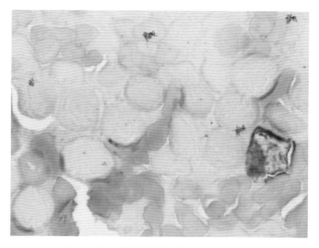

图18-19　骨髓酯酶双染色（×1000）

CD2、CD22、MPO、TRBC1、CD15、CD64、TCRrd、CD1a，为恶性幼稚T淋巴细胞伴B系和髓系表达。

结论：本次检测范围内73.06%细胞（占有核细胞）为恶性幼稚T淋巴细胞伴B系和髓系表达。表型符合急性早期T淋巴母细胞白血病。建议随访T、B、髓三系细胞。

【细胞遗传学】

1. 结果　染色体核型：

46，XY，add（21）（p11.2）［6］/

46，XY，add（6）（p23），add（21）（p11.2）［2］/

46，XY，add（6）（p23），add（11）（q23），add（21）（p11.2）［1］/

46，XY，add（11）（q23），add（21）（p11.2）［1］/

46，XY［11］。

2. 结论　分析21个核型，10个异常男性核型，11个正常核型。克隆性异常为6号、21号染色体短臂附加异常，11号染色体长臂附加异常。

【分子生物学】

白血病融合基因筛查：阴性；突变基因：EZH2、CSF3R、ETV6、NOTCH1、RUNX1。

【影像学检查】

胸部CT平扫：两侧腋窝可见多个肿大淋巴结，大者直径约13 mm。纵隔内未见肿块及肿大淋巴结。

【综合诊断】

急性早期前体T淋巴细胞白血病。

三、病例分析

急性早期T淋巴细胞白血病是2016年WHO淋巴造血组织肿瘤分类提出的一种T-ALL建议分类亚型。其诊断主要依靠免疫分型，典型免疫表型是表达T细胞的标志，异常表达干细胞和髓系标志，具体如下：CD1a⁻、CD8⁻，同时表达干细胞或髓系相关标志CD117、CD34、HLA-DR、CD13、CD33、CD11b和CD65中的一个或多个，不表达或者弱表达CD5。通过基因谱分析发现，早期前体T细胞与造血干细胞和髓系祖细胞具有一些共同点，即急性髓系白血病相关的基因突变，如FLT3、NRAS/KRAS、DNMT3A、IDH1、IDH2等在ETP-ALL患者中的发生率较高，而NOTCH11、CDKN1/2等常见于T-ALL的突变在ETP-ALL患者中的发生率较低。

T-ALL约占成人急性淋巴细胞白血病的25%，临床特点及预后异质性较大。近年来有研究发现，急性早期T淋巴母细胞白血病在儿童急性淋巴细胞白血病中与治疗失败及预后不良相关。患者淋巴结累及比例高于经典ALL患者，纵隔累及率低于经典ALL患者。基因不稳定性较经典T-ALL有所增加。诱导缓解失败率、复发率及整体生存率较经典T-ALL差。

本病例原始细胞MPO染色阳性率为1%，PAS染色呈粗颗粒、细颗粒状。根据原始细胞PAS染色呈细颗粒的特征及可见MPO阳性，不除外本病例原始细胞可能含有髓系成分，因此，通过细胞形态和细胞化学染色，形态学考虑为急性淋巴细胞白血病（ALL伴髓系表达可能性大）。

（周春雨　伍　平　茹进伟）

第四节　B细胞幼淋巴细胞白血病

B细胞幼淋巴细胞白血病（B-cell prolymphocytic leukemia，B-PLL）是一种罕见的恶性肿瘤，在淋巴细胞白血病中占比1%以下。其特征主要是幼淋细胞累及血液、骨髓及脾，外周血中比例大于55%。以70岁以上老年人为主。

一、病史

患者，男性，77岁。以"乏力，头晕，体重减轻1个月"入院。体格检查：T 36.5℃，P 88次/分，R 24次/分，BP 115/78mmHg。周身皮肤无皮疹、黄染、出血点，浅表淋巴结无肿大。胸骨无压痛，双肺呼吸音清，未闻及干湿啰音。心率正常，律齐，各瓣膜听诊区未闻及病理性杂音。腹部平坦，无压痛及反跳痛，肝肋下未触及，脾肋下未触及，双下肢无水肿。

二、实验室检查

【血常规】

WBC 246.02×10^9/L（↑），RBC 3.47×10^{12}/L，Hb 100g/L（↓），PLT 141×10^9/L。

【细胞形态学】

1. 外周血涂片（图18-20）　白细胞显著增多，淋巴细胞比例升高，占97%，其中幼淋巴细胞占73%，涂抹细胞易见。

2. 骨髓涂片　有核细胞增生明显活跃（图18-21），粒、红系增生减低，以淋巴细胞异常增生为主，占95%，幼淋巴细胞占78%，其胞体中等大小，部分幼淋细胞胞体较大，胞质尚可、淡蓝色，部分幼淋巴细胞胞质可见少许细小紫红色颗粒，核圆形，染色质呈粗细不均匀块状，核仁1～2个，大而清晰（图18-22）。全片查见巨核细胞105个，血小板可见。涂抹细胞易见。

3. 细胞化学染色　MPO染色：淋巴细胞阳性率0（图18-23）。PAS染色：淋巴细胞阳性率56%，呈细小弥漫状阳性或小块状阳性（图18-24）。NAE染色：淋巴细胞阳性率0。NaF抑制试验：淋巴细胞阳性率0。

4. 形态学结论　淋巴细胞异常增生伴形态异常，考虑淋巴细胞增生性疾病，形态学考虑PLL可能，建议结合MICM检查及临床综合分析。

【骨髓活检】

①骨髓增生极度活跃，粒红系增生减低，淋巴细胞异常增生，呈弥漫性分布，胞体中等大，胞质可见，染色质细致。②免疫组化：CD34⁻、TdT⁻、CD20⁺、PAX5⁺、CD10⁻、CD23⁻、CyclinD1⁻、LEF1⁻。

【流式细胞学】

1. 结果　B淋巴细胞占94.78%，表型CD19⁺、CD5dim/⁺、CD20⁺、CD23few⁺、CD79b⁺、CD22⁺、

CD10⁻、CD200⁺、CD103⁻、CD25⁺、CD11c⁻、CD38 par⁺、cκ⁺、cλ⁻，为单克隆B淋巴细胞。T淋巴细胞及NK细胞表型正常。

2. 结论　CD5⁺CD10⁺小B细胞淋巴瘤，符合B-CLL或B-MCL表型，请结合形态学、病理CyclinD1及遗传学*IgH-CCND1*分析。

【细胞遗传学】

1. 染色体核型　45，XY, del（1）（q31），t（2；14）（p15；q32），-8［4］；45，idem，＋1，-5，-7，＋mar［4］/46，XY［2］

2. FISH检测　*IgH-CCND1*阴性。

【综合诊断】

B-PLL（伴复杂核型）。

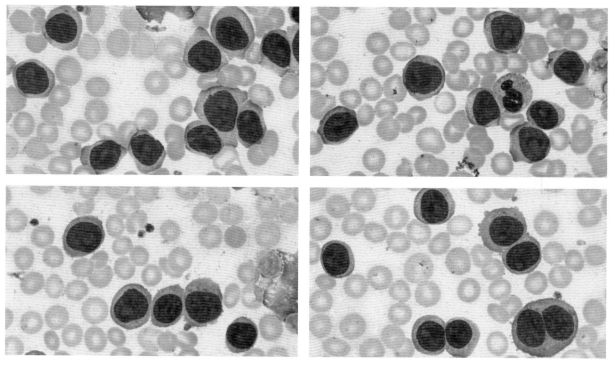

图18-20　外周血瑞特-吉姆萨染色（×1000）

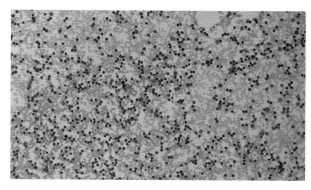

图18-21　骨髓瑞特-吉姆萨染色（×100）

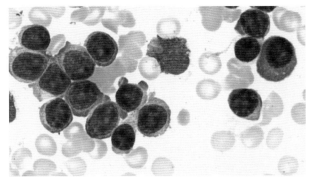
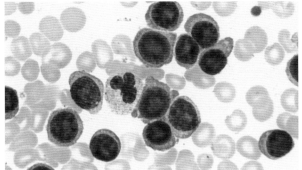
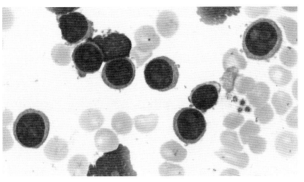

图18-22 骨髓瑞特－吉姆萨染色（×1000）

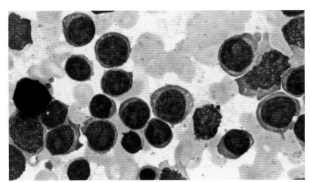
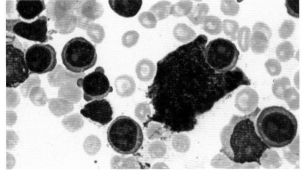

图18-23 骨髓MPO染色（×1000）

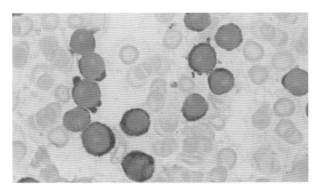
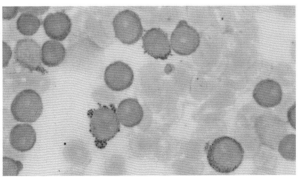

图18-24 骨髓PAS染色（×1000）

三、病例分析

B-PLL是一种罕见急进性成熟B淋巴细胞白血病，主要累及外周血、骨髓和脾脏。临床主要以外周血白细胞计数升高，伴淋巴细胞绝对值升高（>100×10⁹/L），外周血中幼淋巴细胞分类比例必须大于淋巴细胞总数的55%，患者通常表现出发热、体重减轻、出血倾向及早期腹胀，上述症状可能与脾大有关，2/3患者可有脾大，肝也可有侵犯，但发生率低且程度较小，典型PLL淋巴结肿大不明显。

1. 外周血和骨髓细胞形态 外周血中的幼淋巴细胞为核中等大小，特征是有单个较大的显著的核仁，但染色质已经浓缩成块，而非均匀细致的染色质。细胞核通常为圆形，细胞之间差异不明显。细胞质中等量或少量，细胞边界清晰。

骨髓涂片增生明显或极度活跃，其中淋巴细胞代替造血细胞，以幼淋巴细胞为主，细胞形态跟外周血幼淋巴细胞接近，但有些病例也可见幼淋巴细胞胞体较外周血幼淋巴细胞偏小，可能与骨髓增生活跃、细胞密集、相互挤压、胞质分散不充分有关。

骨髓切片活检中，肿瘤细胞分布可见广泛弥漫性、间质性或局灶结节性浸润模式。幼淋巴细胞较一致，胞体中等大，典型的中央核仁。当B-PLL侵犯脾脏时，白髓和红髓均可累及，白髓常极度扩张，呈多结节外观，且相互融合。当侵犯淋巴结时，常为弥漫性或模糊结节状，没有明显的增殖中心。

2. 免疫表型 B-PLL强表达IgM和/或IgD、κ或λ链，主要表达B细胞标志CD19、CD20、CD79a、CD22及FMC7。50%以下患者可有CD5表达。CD23通常不表达，但也可有表达。B-PLL的CD38表达情况不一致。约60%患者可表达ZAP-70蛋白激酶。

3. 细胞遗传学 复杂核型多见，提示克隆性演变和遗传学的不稳定性，白血病细胞可有14q＋、＋12、-6/6q-、-17p13.3相关TP53非激活突变（75%），最常见的核型异常有：13q14（46%）、＋12（21%）、14q32（21%）。另外可见*IGHV4-34*重排。

本例患者的形态特点为胞体中等大小，核圆形、类圆形，染色质粗细不均匀块状，胞质量尚可，淡蓝色，部分可见少许A颗粒，可见一个大而圆的核仁，个别可见两个核仁。MPO阴性，PAS阳性。

虽然B-PLL形态学特征较典型，但其他B淋巴细胞肿瘤形态可能与之相似，需要与套细胞淋巴瘤母细胞型、慢性淋巴细胞白血病/幼淋巴细胞白血病、边缘区淋巴瘤、毛细胞白血病变异型、毛细胞白血病母细胞型、弥漫大B细胞淋巴瘤中的原始样淋巴瘤细胞、急性单核细胞白血病（AML-M5）、纯红白血病（AML-M6）相鉴别。MCL母细胞型淋巴瘤细胞染色质较细致，核仁可见，但MCL常*CyclinD1*阳性，而*SOX11*阴性。AML-M5以原单核细胞增多为主时，可见原单核细胞核仁大，但原单核细胞MPO染色呈弱阳性或阴性，NAE强阳性且被NaF抑制，染色体常与11q23相关。AML-M6原始红细胞胞体更大，胞质丰富呈深度嗜碱性蓝紫色，过氧化物酶阴性，PAS团块状强阳性。DLBCL原始样淋巴瘤细胞形态胞体大小不一，以大细胞为主，染色质粗细不均匀，部分可见核仁，胞质嗜碱性强，部分可见粗细不一的紫红色颗粒和空泡。HCL细胞母细胞化也可见核仁，除表达泛B细胞标志外，还特异性地表达CD103、CD25、CD11c和CD123。90%HCL都与*BRAFV600E*激活突变相关。

因此，完善相关细胞化学染色，结合免疫表型、分子生物学、细胞遗传学及临床病史综合诊断十分必要。

（墙 星 李 佳 田 欣）

第五节　伯基特淋巴瘤

伯基特淋巴瘤（Burkitt lymphoma，BL）是一种侵袭性强、恶性程度极高的B细胞淋巴瘤，主要见于青少年，中位年龄30岁，男性较女性多见。BL可分为3型：地方型/流行性（非洲地区）、散发型及免疫缺陷相关型。地方型BL主要是分布在东非，高发年龄在4～7岁，男性约为女性2倍；散发型BL指在非洲流行地区以外区域，占所有非霍奇金淋巴瘤（NHL）患者的1%～2%；免疫缺陷相关型BL主要集中在获得性免疫缺陷综合征（AIDS）流行地区。

一、病史

患者，男性，64岁。"以全身疼痛伴头痛、血小板低"入院。体格检查：夜间T 38℃，P 114次/分，BP 109/86mmHg。无咳嗽、咳痰，无血尿、血便，口唇黏膜多发血疱。心电图：窦性心动过速。床旁腹部彩超：肝脾肾胰未见明显异常。

二、实验室检查

【血常规】

WBC 4.0×10⁹/L，Hb 148g/L，PLT 12×10⁹/L（↓），NEUT% 57.9%，LY% 36.3%。

【细胞形态学】

1. 外周血涂片　白细胞数可，幼粒细胞可见，血小板少见，成熟红细胞形态正常。可见形态异常淋巴细胞，分类占3%，其胞体中等偏大，胞质深蓝色，含多少不一空泡，核染色质粗颗粒状（图18-25）。

2. 骨髓涂片　有核细胞增生明显活跃（图18-26），粒红系增生减低，以淋巴细胞异常增生为主，占96.5%，其胞体大小不一，胞质量多，呈深蓝色，小空泡易见，呈蜂窝状，胞核呈核圆形或不规形，染色质呈粗颗粒状，核仁可见（图18-27）。全片查见巨核细胞5个，血小板少见。

3. 细胞化学染色　MPO染色：阳性率0（图18-28）。PAS染色：阳性率35%，呈中粗颗粒状阳性（图18-29）。

4. 形态学结论　淋巴细胞异常增生，考虑淋巴细胞肿瘤，分型倾向伯基特淋巴瘤，建议做MICM分型。

【骨髓活检】

1. 结果　骨髓增生极度活跃，粒、红、巨核三系增生减低，原始幼稚样细胞异常增生，呈弥漫性分布，胞体中等大，胞质可见，核染色质细致，核仁可见。免疫组化：CD34⁻、TdT⁻、CD20⁺、PAX5⁺、CD10⁺、BCL-2⁻、BCL-6⁺、CD3⁻、CD5⁻、Ki-67约97%。

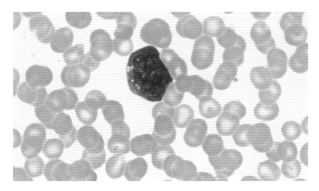
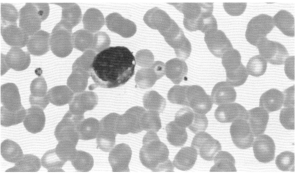

图18-25　外周血瑞特-吉姆萨染色（×1000）

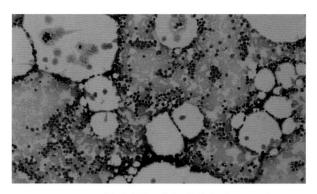

图18-26　骨髓瑞特-吉姆萨染色（×100）

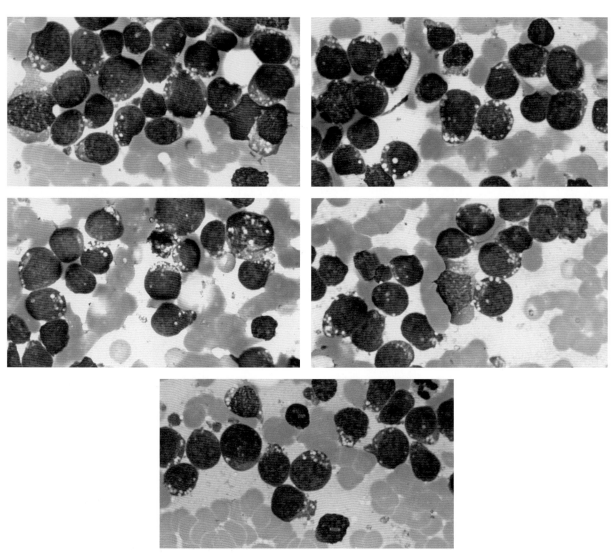

图18-27　骨髓瑞特-吉姆萨染色（×1000）

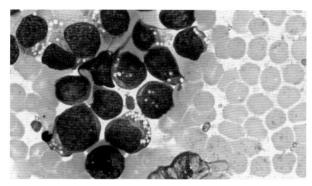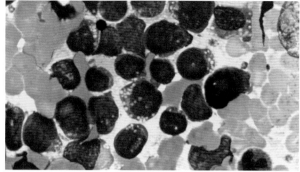

图18-28 骨髓MPO染色（×1000）

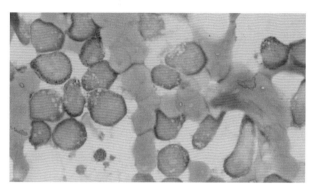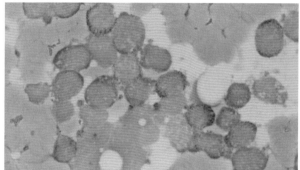

图18-29 外周血PAS染色（×1000）

2. 结论 侵袭性B细胞淋巴瘤，考虑伯基特淋巴瘤，请结合*C-MYC*等基因重排分析。

【流式细胞学】

1. 结果 B淋巴细胞占95.81%，表型CD19$^+$、CD20$^+$、CD79a$^+$、CD22$^+$、CD10$^+$、CD5$^+$、CD3$^-$、CD23$^-$、CD34$^-$、CD138$^-$，为单克隆B淋巴细胞；T淋巴细胞及NK细胞表型正常。

2. 结论 B细胞淋巴瘤，符合Burkitt淋巴瘤表型，请结合形态学、病理CyclinD1及遗传学*IgH-C-myc*分析。

【细胞遗传学】

1. 染色体核型 t（8；14）（q24；q32）[20]。

2. FISH检测 *IgH-C-MYC*基因重排阳性。

【综合诊断】

伯基特淋巴瘤。

三、病例分析

BL是一种高侵袭性急进性淋巴瘤，常见于结外，表现为急性白血病样，易被误诊为急性淋巴细胞白血病，早期症状多与肿瘤细胞快速增生有关。流行性（非洲型）常表现为颌部或面部骨肿瘤，可向结外发展，尤其是骨髓和脑膜，几乎EB病毒都可以阳性；非流行性或美国患者通常表现为腹部肿块，约占65%，常见腹水。结外常见于肾脏、胸腔、骨髓及中枢神经系统等，其中骨髓和中枢神经系统在非流行性BL中最常见。

由于肿瘤细胞增生性高，易在诱导化疗后出现肿瘤溶解综合征，但也可能发生在化疗之前，尤其患者处于肿瘤高负荷状态时。自发肿瘤溶解是预后不良指标。

1. **经典BL的外周血和骨髓细胞形态** BL外周血可见一到多系血细胞降低,当髓外侵犯严重时,白细胞可见增多,BL淋巴瘤细胞比例升高。骨髓:肿瘤细胞呈绝对生长,造血细胞生长受抑,胞体大小不一,胞质多深蓝色,空泡易见,呈蜂窝状,核圆形或不规形,染色质呈粗颗粒状,核仁可见。

2. **淋巴结** 组织结构消失,肿瘤细胞弥漫性浸润生长。低倍镜下出现特征性的"星空"现象,是因为肿瘤细胞凋亡导致许多良性的组织细胞吞噬核碎片。肿瘤细胞胞体中等大,均一性,核圆或椭圆,胞质中等量,常有胞质小空泡。

3. **骨髓切片活检** 肿瘤细胞分布呈弥漫性浸润,异型细胞大小较一致,胞体中等偏大,胞质可见,染色质偏细致,核仁可见。

4. **免疫表型B系标记通常阳性** CD20$^+$、CD79a$^+$、PAX5$^+$、CD19$^+$、sIg$^+$、CD10$^+$、BCL-2$^-$、BCL-6$^+$。另外,TdT$^-$、CD34$^-$排除ALL可能。高增殖性Ki-67$>$95%,CD5$^-$、CD23$^-$、CyclinD1$^-$。

5. **细胞遗传学** 特征性标记为*MYC*原癌基因重排,经典BL为t(8;14)(q24;q32),75%~80%的患者表达。极少量患者可能*MYC*重排阴性时,可见11q异常。变异型t(8;22)(q24;q11)及t(2;8)(p12;q24),其治疗与经典BL相同。

本例患者的细胞形态特点为胞体中等偏大,圆形、类圆形,核染色质粗大颗粒状或细小块状,部分核仁可见,胞质量尚可、深蓝色,可见多少及大小不一的穿凿样或蜂窝样空泡,部分淋巴瘤细胞核也可见空泡改变。MPO染色阴性,PAS染色阳性。

胞质出现空泡现象并不是BL细胞所特有,在其他肿瘤细胞也可出现,常见胞质出现空泡的恶性肿瘤细胞有:B-ALL、AML-M6、AML-M5、BPDCN、DLBCL、横纹肌肉瘤、AML-*CEBPA*双等位基因突变、浆母细胞瘤、Burkitt样淋巴瘤伴11q异常。

B-ALL中原始及幼稚淋巴细胞胞体多大小不一,染色质较BL细胞细致,胞质少、淡蓝色,胞质空泡感较BL细胞少,核染色质基本不见空泡改变。AML-M6中原始及早幼红细胞胞体较BL细胞大,核仁大而清晰,胞质量多、深蓝色,空泡在外沿常见,可见瘤状凸起,PAS染色呈强阳性。AML-M5中原幼单核细胞胞体大,染色质较BL细胞更加细腻,胞质呈灰蓝色,空泡较少,含有细小紫红色颗粒,MPO染色呈阴性/弱阳性,NAE染色呈强阳性且被NaF抑制。BPDCN中肿瘤细胞呈圆形或拖尾状,染色质较粗,胞质空泡呈串珠样改变,患者常有皮损,结合病理及流式细胞术可精确分型。DLBCL/伴*C-MYC*、*BCL-2*,*BCL-6*基因改变的双打击或三打击高级别B细胞淋巴瘤,这类淋巴瘤常胞体大或巨大,核染色质粗,部分核仁可见,胞质多、空泡大小不均一,部分可见细小不一的紫红色颗粒。横纹肌肉瘤细胞其胞体常见中等偏小,圆形、类圆形,少见短梭形,核偏位明显,胞质较少、淡粉红色,胞质空泡大小不一,可见巨大多核肿瘤细胞,PAS染色呈常强阳性,病理免疫组化可具体区别。AML伴*CEBPA*双等位基因突变原始细胞可为原粒细胞或原单核细胞,整体具有粒单原始细胞特点,胞质可见较均一细小空泡,有时可伴随假性Chediak-Higashi颗粒,结合细胞形态及组化染色可加以鉴别。Burkitt样淋巴瘤伴11q异常,[11q(q23.2-23.3)扩增/11q(q24.1-qter)缺失],淋巴瘤细胞形态文献报道可分为4类:①Burkitt样。②DLBCL样。③介于BL/DLBCL。④母细胞样。Burkitt样淋巴瘤细胞跟典型BL细胞相接近,胞体偏大,胞质多深蓝色,胞质及核可见穿凿样或蜂窝样空泡改变,染色体及基因检测可明确诊断。无*C-MYC*基因改变,染色体为11q异常。

胞质含空泡改变的良恶性肿瘤众多,单纯依靠细胞形态学诊断或鉴别难度巨大,需结合细胞化学染色、流式细胞术、遗传学、病理及组化等检测,结合影像学、其他实验室检测及临床表现综合诊断分型。

(墙 星 李 佳 田 欣)

第六节 慢性淋巴细胞白血病/小淋巴细胞淋巴瘤

慢性淋巴细胞白血病/小淋巴细胞淋巴瘤（CLL/SLL）是一种发生在外周血、骨髓、脾和淋巴结的B细胞肿瘤。SLL指具有CLL组织形态和免疫表型，但没有白血病表现的病例。

一、病史

患者，男性，54岁。因"头晕、乏力1个月，发现血常规异常"入院。体格检查：T 36.8℃，P 85次/分，R 21次/分，BP 110/66mmHg。全身浅表淋巴结未触及肿大，眼睑无水肿，巩膜无黄染，咽无出血，双侧扁桃体无肿大，颈软、无抵抗，双肺呼吸音清，未闻及干湿啰音。

二、实验室检查

【血常规】

WBC 153.87×10⁹/L（↑），Hb 44.20g/L（↓），PLT 145×10⁹/L，LY% 95.37%（↑）。

【细胞形态学】

1. 外周血涂片（图18-30） 白细胞明显增多，淋巴细胞比例明显升高，大部分为异常淋巴细胞，染色质不均匀、呈块状，胞质量偏少、边缘不整齐，少部分细胞可见核仁，易见涂抹细胞。

2. 骨髓涂片（图18-31，图18-32） 骨髓增生明显活跃。淋巴细胞占有核细胞96.6%，大部为异常淋巴细胞，染色质不均匀、呈块状，胞质量偏少、边缘不整齐，少部分细胞可见核仁。粒、红两系增生受抑，红细胞大小不等。巨核细胞（2cm×2.5cm）30个，其中颗粒型23个，裸核型7个，血小板少见。涂抹细胞可见，未见寄生虫。

3. 细胞化学染色 异常淋巴细胞PAS染色：（－）60%，（＋）40%（粗颗粒状）（图18-33）。

4. 形态学结论 考虑慢性淋巴细胞白血病，请结合免疫分型检查。

【流式细胞学】

1. 结果 90.90%细胞（占有核细胞，占淋巴细胞96.54%）表达CD5dim、cκdim、κdim、CD20dim、CD19、CD22、cBCL-2、CD200bri、CD180，部分表达CD79b、CD25、CD23、CD11c，不

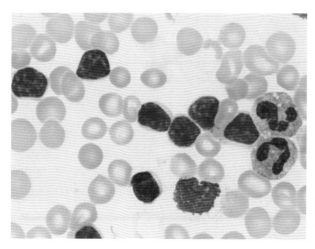
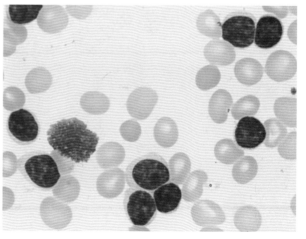

图18-30 外周血瑞特－吉姆萨染色（×1000）

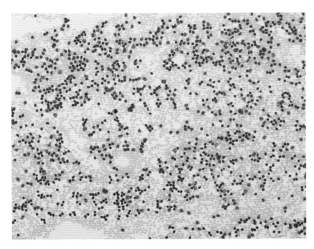

图18-31　骨髓瑞特－吉姆萨染色（×100）

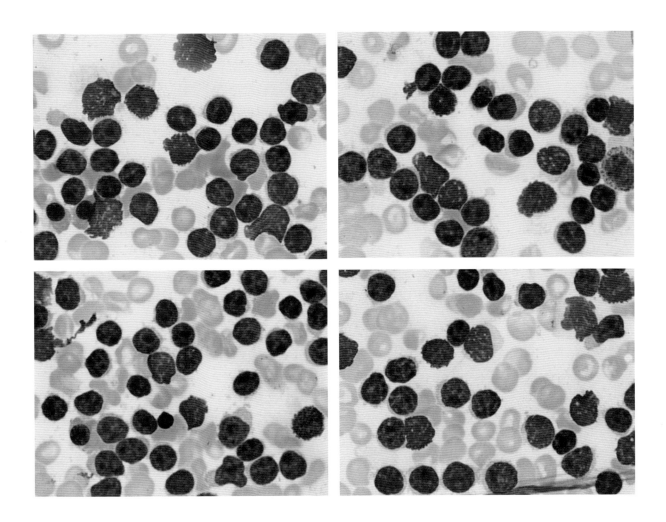

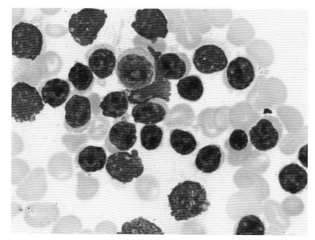
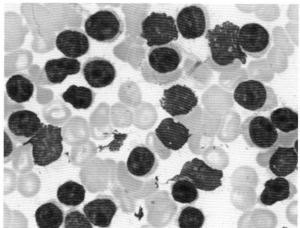
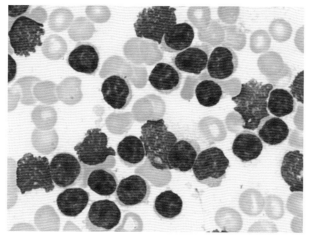

图18-32 骨髓瑞特-吉姆萨染色（×1000）

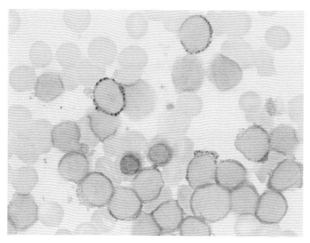
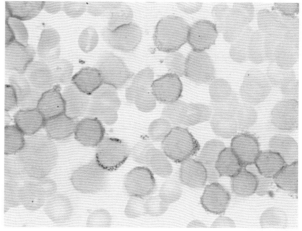

图18-33 骨髓PAS染色（×1000）

表达CD117、CD3、CD4、CD8、CD7、CD56、cλ、CD38、λ、Ki-67、CD10、FMC7、CD103、CD138、TDT、CyclinD1、ZAP70，为恶性单克隆成熟B淋巴细胞，细胞小。

2. 结论　本次检测范围内90.90%细胞（占有核细胞，占淋巴细胞96.54%）为恶性单克隆成熟小B淋巴细胞，考虑为恶性成熟小B细胞淋巴瘤。表型似CLL（评分4～5分），不表达CD38、ZAP70。请结合临床及其他实验室检查。

【细胞遗传学】

染色体核型：46，XY［4］。检测结果提示：可供分析的中期分裂象极少，仅可分析4个核型，均为正常男性核型，在目前检测技术条件下，由于分析的分裂象数过少，不能确定是否存在异常克隆。

【分子生物学】

白血病融合基因筛查阴性；血液肿瘤突变分析：阴性；*IGH*重排克隆性检测结果：*IGH*克隆性重排检测阳性。

【影像学检查】

1. 超声　双侧颈部可见多个低回声，形态规整边界清，右侧较大者约2.4cm×0.6cm，左侧较大者约2.6cm×0.7cm。

2. 彩色多普勒血流图（CDFI）　内见血流信号显示双侧腋窝可见多个低回声，形态规整，边界清，右侧较大者约1.6cm×0.5cm，左侧较大者约1.4cm×0.6cm；内见血流信号显示双侧腹股沟区可见多个低回声，形态规整，边界清，右侧较大者约1.5cm×0.4cm，左侧较大者约0.9cm×0.4cm；内见血流信号显示双侧锁骨上窝未见明显肿大淋巴结回声。

【综合诊断】

慢性淋巴细胞白血病。

三、病例分析

CLL/SLL的肿瘤细胞形态单一，体积小，圆形至轻度不规则，在浸润组织内混有由前淋巴细胞和副免疫母细胞形成的增殖中心。肿瘤细胞通常同时表达CD5和CD23。无骨髓外组织累及时，外周血中必须有≥5×10⁹/L的单克隆淋巴细胞具有CLL表型。国际慢性淋巴白血病工作组对SLL的定义是有淋巴结肿大，没有因CLL/SLL浸润骨髓引起的造血细胞减少和外周血中B细胞＜$5×10^9$/L。

骨髓和外周血常受累。淋巴结、肝脏、脾脏也是典型的浸润部位，其他结外部位也偶尔受累及。极少数CLL/SLL表现为非白血病性组织受累，但随着病情发展通常会浸润骨髓和外周血。

在骨髓和外周血涂片中，CLL是小淋巴细胞，染色质呈块状，胞质少。易见涂抹细胞。前淋巴细胞（细胞较大，核仁较明显）在血涂片中的比例通常＜2%，这些细胞数量的增多意味着疾病的侵袭性也增强。如果幼淋巴细胞≥55%，应诊断为B-PLL。在骨髓中，非典型CLL细胞的核染色质不致密，核形较规则。

流式细胞学检测中，肿瘤细胞表达弱表面IgM/IgD、CD20、CD22、CD5、D19、CD79a、CD23、CD43和CD11C（弱）。在典型CLL中CD10阴性，FMC7和CD79通常阴性或弱阳性。

荧光原位杂交可以检查出约80%病例存在异常核型。12号染色体出现三倍体的情况可见于20%的病例。

本病例中，外周血白细胞数量明显增多，以异常淋巴细胞为主。骨髓淋巴细胞占有核细胞95.8%，大部分为异常淋巴细胞，细胞核染色质不均匀、呈块状，胞质量少、边缘不整齐，个别细胞质中可见空泡及核仁。淋巴细胞PAS染色阳性率为40%，呈粗颗粒状。形态特征明显，符合CLL特征。综合诊断为慢性淋巴细胞白血病。

CLL极少发展为B-PLL。2%～8%的CLL患者发展为弥漫大B细胞淋巴瘤，＜1%的CLL患者发展为经典霍奇金淋巴瘤。在CLL基础上诊断霍奇金淋巴瘤需要在适当背景中有经典的RS细胞。

（周春雨 刘 宇 田 欣）

第七节 弥漫大B细胞淋巴瘤

弥漫大B细胞淋巴瘤（DLBCL）是一类由大B淋巴样细胞构成的肿瘤，呈弥漫性生长模式，肿瘤细胞的胞核相当于、甚至超过正常巨噬细胞的胞核，或为正常淋巴细胞胞核的2倍以上。从形态学、生物学和临床角度进行分析，可以将弥漫大B细胞淋巴瘤分成形态学变异型、分子和免疫表型的亚型和特殊疾病类型。

一、病史

患者，女性，63岁。以"三系减低伴间断发热1月余"入院。体格检查：T 37.6℃，P 76次/分，R 20次分，BP 98/58mmHg。皮肤、巩膜黄染，前胸可见散在出血点。右侧腋窝淋巴结可触及肿大。肝下缘超过肋下2指，脾脏超过肋下3指。口唇无发绀，牙龈无肿胀、溢脓及出血，口腔黏膜光滑，无溃疡及出血，咽无出血，双侧扁桃体无肿大。

二、实验室检查

【血常规】

WBC $2.77×10^9/L$（↓），Hb 64g/L（↓），PLT $13×10^9/L$（↓），CRP 48.72mg/L（↑）。

【细胞形态学】

1. 外周血涂片（图18-34） 白细胞减少，异常细胞占8.5%。细胞胞体大，呈圆形、椭圆形或不规则形；细胞核呈圆形、椭圆形或不规则形；染色质略粗糙、致密，部分细胞可见核仁；胞质量偏少或丰富呈灰蓝色，少部分细胞质中可见空泡或胞质拖尾；双核、多核细胞及分裂象可见。红细胞大小不等，分类100个有核细胞可见有核红细胞3个。血小板少见。

2. 骨髓涂片（图18-35，图18-36） 骨髓增生明显活跃。异常细胞占有核细胞84.2%，其胞体大小不均，部分细胞胞体大，呈圆形、椭圆形或不规则形；细胞核呈圆形、椭圆形或不规则形，染色质略粗糙、致密，部分细胞可见核仁；胞质量偏少或丰富呈灰蓝色，少部分细胞质中可见空泡或胞质拖尾；

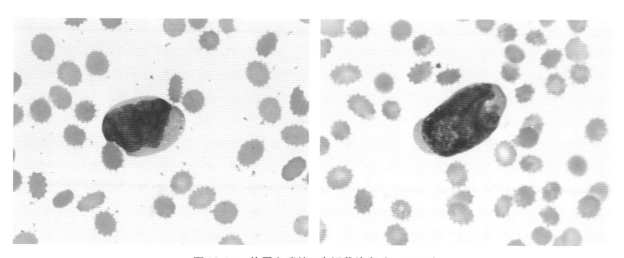

图18-34 外周血瑞特-吉姆萨染色（×1000）

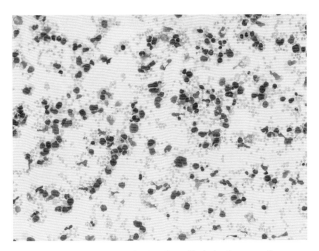

图 18-35　骨髓瑞特－吉姆萨染色（×100）

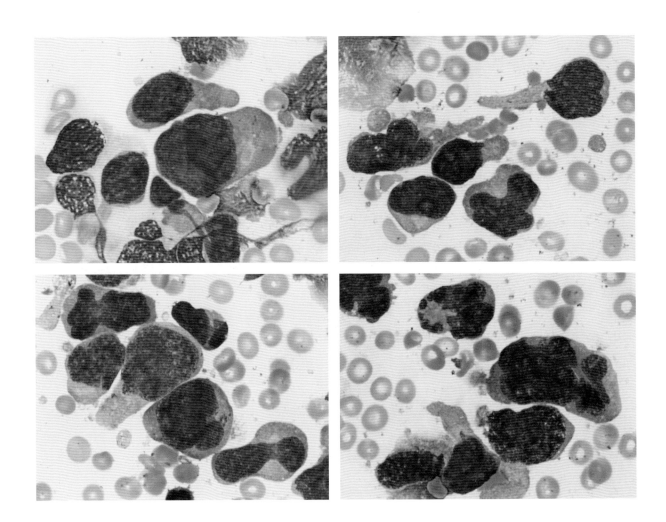

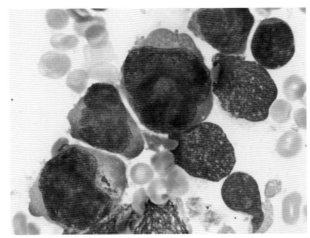
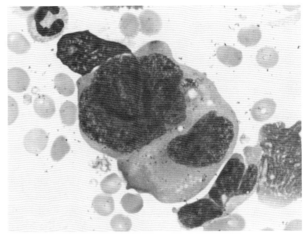
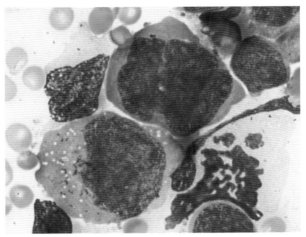

图18-36 骨髓瑞特-吉姆萨染色（×1000）

双核、多核细胞及分裂象可见。粒、红两系增生受抑制。淋巴细胞占有核细胞6%，部分淋巴细胞胞质中颗粒多。巨核细胞（2cm×2.5cm）未见，血小板少见。细胞裸核易见，巨噬细胞可见，未见寄生虫。

3. 细胞化学染色 异常细胞MPO染色：（－）100%（图18-37）。异常细胞PAS染色：（－）86%，（＋）14%（粗颗粒状）（图18-38）。异常细胞酯酶双染色：（－）100%（图18-39）。

4. 形态学结论 考虑淋巴瘤，请结合临床及其他检查。

【流式细胞学】

1. 结果 61.80%细胞（占有核细胞）表达CD5dim、cκ、CD19bri、CD20、CD38、κ、CD43、CD79b、CD200、cBCL-2、CD24，部分表达Ki-67（26.6%）、CD10，不表达CD117、CD56、CD4、CD8、CD3、CD7、CD2、cλ、λ、CD11c、CD123、C23、CD103、CD25、CD49d、CyclinD1、CD138、FMC7，为恶性单克隆成熟B细胞，细胞大。其他成熟淋巴细胞占有核细胞10.64%，未见明显异常细胞。未见明显非造血细胞。

2. 结论 本次检测范围内，61.80%细胞（占有核细胞）为恶性单克隆成熟细胞，考虑为恶性成熟B细胞淋巴瘤，表型似DLBCL。请结合临床及其他实验室检查。

【细胞遗传学】

1. 染色体核型

81＜4n＞，XXX，X，add（1）（p13），del（1）（p13），2，＋3，4，6，6，7，＋8，add（8）（p21），add（8）（p21），9，add（9）（p22），add（10）（p13），add（10）（p11.2），11，del（11）（q14），12，

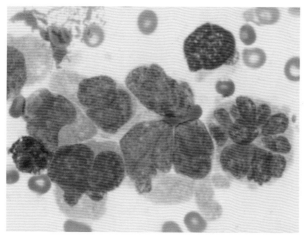
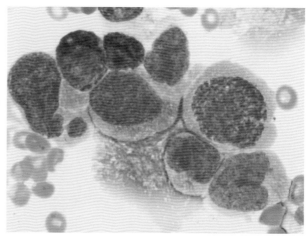

图18-37　骨髓MPO染色（×1000）

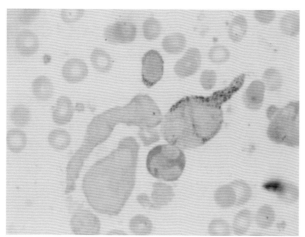
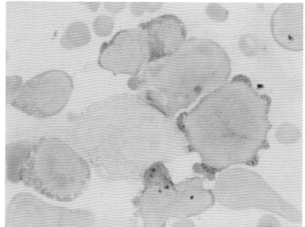

图18-38　骨髓PAS染色（×1000）

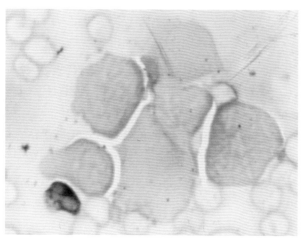
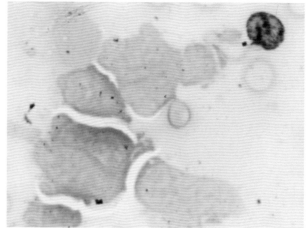

图18-39　骨髓酯酶双染色（×1000）

add（12）（q15），14，add（14）（p11.2），add（15）（q22），＋add（16）（q24），17，17，i（17）（q10），18，18，i（18）（q10），19，19，add（20）（q13.3），21，22，＋mar1，＋mar2，＋mar3［cp8］/

79＜4n＞，XX，X，X，add（1）（p13），del（1）（p13），＋3，4，6，7，8，add（8）（p21），add（8）（p21），9，9，10，add（10）（p13），add（10）（p11.2），11，12，13，add（14）（p11.2），15，add（15）（p11.2），＋16，17，18，19，19，add（20）（q13.3），22，22，＋mar1，＋mar2，＋mar3，＋mar4［1］/

80＜4n＞，XX，X，X，add（1）（p13），del（1）（p13），2，＋3，4，5，6，7，7，add（8）（p21），add（8）（p21），9，add（9）（p22），add（10）（p13），add（10）（p11.2），11，11，12，add（12）（q15），13，14，15，add（15）（p11.2），＋16，17，17，18，19，20，add（20）（q13.3），＋21，＋mar1，＋mar2，＋mar3，＋mar4，＋mar5［1］/

83＜4n＞，XX，X，X，add（1）（p13），del（1）（p13），2，＋3，4，6，7，＋8，add（8）（p21），add（8）（p21），9，add（9）（p22），add（10）（p13），add（10）（p11.2），11，12，del（14）（q24），add（15）（p11.2），＋16，17，18，18，19，19，20，add（20）（q13.3），＋mar1，＋mar2，＋mar3［1］。

分析11个核型，均为复杂异常近四倍体核型。克隆性染色体数目79～83条，异常累及X、2、3、4、6、7、9、11、12、14、17、19、21、22号染色体，结构异常累及1号染色体短臂附加异常，同源1号染色体短臂部分缺失，8、9、10及14号染色体短臂附加异常，11号染色体长臂部分缺失，12、15及20号染色体长臂附加异常，额外增加1条长臂附加异常的16号染色体，等臂17号染色体，等臂18号染色体，标记染色体。

2. FISH　①所分析的500个间期核中，*BCL-2*基因8个信号间期核440个，占88%，提示*BCL-2*基因扩增；正常信号间期核60个，占12%。②所分析的500个间期核中，*MYC*基因5～6个信号间期核450个，占90%，其中以5个信号为主，提示*MYC*基因扩增；正常信号间期核50个，占10%。结合FISH*BCL-2*基因扩增的结果，提示为双打击淋巴瘤可能性大。③所分析的500个间期核中，*TP53*基因2个信号、*CEP17* 3个信号间期核450个，占90%；正常信号间期核50个，占10%。

【分子生物学】

融合基因：阴性。突变基因：*CD79B*、*TP53*、*MYD88*阳性。

*CD79B*体细胞突变主要见于DLBCL，其中多见于ABC型DLBCL，突变导致BCR信号通路持续活化，BCR信号通路抑制剂治疗可能有效。

*MYD88*突变见于约90%的LPL，此外也见于IgM型意义未明单克隆丙种球蛋白血症（monoclonal gammopathy of undetermined significance，MGUS）、ABC型DLBCL、黏膜相关淋巴组织淋巴瘤和CLL。

【影像学检查】

胸部CT平扫：双侧腋窝见数个淋巴结，较大者短径约10 mm，纵隔、肺门未见肿大淋巴结。肝周、脾周见液性密度。

【综合诊断】

弥漫大B细胞淋巴瘤。

三、病例分析

DLBCL是一类由大B淋巴样细胞构成的肿瘤，呈弥漫性生长模式。DLBCL-NOS占西方国家成人非霍奇金淋巴瘤的25%～30%，部分发展中国家发病率更高。好发于老年人，中位年龄为70岁，也可见于儿童和青年，男性略高于女性。病因仍不清楚，通常为原发（又称初发），但也可以是低度侵袭性淋巴瘤的进展期或转化期（继发性）。潜伏免疫缺陷是一个重要的危险因素。患者常表现为单个、多个淋巴结迅速肿大，或者是结外部位出现迅速增大的瘤块，约半数患者处于临床期或Ⅱ期，大部分没有明显临床症状，而且症状的出现取决于肿瘤的累及部位。

淋巴结病变表现为大淋巴细胞弥漫性增生，DLBCL的细胞形态多样，可以划分为普通型和罕见的形态学变异型：①中心母细胞变异型。是最常见的一种变异型，中心母细胞为胞体中等至大的淋巴细胞，核呈圆形、椭圆形或空泡样，染色质较细，有2～4个靠近核膜的核仁，胞质通常较少，双嗜性到嗜碱性。②免疫母细胞变异型。90%以上的细胞为免疫母细胞，肿瘤细胞核仁居中，胞质丰富，嗜碱性，有时还可见到浆样分化的免疫母细胞。③间变型。特征是细胞胞体中等偏大，呈圆形、椭圆形或多角形，核形奇异。④不规则罕见的形态学变异型。少数DLBCL-NOS可有黏液样基质或纤维基质，少数病例可形成假菊形团结构，有时肿瘤细胞还可表现为梭形或印戒细胞特征，胞质颗粒、放射状微绒毛和细胞间连接同样也可以见到。

在免疫表型上，肿瘤细胞表达广泛的B细胞抗原标志物CD19、CD20、CD22和CD79a，但也可以丢失其中一种或多种抗原。50%～70%的病例表达免疫球蛋白表面和/或胞质抗原（IgM＞IgG＞IgA）可以表达CD30，尤其见于间变型亚型的病例。10%的DLBCL可以表达CD5。

异常体细胞超突变以多个遗传位点为靶向，包括*PIMI*基因、*MYC*基因、*RhoH/TTF*（*AR-HH*）基因和*PAX5*基因，50%以上的DLBCL可以检测到上述基因。

30%以上的病例出现包括*BCL-6*基因在内的37区域异常，这是DLBCL中最为常见的一种染色体异位，10%以上的病例可出现*MYC*基因的重排。

伴有骨髓累及的病例预后很差。生存率差与骨髓同时累及相关，与国际预后指数（international prognostic index，IPI）高低无关。

（周春雨 伍 平 田 欣）

第八节 滤泡性淋巴瘤

滤泡性淋巴瘤（follicular lymphoma，FL）是滤泡中心（生发中心）B细胞（典型的包括中心细胞和中心母细胞大转化细胞）发生的肿瘤，通常至少在局部有滤泡样结构。主要发生在成年人，累及淋巴结、脾、骨髓、外周血和韦氏环。

一、病史

患者，男性，45岁。无明显诱因出现胸闷、憋气、淋巴结肿大，进行性加重，就诊于急诊。体格检查：T 36.7℃，P 96次/分，R 21次/分，BP 110/80mmHg。皮肤、巩膜无黄染。颈部、腋窝、双侧腹股沟均可触及肿大淋巴结，以右颈部为著，大者约枣样大小。双肺呼吸音清，未闻及干湿啰音。肝、脾肋下未触及。

二、实验室检查

【血常规】

WBC 133.23×10^9^/L（↑），Hb 117.5g/L（↓），PLT 112×10^9^/L（↓）。

【细胞形态学】

1. 外周血涂片（图18-40） 白细胞明显增多，以淋巴细胞为主，约80%淋巴细胞为异常淋巴细胞：偏幼稚，染色质略细致，大部分细胞核裂明显，少部分细胞核仁隐约可见，胞质量极少。涂抹细胞易见。

2. 骨髓涂片（图18-41，图18-42） 骨髓增生明显活跃。淋巴细胞占有核细胞73.6%，其中约90%

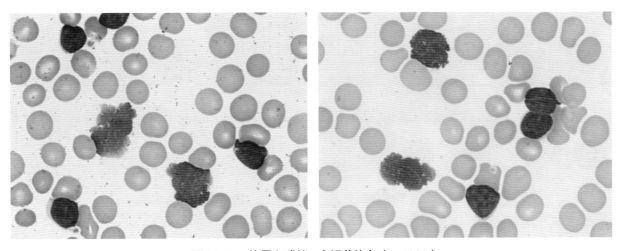

图18-40 外周血瑞特-吉姆萨染色（×1000）

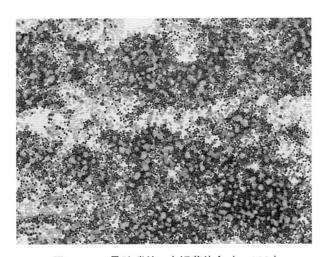

图18-41 骨髓瑞特-吉姆萨染色（×100）

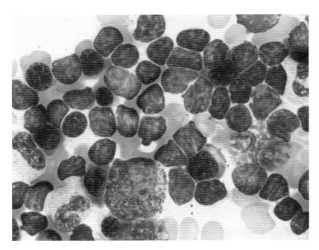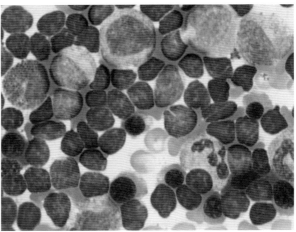

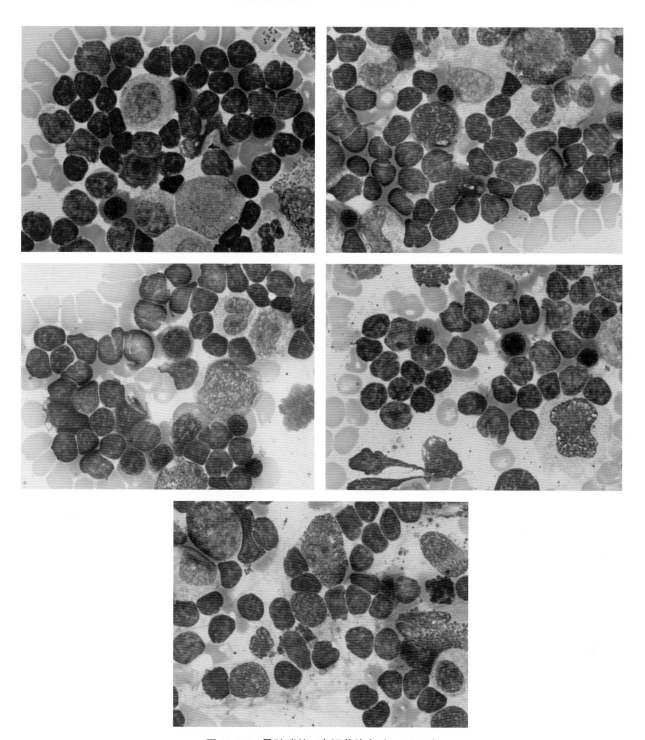

图18-42　骨髓瑞特－吉姆萨染色（×1000）

为异常淋巴细胞。异常淋巴细胞偏幼稚，染色质略细致，大部分细胞核裂明显，少部分细胞核仁隐约可见，胞质量极少。粒系占有核细胞16.6%，早幼粒细胞及以下阶段可见，晚幼粒、杆状、分叶核细胞比例降低，分裂象可见，部分细胞可见轻度类巨变或类巨变，嗜酸性粒细胞可见。红系占有核细胞9.8%，中、晚幼红细胞可见，晚幼红细胞比例降低，核分裂象可见，偶见核畸形，红细胞大小不等，嗜多色红细胞可见。巨核细胞（2cm×1cm）见138个，其中颗粒型107个，产板型22个，裸核型9个，血小板小簇可见，形态未见明显异常。未见寄生虫。

　　3. 细胞化学染色　异常淋巴细胞PAS染色：（－）100%（图18-43）。

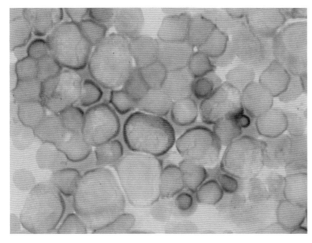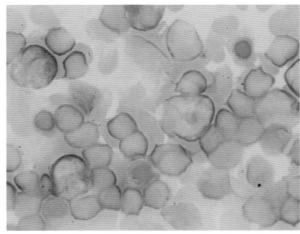

图18-43 骨髓PAS染色（×1000）

4. 形态学结论 考虑淋巴瘤/白血病，请结合免疫分型检查。

【流式细胞学】

1. 结果 72.04%细胞（占有核细胞）表达CD19、CD20、cκ、κdim、CD79b bri、cBCL-2、CD180，部分表达CD23、CD10、CD200、FMC7、不表达CD5、CD56、CD4、CD8、CD3、CD7、cλ、CD38、TDT、CD34、CD123、λ、CD11c、Ki-67、CD103、CD25，为恶性单克隆成熟B细胞，细胞小。

2. 结论 本次检测范围内72.04%细胞（占有核细胞）为恶性单克隆成熟B细胞，细胞小。考虑为恶性成熟小B细胞淋巴瘤，滤泡淋巴瘤可能性大。请结合临床及其他实验室检查。

【细胞遗传学】

1. 染色体核型 46，XY［20］。检测结果：分析20个核型，均为正常男性核型，在目前检测技术条件下，未见异常克隆。

2. FISH 综合分析各探针结果如下。①*IGH*基因分离信号间期核占41%，*IGH-BCL-2*融合基因阳性间期核占40%，提示*IGH*基因与*BCL-2*基因发生相互易位；其余探针未见异常。②未见*MYC*基因异常。

【分子生物学】

白血病融合基因筛查阴性；血液肿瘤突变分析：*KMT2D*、*CREBBP*、*BCL-2*阳性；*IGH*重排克隆性检测结果：患者标本中*IGH*克隆性重排检测阳性。

1. *KMT2D*体细胞突变主要见于FL、DLBCL和MCL少数见于ALL。

2. *CREBBP*体细胞突变主要见于ALL、FL和DLBCL。

3. *BCL-2*体细胞突变常见于FL、DLBCL（GCB）等较成熟阶段的淋巴瘤，在侵袭性淋巴瘤中少见。

【影像学检查】

PET/CT：双侧颈部、腋窝、双肺门、血管前间隙、气管隆突下、腹腔内肝门部、腹膜后辅助动脉两侧、双侧盆壁以及双侧腹股沟部位可见多发、大小不等、代谢异常升高淋巴结，以双侧颈部、腋窝、腹股沟淋巴结为著；肝、脾明显增大，形态失常，代谢弥漫性升高。

【综合诊断】

滤泡性淋巴瘤1～2级。

三、病例分析

FL是滤泡中心（生发中心）B细胞（典型的包括中心细胞和中心母细胞大转化细胞）发生的肿瘤。

主要发生在成人，中位年龄60岁，20岁以下罕见。

FL由两种典型的见于正常生发中心的B细胞组成，一种为体积小到中等大的细胞，具有角状、拉长的、扭曲或有裂沟的细胞核，核仁不明显，胞质少而淡染，称为中心细胞。另一种大细胞，通常呈圆形或卵圆形，偶呈凹形或多叶状的细胞核，染色质呈空泡状，有1～3个位于核周的核仁，胞质少，称为中心母细胞。典型的情况下，其大小通常至少为淋巴细胞的3倍，但是在一些病例中要小些。大多数病例中心细胞占多数，也常有中心母细胞存在，但通常数量较少。因此，大多数病例呈现出细胞较单一的图像，这与反应性的滤泡不同。中心母细胞的数量在不同的病例中有所不同，这也是分级的基础。在一些病例中，肿瘤性中心母细胞可类似于大的中心细胞，具有不规则或分叶状的核，少数病例中的中心母细胞可表现为淋巴母细胞样的外观，核染色质非常稀疏。

大约10%FL可出现散在分布的边缘区或单核细胞样B细胞，典型部位在肿瘤性滤泡周边，这些细胞是肿瘤性克隆的一部分，可有显著的浆细胞样分化，也可出现印戒细胞。

在免疫表型方面，肿瘤细胞通常为SIg$^+$（IgM$^{+/-}$、IgD、IgG或偶有IgA），表达B细胞相关抗原（CD19、CD20、CD22、CD79a），且BCL-2$^+$、BCL-6$^+$、CD10$^+$、CD5$^-$和CD43$^-$。

FL通常存在遗传学特征：t（14；18）（q32；q21）易位和*BCL-2*基因重排。

本病例骨髓及外周血中淋巴细胞计数明显升高，大部分淋巴细胞形态异常。肿瘤细胞形态偏幼稚，且核裂明显，为FL的典型特征。

FL预后与诊断时疾病的程度密切相关，组织学分级与FL的预后有关，1～2级表现为惰性。大细胞或3级FL具有更加侵袭性的临床过程。25%～35%的FL会转化或进展为高级别淋巴瘤，通常为DLBCL，但偶尔也可类似为BL或表现介于BL和DLBCL之间的特征。如果FL中出现了大部分或完全由母细胞组成的弥漫区域，不论其范围大小，此区域都应诊断为DLBCL。

（周春雨　伍　平　田　欣）

第九节　肝脾T细胞淋巴瘤

肝脾T细胞淋巴瘤（hepatosplenic T-cell lymphoma，HSTL）是一种罕见的、高度侵袭性的外周T细胞淋巴瘤，约占外周T细胞和自然杀伤/T细胞淋巴瘤的1.4%。这种肿瘤源于细胞毒性T细胞的增生，大多数病例携带TCRγδ，少数病例显示TCRαβ表达。克罗恩病与免疫抑制性疾病有关者约占20%。临床上，患者通常表现为B症状和脾大，贫血和血小板减少是HSTL患者最常见的实验室异常。

一、病史

患者，男性，32岁。1个多月前无明显诱因出现乏力，伴腹胀，无畏寒发热，无心悸，无尿频、尿急、尿痛，无肉眼血尿。体格检查：神志清楚，贫血貌。四肢皮肤无瘀斑及瘀点。浅表淋巴结未及肿大。胸骨无压痛。咽充血。两肺呼吸音粗，未闻及干湿啰音。HR 92次/分，律齐，未闻及杂音。腹软，无压痛及反跳痛，肝肋下3指，质地中等，脾脐下2指，质地硬，移动性浊音阴性。双肾无叩痛。双下肢轻度水肿。神经系统检查阴性。

二、实验室检查

【血常规】

WBC 3.32×10^9/L（↓），NEUT 2.17×10^9/L，NEUT% 65.3%，LY 0.58×10^9/L，LY% 16.6%（↓），RBC 2.31×10^{12}/L（↓），Hb 69g/L（↓），PLT 57×10^9/L（↓）。

【细胞形态学】

1. 外周血涂片 白细胞减少，红细胞中间淡染区扩大，血小板少见。

2. 骨髓涂片（图18-44，图18-45） 一类异常细胞比例升高占21%，此类细胞胞体增大，胞质丰富，嗜碱性强，部分胞质内有空泡，胞核不规则，核染色质块状凝集，部分可见大核仁，可见少量异常细胞吞噬血细胞。

【病理组织活检】

1. 骨髓活检 符合T细胞性非霍奇金淋巴瘤累及骨髓改变（图18-46）。特殊检查：CD2+、CD3+、CD45（LCA）+、CD20−、CD56−、EBER−、Ki-67+（部分）、TIA-1−（图18-47）。

2. 脾脏活检 HSTL累及脾脏（图18-48）。

【流式细胞术】

1. 结果 骨髓有核细胞在CD45-SSC散点图中，粒细胞群（R1）占56.06%，CD16/CD11b表达曲线提示粒系各阶段细胞比例大致正常；淋巴细胞群（R2）占2.03%，以T细胞为主；细胞群（R3）占10.68%，FSC信号和SSC信号均强于正常淋巴细胞，主要表达CD38、CD2、CD3、CD7、TCRγδ、CD45RA、CD158a、CD158b，不表达CD4、CD8、CD5；有核红细胞群（R4）占17.56%。

2. 结论 骨髓中可见异常表型的T淋巴细胞（约占11%），表现为CD4、CD8均阴性，CD5丢失，结合临床考虑成熟T细胞肿瘤（TCRγδ型）。

【细胞遗传学】

1. 染色体核型 46，XY［20］。

2. FISH BCL-2重排18q21扩增5%，BCL-6基因（3号易位断裂）扩增40%，C-MYC扩增80%，P53基因（17p13.1）阴性。

【其他实验室检查】

生化检查：GPT 49U/L，GOT 25.3U/L，GGT 181.5U/L（↑），LDH 324.8U/L（↑），DBil 9.3 μmol/L（↑），IBtl 12.53 μmol/L，TP 60.2g/L（↓），Alb 35.5g/L（↓），ADA 25.6U/L（↑）。

【影像学检查】

1. 超声［肝胆胰脾，腹膜后（腹主动脉旁）］ 肝大，脾大，腹主动脉旁未见明显肿大淋巴结。

2. CT（下腹部增强） 肝脾增大，以脾脏较明显，包膜完整，肝左外叶见一小囊性灶，余肝脾实质密度均匀，动脉期未见明显异常强化灶，平衡期呈均质强化，脾静脉增粗迂曲。余无特殊。

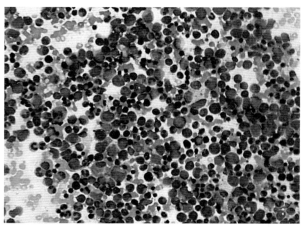

图18-44 骨髓瑞特−吉姆萨染色（×400）

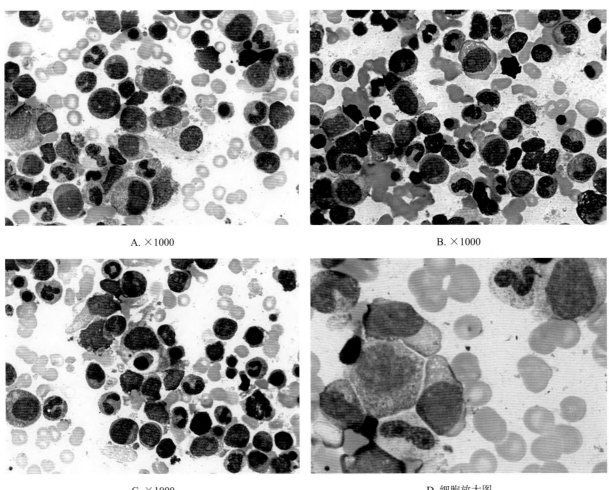

A. ×1000

B. ×1000

C. ×1000

D. 细胞放大图

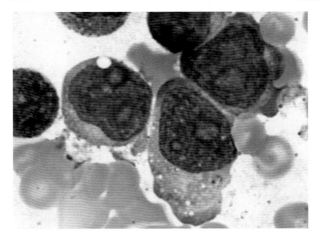

E. 细胞放大图

图18-45 骨髓瑞特-吉姆萨染色

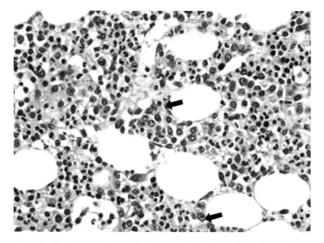

图18-46 骨髓HE染色（×400），HSTL细胞窦内浸润

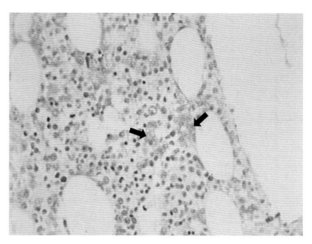

图18-47 CD3 IHC染色（×400）

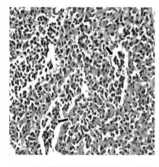

A. HSTL浸润脾脏红髓窦HE染色
（×400）

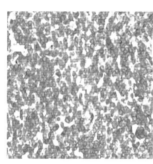

B. CD3 IHC（×400）

C. CD4 IHC（×400）

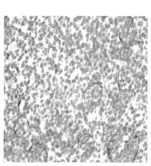

D. CD8 IHC（×400）

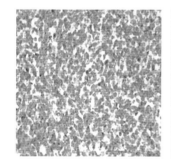

E. TIA-1 IHC（×400）

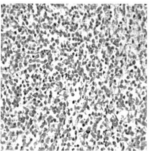

F. EBER CISH（×400）

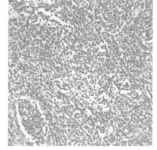

G. granzyme B IHC（×200）

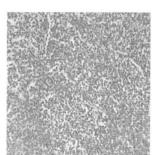

H. Perforin IHC（×200）

图18-48 脾脏活检

3. PET/CT

（1）巨脾伴氟代脱氧葡萄糖（FDG）代谢弥漫性异常升高，扫描区内骨骼髓质腔FDG代谢异常升高，结合临床，首先考虑血液细胞疾病（淋巴瘤可能），伴脾脏及骨髓浸润，建议结合骨髓活检病理；肝脏增大，FDG代谢弥漫性升高，建议密切随访；双侧颈部、颌下及锁骨区多发小淋巴结影，未见FDG代谢升高，建议密切随访；余全身（包括脑）未见FDG代谢明显升高灶（图18-49）。

（2）双侧上颌窦慢性炎症、右侧伴钙化，右肺尖钙化灶，双肺散在纤维增殖灶，双侧后胸膜稍增厚，盆腔积液，$L_2 \sim L_3$椎体许莫氏结节。

【综合诊断】

肝脾T细胞淋巴瘤（TCRγδ型）。

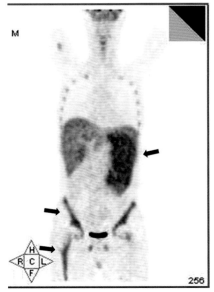

A. PET 示脾大，脾和骨骼髓质腔摄取高 FDG（箭头：脾、左股骨和骨盆）　　B. PET 示脾大，脾和骨骼髓质腔摄取高 FDG（箭头：脾、骶骨和胸骨）

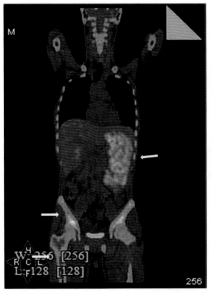

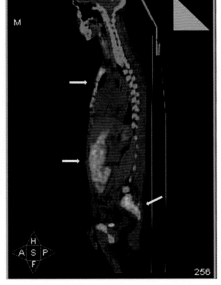

C. PET/CT 示脾大，脾和骨骼髓质腔摄取高 FDG（箭头：脾、左股骨和骨盆）　　D. PET/CT 示脾大，脾和骨骼髓质腔高摄取 FDG（箭头：脾、骶骨和肠胃）

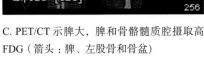

图 18-49　PET/CT

三、病例分析

HSTL 是外周 T 细胞淋巴瘤的一种罕见亚型，Farcet 于 1990 年首次将它描述为一种独特的临床病理实体，1994 年修订的欧美淋巴瘤（REAL）分类法及随后的世界卫生组织分类法均已确认。这种恶性肿瘤的发病高峰是年轻男性，平均年龄为 34 岁，男女比例为 9∶1。根据 TCR 不同，HSTL 可分为 αβ 和 γδT 细胞淋巴瘤两种亚型，其中后者占绝大多数，两者临床表现病理特点和遗传学特征等均相似，因此，已将它们都归类为 HSTL。

1. 临床表现　　由于肿瘤细胞主要分布于界外，尤其是肝、脾及骨髓的窦内浸润，因此，常出现肝脾增大、外周血细胞减少等症状。HSTL患者通常首要表现为发热、疲劳和体重减轻等B类症状，脾大是几乎所有患者中观察到的最一致的体格检查结果，在40%～88%的患者中可发现肝大，淋巴结病变较少见。

2. 发病机制　HSTL的病因及发病机制尚不明确，长期的免疫抑制和持久的抗原刺激可能是最危险的因素。大部分HSTL发生于以下情况：实体器官移植后给予免疫抑制治疗多为环孢素和/或硫唑嘌呤，自身免疫性疾病如炎症性肠病（多为克罗恩病）、类风湿关节、牛皮癣等使用肿瘤坏死因子α抑制剂联合硫嘌呤类药物进行免疫抑制治疗。据文献报道，接受硫嘌呤类似物治疗（至少1年）的炎症性肠病患者发生淋巴瘤的风险是正常人的近6倍，单独应用肿瘤坏死因子抑制治疗似乎并没有增加继发HSTL的风险，另外，感染疟原虫可引起长期的抗原刺激，亦可诱发HSTL。EB病毒的作用并不完全清楚，可能是通过提供长期持续的抗原刺激使γδT瘤细胞持续活化从而产生影响，但EB病毒更常见于B细胞淋巴瘤增殖性疾病，仅能在极少数突变的γδT细胞中找到。

3. 病理特点　肿瘤淋巴细胞在脾脏的弥漫性浸润是HSTL的典型病理特征。在组织学上，恶性细胞累及并扩张脾脏红髓的窦腔，白髓通常萎缩或消失。虽然镜下组织病理学观察，HSTL有细胞形态单一、细胞核中等大小、胞质边缘苍白、核染色质松散浓缩、带有不明显核仁等形态学改变，但HSTL的诊断仍然是一个巨大的挑战。脾切除术不是常规的初步诊断方法，外周淋巴结很少肿大，这些限制使得获得合格的病理标本变得困难。值得注意的是，2/3的患者在诊断时发现骨髓受累，这可以被认为是一种持续的特征性表现，这是一种简单可行的获取活检样本的方法。

4. 免疫表型特点　骨髓流式细胞免疫分型通常为CD2$^+$、CD3$^+$、CD4$^-$、CD5$^-$、CD8$^-$、CD7$^+$、CD16$^+$、CD56$^+$、极少数CD8$^+$，亦可见CD3$^-$、CD5$^+$、CD7$^-$，也常见CD11b、CD11c、CD38、CD43表达，B细胞标志物通常为阴性。常表达T细胞质内抗原（TIA-1），不表达细胞毒性分子颗粒B、穿孔素、Fas配体等。绝大多数表达TCRγδ，少数表达TCRαβ。

5. 染色体及分子生物学改变　主要和常见的染色体异常是i7q，其次是＋8、-Y、-21及11q14、t（7；14）（q34；q13）、del2q23；delq37等。i7q染色体突变的结果是一个TCRγ等位基因缺失，而一个TCRβ等位基因复制。与其他T细胞淋巴瘤不同的是，HSTL还有独特的分子生物学特征：NK细胞相关的分子、致癌基因*FOS*和*VAV3*、与细胞运输相关的鞘氨醇磷酸酶受体5、酪氨酸激酶SYK等高表达，以及抑癌基因*AIM1*的表达，这些改变可在7号染色体上找到，可能受染色体臂的缺失或复制的影响，γδ类型的病例一般有*TRG*重排和*TRD*双等位基因重排，*TRB*重排一般出现在αβ类型病例中。

肝脾T细胞淋巴瘤临床罕见，疾病进展快，常规化疗效果差，病死率高，需提高对该病的认识，尽早诊断，尽早治疗。

（冯 一　茹进伟　墙　星）

第十节　淋巴浆细胞淋巴瘤

淋巴浆细胞淋巴瘤（lymphopalsmacytoid lymphoma，LPL）是一种浆细胞样淋巴细胞增殖性疾病，典型者由成熟小B淋巴细胞、浆细胞样淋巴细胞和浆细胞浸润为主，常累及骨髓、淋巴结和脾脏，并伴有单克隆免疫球蛋白IgM水平升高。

一、病史

患者，男性，61岁。因"乏力2月余"入院。体格检查：神志清楚，贫血貌，无皮肤黏膜皮疹、黄染，双侧颈部及腹股沟可触及肿大淋巴结，大如鹌鹑蛋，质韧，无压痛，胸骨无压痛，双肺听诊呼吸音粗，未及广泛干湿啰音，律齐。各瓣膜听诊区未闻及明显病理性杂音。肝脾肋下未及，腹平软，无压痛、反跳痛。双下肢无水肿。神经系统检查未见明显异常。

二、实验室检查

【血常规】

WBC 149.83×10^9/L（↑），NEUT% 3%（↓），LY% 89%（↑），RBC 2.13×10^{12}/L（↓），Hb 59g/L（↓），PLT 100×10^9/L。

【细胞形态学】

1. 外周血涂片（图18-50） 以成熟淋巴细胞为主，可见少量浆细胞样淋巴细胞。

2. 骨髓涂片（图18-51） 骨髓小粒可见，取材制片染色佳，有核细胞量稍增多。粒红两系增生均受抑，巨核细胞全片共计数3个颗粒型巨核细胞，成簇血小板少见。淋巴细胞系统显著增生，以成熟淋巴细胞增生为主，占83%，该类细胞大小在10～18μm，胞质量少，淡蓝色，偶有少许紫红色颗粒，个别细胞质有伪足，多数细胞核较规则。可见少量浆细胞样淋巴细胞，偶见浆细胞。

3. 细胞化学染色 PAS染色：颗粒状阳性（图18-52）。

4. 形态学结论 考虑淋巴细胞增殖性疾病，请结合流式免疫标记及*MYD88*基因*L265P*等检查。

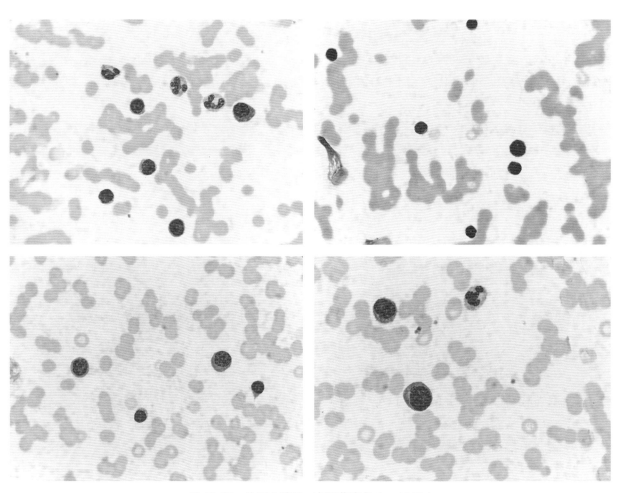

图18-50　外周血瑞特-吉姆萨染色（×1000）

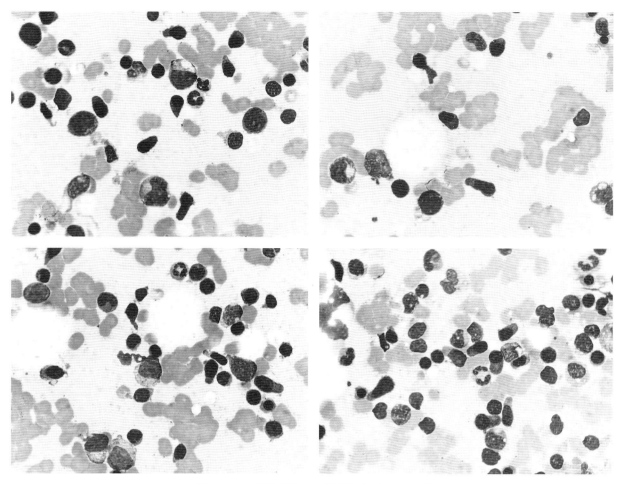

图18-51 骨髓瑞特-吉姆萨染色（×1000）

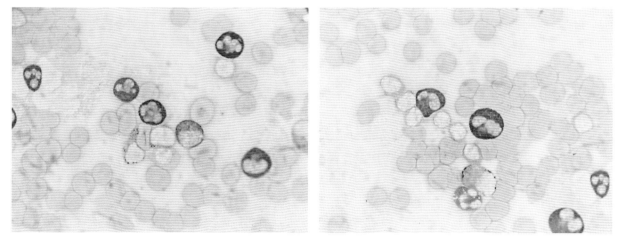

图18-52 骨髓PAS染色（×1000）

【骨髓活检】

小淋巴细胞样细胞累及骨髓。

【流式细胞学】

1. 结果　异常B细胞群占总数的92.513%，SSC小，FSC少量增大。CD45^{++}、CD7$^-$、CD16$^-$、λ$^-$、κ$^-$、CD13$^+$、CD33$^-$、CD38$^-$、CD117$^-$、CD19$^+$、HLD-DR$^+$、FMC7$^-$、CD200$^-$、CD5$^-$、CD11c$^-$、CD103$^-$、CD10$^-$、CD20$^+$、CD22$^+$、CD71$^-$、CD30$^-$、CD27dim、CD25$^+$、CD23$^-$、CD138$^-$、CD28$^-$、sIgMdim、CD79b$^+$、CD43$^+$（部分）、CD196dim、cyKi-67$^-$、CD49d$^-$、BCL-2$^+$。

2. 结论　异常B细胞群占总数的92.513%，CD19$^+$、CD5$^-$、CD10$^-$、CD22$^+$、CD20$^+$、FMC7$^-$、CD23$^-$、CD27dim、CD25$^+$、CD23$^-$、CD138$^-$、CD38$^-$、sIgM dim、CD79b$^+$、CD43$^+$（部分）、BCL-2$^+$、CD49d$^-$。

【分子生物学】

*MYD88*基因*L265P*突变：阳性。

【其他实验室检查】

1. 凝血功能　PT 14.3s（↑），INR 1.33，D-二聚体 1060μg/L（↑）。

2. 溶血试验　抗人球蛋白试验：弱阳性。

3. 血免疫球蛋白及补体　IgM 30.5g/L（↑），C3 0.6g/L（↓），C4 0.15g/L（↓），轻链κ 20.0g/L（↑），轻链λ 2.08g/L（↓），IgG 5.63g/L（↓），IgA 0.55g/L（↓）。

4. 尿免疫球蛋白轻链　尿轻链κ 278mg/L（↑），尿轻链λ＜4.1mg/L。

【影像学检查】

超声：双侧腋下、腹股沟多发淋巴结肿大，脾大。

【综合诊断】

淋巴浆细胞淋巴瘤/瓦尔登斯特伦巨球蛋白血症。

三、病例分析

淋巴浆细胞淋巴瘤/瓦尔登斯特伦巨球蛋白血症是由Jangosta Waldenström在1944年首次报道的。WHO定义LPL/WM是由小B淋巴细胞、浆细胞样淋巴细胞和浆细胞组成的淋巴瘤，常侵犯骨髓，也可侵犯淋巴结和脾脏，且不符合其他可能伴浆细胞分化的小B细胞淋巴瘤的诊断。当LPL侵犯骨髓且伴单克隆IgM血症（不论数量）时，则应诊断为瓦尔登斯特伦巨球蛋白血症（Waldenström macroglobulinemia，WM）。

临床表现主要为高黏血症，患者会出现如鼻出血、头痛、视物障碍等症状，还可出现神经病变、淋巴结及脾大、淀粉样变、冷凝集素病、冷球蛋白血症、贫血和其他与疾病相关的细胞减少症。

骨髓中可见小淋巴细胞、浆细胞样细胞和浆细胞，呈小梁间隙侵犯。典型的免疫表型为：CD19$^+$、CD20$^+$、sIgM$^+$、CD38/CD138$^+$、CD79a$^+$、FMC7$^+$、CD5$^-$、CD10$^-$、CD23$^-$，但CD5、CD10、CD23可能在10%～20%的病例中呈阳性，因此，不能仅凭免疫表型排除诊断。

WM中*MYD88 L265P*突变率高达90%可以辅助诊断，但*MYD88 L265P*野生型发生在＜10%的患者中，如果满足其他标准，则不应用于排除WM的诊断。另外，需要进一步除外其他可能伴浆细胞分化的淋巴瘤类型。

WM需要与IgM型MGUS、MM等鉴别。

1. IgM型MGUS　IgM型MGUS的诊断标准：①有血清单克隆IgM蛋白。②骨髓中无淋巴浆细胞/浆细胞浸润。③无其他B淋巴细胞增殖性疾病的证据。④无相关器官或组织受损的证据，如淋巴瘤浸润所致的贫血、肝脾增大、高黏血症、系统性症状，或淋巴结肿大，以及浆细胞疾病所致的溶骨性损害、高钙血症、肾功能损害或贫血。

2. IgM相关性疾病　这类患者由于单克隆性IgM升高引起的相关症状，如冷球蛋白血症、淀粉样变，或自身免疫现象如周围神经病、冷凝集素病，而骨髓无淋巴浆细胞、无淋巴瘤证据时，应诊断为IgM相关性疾病更为妥当。

3. IgM型MM　IgM型MM非常少见，细胞形态学为浆细胞形态，免疫表型为高表达CD38、CD138，而CD19、CD20、CD45阴性，常伴溶骨性损害等，这些特征是IgM型MM与WM鉴别的主要标志。约1%的IgM型MM可在形态学上表现为淋巴样细胞，并可表达CD20，但这部分患者常伴有t（11；14）（q13；q32），而WM常不伴有14q32易位，可作为两者的鉴别点。

（林慧君　墙　星　王占龙）

第十一节　侵袭性NK细胞白血病

侵袭性NK细胞白血病（aggressive NK –cell leukemia，ANKL）是一种恶性程度很高的淋巴造血系统肿瘤，1986年首次提出。ANKL与结外NK/T细胞淋巴瘤，鼻型（extranodal NK/T-cell lymphoma nose，ENKTL-N）、慢性NK淋巴细胞增殖性疾病（CLPD-NK）同为成熟NK细胞肿瘤。ANKL发病率低，原发于骨髓及外周血，快速进展，常呈暴发性，患者生存期短，治疗效果差。

一、病史

患者，女性，49岁。因"消化道不适伴发热"入院。体格检查：T 38℃，P 24次/分，BP 15/75mmHg。周身皮肤无皮疹、黄染、出血点，浅表淋巴结未扪及。胸骨无压痛，双肺呼吸音清，未闻及干湿啰音。心率正常，律齐，各瓣膜听诊未闻及病理性杂音。双下肢无水肿。一周后患者出现肝功能异常，GPT 174.6IU/L（↑），GOT 824.9IU/L（↑），ALP 462.2U/L（↑）；凝血功能异常，TT 26.3s（↑），Fbg 1.12g/L（↓），暴发性发展。

二、实验室检查

【血常规】

WBC $2.57×10^9$/L（↓），Hb 76g/L（↓），PLT $26×10^9$/L（↓），NEUT% 50.2%，LY% 32.7%。

【细胞形态学】

1. 外周血涂片　白细胞减少，幼稚红细胞及幼粒细胞可见，淋巴细胞比例轻度升高，可见形态异常淋巴细胞，血小板少见，成熟红细胞形态大小不一，泪滴形、椭圆形及棒状等异形红细胞可见（图18-53）。

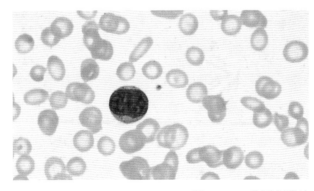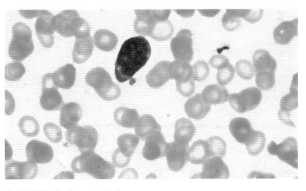

图18-53　外周血瑞特－吉姆萨染色（×1000）

2. 骨髓涂片　骨髓细胞增生明显活跃（图18-54），粒系占27.6%，红系占41.2%，粒红比为0.67。粒系增生减低，可见巨幼样变及颗粒减少等现象；红系增生活跃，部分见核出芽、花瓣核等；全片可见巨核细胞308个，分类25个，其中见到产板巨核细胞4个，双圆核巨核细胞可见，血小板少见。分类查见形态异常淋巴细胞，占16.8%，其胞体中等大，呈不规则形，核圆形、类圆形或不规则形，胞质呈渐进嗜碱性灰蓝色，可见拖尾状，有细小不一紫红色颗粒，部分胞体大，胞质多，呈灰蓝色，含空泡，核畸形变明显，染色质疏松，核仁可见（图18-55）。全片查见组织细胞2.4%，其中可见吞噬成熟红细胞、血小板等噬血现象（图18-55H、I）。

3. 细胞化学染色　MPO染色：异常淋巴细胞阳性率0（图18-56）。PAS染色：异常淋巴细胞阳性率37%，呈细小散在阳性（图18-57）。NAS-DCE染色：异常淋巴细胞0（图18-58）。α-NAE染色：异常淋巴细胞阳性率0（图18-59）。NAE染色＋NaF抑制试验：异常淋巴细胞阳性率0（图18-60）。铁染色：外铁阳性（＋＋），内铁53%，环形铁粒幼细胞3%（图18-61，图18-62）。

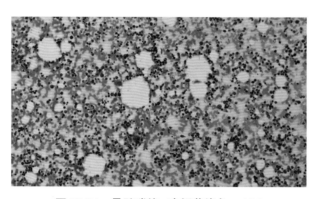

图18-54　骨髓瑞特-吉姆萨染色×100

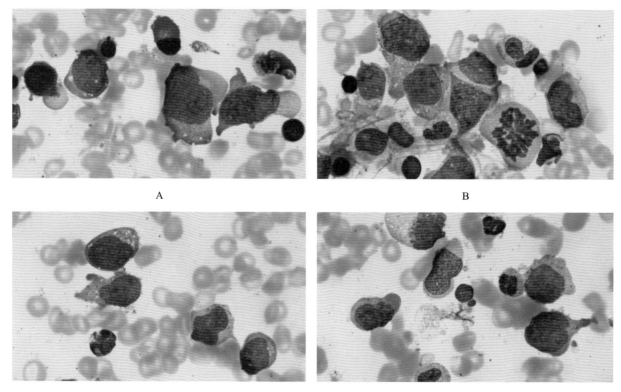

A

B

C

D

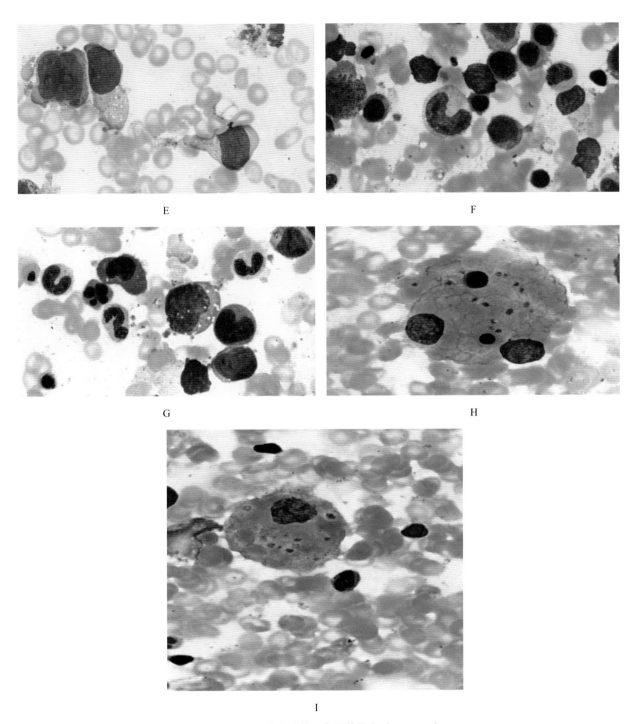

E

F

G

H

I

图18-55 骨髓瑞特-吉姆萨染色（×1000）

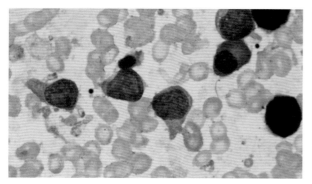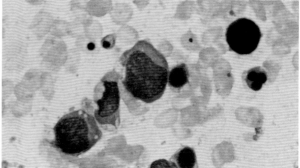

图18-56 骨髓MPO染色（×1000）

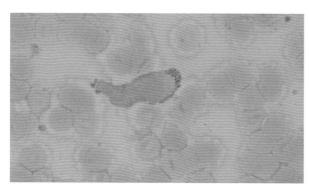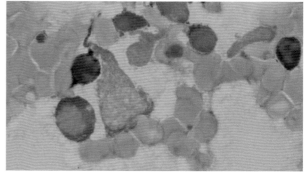

图18-57 骨髓PAS染色（×1000）

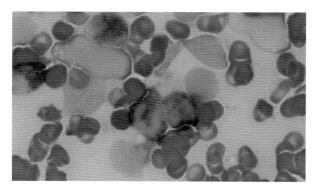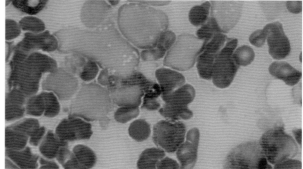

图18-58 骨髓NAS-DCE染色（×1000）

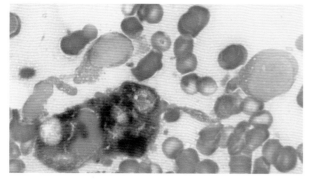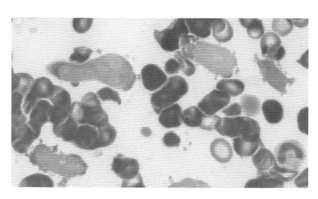

图18-59 骨髓α-NAE染色（×1000）　　　图18-60 骨髓α-NAE染色＋NaF抑制试验（×1000）

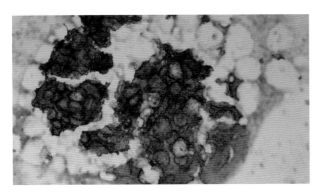

图18-61 骨髓铁染色（×100）

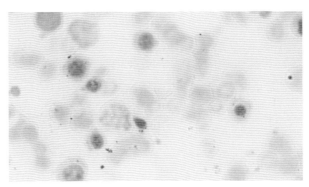

图18-62 骨髓铁染色（×1000）

4. 形态学结论 ①查见形态异常淋巴细胞，考虑淋巴瘤侵犯骨髓，建议结合流式细胞学、骨髓病理活检及免疫组化分析。②噬血现象易见，考虑噬血细胞综合征。

【骨髓活检】

骨髓增生较活跃，粒红系增生正常，巨核细胞数量级分布正常；异常细胞异常增生，呈灶性或间质性分布，胞体中等大到大，胞质丰富，核圆，染色质偏细致，核仁明显；纤维组织增生（MF-1）。

免疫组化结果：CD2$^+$、CD3$^-$、CD5$^-$、CD7$^-$、CD4$^-$、CD8$^-$、CD56$^+$、CD57$^-$、TIA-1$^+$、Ki-67^{++}。

【流式细胞学】

1. 结果 NK细胞占有核细胞14.57%，部分表型：CD5$^-$、CD19$^-$、CD38$^+$、CD10$^-$、CD22$^-$、CD33$^-$、CD7$^-$、CD2$^+$、CD26$^+$、CD16$^+$、CD56$^+$、CD57$^-$、CD4$^-$、CD8$^-$。提示NK细胞表型异常，其他系细胞表型正常。

2. 结论 查见异常NK细胞，请结合病史、形态学、病理及遗传学分析。

【细胞遗传学】

染色体核型：46，XX［17］/92，XXXX［3］。

检测 IGH 基因断裂分离阴性。TCR 基因重排阳性。

【其他实验室检查】

血清Fe 32.3μmol/L（↑）。直接抗人球蛋白试验阳性。

【影像学检查】

1. B超 浅表淋巴结肿大不明显。

2. PET-CT 脾大，未见肝脏改变。

【综合诊断】

侵袭性NK细胞白血病。

三、病例分析

侵袭性NK细胞白血病是一种全身多器官受累的NK细胞恶性肿瘤，好发于亚洲、拉丁美洲，特别是东亚地区高发，而欧洲、北美洲少见。青少年至中年高发，发病高峰期为30～50岁，中位发病年龄为40岁，性别无明显差异。通常患者发热、盗汗、消瘦等B症状明显，EB病毒感染与ANKL有明显关联，文献报道80%～100%的ANKL患者EB病毒阳性，黄疸，胆红素、细胞因子及乳酸脱氢酶水平升高，肝脾增大，全身淋巴结可见增大，皮肤浸润极少见，病程呈暴发性，伴进行性全血细胞减少，凝血障碍及多器官衰竭，常合并噬血细胞综合征。对常规淋巴瘤化疗方案效果差，病情难以逆转，自然病程仅数天至数周，中位生存期一般低于2个月。

在形态学方面，ANKL虽称为白血病，但也有部分病例肿瘤细胞较少，可少于5%。外周血常规常表现为全血细胞减少，涂片检查异常细胞数量可少可多，差别较大，占淋巴细胞5%～80%。这些细胞通常为圆形核、染色质固缩，或核较大，轻度皱褶，可有明显核仁。胞质中等量到丰富，颜色灰蓝色、蓝色，含有细小的嗜苯胺蓝颗粒，偶见粗颗粒。骨髓异常细胞检出率较外周血多见，从6%到92%均可（占全部有核细胞），异常细胞形态变异性大，其典型细胞形态特点为：胞体中等或偏大，圆形或不规则形（梭形，拖尾状，蝌蚪状），核染色质粗细不均匀，部分核仁清晰可见，胞质多少不一，特征为从核到胞质呈渐进性灰蓝、蓝色，可见细小的紫红色颗粒。部分胞质可见空泡改变。

在骨髓活检及免疫组化方面，肿瘤细胞呈弥漫性、破坏性和片状分布，细胞呈均一性，胞质可见，核圆形或轻度不规则形，染色质粗，常见散在凋亡小体，可伴坏死。

ANKL免疫表型为CD2$^+$、表面CD3$^-$、胞质CD3$^+$、CD56$^+$、TIA-1$^+$，部分可表达CD16，CD57$^-$。

遗传学改变与NK/T细胞淋巴瘤相似，可有12q＋、del（6）（q21q25）、13q-、11q-、3q重排、-Y、17p-、-10等多种异常可同时存在。侵袭性NK细胞白血病常见7p-、17p-及1q＋，结外NK/T细胞淋巴瘤更易见6q-。*STAT3/STAT5B*，*TET2*、*CREBBP*、*MLL2*、*TP53*等突变基因较常见。*DDX3X*、*BOCR*突变频率低。

ANKL的TCR为胚系构型，可用于辅助区分NK和T淋巴细胞肿瘤。

本病例ANKL细胞形态异形明显，一部分异常细胞形态为圆形、类圆形，核染色质较细，核仁可见，胞质蓝色、含多少不一紫红色颗粒。另一部分异常细胞形态呈梭形、拖尾状、蝌蚪状，伪足易见，胞质灰蓝色，含紫红色颗粒。MPO染色阴性，PAS染色阳性，CE染色阴性，NAE染色$^+$/NaF抑制试验阴性。骨髓涂片检查，除查见异常淋巴细胞异常外，粒细胞可见巨幼样变、颗粒发育差，幼红细胞可见核出芽、花瓣、双核等病态造血现象。可见吞噬成熟红细胞、血小板等噬血现象，推测跟本病淋巴瘤免疫因素异常改变，细胞因子活化，引起粒、红、巨核三系造血细胞形态发育异常及噬血现象。为非克隆性造血异常。

ANKL细胞形态虽异形性明显，但也需与结外NK/T细胞淋巴瘤（ENKTL）、HSTL、CLPD-NK（NK-LGLL/T-LGLL）、外周T细胞淋巴瘤、MDS等恶性血液系统肿瘤相鉴别。ENKTL淋巴瘤细胞形态特点为胞体圆形或椭圆形，可见伪足；核大多圆形，染色质细颗粒状，核仁多个，隐约可见；胞质尚可、深蓝色，可见空泡，但胞质紫红色颗粒少见。ANKL与ENKTL单纯细胞形态相似性大，很难直接区分，结合临床表现、流式细胞学、病理活检组织结构可加以鉴别。ANKL更常伴随噬血细胞综合征，病程短，IPI评分多高位。ENKTL多累及鼻咽部及皮肤，IPI评分多中低危，较少伴噬血细胞综合征。HSTL淋巴细胞形态变异性大，其特点为胞体较大，呈圆形或椭圆形，也可不规则形；核可见折叠、凹陷或切迹等畸形变，染色质粗糙不均匀，部分可见1～3个明显核仁；胞质多少不一，呈灰蓝色，无颗粒。PAS胞质外围粗颗粒阳性。TCR阳性为主要鉴别点。外周T细胞淋巴瘤形态特点为：不规则的椭圆形，胞质伪足易见，无颗粒，核染色质粗，无核仁。NK-LGLL淋巴瘤形态特征为胞体中等偏小，大多圆形，核染色质粗，胞质少，含较均匀的紫红色颗粒。MDS髓系原始细胞MPO染色阳性，NAS-DCE染色及α-NAE染色＋NaF抑制试验部分阳性，幼稚红细胞PAS染色阳性；可见小巨核细胞、淋巴样小巨核细胞、假性Pelger-Huët畸形、环形铁粒幼细胞增多等特异性改变。

侵袭性NK细胞白血病主要发生于中年轻人，预后极差。当发现外周全血细胞减少，肝脾及淋巴结肿大，应及时行骨髓形态学检查，并完善相关细胞化学染色，给出形态学倾向性报告，及时提示临床，结合病史、流式细胞学、骨髓活检及细胞遗传学等检查明确诊断。

（墙　星　李　佳　王占龙）

第十二节 高级别B细胞淋巴瘤伴*MYC*和*BCL-6*重排

高级别B细胞淋巴瘤（highgrade B cell lymphoma，HGBL）是一组高级别侵袭性成熟B细胞淋巴瘤，伴有*MYC*和*BCL-2*重排，和/或同时发生*BCL-6*重排，因其独特的生物学特征和临床表现不能分类为非特殊类型的DLBCL或BL。

一、病史

患者，男性，73岁。因"左腹胀痛伴发热1月余"入院。患者于2019年11月无明显诱因出现左腹胀痛，呈阵发性，无放射痛，无恶心呕吐，患者未予重视。11月底腹部胀痛较前加重，伴发热，自测体温37.8～38℃，伴盗汗，无畏寒、寒战，后无明显诱因尿量较前明显减少，伴泡沫尿，无血尿，伴腹痛明显。入院体格检查：T 37℃，P 101次/分，R 18次/分，BP 123/67mmHg。神清，精神可，全身浅表未触及肿大淋巴结。全身皮肤黏膜无瘀点、瘀斑，巩膜无黄染。咽部无红肿，气管居中，胸廓无畸形，无胸骨压痛，双肺呼吸音清，未闻及干湿啰音。心界不大，心律齐，HR 101次/分，各瓣膜区未闻及病理性杂音。腹稍膨隆，肝脾肋下未触及，全腹无压痛，无反跳痛，肠鸣音正常。双肾区无叩痛，双下肢中度水肿，病理性反射阴性。

二、实验室检查

【血常规】

WBC 0.8×10^9/L（↓），Hb 79g/L（↓），PLT 9×10^9/L（↓），NEUT% 35.8%（↓），LY% 47.0%，MONO% 14.8%（↑）。

【细胞形态学】

1. 外周血涂片（图18-63） 白细胞减少，幼红细胞及幼粒细胞可见，淋巴细胞比例轻度升高，可见形态异常淋巴细胞，血小板少见，成熟红细胞形态大小不一，中央淡染区明显扩大。

2. 骨髓涂片（图18-64） 骨小粒缺如，染色可。骨髓细胞增生尚活跃，粒系占11%，红系占27%，粒红比为0.41。涂片以淋巴细胞增生为主，异常淋巴细胞占49.0%，此类细胞呈圆形或类圆形，核染色粗颗粒状，核仁2～3个，胞质量可，染蓝色，部分胞质内可见空泡；粒系增生受抑；红系增生以中晚幼红细胞为主。全片可见2个颗粒型巨核细胞，分类25个，其中见到产板巨核细胞4个，双圆核巨核细胞可见，血小板散在少见。

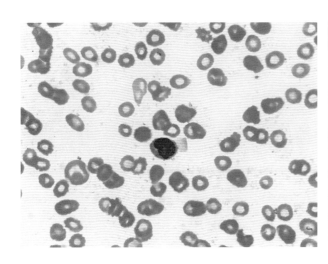
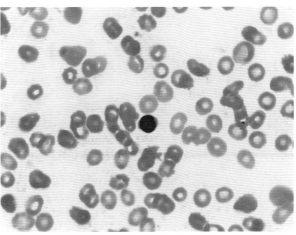

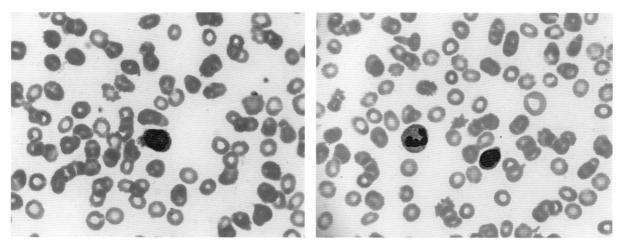

图18-63　外周血瑞特-吉姆萨染色（×1000）

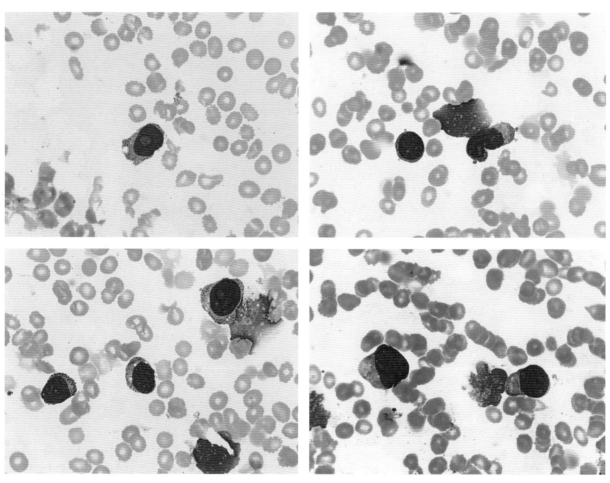

图18-64　骨髓瑞特-吉姆萨染色（×1000）

　　3. 细胞化学染色　MPO染色：相关细胞基本呈阴性反应（图18-65）。PAS染色：相关细胞大部分可见颗粒状阳性反应（图18-66）。α-NAE染色：相关细胞基本呈阴性反应（图18-67）。NAE染色＋NaF抑制试验：相关细胞基本呈阴性反应（图18-68）。NAS-DCE染色：相关细胞基本呈阴性反应（图18-69）。铁染色：外铁（＋＋）。

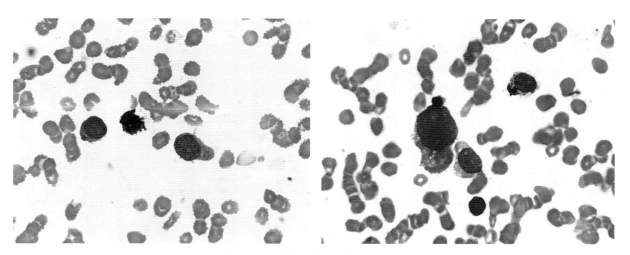

图18-65　骨髓MPO染色（×1000）

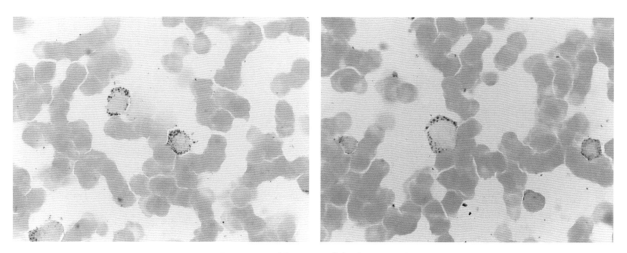

图18-66　骨髓PAS染色（×1000）

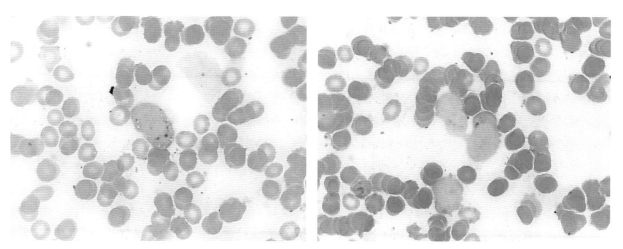

图18-67　骨髓α-NAE染色（×1000）

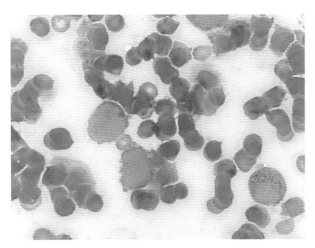
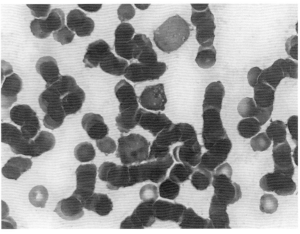

图18-68　骨髓α-NAE染色＋NaF抑制试验（×1000）

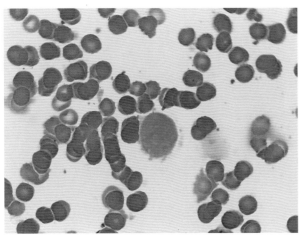
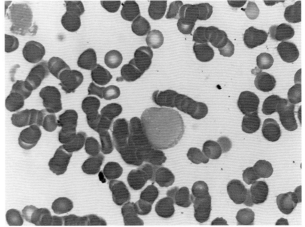

图18-69　骨髓NAS-DCE染色（×1000）

4. 形态学结论　穿刺部位有核细胞增生尚活跃，骨髓象查见形态异常淋巴细胞，异常淋巴细胞占49.0%，建议结合流式细胞学、骨髓病理活检及免疫组化分析。

【流式细胞学】

1. 结果　骨髓流式细胞提示异常细胞48.5%，表达HLA-DR、CD10、CD19、CD20、CD38、sκ（dim）、FMC-7，部分细胞表达CD22，不表达CD5、CD11c、CD23、CD103、CD200、BCL-2。

2. 结论　考虑为B系淋巴瘤白血病可能，请结合病理、基因检测结果和临床综合判断。

【淋巴结活检】

非霍奇金淋巴瘤（符合伯基特淋巴瘤），建议进一步完善*MYC*基因及EBV原位杂交检测（2019年12月31日外院）。

【免疫组化】

CD20$^+$，CD79a$^+$，Ki-67$^+$（100%），CD10$^+$，BCL-2$^-$，CD3$^-$，C-myc$^+$，BCL-6$^+$，CD43$^-$，K$^+$（散在），L$^+$（散在），CD38$^+$（2019年12月31日 外院）。

【细胞遗传学】

染色体核型：46, XY, dup（1）（q21q32），add（3）（q？29），＋11，add（11）（q23）x2，add（13）（q34），？i（17）（q10），add（20）（q？11.2）［5］/46, X, Y, der（1）ins（1；？）（q32；？），add

（3），＋11，add（11）x2，add（13），？i（17），add（20）［4］/46，XY［9］。

FISH检测：约40%的细胞有*BCL-6*基因重排；约36%的细胞有*MYC*基因重排；约18%的细胞有*BCL-2*基因丢失，约8%的细胞 *BCL-2* 基因四倍体，但未见该基因重排；有*IGH*基因和*MYC*基因拷贝数增加，但未见*IGH/MYC*融合基因存在；请结合其他检测结果和临床症状综合判断。

【其他实验室检查】

1. 凝血功能 PT 11.4s，APTT 25.2s，Fbg 1.53g/L，D-二聚体 11 140.0μg/L（↑）。

2. 生化检查 GPT 18U/L，GOT 53U/L（↑），TP 56.1g/L（↓），Alb 30.3g/L，Urea 9.30mmol/L（↑），Crea 109μmol/L，Ca 2.19mmol/L，P 1.46mmol/L，UA 590μmol/L（↑），β羟丁酸 1468μmol/L（↑），TG 2.36mmol/L（↑），Na 148mmol/L（↑），K 3.86mmol/L，hsCRP 63mg/L（↑），CRP 173.7mg/L（↑）。

【影像学检查】

B超：后腹膜多发低回声结节，肿大淋巴结；双侧颈部多发淋巴结可及；双侧锁骨上多发淋巴结肿大；双侧腋下多发淋巴结可及；双侧腹股沟多发淋巴结可及，右侧个别肿大；脂肪肝，肝多发囊肿、胆囊炎、胆囊多发结石；双侧颌下腺未见明显异常；目前右下腹未见明显异常，请结合临床症状及实验室结果。

【常规心电图＋心向量图】

窦性心律，频发室性早搏呈二联律，$V_1 \sim V_2$异常Q波，请结合临床T波改变（Ⅰ、Ⅱ、Ⅲ、aVF、$V_4 \sim V_6$低平≤R/10、倒置）电轴左偏−37°，Q-T间期延长（正常最高值0.36s）。

【综合诊断】

高级别B淋巴瘤伴*MYC*和*BCL-6*重排。

三、病例分析

具有*MYC*基因（位于染色体8q24）重排和*BCL-2*基因（位于染色体18q21）重排，和/或*BCL-6*基因（位于染色体3q27）重排，此类淋巴瘤常被称为双打击淋巴瘤，除*MYC*重排外，如果同时存在*BCL-2*和*BCL*重排，则被称为"三打击淋巴瘤"。这类淋巴瘤包括：①以前归为介于DLBCL和BL之间不能分类的B细胞淋巴瘤中的双打击病例。②伴有双打击的母细胞性病例。③具有非特殊类的DLBCL、*MYC*、*BCL-2*和/或*BCL-6*重排的病例。*MYC*、*BCL-2*和*BCL-6*重排应采用细胞遗传学/分子学检测，如FISH等。仅有拷贝数增加（扩增）或体细胞突变，没有重排，不能诊断为此病。

大多数患者表现为Ⅳ期病变，一个以上结外部位受累，高IPI，LDH水平升高。受累的结外部位包括骨髓和中枢神经系统。双打击高侵袭性大B细胞淋巴瘤预后差。

高级别B细胞淋巴瘤细胞形态学变化较大，部分病例的细胞类似于BL，但细胞核的大小和外形差异太大，以致无法诊断为BL；部分病例形态学与BL的形态学一致，但免疫表型和/或遗传特征不典型；还有些病例，免疫表型与BL一样，核的大小差异处于BL和DLBCL之间，经常出现不规则核轮廓或相对较大的核仁。极少数病例，核相对较小，染色质呈细颗粒状，类似于淋巴母细胞淋巴瘤，这些病例曾被称为"母细胞性"或"母细胞样"，淋巴母细胞淋巴瘤的免疫组织化学染色可以用来除外淋巴母细胞淋巴瘤，淋巴母细胞淋巴瘤一般为阳性。

骨髓活检典型表现为中等至大的转化细胞弥漫增生，掺杂极少量小淋巴细胞，无纤维化的间质反应。"星空现象"易见，大量核分裂象和显著凋亡小体，与BL十分相似。目前推荐石蜡包埋组织CD10、BCL-6、IRF4/MUMI和BCL2免疫组化染色或基因表达分析来筛选DLBCL病例，以进一步行*MYC* FISH检测。但是，少数伴有*MYC*和*BCL-6*重排而无BCL-2断裂点的双打击淋巴瘤表达BCL-2和CD10，且比其他双打击淋巴瘤更常表达IRF4/MUMI，因此，可能在筛选中被遗漏。Ki-67

免疫组织化学表现为不同的结果，类似BL的病例Ki-67增殖指数为80%～95%，但伴有DLBCL形态的病例增殖指数较低（甚至＜30%）。因此，不能根据Ki-67增殖指数选择行*MYC* FISH检测的病例。

此肿瘤为成熟B细胞淋巴瘤，表达CD19、CD20、CD79a和PAX5，但不表达TdT。有些双打击HGBL病例流式细胞检测缺乏表面免疫球蛋白表达，可能与多发性免疫球蛋白位点易位有关。这一缺失不能作为前体B细胞表型的证据。大多数此类淋巴瘤（75%～90%）表达CD10和BCL-6，IRF4/MUMI表达见于20%的病例。几乎所有的*BCL-2*（18g21）断裂病例都具有强的胞质BCL-2阳性，而在BL中BCL-2阴性或弱表达。

通过经典细胞遗传学、FISH或其他分子遗传学检测，发现此类淋巴瘤具有*MYC*（8q24）重排。大约65%的病例，*MYC*易位到一种*IG*基因上（最常见为*IGH*，其次为*IGK*和*IGL*），其他病例*MYC*表现为非*IG*部分转位，如9p13（未知基因）、3q27（*BCL-6*）或其他位点。有研究报道，*IG/MYC*位较非*IG*易位预示较差的预后。*IGK-MYC*或*IGL*融合的鉴定需要使用双融合探针，因为仅用断裂探针鉴定*MYC*和*IGK*（*IGL*）重排不能排除两种独立不相关易位的可能性。

除*MYC*重排外，所有病例还包含18q21位点的*BCL-2*重排和/或3q27位点的*BCL-6*重排。

双打击HGBL常表现为复杂的核型，伴有一些结构和数量的异常。测序分析显示常伴有*TPS3*突变（*MYC*和*BCL-2*双打击病例更多见）且未见*MYD88*突变。而*TCF3*突变和其抑制基因*ID3*纯合性突变或缺失更常见于BL，*ID3*杂合性突变也可出现在双打击HGBL。

（周玉利　茹进伟　墙　星）

第十三节　浆细胞骨髓瘤

浆细胞骨髓瘤（plasma cell myeloma，PCM）是一种起源于浆细胞的恶性克隆性增生性疾病，占血液肿瘤的10%～15%，它与血清和/或尿M蛋白有关，大多数病例有广泛性骨髓累及。

一、病史

患者，男性，69岁。因无明显诱因出现发热，体温最高39.2℃，伴头痛、双下肢水肿就诊。体格检查：T 36.4℃，P 84次/分，R 21次/分，BP 148/84mmHg。贫血貌，皮肤、巩膜无黄染，全身浅表淋巴结未触及肿大，肝脏肋下未触及，脾脏肋下可触及，约肋下5cm。

二、实验室检查

【血常规】

WBC 1.94×10^9/L（↓），Hb 86g/L（↓），PLT 27×10^9/L（↓）。

【细胞形态学】

1. 外周血涂片　白细胞减少，幼稚浆细胞占0.5%。红细胞大小略不等，部分细胞呈缗钱状分布（图18-70）。

2. 骨髓涂片　骨髓增生明显活跃。幼浆细胞占有核细胞的85.2%，细胞呈圆或椭圆形，细胞核呈圆形，偏位存在，染色质粗糙，核仁0～1个，胞质量丰富，偏蓝色，有泡沫感，双核细胞可见。粒系占有核细胞5.6%，嗜酸性粒细胞可见。红系占有核细胞5.2%，中、晚幼红细胞可见，红细胞大小略不等，部分呈缗钱状分布。淋巴细胞占有核细胞3.4%，形态未见明显异常。巨核细胞（2cm×2cm）见8个，其中颗粒型7个，裸核型1个。凝集处血小板小簇可见。未见寄生虫（图18-71，图18-72）。

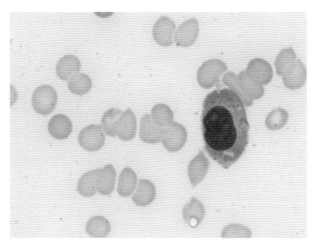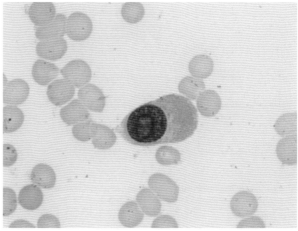

图18-70 外周血瑞特－吉姆萨染色（×1000）

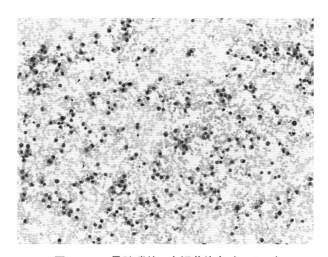

图18-71 骨髓瑞特－吉姆萨染色（×100）

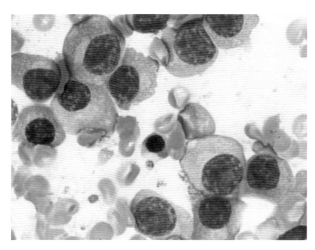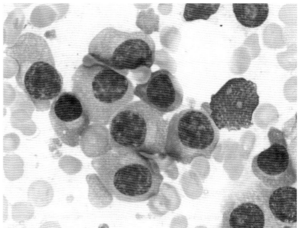

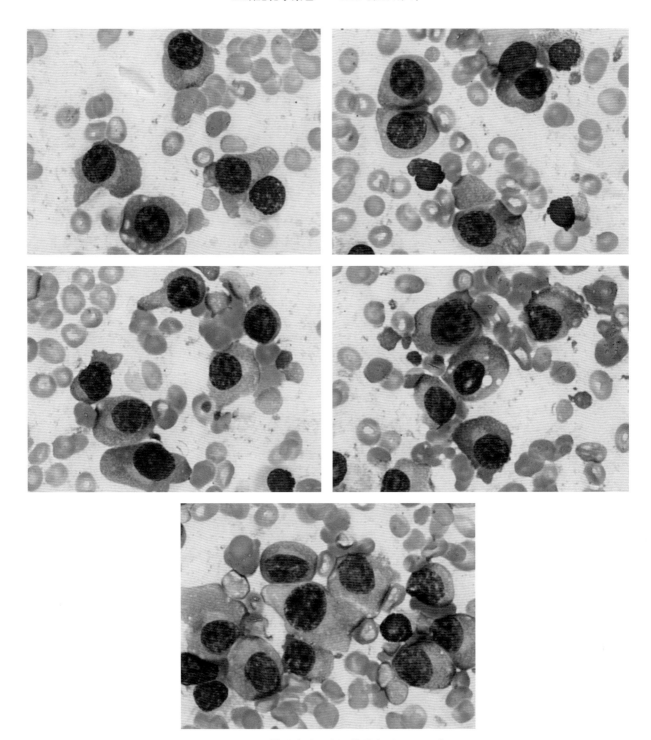

图18-72　骨髓瑞特-吉姆萨染色（×1000）

3. 细胞化学染色　幼浆细胞PAS染色：（－）85%，（＋）15%（细颗粒状）（图18-73）。

4. 形态学结论　考虑浆细胞骨髓瘤，请结合临床及其他检查。

【流式细胞学】

1. 结果　53.52%细胞（占有核细胞）表达CD38、CD138、CD56、CD27、cκ、CD229dim、CD269、不表达CD22、CD20、CD19、cλ、CK、Ki-67、CD117、CD34、CD13、CD14、HLA-DR、CD11b、CD4、CD8、CD3、CD7，为恶性单克隆浆细胞。未见明显非造血细胞。

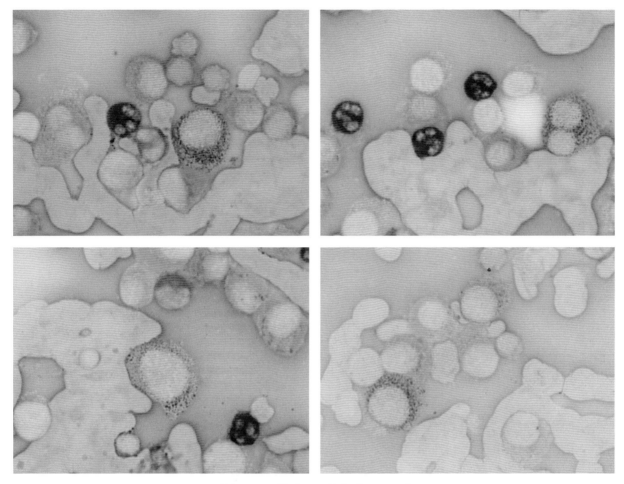

图18-73 骨髓PAS染色（×1000）

2. 结论 本次检测范围内53.52%细胞（占有核细胞）为恶性单克隆浆细胞。浆细胞CD269（BCM）平均荧光强度与成熟T淋巴细胞CD269平均荧光强度比值为3.6［正常浆细胞CD269（BCMA）平均荧光强度与成熟淋巴细胞CD269平均荧光强度比值为2.7～7.26］。请结合临床及其他实验室检查除外感染、药物、营养等因素影响。

【细胞遗传学】

FISH：①*IGH-FGFR3*融合基因阳性，比例9%，信号类型为1R1G2F。②*CKS1B*基因3～4个信号，比例8%，提示存在1q21获得/扩增。③*CCND1*基因3个信号，比例2%。其余探针未见异常。

【分子生物学】

血液肿瘤突变分析：*IDH1*基因阳性。

【其他实验室检查】

1. 生化检查 TP 97.7g/L（↑），Alb 27.3g/L（↓），PA 83mg/L（↓），Glb 70.4g/L（↑），TBil 54.9μmol/L（↑），DBil 11.0μmol/L（↑），GOT 38U/L，LDH 264U/L（↑），Ca 199mmol/L，镁 0.62mmol/L，Na 133mmo/L，IgG 44.78g/L（↑），Crea 37μmol/L。24小时尿量2300ml，UP 0.16g/L，24hUP 0.37g/d。

2. 免疫学检查 血清游离轻链：κ轻链 5540mg/dl（↑），λ轻链138mg/dl（↑），κ轻链/λ轻链40.14，β$_2$-MG 3.86mg/L（↑）。尿免疫固定电泳：轻链κ型M蛋白阳性。尿游离轻链：κ 32.60 mg/dl（↑），λ轻链＜5.0mg/dl。

3. ESR 56mm/h（↑）。

【影像学检查】

1. DR头颅　头颅形态大小正常，额骨、顶枕骨多发大小不等小圆形低密度影，边界清楚。未见钙化及异常血管压迹。

2. 上、下腹CT平扫　肝脏体积略缩小、形态未见异常，肝右叶见类圆形低密度，边界尚清晰，门静脉增粗，内径约30mm。脾脏增大，脾静脉及脾门周围见扭曲增粗血管影。胆囊形态大小正常，囊壁增厚，囊腔内未见明显异常密度病灶。肝内、外胆管未见明显扩张及阳性结石病灶。胰腺形态大小正常，内未见明显异常密度影，胰管未见明显扩张。双侧肾脏大小及形态未见异常，右肾盏见点状高密度影。肾盂、输尿管无扩张。肾周脂肪间隙未见异常密度影。双侧肾上腺形态：大小及密度未见异常，未见异常结节影。腹膜后未见明显肿大淋巴结影。

【综合诊断】

浆细胞骨髓瘤（IgG κ型）。

三、病例分析

PCM发病年龄大多见于50～60岁，男女比例为3:2。根据肿瘤细胞分泌的单株免疫球蛋白种类可分为IgG、IgA、IgD、IgM、IgE、轻链型、双克隆型和不分泌型。其中IgG为最常见的类型。PCM的临床表现多样，首发症状可以表现为骨痛、贫血、肾功能损害、感染等，其中以骨痛为最常见，局部可形成浆细胞肿瘤块及骨溶解性改变。肾功能损害也是PCM的另一大特点，可表现少尿、蛋白尿、夜尿增多等。其他少见的临床表现有全血细胞减少、四肢麻木等周围神经病变等。

骨髓瘤浆细胞在细胞形态上变化多样，可以是与正常浆细胞不可区别的成熟浆细胞、不成熟细胞、浆母细胞性或多形性浆细胞。成熟浆细胞一般卵圆形，核偏位，染色质呈"车辐"或"表盘"样，没有核仁，有丰富的嗜碱性胞质和核周空晕。而不成熟的肿瘤细胞核染色质疏松，核质比例高，核仁常显著。约有10%的浆细胞骨髓瘤可表现为浆母细胞形态。多个核、多个分叶的多形性浆细胞在一些病例显著。反应性浆细胞很少出现核的不成熟性和多形性。缗钱状排列方式常是外周血涂片中最显著的特征。

浆细胞骨髓瘤典型的免疫表型是表达单克隆性胞质型Ig并缺乏表面Ig。与正常浆细胞相似，常表达CD79a、VS38c、CD138和强CD38。但与正常浆细胞不同的是它们总是CD19$^-$。

约1/3的骨髓瘤存在遗传学异常，最常见的染色体转位发生于染色体14q32的重链位点IGH。FISH可以发现近半数病例单染色体或染色体13（13q14）的部分缺失，这是肿瘤发生早期的改变。

本例患者全血细胞减少，红细胞沉降率加快，IgG水平升高，尿免疫固定电泳轻链κ型M蛋白阳性。骨髓与外周血中均可见到幼浆细胞，且细胞形态具有明显肿瘤性。外周血涂片中红细胞呈缗钱状分布。外周血中幼浆细胞＜20%，结合临床考虑为多发性骨髓瘤。

PCM病程后期可转化成浆细胞白血病（plasma cell leukaemia，PCL）。在浆细胞白血病外周血中克隆性浆细胞＞2×10^9/L，或浆细胞比例≥20%。除骨髓和外周血，肿瘤性浆细胞可浸润髓外组织，如脾、肝、胸膜渗出液、腹水和脑脊液中。可出现PCL（原发性PCL）或在浆细胞骨髓瘤病程后期转化成PCL（继发性PCL）。IgD和IgE骨髓瘤以白血病形式出现的比例较高。白血病性浆细胞具有其他骨髓瘤的大多数形态变化，但常表现为许多浆细胞小、胞质量较少，类似于浆细胞样淋巴细胞。PCL的典型免疫表型与大多数骨髓瘤的不同，缺少异常CD56的表达。PCL具有骨髓瘤的大多数症状，但溶骨性病损和骨痛较少见，而淋巴结肿大、器官增大和肾衰竭更常见。

浆细胞骨髓瘤通常是不可治愈的，中位生存时间是3～4年。预后与β$_2$微球蛋白和白蛋白水平高度相关。

（周春雨　刘　宇　伍　平）

第19章 其他类疾病

第一节 戈 谢 病

戈谢病（gaucher disease，GD）是一种家族性糖脂代谢疾病，为常染色体隐性遗传，是溶酶体沉积病中最常见的一种。病因为溶酶体内的酸性β葡萄糖苷酶（又称葡糖脑苷脂酶）的缺陷，使葡糖脑苷脂贮积在各器官的单核巨噬细胞系统中形成戈谢细胞而引起一系列临床症状，包括不明原因的肝脾大、贫血、血小板减少、骨痛、神经系统病变等。患者以儿童为主，发病率在不同种族间有很大差异，戈谢病临床分为非神经病变型（Ⅰ型）及神经病变型（Ⅱ型及Ⅲ型）。骨髓或组织中找到戈谢细胞是疑诊本病的线索，葡糖脑苷脂酶活性减低是诊断戈谢病的可靠标准。酶替代治疗目前仍是戈谢病患儿改善症状的唯一有效措施。

一、病史

患者，男性，51岁。主因"全血细胞减少1月余"入院。肝脾大，淋巴结未及肿大，无出血、发热、黄疸、黏膜病变，无化学药物接触史、无放射性接触史。

二、实验室检查

【血常规】

WBC 1.6×10^9/L（↓），RBC 3.53×10^{12}/L，Hb 102g/L（↓），MCV 77.9fl（↓），PLT 177×10^9/L。

【细胞形态学】

1. 外周血涂片　白细胞减少，粒细胞比例正常，成熟红细胞大小不一，血小板单个、成堆分布，较易见。

2. 骨髓涂片　增生明显活跃，粒系占24%，形态未见明显异常；红系比例明显升高，占56.5%，成熟红细胞轻度大小不一；淋巴细胞占13.5%；巨核细胞＞200个，血小板单个、成堆分布。戈谢细胞明显增多，分布不均，片中部区域约2%，片尾部及小粒中多见，可见成簇分布，胞体大，胞质丰富，灰蓝色、内含洋葱皮或蜘蛛网状排布的纤维状物质；核呈卵圆形或不规则形，胞核小，偏于一侧，可见双核、多核；染色质粗网状，偶见核仁（图19-1）。

3. 细胞化学染色　PAS染色：强阳性（图19-2）。ACP染色：强阳性（图19-3）。

4. 形态学结论　戈谢细胞明显增多，不除外戈谢病，请结合病理学、白细胞酸性β葡萄糖苷酶活性、基因检测除外戈谢病。

【骨髓活检】

1. 结果　HE染色示大部分区域组织细胞明显增生，片状分布，胞质粉染，部分呈皱纸样；少部分区域增生较活跃（约60%），粒红比例减小，粒系各阶段细胞可见，以中幼及以下阶段细胞为主，红

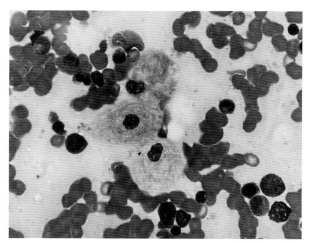
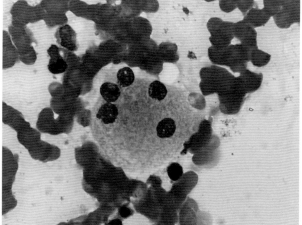
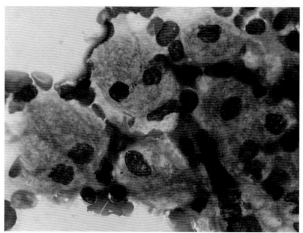

图19-1　骨髓瑞特－吉姆萨染色（×1000）

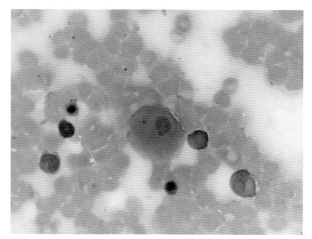
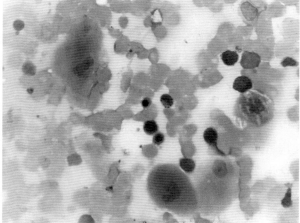

图19-2　骨髓PAS染色（×1000）

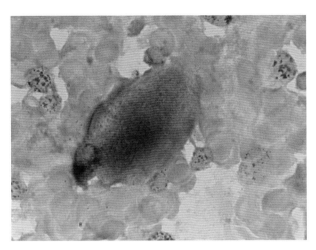

图19-3　骨髓ACP染色（×1000）

系各阶段细胞可见，以中晚幼红细胞为主，巨核细胞数量大致正常，少量淋巴细胞散在分布。网状纤维染色（MF-2级，灶性）。PAS染色示异常细胞呈强阳性。

2. 结论　组织细胞增生，需排除溶酶体贮积症（戈谢病？）。

【流式细胞学】

未检出异常细胞（注：细胞巨大，流式细胞仪收集不到戈谢细胞）。

【细胞遗传学】

染色体核型：46，XY［20］。

【综合诊断】

倾向戈谢病，请结合白细胞酸性β葡萄糖苷酶活性、基因检测进一步确定。

三、病例分析

戈谢病可导致多种脏器受累并呈进行性加重，从而引起一系列不同的临床表现。①内脏增大：脾大最常见，其他如肝大、脾功能亢进、肝功能异常等。②血液系统相关表现：血小板减少、贫血、感染、皮肤黏膜出血等。③神经系统相关表现：眼球运动失调、水平注视困难、惊厥、癫痫、智力低下等。④骨骼受累：弥漫性骨痛、病理性骨折等。⑤生长发育延迟。⑥肺疾病：肺炎、呼吸困难、咳嗽、发绀等。⑦合并肿瘤，特别是血液系统肿瘤。⑧胆石症、胆囊炎。

戈谢病临床分为3型。①Ⅰ型（非神经病变型）：最常见，占戈谢病的95%，起病缓慢，病程长，多以贫血和肝脾大就诊，无原发性神经系统受累表现。可见于儿童和成人，约2/3患者在儿童期发病，起病越早，病情越重。②Ⅱ型（急性神经病变型）：罕见，约占1%，多于出生后1年内发病，发病越早病情进展越快，除肝脾大及贫血外，主要为快速进展的神经系统症状，骨骼改变不明显。③Ⅲ型（慢性神经病变型）：少见，占2%～3%，病情介于Ⅰ型和Ⅱ型间，进行性肝脾大伴轻至中度贫血，有神经系统症状，多在10岁左右出现癫痫样发作，脑电图广泛异常，其他尚有共济不调、发育迟缓、智力障碍等表现。

戈谢病外周血白细胞数可正常，轻至中度正细胞正色素性贫血，血小板减少多见。骨髓涂片示有核细胞增生活跃或明显活跃，戈谢细胞数量不等。低倍镜浏览时易在涂片边缘及片头、片尾处发现增多的戈谢细胞。油镜下戈谢细胞胞体大，直径为20～100μm，核呈卵圆形或不规则形，胞核小，常偏于一侧，多为单个核，亦可见双核、多核，核染色质呈粗网状，副染色质明显，偶见核仁，胞质极丰富，可呈灰蓝色、浅红色，无胞质空泡，内含交织成网状的大波纹纤维样物质，排列成洋葱皮样或蜘蛛网状。PAS及ACP染色示戈谢细胞阳性或强阳性，MPO及SBB染色均阴性。多种组织如骨髓、肝、脾、淋巴结的活检中可发现有特征形态的戈谢细胞，呈片状增生，胞体大，胞质极丰富，皱纹纸样，核圆形或不规则。β葡糖脑苷脂酶活性测定是戈谢病诊断最有效、最可靠的方法。外周血白细胞或皮肤成纤维细胞中β葡糖脑苷脂酶活性明显降低（＜正常值的30%）即可确诊。葡糖脑苷脂酶基因突变检测可进一步从基因水平做出诊断。

凡临床有贫血伴有肝脾大者或有中枢神经系统症状者，骨髓涂片或肝、脾、淋巴结活检中找到较多戈谢细胞可做出初步诊断。β葡糖脑苷脂酶活性测定结果＜正常值的30%即可确诊，包括全血样本法和干血纸片法。全血样本法是目前诊断戈谢病最准确、最可靠的办法。有条件者，可行葡糖脑苷脂酶基因突变检测，但基因诊断并不能完全代替酶活性测定的生化诊断，可作为诊断的补充依据，并能提供患者亲属杂合子携带者信息。Lyso-GL1是一种高度敏感和高特异性的生物标志物，戈谢病患者其水平显著升高，可用于支持戈谢病的辅助诊断和随访监测。

戈谢病在细胞形态上需与其他溶酶体贮积症进行鉴别，如尼曼-皮克病，形态学典型时二者鉴别较容易，戈谢细胞胞质纤维样物质呈典型的洋葱皮或蜘蛛网状排列，而尼曼-皮克细胞呈典型的空泡样胞质，某些病例形态学不典型时，可借助细胞化学染色鉴别。戈谢细胞PAS及ACP染色强阳性，尼曼-皮克细胞PAS及ACP染色为阴性或弱阳性，空泡中心阴性。因为各自缺乏的酶不同，可通过酶活性的检测准确区分二者。需要注意的是，在慢性粒细胞白血病初诊及治疗后常可见与戈谢细胞高度相似的"假戈谢细胞"，是由骨髓中的单核巨噬细胞等吞噬细胞碎片或脂质代谢产物形成。其他疾病，如急性白血病、淋巴瘤、原发性免疫性血小板减少症、溶血性贫血、高脂血症等亦可见少量假戈谢细胞，需通过数量、是否有原发病等进行鉴别，必要时行酶活性检测进一步区分。

（田　欣　王占龙　墙　星）

第二节　海蓝组织细胞综合征

海蓝组织细胞综合征（sea-blue histiocyte syndrome，SBHS）是一种脂质代谢障碍性疾病，为常染色体隐性遗传，是糖磷脂代谢紊乱引起巨噬细胞内神经鞘磷脂过度沉积所致，表现为骨髓、肝、脾等脏器中海蓝组织细胞浸润。May-Giemsa染色中因巨噬细胞中充满蓝色或蓝绿色不透明颗粒，似海水般颜色而得名海蓝组织细胞。本病按病因分为遗传性、原发性和继发性三种类型，其临床特点为肝脾大、血小板减少伴紫癜。多数预后良好，可长期生存，少数遗传学异常较重的儿童预后差，15%患者死于肝硬化。

一、病史

患者，女性，30岁。巨脾30年，全血细胞减少5年，黑便15天，皮肤可见出血点及紫癜。无肝及淋巴结大，无发热、黄疸。其妹妹确诊为海蓝组织细胞综合征。

二、实验室检查

【血常规】

WBC 1.96×10^9/L（↓），RBC 2.67×10^{12}/L（↓），Hb 68g/L（↓），PLT 16×10^9/L（↓）。

【细胞形态学】

1. 外周血涂片　白细胞减少，粒细胞比例正常，成熟红细胞大小不一，血小板单个分布，少见。

2. 骨髓涂片　增生明显活跃，粒系占45%，形态未见明显异常；红系比例升高，约33.5%，成熟红细胞轻度大小不一；淋巴细胞约17.5%，巨核细胞＞100个，血小板单个少见。海蓝组织细胞明显增多，散在或呈簇分布，胞体大，胞质丰富，充满深蓝色颗粒；核小，呈卵圆形，偏于一侧，偶见双核（图19-4，图19-5）。

3. 细胞化学染色　PAS染色：强阳性（图19-6）。ACP染色：强阳性（图19-7）。SBB染色：大部分强阳性，少部分弱阳性或阴性（图19-8）。

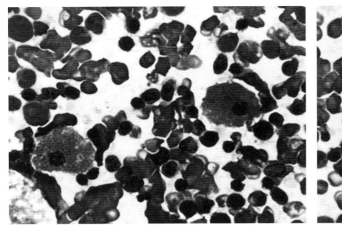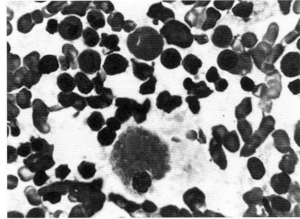

图19-4　骨髓瑞特-吉姆萨染色（×1000）

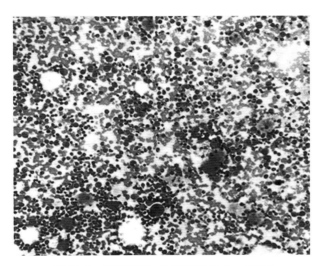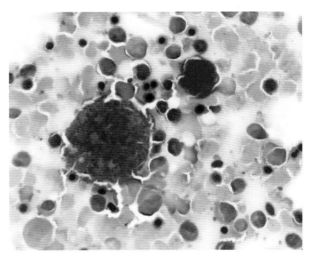

图19-5　骨髓瑞特-吉姆萨染色（×200）　　　　　图19-6　骨髓PAS染色（×1000）

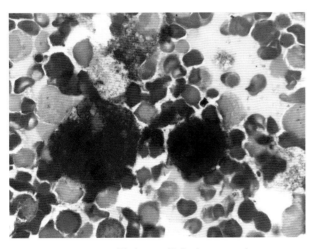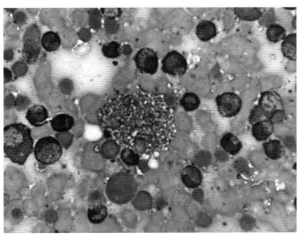

图19-7　骨髓ACP染色（×1000）　　　　　图19-8　骨髓SBB染色（×1000）

4. 形态学结论 海蓝组织细胞明显增多，不除外海蓝组织细胞综合征，请结合病理学、神经鞘磷酯酶活性检查进一步确定。

【骨髓活检】

1. 结果 HE及PAS染色示骨髓增生极度活跃（90%），粒红比例减小，粒系各阶段细胞可见，以中幼及以下阶段细胞为主，红系各阶段细胞可见，以中晚幼红细胞为主，巨核细胞数量大致正常；组织细胞增多，散在及小片状分布，胞质丰富，泡沫状，并见粉染颗粒，PAS染色显示胞质阳性；少量淋巴细胞散在分布。网状纤维染色：MF-1级。免疫组化：CD68$^+$（组织细胞）、CD34$^+$（个别）、CD117$^+$（少数）、GPA$^+$（红系细胞）、CD20$^+$（少数）、CD3$^+$（少数）、CD56$^+$（个别）。

2. 结论 ①骨髓增生极度活跃，红系比例增高。②组织细胞增多，不除外溶酶体贮积病，建议结合骨髓涂片、细胞化学及酶活性检查进一步确定。

【细胞遗传学】

染色体核型：46，XX［20］。

【综合诊断】

倾向海蓝组织细胞综合征，请结合神经鞘磷酯酶活性检查进一步确定。

三、病例分析

遗传性SBHS见于儿童，有肝脾大、全血细胞减少或血小板减少，眼底检查可见斑点小白环。部分患者可伴有神经系统症状，并呈进行性加重，表现为智力减退、语言障碍、走路不稳、吞咽困难。原发性SBHS罕见，起病较为隐匿，临床表现与遗传性SBHS相似。继发性海蓝组织细胞增多稍易见，可继发于慢性粒细胞白血病、原发性免疫性血小板减少症、地中海贫血、高脂血症、缺铁性贫血、浆细胞肿瘤、结缔组织病等多种疾病。

SBHS患者肝脾大，脾功能亢进，可引起外周血白细胞数减少、贫血及血小板减少。骨髓涂片中可见数量不等的海蓝组织细胞，胞体大，呈圆形、椭圆形；胞质丰富，含大量的海蓝色或蓝绿色颗粒，细胞整体呈不透明蓝色；核多为1～2个，偏位明显，核染色质粗网状，核仁不明显。细胞化学PAS染色、SBB染色、ACP染色均为阳性。在机体多种组织如骨髓、肝、脾、淋巴结活检中可发现海蓝组织细胞浸润，HE染色中该类细胞胞质染成棕黄色或粉色。

脾大、骨髓及其他组织活检中发现海蓝组织细胞可疑诊本病，如皮肤纤维母细胞培养发现神经鞘磷酯酶活性减低可诊断本病。遗传性SBHS诊断应有家族史。继发性SBHS中海蓝组织细胞形态可不典型，且数量不显著增多，诊断继发者需有明确的基础疾病，如部分慢性粒细胞白血病患者骨髓涂片可发现少量海蓝组织细胞。

形态上海蓝组织细胞需与尼曼-皮克细胞及吞噬了含铁血黄素的巨噬细胞相鉴别，后者胞质中可见大小不一的黄棕色颗粒，铁染色阳性。尼曼-皮克病细胞呈泡沫样，胞质淡染或透明状，PAS染色可阴性，也可胞质空泡壁弱阳性，空泡内部阴性，ACP染色为阴性，可与SBHS鉴别。值得注意的是，尼曼-皮克病C型常伴有海蓝组织细胞增生，需与SBHS鉴别。临床上SBHS还需与肝豆状核变性及神经系统感染等疾病鉴别。

（田 欣 王占龙 墙 星）

第三节 尼曼-皮克病

尼曼-皮克病（Niemann-Pick disease，NPD）又称神经鞘磷脂沉积症，是一种致死性的常染色体隐性遗传病。由于组织中鞘磷脂酶显著减少，引起单核巨噬细胞系统细胞中神经鞘磷脂积聚，在骨髓、肝脾等脏器中充满脂质的泡沫样细胞，称为尼曼-皮克细胞。临床主要分为A、B、C三型，包含两种不同的病因。A型及B型发病机制是由于酸性鞘磷脂酶（sphingomyelinase，ASM）活性减低，导致鞘磷脂在单核-巨噬系统中堆积。C型发病机制是由于*NPC1*（95%）或*NPC2*（5%）基因突变引起细胞转运外源胆固醇缺陷，溶酶体中未酯化胆固醇堆积。本病在我国罕见，大部分为散发病例，约30%的患者有家族史。本病尚无特效根治性治疗方法，主要是支持及对症治疗。目前已有将基因分析技术用于诊断及产前诊断的报告。

一、病史

患者，女性，18岁。因血细胞减少就诊，肝脾大。自诉8岁时已发现肝脾大，未治疗。

二、实验室检查

【血常规】

WBC 2.52×10^9/L（↓），RBC 2.69×10^{12}/L（↓），Hb 79g/L（↓），MCV 94.5fl，PLT 37×10^9/L（↓）。

【细胞形态学】

1. 外周血涂片 白细胞减少，粒细胞比例正常，成熟红细胞大小不一，血小板单个、散在分布，少见。

2. 骨髓涂片 增生活跃，粒系占34.5%，形态未见明显异常；红系比例明显升高，约60%，成熟红细胞大小不一；淋巴细胞约5%，全片巨核细胞97个，血小板单个、散在分布，少见。尼曼-皮克细胞明显增多，分布不均，片尾部及小粒中多见（图19-9，图19-10）。

3. 细胞化学染色 PAS染色：（-）（图19-11）。ACP染色：（-）。

4. 形态学结论 尼曼-皮克细胞易见，不除外尼曼-皮克病，请结合病理学、酸性鞘磷脂酶活性检测进一步确定。

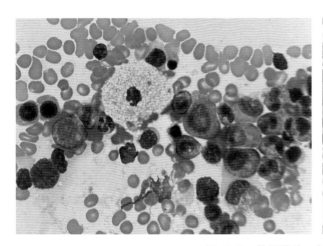
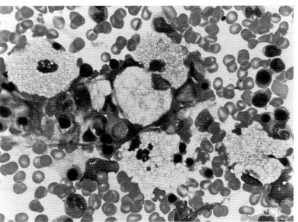

图19-9 骨髓瑞特-吉姆萨染色（×1000）

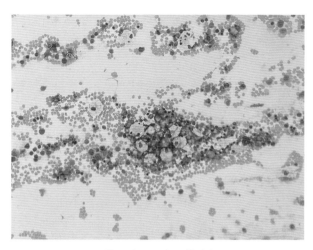

图 19-10　骨髓瑞特－吉姆萨染色（×200）

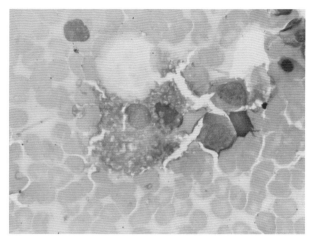

图 19-11　骨髓 PAS 染色（×1000）

【流式细胞学】

未检出异常细胞（注：细胞巨大，流式细胞仪收集不到尼曼－皮克细胞）。

【细胞遗传学】

染色体核型：46，XX［20］。

【综合诊断】

倾向尼曼－皮克病，请结合病理学、酸性鞘磷脂酶活性检测进一步确定。

三、病例分析

尼曼－皮克病临床可分为 A、B、C 三型。

A 型（急性神经型/婴儿型）：多在生后 3～6 个月内发病，肝脾大，智力减退，运动功能逐渐消失，皮肤蜡黄，失明、耳聋、贫血、消瘦，30%～50% 患儿眼底有樱桃红斑，肺部 X 线检查可有粟粒样改变。多于 3 岁前死亡。

B 型（慢性非神经型/内脏型）：无或仅有轻微神经系统受累，多于出生后 1～2 年起病，病情进展缓慢，智力正常，主要表现为肝脾大，可带病长期生存。

C 型（慢性神经型）：出生数年内表现正常，多在 3～7 岁后出现神经系统症状，如共济失调、抽搐、核上性眼疾麻痹等。肝大较脾大明显。病程进展缓慢，智力及运动发育逐渐减退。

本病外周血白细胞数一般正常，贫血或血小板减少。骨髓中可见数量不等的尼曼－皮克细胞，典型的细胞胞体巨大，外形呈圆形、椭圆形；胞质丰富，充满空泡，类似桑葚状或泡沫状；核较小，呈圆形或椭圆形，1～3 个不等；染色质粗糙，核仁不明显。C 型中尚可见到海蓝组织细胞。PAS 染色示染色空泡壁为弱阳性或阴性，空泡内部阴性。ACP 染色空泡壁及空泡内部均为阴性。骨髓、肝、脾、淋巴结活检中可见片状或弥漫增生的泡沫样细胞。鞘磷脂酶活性检测可提供准确诊断。A 型、B 型白细胞及成纤维细胞中鞘磷脂酶活性减低。C 型白细胞中鞘磷脂酶活性正常，在经培养的皮肤成纤维细胞中鞘磷脂酶活性部分减低。通过基因型分析有助于确定临床表型、常见的突变型，对预后分析有帮助。

婴幼儿期有肝脾大，并逐渐出现神经系统症状时应疑诊尼曼－皮克病。骨髓、肝、脾和淋巴结组织中找到特征性尼曼－皮克细胞是诊断的重要依据。测定白细胞或者培养的成纤维细胞的酸性鞘磷脂酶活性降低可确诊本病。胎儿期可取绒毛或经培养的羊水细胞检测酸性鞘磷脂酶活性进行产前诊断。

尼曼－皮克病应与糖原贮积症、戈谢病等其他溶酶体贮积症相鉴别。某些疾病（如慢性粒细胞白血病、免疫性血小板减少性紫癜、地中海贫血、先天性红细胞生成异常性贫血等）骨髓中可有泡沫样细胞，为类尼曼－皮克细胞，该类疾病有原发病特征，且无酸性鞘磷脂酶活性减低，应注意与本病鉴别。

（田　欣　王占龙　华　星）

第四节　噬血细胞综合征

噬血细胞综合征（hemophagocytic syndrome，HPS）又称噬血细胞淋巴组织细胞增生症（hemophagocytic lymphohistiocytosis，HLH），是一种由遗传性或获得性免疫功能异常导致的、以病理性炎症反应为主要特征的临床综合征。免疫调节异常主要由淋巴细胞、单核－巨噬细胞系统异常激活、增殖，分泌大量炎性细胞因子而引起一系列炎症反应。可发生于各年龄段，病死率较高。临床上以持续性发热、肝脾大、进行性血细胞减少为主要特征，且多器官、多系统均可受累。

HPS可以分为遗传性和获得性。遗传性HPS是一种常染色体隐性遗传病，目前已知明确与HPS相关的致病基因有12种，遗传性HPS又分为家族性HPS（FHL）、免疫缺陷综合征相关HPS和EB病毒（EBV）相关HPS。获得性HPS常继发于感染、恶性肿瘤或风湿性疾病等多种疾病，通常无家族史或已知的遗传基因缺陷。

一、病史

患者，男性，63岁。发热5天，体温最高39℃。脾大，肝、淋巴结不大，无出血、黄疸、黏膜病变。

二、实验室检查

【血常规】

WBC $3.47×10^9$/L（↓），Hb 50g/L（↓），PLT $38×10^9$/L（↓）。

【细胞形态学】

1. 外周血涂片　白细胞减少，粒细胞比例正常，成熟红细胞轻度大小不一，血小板单个、散在分布，少见。

2. 骨髓涂片　增生活跃，粒系占57%，形态未见明显异常；红系比例正常，约23%，成熟红细胞轻度大小不一；淋巴细胞约15%，巨核细胞243个，血小板单个、散在分布，少见。易见噬血现象，吞噬血小板、中性粒细胞、有核红细胞、成熟红细胞（图19-12）。

3. 细胞化学染色　PAS染色：噬血细胞胞质弱阳性（图19-13）。NAP染色：外周血成熟中性粒细胞积分值升高（图19-14）。

4. 骨髓形态学结论　骨髓三系增生，易见噬血现象。请结合病理活检、流式细胞学、噬血细胞综合征相关检查。

【骨髓活检】

1. HE及PAS染色　骨髓增生大致正常（40%～50%），粒红比例大致正常，粒系各阶段细胞可见，以中幼及以下阶段细胞为主，红系各阶段细胞可见，以中晚幼红细胞为主，巨核细胞数量大致正常；浆细胞略增多，散在分布。少量淋巴细胞散在分布。网状纤维染色（MF-1级）。

2. 骨髓活检结论　骨髓增生大致正常，粒红巨三系造血细胞增生，未见淋巴细胞增多。

【流式细胞学】

NK细胞毒性颗粒检测：$CD3^-$、$CD56^+$，NK细胞占淋巴细胞2.71%（↓），颗粒酶B阳性率93.18%，穿孔素阳性率93.47%。

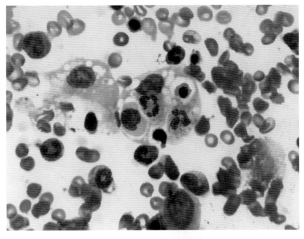
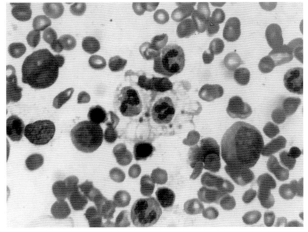
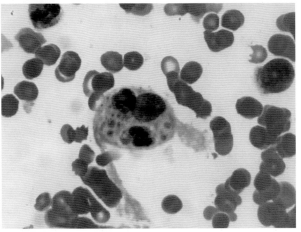

图19-12　骨髓瑞特－吉姆萨染色（×1000）

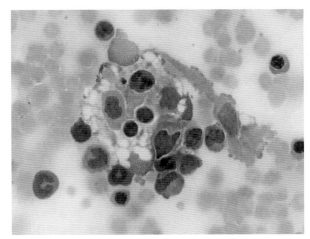
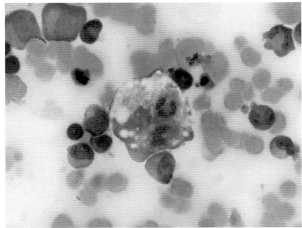

图19-13　骨髓PAS染色（×1000）

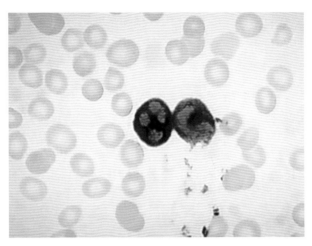

图19-14　外周血NAP染色（×1000）

【细胞遗传学】

染色体核型：46，XY［20］。

【其他实验室检查】

可溶性CD25/IL-2Rα抗体检测：15 979.89pg/ml（↑）。

【综合诊断】

噬血细胞综合征。

三、病例分析

该病例骨髓涂片噬血现象明显，发热、脾大、全血细胞减少，可溶性CD25明显升高，考虑为噬血细胞综合征，还应尽早完善与诊断相关的其他检查。

HPS临床表现可多种多样，发热是绝大多数患者的首发症状，可出现高热、寒战、关节肌肉酸痛。肝脾大常见，亦可见淋巴结大、黄疸、皮疹、出血。除上述表现外，尚可见原发病或基础疾病的症状和体征。中枢神经系统受累时表现为惊厥、癫痫、共济失调、偏瘫等神经和/或精神症状。HPS进展速度快，死亡率较高。

HPS血常规两系或全血细胞减少，后者更多见，尤以血小板减少最为明显。疾病早期骨髓增生活跃，噬血现象不明显，常表现为反应性组织细胞增生。典型时可见多少不等的噬血细胞，体积较大，胞质较丰富，吞噬完整的血细胞。噬血现象明显时，骨髓涂片及骨髓活检均可观察到。肿瘤相关HPS还可见到相应的肿瘤细胞。噬血现象在骨髓中最易见，肝、脾、淋巴结受累时在活检或穿刺组织中亦可发现。生化检查可出现高甘油三酯血症、高胆红素血症、低纤维蛋白原血症、高铁蛋白血症、乳酸脱氢酶水平升高等。疾病活动时常有凝血异常。HPS活动期IL-1受体拮抗因子、可溶性IL-2受体（sIL-2sCD25）、γ干扰素、肿瘤坏死因子等常增多。NK细胞活性下降或缺乏。脑脊液细胞中度增多，主要为淋巴细胞，偶可见噬血细胞。基因测序确定HPS相关缺陷基因是诊断原发性HPS的金标准。穿孔素、颗粒酶B、SAP、XIAP等与HLH缺陷基因相对应的蛋白表达量检测可成为快速鉴别原发性HPS的可靠依据。一些新的检测手段如NK细胞和细胞毒性T淋巴细胞（CTL）的功能学检查，特别是脱颗粒功能检测（ΔCD107a）将在HPS诊断中发挥作用。因感染相关HPS为最常见的类型，而外周血细胞化学NAP染色为感染指标，对查找病因有一定的帮助，噬血细胞PAS染色可阳性或弱阳性，但不特异。

国际组织细胞协会2004年制定的HPS—2004方案是目前国际权威和广泛采用的HPS诊断标准。符合以下2条标准中任何1条即可诊断HPS。

1. 分子诊断符合HPS　在目前已知的HLH相关致病基因，如 *PRF1*、*UNC13D*、*STX11*、*STXBP2*、*Rab27a*、*LYST*、*SH2D1A*、*BIRC4*、*ITK*、*AP3β1*、*MAGT1*、*CD27*等发现病理性突变。

2. 符合以下8条指标中的5条：

（1）发热：体温＞38.5℃，持续＞7天。

（2）脾大。

（3）血细胞减少（累及外周血两系或三系）：Hb＜90g/L，PLT＜100×10^9/L，NEUT＜1.0×10^9/L，且非骨髓造血功能减低所致。

（4）高甘油三酯血症和/或低纤维蛋白原血症：甘油三酯＞3mmol/L或高于同年龄的3个标准差，Fbg＜1.5g/L或低于同年龄的3个标准差。

（5）在骨髓、脾、肝或淋巴结里找到噬血细胞。

（6）血清铁蛋白水平升高：Fer≥500μg/L。

（7）NK细胞活性降低或缺如。

（8）sCD25（可溶性白细胞介素-2受体）水平升高。

凡临床上有急性发病、高热、肝脾大、两系或全血细胞减少者可疑诊本病。需要注意的是，骨髓中发现噬血现象不是诊断HPS必须的，在疾病早期可能不存在噬血现象或仅在肝、脾或淋巴结处发现噬血现象，因此，骨髓中无噬血现象并不能排除HPS的诊断。HPS早期临床症状可能不典型，但进展快、病死率高，快速明确的诊断和治疗对患者生存至关重要，所以需要临床医生和实验室工作人员对本病有清晰的认知。

（田　欣　王占龙　任朝翔）

参 考 文 献

［1］中华医学会血液学分会红细胞疾病（贫血）学组.中国成人戈谢病诊治专家共识（2020）［J］.中华医学杂志，2020，100（24）：1841-1849.

［2］中华医学会儿科学分会内分泌遗传代谢学组及血液学组，中华医学会血液学分会红细胞疾病（贫血）学组.戈谢病诊断和治疗的中国专家共识（2015）［J］.中华儿科杂志，2015，53（4）：256-261.

［3］张之南，郝玉书，赵永强，等.血液病学［M］.2版.北京：人民卫生出版社，2015.

［4］卢兴国，徐根波，马顺高，等.骨髓细胞学和病理学［M］.北京：科学出版社，2008.

［5］陈辉树，李占琦，刘恩彬，等.骨髓病理学［M］.北京：人民军医出版社，2010.

［6］噬血细胞综合征中国专家联盟，中华医学会儿科分会血液学组.噬血细胞综合征中国专家共识（2018）［J］.中华医学杂志，2018，98（2）：91-95.

［7］沈悌，赵永强.血液病诊断及疗效标准［M］.4版.北京：科学出版社，2018.

［8］唐湘凤.尼曼-皮克病诊治进展［J］.传染病信息，2019，32（2）：154-157.

［9］王建中.临床检验诊断学图谱［M］.北京：人民卫生出版社，2012.

［10］刘雅宁，孟予城，杨淑莲，等.急性早期前体T淋巴细胞白血病伴CD15、CD58、CD123阳性表达1例报道［J］.检验医学，2018，33（9）：868-871.

［11］唐雪，肖剑文.急性早前T细胞淋巴细胞白血病研究进展［J］.国际检验医学杂志，2015，36（20）：3027-3029.

［12］林娜，刘正华，夏雪娇，等.成人早期前体T急性淋巴细胞白血病（ETP-ALL）与非ETP-ALL的临床特点对比［J］.现代肿瘤医学，2019，27（21）：3875-3877.

［13］［美］贾菲.血液病理学［M］.陈刚，李小秋，译.北京：北京科学技术出版社，2013.

［14］中华医学会血液学分会白血病淋巴瘤学组.原发性骨髓纤维化诊断与治疗中国指南（2019年版）［J］.中华血液学杂志，2019，40（1）：1-7.

［15］聂子元，罗建民.《原发性骨髓纤维化诊断与治疗中国指南（2019年版）》解读：原发性骨髓纤维化从指南到实践［J］.河北医科大学学报，2019，40（7）：745-748.

［16］FARHI SC.临床血液、骨髓细胞形态学——正常与病理特征［M］.2版.岳保红，关方霞，赵杰，译.西安：第四军医大学出版社，2014.

［17］贾海蓉，张凤奎，陈辉树，等.急性髓系白血病微分化型免疫表型特征及分析［J］.中国实用内科杂志，2003，23（9）：551-552.

［18］韩爱兰，郑妮.少见微分化型急性髓细胞白血病2例的实验室诊断与鉴别诊断［J］.滨州医学院学报，2012，35（6）：474-475.

［19］冯一.骨髓增生异常综合征转纯红系白血病一例［J］.中华老年医学杂志，2020，（1）：89-91.

［20］卢兴国.白血病诊断学［M］.北京：人民卫生出版社，2013.

［21］STEVEN H SWERDLOW.造血与淋巴组织肿瘤WHO分类［M］.4版.周小鸽，译.北京：诊断病理学杂志社，2011.

［22］叶向军，卢兴国.2016年更新版《WHO造血和淋巴组织肿瘤分类》之髓系肿瘤和急性白血病修订解读［J］.临床检验杂志，2016，34（9）：686-689.

［23］卢兴国，叶向军，徐根波.骨髓细胞与组织病理诊断学［M］.北京：人民卫生出版社，2020.

［24］叶向军，卢兴国.血液病分子诊断学［M］.北京：人民卫生出版社，2015.

［25］许文荣，王建中.临床血液学检验［M］.5版.北京：人民卫生出版社，2012.

［26］夏薇，陈梅婷.临床血液学检验技术［M］.北京：人民卫生出版社，2015.

［27］STEVEN H. SWERDLOW, ELIAS CAMPO, NANCY LEEHARRIS，等.造血与淋巴组织肿瘤WHO分类［M］.4版.周小鸽，陈辉树，译.北京：诊断病理学杂志社，2012.

［28］ELAINE S. JAFFE, NANCY LEEHARRIS.造血与淋巴组织肿瘤病理学和遗传学［M］.周小鸽，陈辉树，陈振萍，等译.北京：人民卫生出版社，2009.

［29］王琰，乔纯，郭睿，等.具有核内陷杯状细胞形态学表现的AML-M1/M2患者的临床和实验室特点分析［J］.中国实验血液学杂志，2018，26（4）：958-963.

［30］庄倩，郝良纯，陈芳，等.急性髓系白血病患者骨髓杯状核细胞阳性与FMS样酪氨酸激酶3基因内部串联重复突

变相关性的 Meta 分析［J］. 白血病·淋巴瘤，2012，21（2）：98-100.

［31］庄倩，张男，张继红，等. 骨髓具有杯状核细胞形态学表现的 AML-M1 患者的实验室特点并临床分析［J］. 现代肿瘤医学，2012，20（2）：380-382.

［32］王芳，张阳，陈雪，等. 初诊急性髓系白血病患者十种常见突变基因的突变组分析［J］. 白血病·淋巴瘤，2015，24（3）：161-164.

［33］喻雕，胡兰，周涛. 急性髓细胞白血病基因突变对预后的影响［J］. 吉林医学，2017，38（8）：1568-2570.

［34］李少兰. 急性早幼粒细胞白血病实验室检查分析对临床诊断及治疗预后的意义［J］. 中国医药科学，2016，6（5）：172-175.

［35］曹科，罗小娟，马东礼，等. 探讨标本保存时间对异型淋巴细胞形态学改变的影响［J］. 重庆医学，2015，44（14）1959-1961.

［36］张莉，朱红胜，马钧，等. 血清 ADA、LDH 及外周血淋巴细胞亚群比例联合检测对传染单核细胞增多症的诊断价值［J］. 检验医学，2020，35（9）：881-884.

［37］沈悌，赵永强. 血液病诊断及疗效标准［M］. 4版. 北京：科学出版社，2018.

［38］张之南. 血液病诊断及疗效标准［M］. 3版. 北京：北京科学出版社，2011.

［39］高海燕. 血液病临床检验诊断［M］. 北京：中国医药科技出版社，2021.

［40］王化泉，何广胜，李莉娟. 自身免疫性溶血性贫血诊断与治疗中国专家共识（2017年版）［J］. 中华血液学杂志，2017，38（4）：265-267.

［41］SWERDLOW SH, CAMPO E, HARRIS NL, et al. WHO classification of tumours of haematopoietic and lymphoid tissues［S］. 4th ed. IARC：Lyon，2017.

［42］LEI SHANG, XUEJING CHEN, YAN LIU, et al. The immunophenotypic characteristics andflow cytometric scoring system of acute myeloid leukemia with t（8；21）（q22；q22）；RUNX1-RUNX1T1［J］. Int J Lab Hem，2019，41：23-31.

［43］VOSE J, ARMITAGE J, WEISENBURGER D. International T-Cell Lymphoma Project. International peripheral T-cell and natural killer/T-cell lymphoma study：pathology findings and clinical outcomes［J］. J Clin Oncol，2008，26：4124-4130.

［44］CALVARUSO M, GULINO A, BUFFA S, et al. Challenges and new prospects in hepatosplenic gammadelta T-cell lymphoma［J］. Leuk Lymphoma，2014，55：2457-2465.

［45］ROELANDT P R, MAERTENS J, VANDENBERGHE P, et al. Hepatosplenic gammadelta T-cell lymphoma after liver transplantation：report of the first 2 cases and review of the literature［J］. Liver Transpl，2009，15：686-692.

［46］THAYU M, MARKOWITZ JE, MAMULA P, et al. Muinos WI and Baldassano RN. Hepatosplenic T-cell lymphoma in an adolescent patient after immunomodulator and biologic therapy for Crohn disease［J］. J Pediatr Gastroenterol Nutr，2005，40：220-222.

［47］BELHADJ K, REYES F, FARCET JP, et al. Hepatosplenic gammadelta T-cell lymphoma is a rare clinicopathologic entity with poor outcome：report on a series of 21 patients［J］. Blood，2003，102：4261-4269.

［48］YABE M, MEDEIROS LJ, TANG G, et al. Prognostic factors of hepatosplenic T-cell lymphoma：clinicopathologic study of 28 cases［J］. Am J Surg Pathol，2016，40：676-688.

［49］YABE M, MIRANDA RN, MEDEIROS LJ. Hepatosplenic T-cell lymphoma：a review of clinicopathologic features，pathogenesis，and prognostic factors［J］. Hum Pathol，2018，74：5-16.

［50］VISNYEI K, GROSSBARD ML, SHAPIRA I. Hepatosplenic gammadelta T-cell lymphoma：an overview［J］. Clin Lymphoma Myeloma Leuk，2013，13：360-369.

［51］MONTGOMERY M, VAN SANTEN MM, BIEMOND BJ, et al. Hepatosplenic T-cell lymphoma：a population-based study assessing incidence and association with immunemediated disease［J］. Gastroenterol Hepatol（N Y），2015，11：160-163.

［52］DURANI U, GO RS. Incidence，clinical findings，and survival of hepatosplenic T-cell lymphoma in the United States［J］. Am J Hematol，2017，92：E99-E101.

［53］LU CL, TANG Y, YANG QP, et al. Hepatosplenic T-cell lymphoma：clinicopathologic，immunophenotypic，and molecular characterization of 17 Chinese cases［J］. Hum Pathol，2011，42：1965-1978.

［54］ARBER DA, ORAZI, A, HASSERJIAN R, et al. The 2016 revision to the World Health Organization classification of myeloid neoplasms and acute leukemia ［J］. Blood, 2016, 127：2391-2405.

［55］GOTLIB J, PARDANANI A, AKIN C, et al. International Workinggroup-myeloproliferative Neoplasms Research and Treatment (IWG-MRT) &European Competence Network on Mastocytosis (ECNM) consensus response criteria in advanced systemic mastocytosis ［J］. Blood, 2013, 121：2393-2401.

［56］VALENT P, AKIN C, METCALFE DD. Mastocytosis 2016：Updated WHO classification and novel emerging treatment concepts ［J］. Blood, 2017, 129：1420-1427.

［57］MUGHAL TI, CROSS NC, PADRON E, et al. An International MDS MPN Workinggroup s perspective and recommendations on molecular pathogenesis, diagnosis and clinical characterization of myelodysplastic myeloproliferative neoplasms ［J］. Haematologica, 2015, 100：1117-1130.

［58］WANG, SA A, HASSERJIAN, et al. Diagnosis of Blood and Bone Marrow Disorders ‖ Cytopenias：Acquired Bone Marrow Failure ［J］. 10. 1007/978-3-319-20279-2 (Chapter 4)：119-134.

［59］JABBOUR E, KANTARJIAN H. Chronic myeloid leukemia：2018 update on diagnosis, therapy and monitoring ［J］. Am J Hematol, 2018, 93 (3)：442459.

［60］VERMA SP, SUBBIAH A, JACOB SE, et al. Chronic myeloid leukaemia with extreme thrombocytosis ［J］. BMJ Case Rep, 2015, 2015：bcr 2014204564.

［61］MICHIELS JJ, BERNEMAN Z, SCHROYENS W, et al. Philadelphia (Ph) chromosomepositive thrombocythemia without features of chronic myeloid leukemia in peripheral blood：natural history and diagnostic differentiation from Phnegative essential thrombocythemia ［J］. Ann Hematol, 2004, 83 (8)：504512.

［62］HSU HC, TAN LY, AU LC, et al. Detection of bcrabl gene expression at a low level in blood cells of some patients with essential thrombocythemia ［J］. J Lab Clin Med, 2004, 143 (2)：125-129.

［63］JAFFE ES, HARRIS NL, STEIN H, et al. World Health Organization classification of tumours：pathology and genetics of tumours of haematopoietic and lymphoid tissues ［M］. France：IARC Press, 2001.

［64］SORA F, IURLO A, SICA S, et al. Chronic myeloid leukaemia with extreme thrombocytosis at presentation：incidence, clinical findings and outcome ［J］. Br J Haematol, 2017, 181 (2)：267270.

［65］TURAKHIA SK, MURUGESAN G, COTTA CV, et al. Thrombocytosis and STAT5 activation in chronic myelogenous leukaemia are not associated with JAK2 V617F or calreticulin mutations ［J］. J Clin Pathol, 2016, 69 (8)：713719.

［66］TEFFERI A, LASHO TL, FINKE CM, et al. Targeted deep sequencing in primary myelofibrosis ［J］. Blood Adv, 2016, 1：105-11.

［67］WANG SA, HASSERJIAN RP. Diagnosis of Blood and Bone Marrow Disorders ［M］. Berlin：Springer International Publishing AG part of Springer Nature, 2018.

［68］ZHANG L, MCGRAW KL, SALLMAN DA, et al. The role of p53 in myelodysplastic syndromes and acute myeloid leukemia：molecular aspects and clinical implications ［J］. Leuk Lymphoma, 2017, 58 (8)：1777-1790.

［69］RIVLIN N, BROSH R, OREN M, et al. Mutations in the p53 Tumor Suppressor Gene：Important Milestones at the Various Steps of Tumorigenesis ［J］. Genes Cancer, 2011, 2 (4)：466-474.

［70］CAZZOLA M, DELLA PORTA MG, MALCOVATI L. Thegenetic basis of myelodysplasia and its clinical relevance ［J］. Blood, 2013, 122 (25)：4021-4034.

［71］PAPAEMMANUIL E, GERSTUNG M, MALCOVATI L, et al. Clinical and biological implications of driver mutations in myelodysplastic syndromes ［J］. Blood, 2013, 122 (22)：3616-3627.

［72］LIU W, HASSERJIAN RP, HU Y, et al. Pure erythroid leukemia：a reassessment of the entity using the 2008 World Health Organization classification ［J］. Mod Pathol, 2011, 24 (3)：375-383.

［73］WANG SA, HASSERJIAN RP. Acute Erythroleukemias, Acute Megakaryoblastic Leukemias, and Reactive Mimics：A Guide to a Number of Perplexing Entities ［J］. Am J Clin Pathol, 2015, 144 (1)：44-60.

［74］GONG LZ, WEI Y, CHANG YJ, et al. Pure erythroid leukemia：one case report ［J］. Zhonghua Xue Ye Xue Za Zhi, 2017, 38 (9)：803-804.

［75］STENGEL A, KERN W, HAFERLACH T, et al. The impact of TP53 mutations and TP53 deletions on survival varies between AML, ALL, MDS and CLL：an analysis of 3307 cases ［J］. Leukemia, 2017, 31 (3)：705-711.

［76］WANG W, GRIER DD, WOO J, et al. Ferritin H is a novel marker of early erythroid precursors and macrophages ［J］.

Histopathology, 2013, 62（6）: 931-940.

［77］WHO classification of tumours of haematopoietic and lymphoid tissues, edited by Steven H. Swerdlow, Elias Campo, Nancy Lee Harris, et al . Revised 4th edition.

［78］XIAO ZJ, WANG JX, HAO YS, et al. Detection of ETO gene rearrangement inpatients with AML-M2b［J］. Chin J Hematol, 1994, 15: 563-565.

［79］XIAO ZJ, WANG JX, HAO YS, et al. Detection of AML1 gene rearrangement in patients with acute myeloid leukemia-M2b（AML-M2b）［J］. Chin J Hematol, 1995, 16: 11-13.

［80］YANG CL, ZHANG XB. Incidence survey of leukemia in China［J］. J Chin Med Sci, 1990, 6: 65-70.

［81］XIAOZJ, HAOYS, BIANSG. AcutemyeloidleukemiaM2b（Subacute myeloid leukemia）in China［J］. Leuk Res, 1997, 21: 351-352.

［82］HARALD STEIN, JURGEN THIELE. Revised 4th edition Hirano T, Eto K. Harlequin cells. Blood, 2018, 132（7）: 766.

［83］WALID AL-ACHKAR, ABDULMUNIM ALJAPAWE, MONEEB ABDULLAH KASSEM OTHMAN, et al. A de novo acute myeloid leu- kemia（AML-M4）case with a complex karyotype and yet unreported breakpoints［J］. Mol Cytogenet, 2013, 6（1）: 18.

［84］R A LARSON, S F WILLIAMS, M M LE BEAU, et al. Acute myelomonocytic leukemia with abnormal eosinophils and inv（16）or t（16; 16）has a favorable prognosis［J］. Blood, 1986, 68（6）: 1242-1249.

［85］T HAFERLACH 1, M WINKEMANN, H LÖFFLER, et al. The abnormal eosinophils are part of the leukemic cell population in acute myelomonocytic leukemia with abnormal eosinophils（AML M4Eo）and carry the pericentric inversion 16: a combination of May-Grunwald-Giemsa staining andfluorescence in situ hybridization［J］. Blood, 1996, 87（6）: 2459-2463.

［86］KLEIN NP, RAY P, CARPENTER D, et al. Rates of autoimmune diseases in Kaiser Permanente for use in vaccine adverse event safety studies［J］. Vaccine, 2010, 28（4）: 1062-1068.

［87］ALADJIDI N, LEVERGER G, LEBLANC T, et al. New insights into childhood autoimmune hemolytic anemia: a French national observational study of 265 children［J］. Haematologica, 2011, 96（5）: 655-663.

附录A 缩略语表

英文缩写	英文全称	中文全称
α-NAE	α-naphthalene acetate esterase	α醋酸萘酚酯酶
α-NBE	α-naphthalene butyrate esterase	α丁酸萘酚酯酶
β₂-MG	β₂-microglobulin	β₂微球蛋白
AA	aplastic anemia	再生障碍性贫血
aCML	atypical chronic myeloid leukemia	不典型慢性髓细胞性白血病
ACP	acid phosphatase	酸性磷酸酶
ADA	adenosine deaminase	腺苷酸脱氨酶
AIHA	autoimmune hemolytic anemia	自身免疫性溶血性贫血
AITL	angioimmunoblastic T cell lymphoma	血管免疫母细胞性T细胞淋巴瘤
AL	acute leukemia	急性白血病
Alb	albumin	白蛋白
ALCL	anaplastic large cell lymphoma	间变性大细胞淋巴瘤
ALL	acute lymphoblastic leukemia	急性淋巴细胞白血病
ALP	alkaline phosphatase	碱性磷酸酶
AMKL	acute megakaryoblastic leukemia	急性巨核细胞白血病
AML	acute myeloid leukemia	急性髓系白血病
AMY	amylase	淀粉酶
APL	acute promyelocytic leukemia	急性早幼粒细胞白血病
Apo-A1	apolipoprotein-A1	载脂蛋白-A1
Apo-B	apolipoprotein-B	载脂蛋白-B
APTT	activated partial thromboplastin time	活化部分凝血活酶时间
AUL	acute undifferentiated leukemia	急性未分化白血病
BA	bile acid	胆汁酸
B-ALL	B-lymphoblastic leukemia	B淋巴母细胞白血病
BASO	basophilic granulocyte	嗜碱性粒细胞
BL	Burkitt lymphoma	伯基特淋巴瘤
B-LBL	B-lymphoblastic lymphoma	B淋巴母细胞淋巴瘤
BP	blood pressure	血压
BPDCN	blastic plasmacytoid dendritic cell neoplasm	母细胞性浆细胞样树突状细胞肿瘤
B-PLL	B-cell prolymphocytic leukemia	B细胞幼淋巴细胞白血病

续　表

英文缩写	英文全称	中文全称
BT	bleeding time	出血时间
CE	specific esterase	特异性酯酶
CEL	chronic eosinophilic leukemia	慢性嗜酸性粒细胞白血病
CHE	cholinesterase	胆碱酯酶
cHL	classical Hodgkin lymphoma	经典型霍奇金淋巴瘤
CK	creatine kinase	肌酸激酶
CLL	chronic lymphocytic leukemia	慢性淋巴细胞白血病
CML	chronic myelogenous leukemia	慢性髓细胞性白血病
CMML	chronic myelomonocytic leukemia	慢性粒-单核细胞白血病
CMV	cytomegalo virus	巨细胞病毒
CNL	chronic neutrophilic leukemia	慢性中性粒细胞白血病
CO_2CP	carbon dioxide-combining power	二氧化碳结合力
Crea	creatinine	肌酐
CRP	C-reactive porotein	C反应蛋白
DBil	direct bilirubin	直接胆红素
DLBCL	diffuse large B-cell lymphoma	弥漫大B细胞淋巴瘤
ELN	European Leukemia Network	欧洲白血病网
EOS	eosinophilic granulocyte	嗜酸性粒细胞
ESR	erythrocyte sedimentationrate	红细胞沉降率
ET	essential thrombocythemia	原发性血小板增多症
FA	Fanconi anemia	范科尼贫血
Fbg	fibrinogen	纤维蛋白原
FCM	flow cytometry	流式细胞术
FDP	fibrin degradation product	纤维蛋白降解产物
Fe	ferrum	铁
Fer	ferritin	铁蛋白
FISH	fluorescence in situ hybridization	荧光原位杂交
FL	follicular lymphoma	滤泡性淋巴瘤
FT_3	free triiodothyronine	游离三碘甲腺原氨酸
FT_4	free thyroxine	游离甲状腺素
GD	gaucher disease	戈谢病
GGT	Gamma-glutamic acyltransferase	γ谷氨酰基转移酶
Glb	globulin	球蛋白
Glu	glucose	葡萄糖
GOT	glutamic-oxaloacetic transaminase	谷草转氨酶
GPT	glutamic-pyruvic transaminase	谷丙转氨酶
Hb	haemoglobin	血红蛋白
HBDH	hydroxybutyrate dehydrogenase	羟丁酸脱氢酶

英文缩写	英文全称	中文全称
HCL	hairy cell leukemia	毛细胞白血病
HCT	hematocrit	红细胞压积
HDL-C	high-density lipoprotein cholesterol	高密度脂蛋白胆固醇
HE staining	hematoxylin and eosin staining	苏木精-伊红染色
HGBL	highgrade B cell lymphoma	高级别B细胞淋巴瘤
HIV	human immunodeficiency virus	人类免疫缺陷病毒抗体
HL	Hodgkin lymphoma	霍奇金淋巴瘤
HLH	hemophagocytic lymphohistiocytosis	噬血细胞性淋巴组织细胞增生症
HPS	hemophagocytic syndrome	噬血细胞综合征
HSTL	hepatosplenic T-cell lymphoma	肝脾T细胞淋巴瘤
IBil	indirect bilirubin	间接胆红素
ICC	immunocytochemistry	免疫细胞化学
IDA	iron deficiency anemia	缺铁性贫血
Ig	immunoglobulin	免疫球蛋白
IHC	immunohistochemical staining	免疫组织化学染色
IM	infection mononucleosis	传染性单核细胞增多症
INR	international normalized ratio	国际标准化比值
JMML	juvenile myelomonocytic leukemia	幼年型粒-单核细胞白血病
LDH	lactate dehydrogenase	乳酸脱氢酶
LDL-C	low-density lipoprotein cholesterol	低密度脂蛋白胆固醇
Lpa	lipoproteina	脂蛋白a
LPL	lymphoplasmacytoid lymphoma	淋巴浆细胞淋巴瘤
LR	leukomoid reaction	类白血病反应
LY	lymphocyte	淋巴细胞
MA	megaloblastic anemia	巨幼细胞贫血
MBL	monoclonal B lymphocytosis	单克隆B淋巴细胞增多症
MCH	mean corpuscular hemoglobin	平均红细胞血红蛋白含量
MCHC	mean corpuscular hemoglobin concentration	平均红细胞血红蛋白浓度
MCL	mantle cell lymphoma	套细胞淋巴瘤
MCV	mean corpuscular volume	平均红细胞体积
MDS	myelodysplastic syndromes	骨髓增生异常综合征
MDS/MPN-RS-T	MDS/MPN with ring sideroblasts and thrombocytosis	骨髓增生异常综合征/骨髓增殖性肿瘤伴环形铁粒幼细胞和血小板增多
MGUS	monoclonal gammopathy of undetermined significance	意义未明单克隆丙种球蛋白血症
MM	multiple myeloma	多发性骨髓瘤
MONO	monocyte	单核细胞
MPAL	mixed-phenotype acute leukemia	混合表型急性白血病
MPN	myeloproliferative neoplasms	骨髓增殖性肿瘤
MPO	myeloperoxidase	髓过氧化物酶

续　表

英文缩写	英文全称	中文全称
MZL	marginal zone lymphoma	边缘区淋巴瘤
NAP	neutrophil alkaline phosphatase	中性粒细胞碱性磷酸酶
NAS-DCE	naphthol AS-D chloroacetate esterase	氯乙酸AS-D萘酚酯酶
NCCN	National Comprehensive Cancer Network	美国国立综合癌症网络
NEUT	neutrophil	中性粒细胞
NMZBCL	nodal marginal zone B-cell lymphoma	淋巴结边缘区B细胞淋巴瘤
NPD	Niemann-Pick disease	尼曼－皮克病
NRBC	nucleated red blood cells	有核红细胞
NSE	nonspecific esterase	非特异性酯酶
P	pulse	脉搏
PA	prealbumin	前白蛋白
PAS stain	periodic acid Schiff stain	过碘酸希夫染色
PBS	phosphate buffered saline	磷酸盐缓冲液
PCM	plasma cell myeloma	浆细胞骨髓瘤
PCR	polymerase chain reaction	聚合酶链反应
PCT	plateletcrit	血小板压积
PLL	prolymphocytic leukemia	幼淋巴细胞白血病
PLT	platelet	血小板
PMF	primary myelofibrosis	原发性骨髓纤维化
PNH	paroxysmal nocturnal hemoglobinuria	阵发性睡眠性血红蛋白尿
PT	prothrombin time	凝血酶原时间
PTCL	peripheral T-cell lymphoma	外周T细胞淋巴瘤
PTLD	post-transplant lymphoproliferative disorder	移植后淋巴增殖性疾病
PTR	prothrombin time rate	凝血酶原时间比值
PV	polycythemia vera	真性红细胞增多症
R	respire	呼吸
RBC	red blood cell	红细胞
RET	reticulocyte	网织红细胞
SBB	Sudan black B	苏丹黑B
SBHS	sea-blue histiocyte syndrome	海蓝组织细胞综合征
SLL	small lymphocytic lymphoma	小淋巴细胞淋巴瘤
SMZL	splenic marginal zone lymphoma	脾边缘区淋巴瘤
T	temperature	体温
T-ALL	T-lymphoblastic leukemia	T淋巴母细胞白血病
TBA	total bile acid	总胆汁酸
TBil	total bilirubin	总胆红素
T-CHO	total cholesterol	总胆固醇
TCR	T cell receptor	T细胞受体

英文缩写	英文全称	中文全称
TG	triglyceride	甘油三酯
TIBC	total iron binding force	总铁结合力
T-LBL	T-lymphoblastic lymphoma	T 淋巴母细胞淋巴瘤
T-LGLL	T-cell large granular lymphocyte leukemia	T 细胞大颗粒淋巴细胞白血病
TP	total protein	总蛋白
T-PLL	T-cell prolymphocytic leukemia	T 细胞幼淋巴细胞白血病
TRAP	tartrate resistant acid phosphatase	抗酒石酸酸性磷酸酶
TRF	transferrin	转铁蛋白
TS	transferrin saturation	转铁蛋白饱和度
TSGF	tumor supplied group of factor	肿瘤特异性生长因子
TT	thrombin time	凝血酶时间
UA	uric acid	尿酸
UIBC	unsaturated iron binding force	未饱和铁结合力
Urea	urea	尿素
WBC	white blood cell	白细胞
WM	Waldenström macroglobulinemia	瓦尔登斯特伦巨球蛋白血症